NUTRIÇÃO INCLUSIVA

DIVERSIDADE E INCLUSÃO EM ALIMENTAÇÃO E NUTRIÇÃO

NUTRIÇÃO INCLUSIVA

DIVERSIDADE E INCLUSÃO EM ALIMENTAÇÃO E NUTRIÇÃO

ORGANIZADORAS

URSULA VIANA BAGNI
ALINE ALVES FERREIRA
THAÍS LIMA DIAS BORGES

manole
editora

Produção editorial: Paris Serviços Editoriais e Educacionais
Projeto gráfico: Departamento de Arte da Editora Manole
Diagramação e ilustrações: Formato Editoração
Capa e imagem da capa: Iuri Guião

CIP-BRASIL. CATALOGAÇÃO NA PUBLICAÇÃO
SINDICATO NACIONAL DOS EDITORES DE LIVROS, RJ

N97

Nutrição inclusiva : diversidade e inclusão em alimentação e nutrição / organização

Ursula Viana Bagni, Aline Alves Ferreira, Thaís Lima Dias Borges. – 1. ed. – Santana de Parnaíba [SP]: Manole, 2024.

Inclui bibliografia e índice
ISBN 9788520466049

1. Nutrição – Aspectos sociais. 2. Nutrição – Integração social. 3. Hábitos alimentares. I. Bagni, Ursula Viana. II. Ferreira, Aline Alves. III. Borges, Thaís Lima Dias.

24-91742 CDD: 363.85
CDU: 613.2-044.252

Gabriela Faray Ferreira Lopes – Bibliotecária – CRB-7/6643

Edição – 2024

Editora Manole Ltda.
Alameda América, 876 – Tamboré
Santana de Parnaíba – SP
06543-315 – Brasil
Fone: (11) 4196-6000
www.manole.com.br | https://atendimento.manole.com.br
Impresso no Brasil | *Printed in Brazil*

Sobre as organizadoras

Ursula Viana Bagni

Nutricionista. Graduação em Nutrição pela Universidade Estadual do Rio de Janeiro (Uerj). Especialização em Terapia Nutricional Enteral e Parenteral pela Santa Casa de Misericórdia do Rio de Janeiro (SCMRJ). Mestrado em Nutrição Humana pela Universidade Federal do Rio de Janeiro (UFRJ). Doutorado em Ciências Nutricionais pela UFRJ. Professora Associada da Universidade Federal Fluminense (UFF). Membro do Grupo de Trabalho em Diversidade e Inclusão do Conselho Regional de Nutricionistas da 4ª Região. Líder do Grupo Multidimensional de Nutrição Inclusiva da UFF.

Aline Alves Ferreira

Nutricionista. Graduação em Nutrição pela Universidade do Estado do Rio de Janeiro (Uerj). Especialização em Vigilância Alimentar e Nutricional para povos Indígenas pela Fundação Oswaldo Cruz (Fiocruz). Mestrado em Saúde Pública pela Escola Nacional de Saúde Pública Sergio Arouca, Fundação Oswaldo Cruz (Ensp/Fiocruz) e doutorado em Epidemiologia pela mesma instituição. Professora Associada da Universidade Federal do Rio de Janeiro (UFRJ). Membro do Grupo de Trabalho em Diversidade e Inclusão do Conselho Regional de Nutricionistas da 4ª Região. Vice-líder do Grupo Interdisciplinar de Segurança Alimentar e Nutricional (Gisan) da UFRJ. Membro do Grupo Temático de Saúde Indígena da Associação Brasileira de Saúde Coletiva (Abrasco). Professora dos programas de Pós-Graduação em Nutrição da UFRJ e mestrado profissional em Atenção Primária pela UFRJ.

Thaís Lima Dias Borges

Nutricionista. Graduação em Nutrição pela Universidade Estadual do Ceará (Uece). Mestrado em Nutrição pela Universidade Federal do Rio Grande do Norte (UFRN). Doutorado em Ciências da Saúde pela UFRN. Professora do Instituto de Pesquisas Ensino e Gestão em Saúde na área de nutrição inclusiva (IPGS).

Sobre os autores

Afrodite Aurora Barboza Ribeiro

Formação em Hospitalidade pelo TransGarçonne da Universidade Federal do Rio de Janeiro (UFRJ).

Aline Alves Ferreira

Nutricionista. Graduação em Nutrição pela Universidade do Estado do Rio de Janeiro (Uerj). Especialização em Vigilância Alimentar e Nutricional para povos Indígenas pela Fundação Oswaldo Cruz (Fiocruz). Mestrado em Saúde Pública pela Escola Nacional de Saúde Pública Sergio Arouca, Fundação Oswaldo Cruz (Ensp/Fiocruz) e doutorado em Epidemiologia pela mesma instituição. Profes-sora Associada da Universidade Federal do Rio de Janeiro (UFRJ). Membro do Grupo de Trabalho em Diversidade e Inclusão do Conselho Regional de Nutricionistas da 4ª Região. Vice-líder do Grupo Interdisciplinar de Segurança Alimentar e Nutricional (Gisan) da UFRJ. Membro do Grupo Temático de Saúde Indígena da Associação Brasileira de Saúde Coletiva (Abrasco). Professora dos programas de Pós-Graduação em Nutrição da UFRJ e mestrado profissional em Atenção Primária pela UFRJ.

Ana Eliza Port Lourenço

Nutricionista. Graduação em Nutrição pela Universidade Federal Fluminense (UFF). Mestrado e doutorado em Saúde Pública pela Fundação Oswaldo Cruz (Fiocruz). Professora da Universidade Federal do Rio de Janeiro Campus Macaé (UFRJ-Macaé).

Ana Glaucia Guariento Viviani

Nutricionista. Graduação em Nutrição pela Universidade Federal do Rio de Janeiro (UFRJ). Especialização em Nutrição Clínica pela Universidade Gama Filho (UGF). Nutricionista da Secretaria Municipal de Saúde de Macaé-RJ.

Ana Luísa Kremer Faller

Nutricionista. Graduação em Nutrição pela Universidade Federal do Rio de Janeiro (UFRJ). Especialização em Nutrição Clínica Funcional pela Universidade Ibirapuera (Unib). Mestrado em Nutrição pela UFRJ. Doutorado em Ciências Nutricionais pela UFRJ. Professora Adjunta do Instituto de Nutrição Josué de Castro da Universidade Federal do Rio de Janeiro (INJC/UFRJ).

Ana Thereza da Silva Falcão Passos

Nutricionista. Graduação em Nutrição pela Universidade Federal da Bahia (Ufba). Especialista em Nutrição Clínica Hospitalar e Ambulatorial pela Unyleya.

Andrêa Jacqueline Fortes Ferreira

Nutricionista. Graduação em Nutrição pela Universidade Federal da Bahia (Ufba). Especialização em Gerontologia pela Sociedade Brasileira de Geriatria e Gerontologia (SBGG). Especialização em Nutrição Clínica e Esportiva pelo Instituto de Pesquisas Ensino e Gestão em Saúde (IPGS). Mestrado em Alimentos, Nutrição e Saúde pela Ufba. Doutorado em Saúde Pública pela Ufba.

Camila Senceite Costa

Nutricionista. Graduação em Nutrição pela Universidade Veiga de Almeida (UVA). Especialização em Nutrição Clínica Hospitalar pelo Ganep. Mestrado em Ciências pela Fundação Oswaldo Cruz (Fiocruz). Doutorado em Ciências pela Fiocruz.

Caroline Dias de Macêdo Fialho

Nutricionista. Graduação em Nutrição pela Faculdade do Rio Grande do Norte (Farn). Especialista em Nutrição Clínica pela Universidade Gama Filho (UGF). Especialista em Gestão da Clínica no Sistema Único de Saúde pelo Hospital Sírio-Libanês. Nutricionista do Centro de Reabilitação Infantil e Adulto (CER III) da Secretaria de Estado da Saúde Pública do Rio Grande do Norte (Sesap-RN).

Célia Márcia Medeiros de Morais

Nutricionista. Graduação em Nutrição pela Universidade Federal do Rio Grande do Norte (UFRN). Especialização em Nutrição Social pela UFRN. Mestre em Nutrição pela Universidade Federal de Pernambuco (UFPE). Doutora em Ciências da Saúde pela UFRN. Professora da UFRN.

Daiane Morgenstern

Nutricionista. Graduação em Nutrição pela Universidade do Vale do Taquari (Univates). Mestrado em Biotecnologia pela Univates.

Deise Bresan

Nutricionista. Graduação em Nutrição pela Universidade Estadual do Centro-Oeste (Unicentro-PR). Graduação em Serviço Social pela Unicentro. Especialização em Nutrição Clínica Funcional e Fitoterapia pela Pontifícia Universidade Católica do Paraná (PUC/PR). Mestrado em Nutrição pela Universidade Federal de Santa Catarina (UFSC). Doutorado em Saúde e Desenvolvimento na Região Centro-Oeste pela Universidade Federal de Mato Grosso do Sul (UFMS). Professora Adjunta do Curso de Nutrição da UFMS.

Eloah Costa de Sant'Anna Ribeiro

Nutricionista. Graduação em Nutrição pela Faculdade Arthur Sá Earp Neto. Especialista em Nutrição Clínica pela Universidade Federal do Rio de Janeiro (UFRJ). Especialização em Direitos Humanos, Conflitos Étnico-Raciais e Saúde pela Fundação Oswaldo Cruz (Fiocruz). Mestrado em Nutrição Humana pela Universidade Federal do Rio de Janeiro (UFRJ). Doutoranda em Ciências da Nutrição pela UFRJ.

Erick Cuzziol

Nutricionista. Graduação em Nutrição pelo Centro Universitário São Camilo. Especialista em Comportamento Alimentar pelo Instituto de Pesquisas Ensino e Gestão em Saúde (IPGS).

Felipe de Souza Cardoso

Nutricionista e psicanalista. Graduação em Nutrição pela Universidade Federal do Rio de Janeiro (UFRJ). Formação em Psicanálise pelo Instituto Brasileiro de Psicanálise

Clínica (IBPC). Especialização em Nutrição Clínica pela UFRJ e em Fitoterapia pelo Instituto de Pesquisas Ensino e Gestão em Saúde (IPGS). Mestre em Fisiopatologia Clínica e Experimental pela Universidade do Estado do Rio de Janeiro (UERJ). Doutor em Ciências Nutricionais pela UFRJ. Professor da Faculdade Bezerra de Araújo (Faba) e do Centro Universitário Arthur de Sá Earp Neto/Faculdade de Medicina de Petrópolis (Unifase/FMP).

Francisco Romão Ferreira
Assistente social. Graduação em Ciências Sociais pela Universidade do Estado do Rio de Janeiro (Uerj). Mestrado em História e Crítica da Arte pela Universidade Federal do Rio de Janeiro (UFRJ). Doutorado em Saúde Pública pela Fundação Oswaldo Cruz (Fiocruz). Pós-doutorado em Ensino de Biociências da Saúde pela Fiocruz. Professor da Uerj.

Gabriela dos Santos Vilasboas
Nutricionista. Graduação em Nutrição pela Universidade Federal da Bahia (Ufba). Especialização em Comportamento Alimentar pelo Instituto de Pesquisas Ensino e Gestão em Saúde (IPGS). Especialização em Saúde Pública com ênfase em Nasf/Esf pela Unigrad. Especialização em Formação Integrada Multiprofissional em Educação Permanente em Saúde pela Universidade Federal do Rio Grande do Sul (UFRGS). Nutricionista no Programa Nacional de Alimentação Escolar de Guanambi/BA. Professora no Centro Universitário Unifg.

Gabs Andrade Cruz Queiroz
Nutricionista. Graduação em Nutrição pela Universidade Federal do Estado do Rio de Janeiro (Unirio). Membro da equipe multiprofissional do Ambulatório Identidade de Transdiversidade da Universidade do Estado do Rio de Janeiro (Uerj).

Grazielle Vilas Boas Huguenin
Nutricionista. Especialização em Nutrição Clínica pela Universidade Federal do Rio de Janeiro (UFRJ). Especialização em Fitoterapia pela Faculdade Inspirar. Mestrado em Alimentação, Nutrição e Saúde pela Universidade do Estado do Rio de Janeiro (Uerj). Doutorado em Medicina (Cardiologia) pela UFRJ. Professora da Universidade Federal Fluminense (UFF).

Indira Ramos Gomes
Nutricionista. Graduação em Nutrição pela Universidade Federal da Bahia (Ufba). Residência em Saúde da Família pela Escola de Saúde Pública da Bahia Professor Jorge Novis (ESPBA). Mestrado em Alimentos, Nutrição e Saúde pela Ufba.

Ingrid Wilza Leal Bezerra
Nutricionista. Graduação em Nutrição pela Universidade Federal do Rio Grande do Norte (UFRN). Especialização e mestrado em Bioquímica de Alimentos pela UFRN. Especialização em Gestão de Pessoas pela UFRN. Doutorado em Administração pela UFRN. Professora da UFRN.

Isabella Advíncula Campos Silva
Nutricionista. Graduação em Nutrição pela Universidade Federal do Rio Grande do Norte (UFRN).

Janaina Beserra de Lima
Nutricionista. Graduação em Nutrição pelo Centro Universitário Facex (Unifacex). Certificação em Abordagem Integrativa no Tratamento do Transtorno do Espectro Autista pelo Instituto Uautismo. Especialização em Nutrição com foco em autismo, síndrome de Down e TDAH pela Faculdade Delta.

Jane de Carlos Santana Capelli
Nutricionista e sanitarista. Graduação em Nutrição pela Universidade Gama Filho

(UFG). Residência em Saúde Pública pela Fundação Oswaldo Cruz (Fiocruz). Mestrado em Saúde Materno Infantil pela Universidade Federal de Pernambuco (UFPE). Doutorado em Ciências pela Fiocruz. Pós-doutorado em Surdez pela Universidade Federal do Rio de Janeiro (UFRJ). Professora da UFRJ Campus Macaé.

Julia Teixeira de Oliveira Meirelles

Nutricionista. Graduação em Nutrição pela Universidade Federal Fluminense (UFF).

Juliana Pereira Passos

Nutricionista. Especialização em Nutrição Clínica pela Universidade Federal Fluminense (UFF). Especialização em Geriatria e Gerontologia pela Universidade Veiga de Almeida (UVA). Especialização em Nutrição Clínica e Estética pelo Instituto de Pesquisas Ensino e Gestão em Saúde (IPGS). Especialização em Nutrição Clínica Aplicada à Infectologia pela Fundação Oswaldo Cruz (Fiocruz). Especialização em Fitoterapia Clínica Integrativa pelo IPGS. Mestrado em Produção Vegetal pela Universidade Estadual do Norte Fluminense Darcy Ribeiro (Uenf). Nutricionista do Departamento Geral de Ações Socioeducativas do Estado do Rio de Janeiro (Degase/RJ).

Kaline Coelho Dantas Morais

Nutricionista. Graduação em Nutrição pela Universidade Federal do Rio Grande do Norte (UFRN). Especialização em Transtorno do Espectro Autista pelo Child Behavior Institute of Miami (CBI of Miami). Especialização em Intolerância e Alergia Alimentar Infantil e Adulta pela Faculdade Venda Nova do Imigrante (Faveni). Especialização em Nutrição Esportiva pelo Centro Universitário Internacional (Uninter). Mestrado em Gestão e Inovação em Saúde pela UFRN.

Katiana dos Santos Teléfora

Nutricionista. Graduação em Nutrição pela Universidade do Estado do Rio de Janeiro (UERJ). Residência em Saúde Coletiva pela Universidade Federal do Rio de Janeiro (UFRJ). Especialização em Gestão Pública pela Faculdade da Cidade de Salvador. Mestrado em Saúde Pública pela Fundação Oswaldo Cruz (Fiocruz). Servidora da Carreira de Especialista em Políticas Públicas e Gestão Governamental da Secretaria de Estado de Planejamento e Gestão do Rio de Janeiro (Seplag-RJ).

Laís de Oliveira Batista Lourenço

Nutricionista. Graduação e mestrado em Nutrição pela Universidade Federal do Rio Grande do Norte (UFRN).

Larissa Escarce Bento Wollz

Psicóloga. Especialização em Adolescência pela Pontifícia Universidade Católica do Paraná (PUC-PR). Especialização em Saúde do Trabalhador e Ecologia Humana pela Fundação Oswaldo Cruz (Fiocruz). Mestrado em Psicanálise pela Universidade do Estado do Rio de Janeiro (Uerj). Doutorado em Ciências da Saúde pela Uerj. Pós-doutorado em Alimentação, Nutrição e Saúde pela Uerj. Professora da Universidade Federal do Rio de Janeiro Campus Macaé (UFRJ-Macaé).

Larissa Queiroz de Lira

Nutricionista. Graduação em Nutrição pela Universidade Federal do Rio Grande do Norte (UFRN). Especialização em Nutrição Clínica pela Universidade Gama Filho (UGF). Mestrado em Bioquímica e Biologia Molecular pela UFRN. Doutora em Bioquímica e Biologia Molecular pela UFRN. Nutricionista do Centro de Reabilitação Infantil e Adulto (CER III) da Secretaria de

Estado da Saúde Pública do Rio Grande do Norte (Sesap-RN).

Letícia de Freitas Portugal

Nutricionista. Graduação em Nutrição pela Universidade Federal Fluminense (UFF). Mestrado em Saúde Coletiva pela UFF.

Letícia Karla Cunha dos Santos

Nutricionista. Graduação em Nutrição pela Universidade Federal do Rio Grande do Norte (UFRN). Especialização em Nutrição Clínica e Esportiva pelo Centro Universitário União das Américas Descomplica. Especialização em Nutrição Clínica e Funcional pela Faculdade de Empreendedorismo e Ciências Humanas (Faech).

Luciana Aguiar Velasco Lima

Fonoaudióloga. Graduação em Fonoaudiologia pela Universidade Federal do Rio de Janeiro (UFRJ). Especialização em Linguagem e Disfagia pelo Conselho Federal de Fonoaudiologia (CFF). Especialização em Transtorno do Espectro Autista pelo Child Behavior Institute of Miami (CBI of Miami). Coordenadora do Serviço de Fonoaudiologia do Hospital Público Municipal de Macaé-RJ.

Mab Gomes Boaventura

Nutricionista. Graduação em Nutrição pela Universidade Estadual da Bahia (Uneb). Especialização em Comportamento Alimentar pelo Instituto de Pesquisas Ensino e Gestão em Saúde (IPGS). Mestrado em Alimentos, Nutrição e Saúde pela Universidade Federal da Bahia (Ufba).

Manoela Pessanha da Penha

Nutricionista. Graduação em Nutrição pela Universidade Federal do Estado do Rio de Janeiro (Unirio). Especialização em Gestão da Segurança de Alimentos pelo Serviço Nacional de Aprendizagem Comercial (Senac). Mestrado em Ciência de Alimentos pela Universidade Federal do Rio de Janeiro (UFRJ). Doutorado em Ciência de Alimentos pela UFRJ. Professora da Universidade Federal Fluminense (UFF).

Márcia Marília Gomes Dantas Lopes

Nutricionista. Graduação em Nutrição pela Universidade Federal do Rio Grande do Norte (UFRN). Especialização em Avaliação e Terapia Nutricional de Pacientes com Enfermidades Renais pelo Instituto Cristina Martins. Especialização em Terapia Nutricional e Nutrição Clínica pela Universidade Anhembi Morumbi. Especialização em Nutrição Clínica Funcional pela Universidade Cruzeiro do Sul. Mestrado e doutorado em Ciências da Saúde pela UFRN. Professora da UFRN.

Marcos Felipe Silva de Lima

Nutricionista. Graduação em Nutrição pela Universidade Federal do Rio Grande do Norte (UFRN). Mestrado e doutorado em Saúde Coletiva pela UFRN. Professor da UFRN.

Maria das Graças Gomes de Azevedo Medeiros

Nutricionista. Graduação em Nutrição pela Universidade Federal do Estado do Rio de Janeiro (Unirio). Especialização em Administração de Serviços de Nutrição pela Unirio. Mestrado em Engenharia de Produção pela Universidade Federal do Rio de Janeiro (UFRJ). Doutorado em Medicina Veterinária (Higiene Veterinária e Processamento Tecnológico de Produtos de Origem Animal) pela Universidade Federal Fluminense (UFF). Professora da UFF.

Mariana Aguiar Navarro

Nutricionista. Graduação em Nutrição pela Universidade Federal Fluminense (UFF). Mestrado em Ciências da Nutrição pela UFF.

Mariana Dimitrov Ulian
Nutricionista e psicodramatista. Graduação em Nutrição pela Universidade Federal de São Paulo (Unifesp). Formação em Psicodrama pela Escola Paulista de Psicodrama. Mestrado em Ciências pela Unifesp. Doutorado em Ciências pela Universidade de São Paulo (USP). Pós-doutorado pela Universidade de São Paulo (USP).

Marilia Procopio de Carvalho
Nutricionista e tradutora intérprete de Libras. Graduação em Nutrição pelo Centro Universitário IBMR. Formação em Libras pelo Colégio Pedro II. Especialização em Terapia Nutricional pela Universidade do Estado do Rio de Janeiro (Uerj). Mestrado em Saúde Coletiva pela Fundação Oswaldo Cruz (Fiocruz).

Mônica Feroni de Carvalho
Nutricionista. Graduação em Nutrição pela Universidade Federal do Rio de Janeiro (UFRJ). Especialização em Terapia Nutricional pela Universidade do Estado do Rio de Janeiro (Uerj). Mestre em Ciências pela UFRJ. Nutricionista da UFRJ Campus Macaé. Nutricionista da Secretaria Municipal de Saúde de Macaé-RJ.

Nicole Marie Rousseau Carvajal
Nutricionista. Graduação em Nutrição pela Universidade Federal do Estado do Rio de Janeiro (Unirio). Aperfeiçoamento em Gestão Municipal do Sistema Único de Saúde pela Faculdade de Ciências Médicas e da Saúde de Juiz de Fora (FCMS-JF). Residência em Saúde da Família e Comunidade pela Universidade Federal do Rio de Janeiro (UFRJ). Residência em Saúde Coletiva pela UFRJ. Especialização em Nutrição Clínica pela UFRJ. Especialista de Controle de Dados em Saúde na Pronep Life Care.

Pabyle Flauzino
Nutricionista. Graduação em Nutrição pela Universidade Estácio do Ceará (Uece). Residência em Atenção Hospitalar à Saúde pela Universidade Federal do Ceará (UFC). Especialização em Comportamento Alimentar pelo Instituto de Pesquisas Ensino e Gestão (IPGS). Mestrado em Nutrição e Saúde pela Uece. Doutorado em Saúde Pública pela Uece.

Patricia de Carvalho Padilha
Nutricionista. Graduação em Nutrição pela Universidade Federal do Rio de Janeiro (UFRJ). Residência em Nutrição (Obstetrícia) pela Universidade do Estado do Rio de Janeiro (Uerj). Especialização em Terapia Nutricional pela Uerj. Especialização em Nutrição Oncológica pelo Instituto Nacional de Câncer (Inca). Mestrado em Nutrição pela UFRJ. Doutorado em Nutrição pela UFRJ. Professora Associada do Instituto de Nutrição Josué de Castro da Universidade Federal do Rio de Janeiro (INJC/UFRJ).

Paulo César Pereira de Castro Junior
Nutricionista. Graduação em Nutrição pela Universidade do Estado do Rio de Janeiro (Uerj). Mestrado e doutorado em Epidemiologia em Saúde Pública pela Fundação Oswaldo Cruz (Fiocruz). Professor Adjunto do Instituto de Nutrição Josué de Castro da Universidade Federal do Rio de Janeiro (INJC/UFRJ).

Paulo Rogério Melo Rodrigues
Nutricionista. Graduação em Nutrição pela Universidade Federal de Mato Grosso (UFMT). Mestrado em Biociências (Nutrição) pela UFMT. Doutorado e pós-doutorado em Nutrição pela Universidade Federal do Rio de Janeiro (UFRJ). Professor Adjunto da Faculdade de Nutrição da UFMT.

Priscila Kelly da Silva Bezerra do Nascimento

Nutricionista. Graduação em Nutrição pela Universidade Potiguar (UNP). Certificação em Psiquiatria Nutricional. Mestrado em Nutrição pela Universidade Federal do Rio Grande do Norte (UFRN).

Quin von Kouh Quintal

Médico. Graduação em Medicina pela Universidade Federal do Estado do Rio de Janeiro (Unirio). Residência em Medicina de Família e Comunidade pela Universidade do Estado do Rio de Janeiro (Uerj).

Raquel de Souza Mezzavilla

Nutricionista. Graduação em Nutrição pela Universidade do Estado do Rio de Janeiro (Uerj). Especialização em Nutrição Clínica pela Universidade Federal do Rio de Janeiro (UFRJ). Mestrado em Alimentação, Nutrição e Saúde pela UFRJ. Doutorado em Alimentação, Nutrição e Saúde pela Uerj. Doutorado sanduíche em Health Sciences pela University of Massachusetts Boston. Professora da Universidade Veiga de Almeida.

Renato Augusto da Silva Monteiro

Turismólogo. Graduação em Turismo pela Fundação Educacional São José. Especialização em Formação Pedagógica de Docentes pela Universidade Cândido Mendes (Ucam). Mestrado em Educação pela Universidade Federal do Estado do Rio de Janeiro (Unirio). Doutorado em Educação em Ciências e Saúde pela Universidade Federal do Rio de Janeiro (UFRJ). Professor da UFRJ.

Rosana Salles-Costa

Nutricionista. Graduação em Nutrição pela Universidade do Estado do Rio de Janeiro (Uerj). Mestrado e doutorado em Saúde Coletiva pela Uerj. Pós-doutorado pela Uerj. Professora Titular do Instituto de Nutrição Josué de Castro da Universidade Federal do Rio de Janeiro (INJC/UFRJ) e líder do Grupo Interdisciplinar de Segurança Alimentar e Nutricional (Gisan).

Silvana Oliveira da Silva

Nutricionista. Graduação em Nutrição pela Universidade Federal da Bahia (Ufba). Mestrado em Alimentos, Nutrição e Saúde pela Ufba.

Thainá Targino Ferreira

Nutricionista. Graduação em Nutrição pela Universidade Federal do Rio Grande do Norte (UFRN).

Thaís Lima Dias Borges

Nutricionista. Graduação em Nutrição pela Universidade Estadual do Ceará (Uece). Mestrado em Nutrição pela Universidade Federal do Rio Grande do Norte (UFRN). Dou-torado em Ciências da Saúde pela UFRN. Professora do Instituto de Pesquisas Ensino e Gestão em Saúde na área de nutrição inclusiva (IPGS).

Thayanne Gurgel de Medeiros Mendes

Nutricionista. Graduação em Nutrição pela Universidade Federal do Rio Grande do Norte (UFRN). Residência em Terapia Intensiva Neonatal pela UFRN. Especialização em Nutrição Clínica pela Faculdade Almanaque. Mestrado em Ciências Aplicadas à Saúde da Mulher pela UFRN.

Ursula Viana Bagni

Nutricionista. Graduação em Nutrição pela Universidade Estadual do Rio de Janeiro (Uerj). Especialização em Terapia Nutricional Enteral e Parenteral pela Santa Casa de Misericórdia do Rio de Janeiro (SCMRJ). Mestrado em Nutrição Humana pela Universidade Federal do Rio de Janeiro (UFRJ). Doutorado em Ciências Nutricionais pela

UFRJ. Professora Associada da Universidade Federal Fluminense (UFF). Membro do Grupo de Trabalho em Diversidade e Inclusão do Conselho Regional de Nutricionistas da 4ª Região. Líder do Grupo Multidimensional de Nutrição Inclusiva da UFF.

Vanille Valério Barbosa Pessoa Cardoso

Nutricionista. Graduação em Nutrição pela Universidade Federal da Paraíba (UFPB). Especialização em Nutrição Clínica pela Universidade Gama Filho (UGF). Especialização em Saúde da Família pela UFPB. Mestrado e doutorado em Ciências da Nutrição pela UFPB. Professora da Universidade Federal de Campina Grande (UFCG).

Vivian Carla Honorato dos Santos de Carvalho

Nutricionista. Graduação em Nutrição pela Universidade Federal de Viçosa (UFV). Especialização em Saúde Pública pela Universidade Estácio de Sá (Unesa). Especialização em Gerontologia pela Escola Bahiana de Medicina e Saúde Pública. Mestrado e doutorado em Epidemiologia pela Universidade Federal do Rio Grande do Sul (UFRGS). Professora da Universidade Federal da Bahia (Ufba).

Vivian dos Santos Neves

Nutricionista. Graduação em Nutrição pela Universidade do Estado do Rio de Janeiro (Uerj). Aperfeiçoamento em Terapia Nutricional na Cirurgia pelo Instituto Nacional de Câncer (Inca). Especialização em Nutrição Clínica pela Uerj.

Viviane Marinho

Nutricionista. Graduação em Nutrição pela Universidade do Estado do Rio de Janeiro (Uerj). Mestrado em Alimentação, Nutrição e Saúde pela Uerj. Doutorado em Ciências, área de concentração em Alimentação, Nutrição e Saúde pela Uerj. Professora Adjunta do Instituto de Nutrição Josué de Castro da Universidade Federal do Rio de Janeiro (INJC/UFRJ).

Sumário

Não dispute espaço, amplie espaço.
Ao chegar lá, faça caber mais gente.
Carol Manciola

Agradecimentos

Às nossas famílias, que sonharam conosco esta obra, pacientemente suportam nossas longas jornadas de trabalho, compreenderam nossas ausências e encheram nossos corações de amor e motivação para seguirmos em busca de um mundo mais justo e feliz.

Às instituições públicas de ensino superior do Brasil, que por sua excelência na democratização dos saberes, na formação de recursos humanos e no desenvolvimento de pesquisas científicas têm sido fundamentais para o avanço nas ações que buscam melhorar a qualidade de vida das pessoas que vivenciam injustamente vulnerabilidades.

Aos profissionais de saúde, pesquisadores e estudantes de graduação e pós-graduação, com quem desenvolvemos atividades de ensino, pesquisa e extensão voltadas à inclusão social e superação das iniquidades em saúde ao longo desses anos.

Aos inúmeros cidadãos brasileiros e usuários dos serviços do Sistema Único de Saúde e do Sistema Único de Assistência Social com quem tivemos oportunidade de encontrar em nossos caminhos ao longo dos anos. Suas vivências e histórias de vida nos ensinam diariamente a ver além da teoria, da técnica e do concreto. Nos ensinam que novas possibilidades e novos caminhos são sempre possíveis quando trabalhamos em conjunto.

À grande nutricionista e pesquisadora Denise Cavalcante de Barros, por ser uma grande amiga e incentivadora do nosso trabalho, e por ser responsável por unir nossos caminhos.

Prefácio

O presente livro apresenta uma proposta relevante para a abordagem prática das ações de alimentação e nutrição ao trazer, de forma pioneira e transversal, o foco da inclusão e diversidade social para a saúde da população em cada um dos seus capítulos.

A saúde global é reconhecida no mundo como um direito humano básico e tem sido pautada nas agendas internacionais, com temas voltados para a sustentabilidade da vida no planeta. A prioridade é contribuir ativamente no combate das crises de saúde emergentes, alcançar melhorias substanciais no estado de saúde e nutrição das populações e o enfrentamento do peso crescente das doenças crônicas, especialmente as associadas à alimentação.

Nesse sentido, as abordagens inclusivas são fundamentais e estratégicas para o desenvolvimento de um plano de ação abrangente, democrático e cidadão que reverta os modos de vida e padrões de consumo das populações de um sistema capitalista que, de forma crescente e perversa, vem contribuindo para a degradação no planeta.

Com esse propósito, o Brasil tem pautado suas ações nos Objetivos do Desenvolvimento Sustentável (Agenda 2030) propostos pela Organização das Nações Unidas (ONU), a fim de erradicar a pobreza, a miséria e a fome; contribuir para o desenvolvimento econômico, a sustentabilidade ambiental, a inclusão social e a boa governança, incluindo paz e segurança. Um olhar ampliado para o desenvolvimento humano integral, para além das questões socioeconômicas.

No mesmo sentido, o Sistema Único de Saúde (SUS) prevê a atenção integral à saúde, para além dos cuidados assistenciais, e é um direito de todos os brasileiros, desde a gestação e por toda a vida, com foco na saúde com qualidade de vida, visando à prevenção e à promoção da saúde. Em seus princípios básicos o SUS preconiza a universalidade: compreendendo a saúde como um direito para todos os cidadãos, que deve ser garantido pelo Estado, sendo que o acesso às ações e aos serviços deve ser garantido a todas as pessoas, independentemente de sexo, raça, ocupação ou outras características sociais ou pessoais; a equidade: que trata das desigualdades, possibilitando que todas as pessoas tenham direito aos serviços, reconhecendo que por não serem iguais apresentam necessidades distintas e precisam ser tratadas de modo desigual, com destaque para aqueles com maior carência no acesso a bens e serviços; e por último a integralidade: que considera as pessoas como um todo, atendendo a todas as suas necessidades. Também considera a integração de ações, incluindo a promoção da saúde, a prevenção de doenças, o tratamento e a reabilitação, além da articulação das ações de saúde com outros setores/áreas que contribuem para a saúde e qualidade de vida dos indivíduos.

O sistema de saúde requer inovações em processos e produtos para melhoria da gestão, da atenção e do estado de saúde e nutrição da população. Dessa forma, a presente publicação traz conteúdos teóricos e reflexivos alinhados às políticas públicas, especialmente as que tratam da alimentação e nutrição e da segurança alimentar e nutricional, contemplando os pressupostos já mencionados para a saúde global e de desenvolvimento humano, com destaque para inclusão, desigualdade e diversidade social.

As autoras tratam com cuidado, sabedoria e profundidade as necessidades específicas e peculiares de cada segmento/demanda da nossa população, disponibilizando conteúdos essenciais para a implementação das ações de alimentação e nutrição no Brasil. Acertam ao disponibilizar para os acadêmicos, gestores e profissionais de saúde conteúdos ricos e atualizados, que contemplam a complexidade dos problemas no campo da alimentação e nutrição.

O livro traz conceitos, reflexões teóricas e contribuições para as práticas sobre a nutrição inclusiva, aprofundando o cuidado nutricional dos diferentes grupos populacionais, com suas vulnerabilidades, desigualdades e diversidade, oferecendo ferramentas importantes para a atuação do profissional no cotidiano do cuidado e atenção à saúde e nutrição. Apresenta como um passo importante para uma atuação inclusiva que o profissional de saúde tenha um olhar "desigual para os desiguais" na população e, dessa forma, contribua para assegurar direitos, acesso e dignidade para aqueles que estão sempre à margem das políticas públicas.

Por fim, como uma profunda admiradora das organizadoras e privilegiada pela oportunidade de convivência profissional e pessoal ao longo dos últimos anos, revelo o orgulho de ver concretizada uma produção escrita que traz nas entrelinhas as indagações e desafios das práticas e vivências impostas no cotidiano de nossa vida profissional. Recomendo fortemente a leitura deste livro, feito por várias mãos, fruto das inquietações e experiências desses profissionais-autores. Parabéns e gratidão a todos pela generosidade ao compartilhar seus saberes com compromisso, ética e respeito com a saúde e nutrição no Brasil!

Denise Cavalcante de Barros
Nutricionista. Doutora em Saúde Pública. Pesquisadora da Escola Nacional de Saúde Sergio Arouca, Fundação Oswaldo Cruz (Ensp/Fiocruz). Tecnologista em Saúde Pública da Fiocruz

Apresentação

A ideia de elaborar este livro surgiu de uma grande inquietação pessoal e profissional na área da alimentação e nutrição: as lacunas no conhecimento para apoiar a prática profissional junto às pessoas que vivenciam situações de vulnerabilidade e que possuem demandas singulares e distintas da população geral.

As ações de promoção, prevenção e recuperação da saúde voltadas às pessoas que vivem em contextos históricos e diários de desigualdades e injustiça social ainda são muito incipientes em todo o mundo, particularmente no Brasil. Os esforços direcionados no ensino, pesquisa e extensão a muitos desses grupos em situação de vulnerabilidade social ainda advêm de poucas pessoas que não são suficientes para dar visibilidade ao tema.

A resposta a essas demandas reprimidas se materializa nesta obra, que apresenta ferramentas baseadas em evidências e vivências para promover a inclusão social, a diminuição das desigualdades e a equidade em saúde, alimentação e nutrição de populações historicamente negligenciadas.

O livro busca aprofundar e debater com acadêmicos, profissionais de saúde e demais interessados conteúdos que propiciem um olhar mais ampliado para a questão do direito, da cidadania e da ética nas ações de alimentação e nutrição, ao considerar nesse contexto as singularidades das populações que vivenciam situações de vulnerabilidade. E traz o debate da inclusão na nutrição como tema urgente e necessário. Para tanto, disponibiliza excelente referencial teórico que serve como ponto de partida para o nutricionista rumo à atuação qualificada nas suas diferentes áreas de atuação, e para fomentar nos outros profissionais de saúde e assistência social um olhar mais amplo e humanizado sobre a alimentação e nutrição.

O livro está dividido em quatro partes. A primeira apresenta conceituações técnicas e reflexões teóricas relacionadas às populações socialmente mais vulneráveis, bem como aponta formas de acolher a diversidade e promover a inclusão nas diferentes áreas de atuação do nutricionista.

A segunda parte se concentra no cuidado nutricional de pessoas com deficiência, que representa grande proporção numérica da população brasileira. Para cada tipo de deficiência, são apresentadas as principais características e singularidades, aspectos fisiopatológicos, epidemiologia nutricional, procedimentos e estratégias para a avaliação do estado nutricional e planejamento dietético, tecnologias assistivas necessárias e estratégias para o desenvolvimento de ações inclusivas de educação alimentar e nutricional e promoção da alimentação saudável. Nessa mesma esteira, a terceira parte da obra aborda o cuidado nutricional de pessoas que pertencem a outros diferentes grupos socialmente vulneráveis e historicamente invisibilizados, com reflexões sobre os ajustes e ferramentas necessários no processo de trabalho para que o profissional esteja preparado para cuidar de forma satisfatória dessas populações com diferentes especificidades.

A quarta parte apresenta reflexões sobre temas negligenciados e invisibilizados no âmbito da diversidade e inclusão na área da alimentação e nutrição, como gordofobia, racismo, religiosidade e formação profissional.

Elaborado com base na experiência de pesquisadores e profissionais de saúde com diferentes lugares de fala, este livro apresenta reflexões e conhecimentos forjados de diferentes formas. Conforme classificação dos gregos, traz noções provenientes do conhecimento popular ou senso comum (*doxa*), da sabedoria fundada pela longa experiência de vida (*sofia*) e do conhecimento pautado pelo método científico (*episteme*).

Apresenta, assim, um conteúdo inédito, inovador e extremamente necessário para a formação, qualificação e atualização de todos os envolvidos com ações de alimentação e nutrição de populações que vivenciam situações de vulnerabilidade, visando à redução das desigualdades em saúde e da injustiça social. E mais que isso, esta obra dá visibilidade a pessoas e condições que muitos veem, mas poucos conhecem.

As organizadoras

PARTE 1

DIVERSIDADE E INCLUSÃO NA ÁREA DA SAÚDE, ALIMENTAÇÃO E NUTRIÇÃO

1

Nutrição inclusiva: conceitos, definições e marcos históricos

Ursula Viana Bagni
Aline Alves Ferreira
Thaís Lima Dias Borges

De acordo com o dicionário da língua portuguesa, a diversidade é definida como qualidade ou condição daquilo que é diverso, ou seja, refere-se à multiplicidade de coisas, seres ou entidades. Remete à diferença, dessemelhança, variação, variedade[1]. E basta um olhar atento para constatar que a diversidade é inerente à natureza de tudo que nos cerca: desde os elementos químicos, minerais, microrganismos, até plantas, animais, corpos celestes e muito mais. Existe uma infinidade de formas, cores, sabores, aromas, sons, tamanhos, densidades, texturas, temperaturas, combinações, exceções. Na natureza, a diversidade impera.

Consequentemente, a singularidade e a pluralidade também estão presentes nos seres humanos, em diversas dimensões. As diversidades mais elementares são as biológicas, relacionadas ao genótipo e ao fenótipo. O genótipo se refere ao conjunto de genes que uma pessoa possui, herdado do pai e da mãe, e consequentemente de seus ancestrais. O fenótipo é a forma como esse conjunto de genes se expressa em interação com fatores ambientais, responsável pela diversidade na aparência dos indivíduos, por exemplo, a cor dos olhos, o formato do nariz, a textura dos cabelos e a tonalidade da pele[2]. Mas existem também outros aspectos intrínsecos e extrínsecos que diferenciam (e muito) as pessoas: idade, raça/etnia, língua, identidade cultural, crença religiosa, identidade de gênero, orientação afetiva e sexual, aspectos psíquicos e cognitivos, capacidade física e laboral, estado de saúde, dentre outros. E cada aspecto da diversidade torna o ser humano único.

Conforme ressaltado por Brogna[3], "todos somos diferentes, ou seja, a diferença não está apenas no outro, mas também em mim". Ela existe quando vejo o outro. Ela também existe quando o outro me vê. E, por ser inerente à natureza humana, conviver com a diversidade deveria ser algo natural. Contudo, pessoas que se desviam muito do que é considerado socialmente um "padrão de normalidade" têm sua existência marcada por adversidades: preconceito, discriminação, exclusão e iniquidade.

O preconceito está presente quando uma pessoa tem crenças, atitudes e comportamentos que imputam ao membro de determinado grupo social um julgamento negativo simplesmente pelo fato de o indivíduo pertencer àquele grupo[4]. É um julgamento preconcebido, oriundo de pessoas que têm um olhar limitado e/ou distorcido sobre outras realidades. Quando o preconceito se externaliza por meio de hostilidade com base nas diferenças e características relacionadas às pessoas desses grupos sociais, passa a ser entendido como discriminação. O preconceito e a discriminação arraigados trazem consigo implicações coletivas e individuais, que repercutem também na forma de intolerância. A intolerância se manifesta quando o preconceito e a discriminação são tão extremos e inflexíveis que a pessoa não consegue conceber a existência do outro nem tolerar sua presença, tornando-se capaz de diversos tipos de violência.

Esses comportamentos são construídos socialmente e contaminam as pessoas nos espaços onde vivem e frequentam, podendo ter cunho social, racial, cultural, estético e linguístico, ou estar relacionados à religião, ao gênero ou à orientação sexual (Quadro 1). No Brasil, são particularmente recorrentes em virtude das singularidades e pluralidades do povo. Além de ser um país considerado um dos mais desiguais do mundo, apesar dos avanços e transformações nas últimas décadas que resultaram em declínio nas desigualdades sociais[5], tem dimensões continentais e é historicamente marcado pela miscigenação e multiculturalidade[4].

A exclusão ocorre quando a pessoa sofre desamparo e privação em diversos âmbitos da estrutura da sociedade por causa de suas diferenças e características, e frequentemente ocorre como consequência do preconceito, discriminação e intolerância.

Mas é importante compreender que a exclusão pode resultar também das desigualdades sociais. Embora todos os países apresentem diferenças no estado de saúde de seus diferentes grupos populacionais, muitas dessas disparidades são decorrentes das condições sociais em que as pessoas nascem, crescem e envelhecem. As condições de vida e de trabalho, as condições socioeconômicas, culturais e ambientais gerais, os comportamentos e estilo de vida, e redes comunitárias de apoio são os maiores responsáveis pelo perfil de morbimortalidade das populações (conhecidos como determinantes sociais da saúde), frequentemente prevalecendo sobre os determinantes individuais (idade; sexo; fatores genéticos)[6-8] (Figura 1).

Muitas dessas diferenças sistemáticas no estado de saúde e na distribuição dos recursos em saúde que afetam grupos populacionais específicos são injustas e evitáveis, e poderiam ser prevenidas ou atenuadas por políticas e ações governamentais[7,9]. Chamadas de iniquidades em saúde, negam à pessoa o direito à equidade em saúde previsto na Constituição Federal brasileira, adquirindo sentido no campo político como produto dos conflitos relacionados com a repartição da riqueza na sociedade[10].

O conceito de equidade em saúde está centrado na "igualdade de condições e oportunidades". Um processo de distribuição igualitária ou homogênea de recursos geralmente é insuficiente para suprir as necessidades diferenciadas de determinadas pessoas e grupos, e por isso é considerado injusto. Assim, é necessária uma "igualdade proporcional", ou seja, que essa distribuição seja heterogênea e proporcional à dimensão da diferença entre esses sujeitos e o restante da população geral, para que suas disparidades em saúde possam ser niveladas ou reduzidas[10]. Políticas públicas são fundamentais nesse contexto, visando à justiça social a partir de intervenções que garantam a equidade em saúde. Esses conceitos tornam-se mais ilustrativos na Figura 2[11].

Nesse contexto, é fundamental que os profissionais de saúde busquem práticas equânimes e inclusivas, que abarquem todas as singularidades, sem discriminação[12]. Vale destacar que "incluir não é trazer o diferente para os iguais, já que não há iguais"[3], mas sim compreender, reconhecer e acolher a diversidade humana. Segundo Sanchez[13],

QUADRO 1 Principais formas de preconceito, discriminação e intolerância

Termo	Conceituação
Racismo	É a convicção de que existem diferenças internas e externas que manifestariam raças diferenciadas, superiores e inferiores, de determinados segmentos em relação a outros.
Capacitismo	É o conjunto de atitudes preconceituosas que discriminam, subestimam ou superestimam (como heróis) a capacidade das pessoas com deficiência por não se enquadrarem na "corpo-normatividade" socialmente construída, isto é, por seus corpos serem diferentes daqueles considerados "normais" ou sem "problema" ou "defeito" que atrapalhe as atividades diárias.
Homofobia	Numa perspectiva ampliada, refere-se a todo ato de repulsa, ódio ou rejeição contra pessoas lésbicas, gays, bissexuais, transexuais, travestis, *queer*, intersexo, assexuais e com outras diversidades de gênero e/ou orientação afetivo-sexual (LGBTQIA+). A partir desse termo surgiram outras derivações para designar preconceitos a subgrupos específicos, tais como transfobia, LGBTfobia, bifobia, lesbofobia etc.
Gordofobia	É a ojeriza à gordura corporal e às pessoas gordas, fazendo com que se sintam inferiores aos outros.
Xenofobia	É a aversão a quem é estrangeiro, ou seja, quem é de outra cidade, de outra região, de outro país e de outra cultura. Muitas vezes se expressa também como etnocentrismo, que são atos e pensamentos discriminatórios decorrentes da visão que um povo é "melhor" ou "superior" a outro.
Aporofobia	É o ato de repúdio, aversão ou desprezo pelos pobres ou desfavorecidos, refletindo na hostilidade para com pessoas em situação de pobreza ou miséria que impulsiona a marginalização e desvalorização dessa classe social.
Elitismo	É o sentimento de superioridade que pessoas de melhor condição financeira nutrem em relação àqueles mais pobres, que resulta em comportamentos discriminatórios.
Etarismo	É a discriminação com base em estereótipos associados à idade. Sua forma mais comum é a crença de que idosos são frágeis e não têm capacidade de exercer satisfatoriamente tarefas normais do cotidiano, como trabalhar, dirigir ou viajar sozinhos.
Sexismo	É uma atitude discriminatória que define quais usos e costumes devem ser respeitados por cada sexo ou gênero, desde o modo de vestir até o comportamento social adequado, de modo a reproduzir os modelos binários.
Machismo	É o enaltecimento do sexo masculino sobre o feminino, expresso por comportamentos, opiniões e sentimentos que apontam a mulher como inferior ao homem em aspectos físicos, culturais e intelectuais
Misoginia	É o ódio, desprezo e preconceito contra mulheres, que se manifesta por meio de diferentes formas de violência contra as pessoas desse sexo ou gênero.
Intolerância religiosa	É o ato de discriminar, ofender e rechaçar religiões, liturgias e cultos, ou ofender, discriminar, agredir pessoas por conta de suas práticas religiosas e crenças.

Fonte: elaboração das autoras.

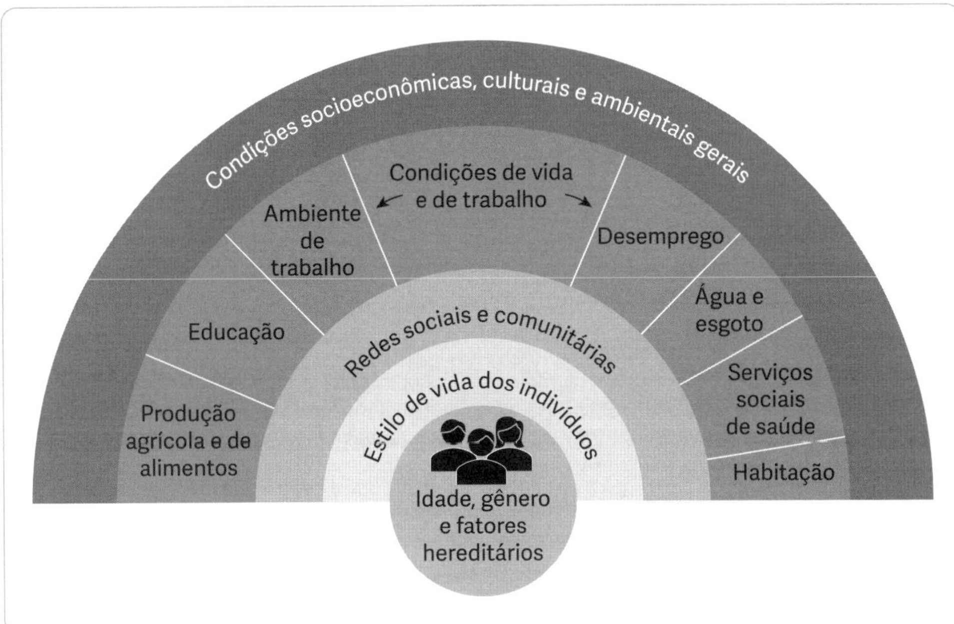

FIGURA 1 Principais determinantes da saúde.

Fonte: Dahlgren et al.[8]

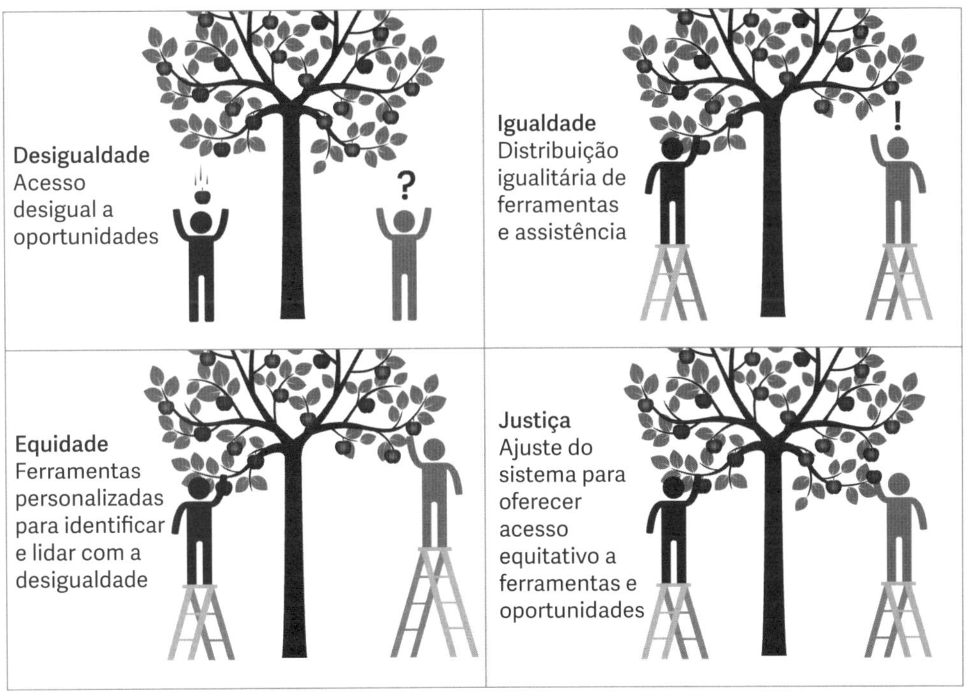

FIGURA 2 Ilustração dos conceitos de igualdade, equidade e justiça.

Fonte: adaptação de Ruth[11].

"o entendimento da inclusão se encontra na confluência das ideias da não exclusão e da garantia da acessibilidade universal, respeitando a diversidade de identidades, necessidades e capacidades de todos". Assim, inclusão é, na prática, oferecer a todas as pessoas as mesmas oportunidades de acesso a bens e serviços sociais[14].

Os últimos anos vêm sendo marcados pela luta para que cenários de exclusão, segregação e integração sejam superados nos diferentes espaços de cuidado em saúde públicos e privados, inclusive no âmbito das ações de alimentação e nutrição[12,15] (Figura 3). O objetivo é que, conforme apontado por Sassaki[16], os sistemas sociais comuns se

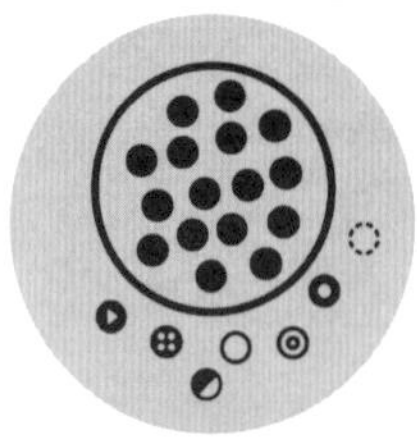

Exclusão
Ocorre quando pessoas com características específicas não conseguem ter suas necessidades em saúde atendidas, ficando à margem do restante da população. Remete a rejeição, expulsão, banimento.
Exemplo: uma pessoa em situação de rua que não consegue atendimento numa unidade básica de saúde por não possuir documentos pessoais.

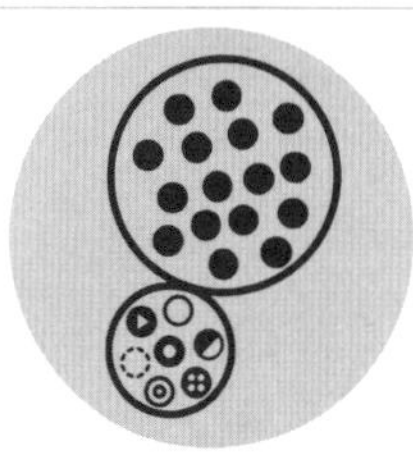

Segregação
Ocorre quando pessoas com características específicas são separadas do restante da população para que tenham suas necessidades em saúde atendidas. Remete a separação, afastamento, isolamento.
Exemplo: uma pessoa cadeirante que só consegue atendimento em determinada unidade de saúde de sua região, pois somente aquela tem acessibilidade arquitetônica.

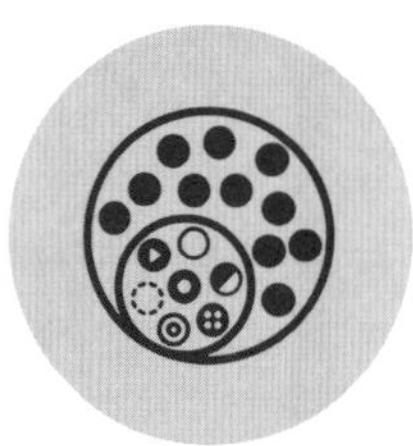

Integração
Ocorre quando pessoas com características específicas conseguem ter suas necessidades em saúde atendidas junto ao restante da população, porém ainda enfrentam barreiras para estar em igualdade de condições já que os ajustes, adequações e adaptações no processo de cuidado são limitados. Remete à normalização, acomodação, aproximação.
Exemplo: uma pessoa analfabeta, que consegue atendimento em qualquer unidade de saúde da sua região, porém não compreende as alterações por escrito que recebe dos profissionais.

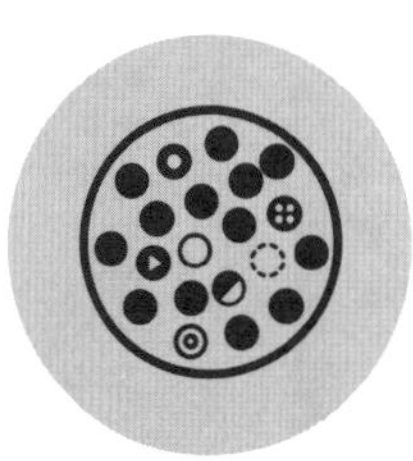

Inclusão
Ocorre quando pessoas com características específicas conseguem ter suas necessidades em saúde atendidas junto ao restante da população em igualdade de condições, graças aos ajustes, adequações e adaptações realizados no processo de cuidado em saúde. Remete a equidade, acolhimento.
Exemplo: uma pessoa transgênero que consegue atendimento em qualquer unidade de saúde de sua região, pois todos os profissionais de saúde são qualificados para ajustar o processo de cuidado a suas singularidades.

FIGURA 3 Conceituação, representação gráfica e exemplificação de exclusão, segregação, integração e inclusão no âmbito do cuidado em saúde.
Fonte: elaboração das autoras.

tornem "adequados para toda a diversidade humana – composta por etnia, raça, língua, nacionalidade, gênero, orientação sexual, deficiência e outros atributos – com a participação das próprias pessoas na formulação e execução dessas adequações".

CAMINHOS DA INCLUSÃO NO ÂMBITO DA SAÚDE, ALIMENTAÇÃO E NUTRIÇÃO

No Brasil, a inclusão na área da saúde começou a ganhar força com a promulgação da Constituição de 1988, que em seu artigo 196 afirma que "saúde é direito de todos e dever do Estado, garantido mediante políticas sociais e econômicas que visem à redução do risco de doenças e de outros agravos e ao acesso universal e igualitário às ações e serviços para sua promoção, proteção e recuperação"[17].

Foi impulsionada também pela criação do Sistema Único de Saúde (SUS), cujos princípios doutrinários são permeados pela inclusão. Segundo o princípio da universalidade, todos os cidadãos, sem nenhuma discriminação, têm o direito de ter acesso à saúde, em todos os níveis de assistência. O princípio da equidade reconhece as diferenças e necessidades específicas do indivíduo e busca atendê-las para garantir o direito de todos à saúde. Já a integralidade reflete o acompanhamento integral do indivíduo, considerando o contexto social no qual ele está inserido, para as ações de promoção e proteção à saúde, tratamento e reabilitação[17].

No âmbito da alimentação e nutrição, os primeiros acenos em direção à inclusão ocorreram nas décadas de 2000 e 2010, quando começou a ser cunhado o conceito de **inclusão alimentar**. Inicialmente esse termo dizia respeito à inserção de alimentos específicos para pessoas com restrições ou outras necessidades alimentares especiais em confraternizações e outros eventos sociais que envolvessem comida, ou nos cardápios dos serviços de alimentação coletiva voltados a escolares[18,19] e trabalhadores[20].

As restrições e necessidades alimentares especiais podem ocorrer por escolha ou por necessidade, e as razões mais frequentes são as alergias e intolerâncias alimentares (com exclusão de alimentos como leite e derivados, trigo, soja, amendoim, nozes, amêndoas, castanhas, frutos do mar, corantes, aromatizantes, aditivos, conservantes, dentre outros), as doenças crônicas não transmissíveis, como diabetes e hipertensão (com redução expressiva no uso de sal e açúcares), o vegetarianismo (com exclusão de proteínas de origem animal), o veganismo (com exclusão de qualquer produto de origem animal) e outras escolhas ideológicas (com exclusão de alimentos transgênicos, com agrotóxicos, com conservantes, dentre outros)[21]. Independentemente da motivação, conviver com uma restrição alimentar é um processo que apresenta desafios, decorrentes principalmente da desinformação e do preconceito de uma sociedade que, muitas vezes, não está preparada para aceitar e lidar com essa condição.

Pelo prisma da inclusão alimentar, essas pessoas estariam, então, menos expostas a riscos à saúde impostos pela inflexibilidade dos cardápios oferecidos nos diferentes espaços (p. ex., ter que ficar sem comer por não haver opções de alimento seguros), e também sofreriam menos constrangimentos (p. ex., ter que levar a própria comida para uma festividade). Na prática, contudo, foi ficando evidente ao longo dos anos que essa estratégia alcançava apenas a integração (e não a inclusão) das pessoas com restrições alimentares, uma vez que frequentemente os alimentos indicados para seu consumo eram diferentes daqueles oferecidos para pessoas sem restrições alimentares, limitando suas escolhas e seu pleno convívio social.

Serviços de bufê, cozinhas institucionais e outros estabelecimentos voltados à produção e comercialização de alimentos perceberam, então, que ofertar refeições que pudessem ser consumidas com segurança pelo maior número de pessoas possível era um grande nicho de mercado, em franca ascensão. Surgiu então o conceito de **cozinha inclusiva** ou **alimentação inclusiva**, que foi sendo refinado e atualmente é adotado por milhares de estabelecimentos em todo o mundo, desde os mais simples aos mais luxuosos, que oferecem cardápios diversificados e saborosos que podem ser degustados por qualquer pessoa, com ou sem restrições alimentares.

A alimentação inclusiva estabelece-se então como um conjunto de práticas que busca incluir e integrar as pessoas com restrições alimentares aos mais variados cenários da vida em comunidade[23]. A produção de alimentos e refeições baseada nesse conceito, que pode ser artesanal ou contar com avançadas tecnologias, parte da escolha criteriosa de cada ingrediente culinário, trocando aqueles indesejados por substitutos seguros, adequados e saudáveis. Com a premissa popular de "excluir alimentos para incluir pessoas", diferentes restrições alimentares podem ser contempladas em uma única preparação para que possa ser partilhada de forma universal, permitindo que as pessoas com diferentes necessidades alimentares especiais sejam incluídas nos diferentes espaços de convivência social: do trabalho às celebrações. Comer é um importante elemento cultural e social, e a alimentação inclusiva vem abrindo um novo mundo de abundância para aqueles historicamente segregados e excluídos em virtude de suas restrições alimentares[12].

Com o passar do tempo, a necessidade de avançar foi ficando cada vez mais evidente: a inclusão na área da alimentação e nutrição precisava também estar presente em todas as outras dimensões do cuidado nutricional, permeando todo o processo de trabalho do nutricionista. Para além da oferta de refeições seguras e aprazíveis para pessoas com necessidades alimentares específicas, o profissional deveria estar atento também a inúmeras outras características singulares das pessoas sob seus cuidados, em especial pessoas em situação de vulnerabilidade.

Nessa direção, a segunda edição da Política Nacional de Alimentação e Nutrição (PNAN), publicada no início da década de 2010, ressalta a importância de olhar para além das necessidades alimentares especiais no contexto dos serviços de alimentação[21]. Segundo essa política, todos os cuidados relativos à alimentação e nutrição em seus diferentes cenários (diagnóstico e vigilância alimentar e nutricional, promoção da alimentação adequada e saudável, educação alimentar e nutricional, orientação alimentar, prescrição dietética, fornecimento de alimentos para fins especiais, oferta da alimentação em nível hospitalar e suporte nutricional enteral e parenteral) devem estar ajustados às singularidades dos sujeitos: gênero, raça e etnia, fase do curso da vida, cultura alimentar, condição socioeconômica, aspectos biológicos, dentre outras[21].

No âmbito internacional, debates nessa direção também começaram a emergir, principalmente voltados às pessoas com deficiência e em situação de extrema pobreza e vulnerabilidade, e em meados da década de 2010 o termo "nutrição inclusiva" começou a ser timidamente adotado em publicações técnico-científicas para se referir a essa forma de pensar e fazer o cuidado em nutrição[22-24].

No final da década de 2010, o Brasil assumiu a vanguarda do debate sobre diversidade e inclusão na área da alimentação e nutrição, impulsionado pela reformulação do Código de Ética e Conduta do Nutricionista[25]. Diversos artigos dialogam com a inclusão na prática do nutricionista, pautando-a na defesa dos direitos de indivíduos e coletividades (arts. 1º e 2º), no respeito à diversidade nas formas de ser e viver dos sujeitos (art. 3º) e no cuidado nutricional para além do biológico (art. 6º), com adequação das condutas e práticas às necessidades e contextos de vida dos indivíduos (arts. 37 e 38) e adoção de todos os recursos disponíveis ao seu alcance para o cuidado integral (art. 5º). Fica clara também a necessidade de contínuo aprimoramento profissional, tanto técnico-científico quanto relacional, essencial para que o nutricionista esteja preparado para lidar com as diversidades em seus cenários de prática profissional (arts. 4º e 18)[25]. O Código de Ética e Conduta do Nutricionista está alicerçado nos princípios da bioética, que buscam a proteção da vida, o respeito à dignidade humana e a garantia de direitos das pessoas[26] (Figura 4).

No início da década de 2020, a nutrição inclusiva começa a ser apontada como uma prática profissional pautada na inclusão das populações vulneráveis, que, para promover sua segurança alimentar e garantir seus direitos, considera "suas fragilidades, peculiaridades, vulnerabilidades sociais, seus hábitos e costumes, respeitando sua diversidade e autonomia"[27]. A produção de material técnico-científico sobre o assunto em âmbito nacional e internacional vem se ampliando cada vez mais nos últimos anos, revelando estratégias inclusivas inovadoras para o desenvolvimento de ações no âmbito da alimentação e nutrição que tenham em vista a justiça social[12,28-37].

Atualmente, a nutrição inclusiva é definida por Bagni et al.[12] como "a forma de

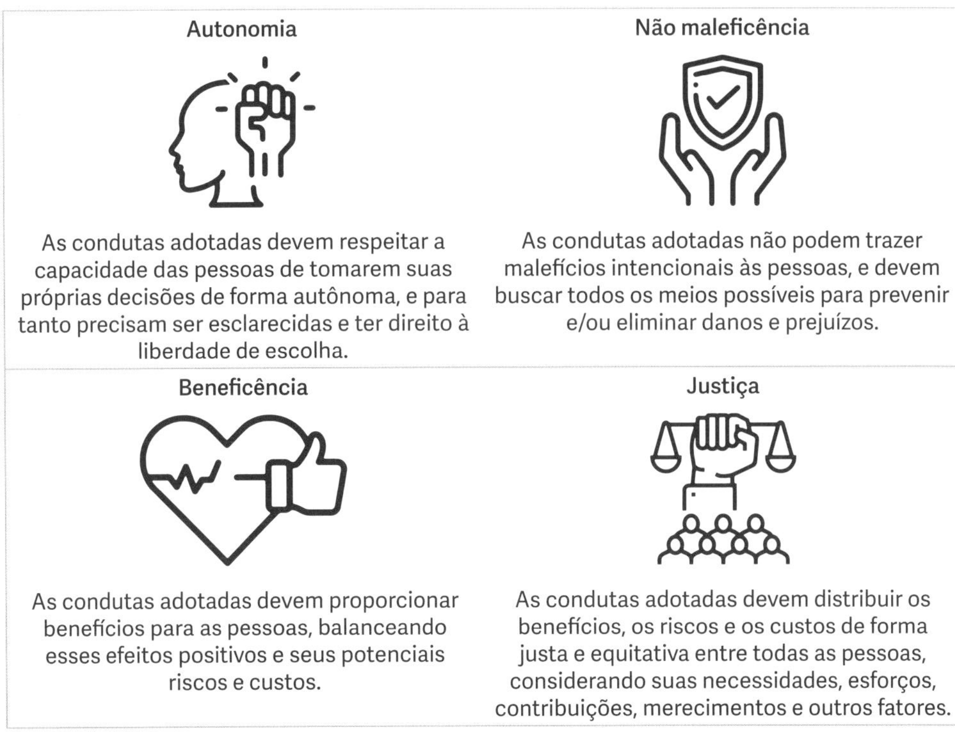
Autonomia
As condutas adotadas devem respeitar a capacidade das pessoas de tomarem suas próprias decisões de forma autônoma, e para tanto precisam ser esclarecidas e ter direito à liberdade de escolha.
Não maleficência
As condutas adotadas não podem trazer malefícios intencionais às pessoas, e devem buscar todos os meios possíveis para prevenir e/ou eliminar danos e prejuízos.
Beneficência
As condutas adotadas devem proporcionar benefícios para as pessoas, balanceando esses efeitos positivos e seus potenciais riscos e custos.
Justiça
As condutas adotadas devem distribuir os benefícios, os riscos e os custos de forma justa e equitativa entre todas as pessoas, considerando suas necessidades, esforços, contribuições, merecimentos e outros fatores.

FIGURA 4 Princípios da bioética.

Fonte: Beauchamp et al.[26].

exercer a profissão na qual o nutricionista utiliza todos os recursos disponíveis para promover a inclusão, a saúde e a segurança alimentar e nutricional de pessoas em situação de vulnerabilidade, por meio de ações oportunas e ajustadas às singularidades desses sujeitos, tendo como base o acolhimento, o respeito à diversidade, a acessibilidade e o estímulo à autonomia".

Na contramão da normatividade socialmente construída, busca produzir novos modos de cuidar e novas formas de organizar o trabalho nas diferentes áreas e cenários de atuação do nutricionista definidos pelo Conselho Federal de Nutricionistas (CFN)[38], tendo como força motriz o contínuo refinamento do saber-fazer em nutrição.

Para além do público-alvo do trabalho do nutricionista (p. ex., clientes de unidades produtoras de refeição, pacientes em hospital ou ambulatório, estudantes de Nutrição), também são objeto de interesse da nutrição inclusiva todas as pessoas envolvidas na prestação dos serviços relacionados à alimentação e nutrição, incluindo o próprio nutricionista e os trabalhadores sob sua responsabilidade. Assim, a nutrição inclusiva prevê que o trabalho desses atores seja permeado pela equidade e seja ajustado a suas singularidades, para que suas atividades sejam realizadas da forma mais acolhedora, autônoma, eficiente e segura possível.

Exemplos de estratégias nessa direção são: adequação dos postos de trabalho de pessoas com deficiência ou mobilidade reduzida (p. ex., bancada de trabalho com altura adequada para acomodar cadeira de rodas, banquetas para pessoas com baixa estatura, piso tátil); oferta de utensílios e equipamentos adequados à deficiência da pessoa (p. ex., utensílios de cozinha adaptados, balança sonora, equipamento com avisos luminosos), apoio a trabalhadores analfabetos (p. ex., material ilustrado, avisos sonoros), uso de linguagem inclusiva com pessoas com diversidade de gênero[31].

DIVERSIDADE DE MUITOS, INCLUSÃO PARA TODOS

Na prática dos profissionais de saúde, a diversidade deve ser analisada à luz da construção social dos indivíduos, pois vai além da simples diferença da maioria ou do todo. Embora sejam todos iguais perante a lei, deve-se romper com o senso comum de que todas as pessoas são iguais em suas formas de ser e viver. Conforme apontado por Aguiar et al.[39], "diversidade é um conceito complexo, heterogêneo, dinâmico, que tem em sua constituição inúmeros processos, sejam eles históricos, culturais ou políticos, que por sua vez, como falamos, também estão na gênese da identidade".

Sob essa ótica, fica evidente que, para que todas as pessoas possam ser incluídas em todos os contextos de sua existência levando em consideração suas singularidades e complexidades, são necessárias reestruturações sociais, políticas e culturais. Como o objetivo central da inclusão é o combate às opressões e violências decorrentes das diferenças, a inclusão deve ser entendida como o conjunto de ações e estratégias diversas que de algum modo se contrapõem à exclusão, marginalização e discriminação, tornando possíveis relações mais equânimes e justas[39].

Qualquer ser humano pode estar em uma condição de vulnerabilidade que o impeça de, em algum nível, exercer o direito legal à alimentação, nutrição e à saúde. A vulnerabilidade pode ser considerada uma condição humana, pois não diz respeito a nenhum grupo em específico, mas, ao mesmo tempo, diz respeito a todos os indivíduos enquanto seres humanos. Assim, é entendida para além de uma vulnerabilidade individual ou programática, mas também como vulnerabilidade social enquanto determinante para certos grupos e segmentos da sociedade que estão à margem da sociedade e são historicamente invisibilizados[39,40].

Os grupos vulneráveis podem ser considerados, então, aqueles que vivem em uma condição ímpar de desqualificação social que de algum modo inclui estigmas, discriminações, preconceitos, e violências, com maiores chances de vivenciarem processos de exclusão social e de restrição de acesso à saúde, educação e direitos sociais[15].

Cabe ressaltar que populações vulnerabilizadas não são necessariamente grupos de risco, ainda que risco e vulnerabilidade tenham algumas aproximações conceituais. O risco, termo bastante consolidado na epidemiologia, está relacionado à probabilidade de ocorrência de alguma condição relacionada à saúde (doença, agravo, melhora, recuperação, cura, óbito) em uma população durante um período determinado, podendo ser estimado por indicadores de saúde como incidência e prevalência. Já a vulnerabilidade é entendida como a maior suscetibilidade de agravos à saúde de uma população, decorrente da exposição aos riscos somada à menor capacidade (material, simbólica e comportamental) de enfrentar e superar os desafios com que se defrontam. Diferentemente do risco, que remete aos conceitos de fator de risco e causalidade, a vulnerabilidade remete à predisposição ou potencial de ocorrência da condição relacionada à saúde, levando em consideração as carências e a exclusão geradas pelas iniquidades e desigualdades sociais vivenciadas[15,40-42].

Várias populações podem ser consideradas vulneráveis no Brasil, por questões biológicas, sociais e/ou históricas. Muitas delas são invisibilizadas socialmente, ainda que estejam presentes em nosso cotidiano. E todas as desigualdades e iniquidades que permeiam a vida dessas pessoas tendem a impactar direta e indiretamente suas condições alimentares e nutricionais[32], e por isso requerem um cuidado nutricional diferenciado em relação às suas singularidades[31]. Assim, estamos falando de pessoas com deficiência, povos e comunidades tradicionais, pessoas em situação de rua, pessoas privadas de liberdade, entre vários outros (Quadro 2). Ao longo dos diversos capítulos do livro, serão abordados mais detalhadamente alguns desses grupos, povos e comunidades.

É importante destacar que as categorias ou a localização social das pessoas (segundo raça/etnia, idade, classe social, origem geográfica, gênero, sexualidade, funcionalidade, religião, *status* de migração etc.) são socialmente construídas e dinâmicas. Além disso, as pessoas estão sujeitas a sobreposição de opressões, discriminações e iniquidades de múltiplos níveis (chamadas de interseccionalidades) (Figura 5), e por isso não podem ser reduzidas a uma única característica[43,44]. Ou seja, uma mesma pessoa pode ser atravessada por diversos marcadores e vivenciar opressões provenientes de múltiplas dimensões e origens, que, embora sejam diferentes, interagem entre si, gerando impactos ainda mais profundos do que quando ocorrem isoladamente[45].

O profissional de saúde precisa, portanto, compreender os seres humanos considerando a complexa relação e interação de seus diferentes locais sociais, pois permite um exame do impacto simultâneo e resistência a sistemas e estruturas de opressão e dominação[43]. Por exemplo: uma usuária do serviço de saúde que é mulher, negra, lésbica, tem uma deficiência e é de religião afro-brasileira é atravessada simultaneamente por sexismo, racismo, homofobia, capacitismo e intolerância religiosa.

O cuidado nutricional inclusivo requer atenção às vulnerabilidades enquanto determinantes da saúde e superação da invisibilidade interseccional. E mais além: requer

QUADRO 2 Populações vulneráveis no Brasil que requerem maior atenção no cuidado em saúde

Grupo populacional	Características
Pessoas com deficiência	São pessoas que têm comprometimento de longo prazo de natureza física, intelectual ou sensorial, que, em interação com barreiras diversas, podem restringir sua participação plena e efetiva na sociedade, em igualdade de condições com os demais indivíduos.
População LGBTQIA+	Grupo heterogêneo composto por pessoas lésbicas, gays, bissexuais, travestis e transexuais, *queer*, intersexo, assexuais e com outras diversidades de gênero e orientação afetivo-sexual.
Povos e comunidades tradicionais	Grupos diversos marcados pela sociodiversidade e multiculturalidade, que têm em comum o forte vínculo com a natureza e com o território onde vivem, pois são essenciais para seu sustento e alimentação, e para sua reprodução cultural, social, religiosa e ancestral ao longo das gerações. Alguns exemplos são: populações indígenas; quilombolas; ribeirinhos; ciganos; caboclos; catingueiros; pantaneiros; seringueiros, geraizeiros; veredeiros; vazanteiros; faxinalenses; morroquianos; pomeranos; comunidades de fundos e fechos de pasto; castanheiros; quebradeiras de coco-babaçu; catadores de mangaba; pescadores artesanais; marisqueiras; jangadeiros; caiçaras; dentre outros.
Pessoas em situação de rua	População de perfil diverso que não tem moradia convencional regular e que utiliza temporária ou permanentemente os espaços públicos, abrigos, albergues ou unidades de acolhimento como espaço de moradia ou pernoite, geralmente como consequência do desemprego, conflito familiar, violência doméstica, uso de álcool e outras drogas, e migração e refúgio.
Pessoas privadas de liberdade	Pessoas com 18 anos ou mais que estejam sob a custódia do Estado em caráter provisório ou sentenciados para cumprimento de pena privativa de liberdade ou medida de segurança; e adolescentes de 12-17 anos cumprindo medida socioeducativa de execução em meio fechado.
Pessoas em situação de acolhimento institucional	Pessoas com vínculos familiares frágeis ou rompidos e em elevada vulnerabilidade pessoal e social que são acolhidas por instituições vinculadas ao serviço de Proteção Social Especial de Alta Complexidade do Sistema Único de Assistência Social. Essas instituições podem ser de diferentes modalidades: abrigo institucional, casa lar, casa de passagem, república ou residência inclusiva.
Pessoas em situação de assentamento ou acampamento rural	São famílias e grupos que lutam pela terra diante de uma situação de marginalização e pobreza, visando ao acesso a condições básicas de vida por meio da reforma agrária. Consideram-se em assentamento aqueles que vivem em terras desapropriadas pelo Governo e passam a ter direitos sobre elas, após um processo que pode perdurar anos. Já os acampamentos são ocupações irregulares e/ou ilegais de propriedades de terra, organizadas igualmente pela lógica da participação e reflexão coletiva, em áreas que se pretende transformar em assentamentos.
Refugiados e migrantes	Refugiado é todo aquele que busca em outro país proteção com base no direito internacional para escapar de conflitos armados, perseguições de ordem política, étnica, religiosa ou de situações em que sua vida e liberdade estejam em perigo. Já o migrante não sofre ameaças diretas de perseguição ou morte, e deixa seu país de origem para buscar melhores condições de vida, principalmente trabalho e educação. É denominado emigrante quando está saindo do seu país de origem, ou imigrante quando está entrando em um país estrangeiro.
Pessoas analfabetas	Grupo composto por indivíduos que não sabem ler nem escrever (definidos como analfabetos absolutos) e por aqueles que apresentam limitadas habilidades de leitura e dificuldade na compreensão de textos e cálculos matemáticos (definidos como analfabetos funcionais).

Fonte: elaboração das autoras.

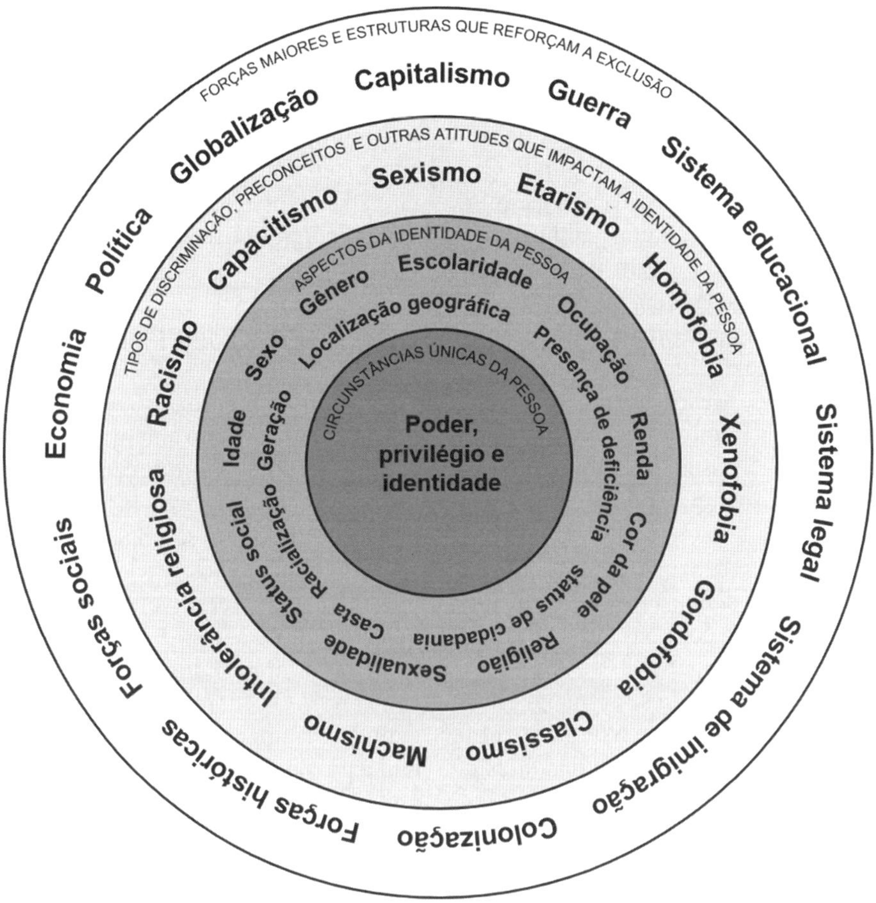

FIGURA 5 Círculo da interseccionalidade.

Nota: É impossível nominar toda discriminação, identidade ou estrutura. Os termos apresentados neste círculo são apenas alguns exemplos.
Fonte: adaptação de Simpson[44].

diálogos com outros campos do saber, para uma atuação interdisciplinar e transversal que respeite os direitos sociais humanos, os direitos sexuais e reprodutivos, as práticas integrativas, a interculturalidade, a discussão de violência e gênero, entre outros. Conforme destaca Ayres et al.[40], é necessário "aprender o peso dos diferentes contextos sociais como determinante de diversas suscetibilidades e criar alternativas técnicas sensíveis a essas diferenças", que não são fixas ou imutáveis.

ACOLHIMENTO COMO FERRAMENTA DE INCLUSÃO NA ÁREA DA SAÚDE

O acolhimento é uma importante diretriz da Política Nacional de Humanização[46] que está diretamente relacionada à inclusão na área da saúde e deve estar presente transversalmente em todas as etapas do cuidado.

Acolher é reconhecer que as pessoas são plurais enquanto humanas e singulares enquanto indivíduos, e por isso têm necessidades específicas em saúde. Segundo Cavalcante Filho et al.[47], "destina-se a garantir a universalidade com escuta qualificada de todos que chegam à unidade de saúde", de modo que a necessidade em saúde apontada pela própria pessoa "defina a configuração das ofertas, e não o contrário. Que a responsabilização com o usuário oriente o processo de trabalho, e não interesses outros, como os corporativos". Assim, o acolhimento em saúde pode ser compreendido como uma responsabilidade compartilhada entre o profissional e o outro, que, pautado na escuta qualificada, define a melhor forma de prestar assistência com base na realidade de vida de cada pessoa[47-50].

A escuta qualificada se apoia na ética e na compaixão, e busca enxergar as necessidades do outro por trás das falas e dos sentimentos, e vendo o mundo através das experiências da pessoa, incluindo preconceitos, discriminação e exclusão[51,52]. No processo de cuidado nutricional, não apenas potencializa o acolhimento e facilita as orientações, mas também é capaz de contribuir para a construção de vínculos e de relação de respeito à diversidade e à singularidade no encontro entre quem cuida e quem recebe o cuidado[31,53].

É fundamental que o profissional de saúde atente, principalmente ao lidar com populações vulneráveis, às linguagens e expressões verbais e não verbais no diálogo com o usuário. Deve-se ter cuidado com o volume e o tom de voz, com os gestos e comportamentos, com as expressões faciais e corporais e até mesmo com as pausas e silêncios durante sua fala. A comunicação verbal e não verbal também deve ser harmônica, de forma que a mensagem transmitida não seja confusa ou contraditória. Para tanto, o diálogo deve ter como base a comunicação não violenta, cujos pilares são alicerçados no respeito, honestidade, empatia, compaixão e tolerância, de modo que atendam às necessidades de todos[51,52] (Quadro 3).

CONSIDERAÇÕES FINAIS

A inclusão no processo de cuidado em nutrição é um assunto emergente, dado seu caráter urgente. A produção de material técnico-científico sobre a inclusão no âmbito da nutrição vem se ampliando cada vez mais nos últimos anos, revelando estratégias inovadoras para o desenvolvimento de ações que ampliam o acesso à saúde e diminuir barreiras e garantir direitos de populações vulneráveis. O pensar e o agir coletivo, construindo ferramentas de inclusão, representam a possibilidade de mudança social em prol da quebra de barreiras e da diminuição das iniquidades em saúde.

Em sintonia com as demandas atuais da sociedade, é fundamental que esses saberes sejam incorporados à prática do nutricionista em suas diferentes áreas e cenários de atuação, visando produzir novos modos de cuidar e novas formas de organizar o trabalho que garantam a segurança alimentar e nutricional e a justiça social dos grupos populacionais em maior situação de vulnerabilidade em todo o território nacional.

Temas que abordem a diversidade e a inclusão de diferentes grupos populacionais devem permear transversalmente a formação de todos os profissionais de saúde em todos os seus níveis, buscando um modelo de cuidado alicerçado na cidadania e na humanização.

QUADRO 3 Bases da comunicação não violenta entre profissional e usuário de saúde

Bases da comunicação não violenta	Características
Observar os fatos e escutar as pessoas sem fazer avaliações ou julgamentos	Quando o profissional observa fatos e/ou fenômenos da vida do outro e acrescenta um julgamento ou avaliação, a pessoa tende a se fechar à escuta, pois fica em posição de defesa ou contra-ataque. Assim, limita a criação de conexões e interações, e gera sensação de ausência de afeto, de "não pertencimento" e de exclusão.
Ter transparência e atenção aos próprios sentimentos e necessidades	Enquanto emissor, o profissional demonstra como se sente e mantém-se aberto para ouvir como o receptor se sente. Assim, quando no papel de emissora, a pessoa também se sentirá à vontade para apontar seus sentimentos e necessidades, e estará mais aberta para ouvir as preocupações, reflexões e orientações do profissional de saúde.
Ter respeito e empatia com os sentimentos e as necessidades das pessoas	Quando o profissional reconhece e respeita as necessidades e emoções do outro, há espaço para a empatia, que amplia o alcance da comunicação humana mesmo em situações de adversidade. A empatia pode ser cognitiva (compreender como o outro vê o mundo, criando uma conexão com sua realidade), emocional (sentir exatamente como o outro se sente, com os mesmos sentimentos e necessidades) ou solidária (sentir necessidade de ajudar o outro, por compreender sua realidade, seus sentimentos e suas necessidades).
Ter disposição para fazer "pedidos" às pessoas de forma respeitosa, clara e inequívoca, sem exigências e punições em caso de recusa	Sempre que for necessário propor que a pessoa realize mudanças de práticas e comportamentos, esse "pedido" deve ser feito de forma clara e inequívoca, refletindo uma necessidade honesta e genuína. Ao "pedir", o profissional deve escolher bem suas palavras e expressões (p. ex., "que tal se / como você se sentiria se / você estaria de acordo em comer apenas uma fatia de bolo?"), para a pessoa não interpretar como uma exigência (p. ex., "você deve comer apenas uma fatia de bolo"). Exigências geram clima de insegurança, criam instabilidade emocional e causam estresse e medo de sofrer consequências por não conseguir atender à demanda.

Fonte: adaptação de Rosenberg[52].

REFERÊNCIAS

1. Ferreira ABH. Dicionário Aurélio da língua portuguesa. 5.ed. Curitiba: Positivo; 2020.
2. Justina LAD, Meglhioratti FA, Caldeira AMA. A (re)construção de conceitos biológicos na formação inicial de professores e proposição de um modelo explicativo para a relação genótipo e fenótipo. Ens Pesqui Educ Cienc. 2012;14(03):65-84.
3. Brogna M. Viva (e entenda) a diferença. São Paulo: Editora Senac; 2020.
4. Silva SG. Preconceito no Brasil contemporâneo: as pequenas diferenças na constituição das subjetividades. Piscol Cienc Prof. 2003;23(2):2-5.
5. Campello T, Gentilli P, Rodrigues M, Hoewll GR. Faces da desigualdade no Brasil: um olhar sobre os que ficam para trás. Saúde Debate. 2018;42(spe3):54-66.
6. Comissão Nacional sobre Determinantes Sociais da Saúde. As causas sociais das iniquidades em saúde no Brasil. Rio de Janeiro: Fiocruz; 2008.
7. Barata RB. Como e por que as desigualdades sociais fazem mal à saúde. Rio de Janeiro: Fiocruz; 2009.

8. Dahlgren G, et al. Policies and strategies to promote social equity in health. Stockholm: Institute for Future Studies; 1991.
9. Arcaya MC, Arcaya AL, Subramanian SV. Inequalities in health: definitions, concepts, and theories. Glob Health Action. 2015,8:27106.
10. Escorel S. Dicionário da educação profissional em saúde: equidade em saúde. Escola Politécnica de Saúde Joaquim Venâncio; 2019.
11. Ruth T. Addressing imbalance. In: Maeda J. Design in Tech Report 2019. 2019. Disponível em: https://designintech.report/wp-content/uploads/2019/03/dit2019_v00.pdf. Acesso em: 5 dez. 2023.
12. Bagni UV, Borges TLV, Ferreira AA. Nutrição inclusiva: (re)conhecendo os caminhos da inclusão na prática do nutricionista. Demetra. 2023;18:e66037.
13. Sanchez C. Pela atuação na sociedade: onde está a deficiência? In: Licht FB, Silveira N (org.). Celebrando a diversidade: pessoas com deficiência e direito à inclusão. São Paulo; 2010. p.52-8.
14. Marco VD. Capacitismo: o mito da capacidade. Belo Horizonte: Letramento; 2020.
15. Barros S, Campos PFS, Fernandes JJS. Atenção à saúde de populações vulneráveis. Barueri: Manole; 2014.
16. Sassaki RK. Inclusão: acessibilidade no lazer, trabalho e educação. Revista Nacional de Reabilitação (Reação). 2009:10-6.
17. Brasil. Constituição da República Federativa do Brasil. Brasília, DF: Senado Federal: Centro Gráfico; 1988.
18. Brasil. Lei n. 11.947, de 16 de junho de 2009. Dispõe sobre o atendimento da alimentação escolar e do Programa Dinheiro Direto na Escola aos alunos da educação básica [...] e dá outras providências.
19. Brasil. Lei n. 12.982, de 28 de maio de 2014. Altera a Lei n. 11.947, de 16 de junho de 2009, para determinar o provimento de alimentação escolar adequada aos alunos portadores de estado ou de condição de saúde específica.
20. Brasil. Secretaria de Inspeção do Trabalho. Departamento de Segurança e Saúde no Trabalho. Portaria n. 193, de 5 de dezembro de 2006. Altera os parâmetros nutricionais do Programa de Alimentação do Trabalhador – PAT.
21. Brasil. Ministério da Saúde. Política Nacional de Alimentação e Nutrição. 2.ed. Brasília: Ministério da Saúde; 2013.
22. Groce NE, Kerac M, Farkas A, Schultink W, Bieler RB. Inclusive nutrition for children and adults with disabilities. The Lancet Global Health. 2013;1(4):e180-e181.
23. Maia C. Cozinha inclusiva: por uma ruptura com o paradigma da indiferença alimentar. In: Corrêa L (org.). Direito à alimentação, políticas públicas e restrições alimentares: entre a invisibilidade e o reconhecimento. Juiz de Fora: Faculdade de Direito da Universidade Federal de Juiz de Fora; 2017.
24. Richards K, et al. Unequal portions: ending malnutrition for every last child. London: Save the Children Fund; 2016.
25. Conselho Federal de Nutricionistas (CFN). Resolução CFN n. 599, de 25 de fevereiro de 2018. Aprova o Código de Ética e de Conduta do Nutricionista e dá outras providências.
26. Beauchamp TL, et al. Princípios de ética biomédica. 4.ed. São Paulo: Loyola; 2002.
27. Conselho Regional de Nutricionistas da 6ª Região (CRN-6). Você já ouviu falar sobre nutrição inclusiva? Recife. 2022. Instagram: @crn6_nutri. Disponível em: https://www.instagram.com/p/CaS1DVvlecO/. Acesso em: 5 dez. 2023.
28. Brasil. Ministério da Saúde. Matriz para organização dos cuidados em alimentação e nutrição na atenção primária à saúde. Brasília, DF: Ministério da Saúde; 2022.
29. Bagni UV (org.) Alimentação saudável para pessoas com nanismo. Natal: Universidade Federal do Rio Grande do Norte; 2021.
30. Bagni UV, Dias TLD (org.). Saúde no prato: guia educativo para alimentação saudável de pessoas com deficiência visual. Natal: EDUFRN; 2021.
31. Bagni UV, et al. (org.). Diversidade e inclusão na prática do nutricionista. Recife: Conselho Regional de Nutricionistas da 6ª Região; 2022.
32. Ferreira AA, Barros DC, Bagni UV (org.). Avaliação nutricional na atenção básica: reflexões sobre práticas e saberes. Rio de Janeiro: Fiocruz; 2018.
33. Albres CR, et al. Glossário bilingue. Amamentação em Libras (língua brasileira de sinais). Mato Grosso do Sul: Secretaria de Estado de Saúde; Secretaria de Estado de Educação; 2008.
34. Oliveira SMS, Guimarães DB, Wardi MM, Reis JS. Orientações nutricionais para analfabetos. Instituto de Ensino e Pesquisa Santa Casa BH; 2018.
35. Lima LM, Trindade IO, Rodrigues FB, Gomes S, Reis T (org.). Guia de cuidado e atenção nutricional à população LGBTQIA+. Brasília, DF: Conselho Regional de Nutricionistas – 1ª Região; 2021.
36. National Center on Health, Physical Activity and Disability. Inclusive nutrition education. Disponível em: https://www.nchpad.org/fppics/NCHPAD_In-

clusive%20Nutrition%20Education.pdf. Acesso em: 5 dez. 2023.

37. National Center on Health, Physical Activity and Disability. Inclusive nutrition strategies for SNAP settings an addendum to SNAP-Ed's obesity prevention Toolkit for States. Disponível em: https://www.nchpad.org/fppics/Inclusive%20Nutrition%20Strategies%20for%20SNAP%20Settings.pdf. Acesso em: 5 dez. 2023.
38. Conselho Federal de Nutricionistas (CFN). Resolução CFN n. 600, de 25 de fevereiro de 2018. Dispõe sobre a definição das áreas de atuação do nutricionista e suas atribuições, indica parâmetros numéricos mínimos de referência, por área de atuação, para a efetividade dos serviços prestados à sociedade e dá outras providências.
39. Aguiar NE, Santos EB, Paranhos WR. Diversidade e inclusão em organizações de saúde: como, quando e para quem? Cad Gen Div. 2021;07(3):246-71.
40. Ayres JRCM, et al. O conceito de vulnerabilidade e as práticas de saúde: novas perspectivas e desafios. In: Promoção da saúde: conceitos, reflexões, tendências. Rio de Janeiro: Fiocruz; 2003.
41. Almeida Filho N, et al. Introdução à epidemiologia. 4.ed. Rio de Janeiro: Guanabara Koogan; 2006.
42. Carneiro CBL, Veiga L. O conceito de inclusão, dimensões e indicadores. Belo Horizonte: Secretaria Municipal de Coordenação da Política Social; 2004 (Pensar BH – Política Social, 2).
43. Hankivsky O, Grace D, Hunting G, et al. An intersectionality-based policy analysis framework: critical reflections on a methodology for advancing equity. International Journal for Equity in Health. 2014;13:119.
44. Simpson J. Everyone belongs: a toolkit for applying intersectionality. Ottawa: Canadian Research Institute for the Advancement of Women; 2009.
45. Assis DN. Interseccionalidades. Salvador: UFBA, Instituto de Humanidades, Artes e Ciências; Superintendência de Educação a Distância; 2019.
46. Brasil. Ministério da Saúde. Secretaria de Atenção à Saúde. Núcleo Técnico da Política Nacional de Humanização. Humaniza SUS: documento base para gestores e trabalhadores do SUS. 3.ed. Brasília, DF: Ministério da Saúde; 2006.
47. Cavalcante Filho JB, Vasconcelos EMS, Ceccim RB, Gomes LB. Acolhimento coletivo: um desafio instituinte de novas formas de produzir o cuidado. Interface – Comunic, Saude, Educ. 2009;13(31):315-28.
48. Gomes MCPA, Pinheiro R. Acolhimento e vínculo: práticas de Acolhimento e vínculo: integralidade na gestão do cuidado em saúde em grandes centros urbanos. Interface – Comunic, Saúde, Educ. 2005;9(17):287-301.
49. Mattos RA. A integralidade na prática (ou sobre a prática da integralidade). Cad Saude Publica. 2004;20(5):1411-6.
50. Mitre SM, Andrade EIG, Cotta RMM. Avanços e desafios do acolhimento na operacionalização e qualificação do Sistema Único de Saúde na atenção primária: um resgate da produção bibliográfica do Brasil. Cienc. Saude Coletiva. 2012;17(8):2071-85.
51. Carrió FB. Entrevista clínica: habilidades de comunicação para profissionais de saúde. Porto Alegre: Artmed; 2012.
52. Rosenberg M. Comunicação não violenta: técnicas para aprimorar relacionamentos pessoais e profissionais. 4.ed. São Paulo: Ágora; 2003.
53. Raimundo JS, et al. Escuta qualificada e gestão social entre os profissionais de saúde. Acta Paul Enferm. 2012;25(número especial 2):61-7.

2

Nutrição inclusiva em clínica, saúde coletiva, e esportes e exercício físico

Ursula Viana Bagni
Aline Alves Ferreira
Thaís Lima Dias Borges

De acordo com o Conselho Federal de Nutricionistas (CFN), a maioria dos nutricionistas registrados no país atua na assistência nutricional de indivíduos e/ou coletividades: 30,4% em nutrição clínica, 17,7% em saúde coletiva e 2,5% em esportes e exercício físico[1].

A prática em todas essas áreas deve ser inclusiva, conforme disposto ao longo de todo o Código de Ética e Conduta do Nutricionista[2]. Seus artigos apontam para a defesa dos direitos individuais e coletivos (arts. 1º e 2º), para o respeito à diversidade humana (art. 3º) e para a necessidade do cuidado para além do biológico (art. 6º). As condutas e práticas devem ser adequadas às necessidades e contextos de vida dos indivíduos (arts. 37 e 38) e o nutricionista deve adotar todos os recursos disponíveis para a integralidade do cuidado (art. 5º). Além disso, o profissional deve manter-se em contínuo aprimoramento técnico-científico e relacional, para que esteja preparado para lidar com as diversidades em seus diferentes cenários de prática (arts. 4º e 18).

Se por um lado as últimas décadas vêm sendo marcadas pela crescente atuação dos movimentos sociais em prol da diversidade e a inclusão na área da saúde, e pela ampliação da produção de material técnico-científico sobre o assunto em âmbito nacional e internacional[3], por outro, a atuação integral e inclusiva no cotidiano do nutricionista ainda permanece um grande desafio[3,4]. Há uma grande fragilidade na graduação em Nutrição no que se refere à abordagem da diversidade e inclusão ao longo do curso, o que contribui para a entrada de profissionais despreparados no mercado de trabalho[5].

Ainda não existem dados sobre a atuação de nutricionistas que trabalhem com a abordagem inclusiva no atendimento nutricional de pessoas que vivenciam vulnerabilidades. Preencher essa lacuna contribuirá para compreender as principais dificuldades que enfrentam em relação às condições de trabalho para prestar uma adequada assistência nutricional. Também são escassas publicações que abordem as melhores estratégias para atender às necessidades singulares dessas populações. Nesse sentido, este capítulo pretende apresentar algumas formas de acolher a diversidade e promover a inclusão nas áreas de nutrição clínica, esportiva e saúde coletiva.

Espera-se que, a partir das reflexões aqui levantadas, os nutricionistas possam criativamente (re)pensar sobre seus locais de trabalho e sobre as populações atendidas, de forma a realizar ajustes e adaptações em seus processos de trabalho que melhorem a qualidade de vida, a saúde e a nutrição dessas pessoas direta e indiretamente sob seus cuidados.

CUIDADO EM NUTRIÇÃO DE INDIVÍDUOS

A assistência nutricional e dietoterápica na nutrição clínica, na saúde coletiva e na nutrição esportiva deve ser prestada de forma inclusiva a todos indivíduos que vivenciam vulnerabilidades. Assim, as diferentes etapas do cuidado nutricional (avaliação, diagnóstico, intervenção e monitoramento nutricional) devem ser ajustadas às singularidades dos sujeitos, com a adoção de procedimentos mais apropriados em âmbito hospitalar, ambulatorial, domiciliar ou outros espaços[2,4].

Há uma série de possibilidades de atuação nessa área, respeitando as inúmeras sociodiversidades étnicas, raciais e culturais do país. Além disso, situações mais rotineiras de cuidado e atenção nutricional a determinados grupos, podem ser direcionadas e adaptadas às realidades locais. Para alguns indivíduos, o próprio modelo assistencial e as redes de atenção podem ser diferenciados. Por exemplo, existe o Subsistema de Atenção à Saúde Indígena, um componente do Sistema Único de Saúde (SUS) vinculado à Secretaria Especial de Saúde Indígena do Ministério da Saúde, direcionado ao cuidado em saúde de indígenas. Já para os povos ribeirinhos, especialmente concentrados na Amazônia Legal e no Pantanal, existem as equipes de Saúde da Família Ribeirinhas e as Unidades Básicas de Saúde Fluviais.

Deve-se adotar estratégias adequadas de comunicação pelo profissional para garantir o acesso à informação durante o atendimento, no período de internação, e no momento da alta (p. ex., Língua Brasileira de Sinais com pessoas surdas; uso de áudios com pessoas cegas; material ilustrado com pessoas analfabetas). É importante que a estratégia escolhida seja confortável para ambos e que garanta a emissão e a recepção de mensagens compreensíveis durante todo o atendimento.

O profissional pode também adaptar as ferramentas adotadas conforme a condição da pessoa, por exemplo, o cálculo das necessidades de micronutrientes no atendimento de pessoas transgênero em hormonização; a recomendação de energia para pessoas com amputação; a orientação alimentar para pessoas em situação de rua; o planejamento alimentar de atletas paralímpicos e paradesportivos de modalidades exclusivas para pessoas com deficiência (p. ex., bocha, golbol, basquete sobre rodas), entre outras. Para tanto, é fundamental que o nutricionista se aprofunde tecnicamente sobre as singularidades do cuidado nutricional dos diferentes grupos populacionais que vivenciam vulnerabilidades.

Outra possibilidade é criar estratégias personalizadas para melhorar a avaliação nutricional (p. ex., história alimentar ilustrada para pessoas com deficiência intelectual) e a adesão às recomendações (p. ex., vídeo demonstrando o passo a passo para ofertar a dieta pela sonda em pessoas com gastrostomia).

É importante ressaltar que a prescrição dietética calculada com medidas precisas nem sempre será factível ou mesmo oportuna. Isso porque para alguns grupos populacionais (p. ex., pessoas privadas de liberdade, pessoas em situação de rua, refugiados, indígenas, quilombolas e outros povos e comunidades tradicionais) os aspectos socioculturais influenciam bastante o hábito alimentar e o estado nutricional. Orientações de cunho mais qualitativo parecem ser mais indicadas na maior parte das situações.

Especificamente na área do esporte e exercício físico, o profissional da nutrição é imprescindível no acompanhamento seja individual ou coletivo de atletas paradesportivos, por meio de um plano alimentar para as fases de manutenção, competição e recuperação que considere também os traços anatômicos, condições fisiológicas, uso de tecnologias assistivas de locomoção, alimentação e comunicação. Nos últimos anos tem crescido também a demanda por profissionais capacitados para prestar assistência nutricional de atletas transgênero em curso de hormonização, sendo necessária atenção integral à prescrição dietoterápica

Em certos casos, a intervenção nutricional mais indicada não envolve nem prescrição nem orientação alimentar. Um exemplo é a terapia alimentar para pessoas com recusa ou seletividade alimentar, que tem sido uma demanda crescente do nutricionista junto a pessoas neurodivergentes (p. ex., transtorno do espectro autista e transtorno do déficit de atenção e hiperatividade).

O tempo entre as reavaliações das pessoas que vivenciam vulnerabilidades deve ser curto em face de seu contexto de vida, a fim de verificar o impacto das intervenções e reajustá-las prontamente, caso seja necessário.

Os espaços de cuidado devem ser muito bem planejados para garantir a acessibilidade e a sensação de pertencimento a todas as pessoas (p. ex., cadeiras para pessoas gordas; espaços de circulação que permitam o trânsito de pessoas com mobilidade ou em cadeira de rodas; placas nas portas com sinalização em braile; banheiros acessíveis a pessoas com deficiência). Particularmente na atenção primária à saúde (APS), o nutricionista deve também estar aberto a atuar em outros espaços de cuidado para além das unidades de saúde, por exemplo, nas residências terapêuticas, casas de passagem, abrigos, unidades prisionais ou mesmo na rua.

O nutricionista ainda não integra a equipe multiprofissional mínima de atenção à saúde direcionada a alguns segmentos em situação de elevada vulnerabilidade social. É o caso das equipes de Consultórios na Rua e as equipes de Atenção Primária Prisional. Mas podem ter atuação ativa oferecendo apoio matricial.

CUIDADO EM NUTRIÇÃO DE COLETIVIDADES

A atuação do nutricionista na área da saúde coletiva engloba cuidados relativos à alimentação e nutrição no âmbito da atenção nutricional direcionada a promoção, prevenção, diagnóstico e tratamento da saúde no SUS, não somente em âmbito individual, mas também em âmbito familiar e comunitário. Tem como foco de atenção mais conhecida a atuação na APS, com o cuidado nutricional direcionado a ações longitudinais, centradas na família, integrais, equânimes, respeitando as condições socioculturais e territoriais. É por meio da APS que o indivíduo tende a ter o primeiro contato na atenção à saúde e, consequentemente, com o nutricionista[5].

Nesse contexto, sua atuação na gestão das ações, políticas e programas é essencial para propor, implantar, coordenar, desenvolver e monitorar atividades nos diferentes setores relacionadas a políticas e programas de alimentação, nutrição e/ou segurança alimentar e nutricional voltados a pessoas que vivenciam vulnerabilidades. Participa também da definição e avaliação dos fluxos de encaminhamento das pessoas em situação de vulnerabilidade social e nutricional para atendimento em programas de assistência alimentar e proteção social ou de transferência de renda[6].

É um ator particularmente importante no Sistema Nacional de Segurança Alimentar e Nutricional, e desenvolve ações com multiprofissionais, intersetoriais e interdisciplinares no âmbito de programas como Bolsa Família, Programa de Aquisição de Alimentos, Banco de Alimentos, Restaurantes Populares e Cozinhas Comunitárias, Programa Nacional de Alimentação Escolar, Programa de Alimentação do Trabalhador, dentre outros que são voltados às parcelas mais carentes da população brasileira. Colabora também na Rede Socioassistencial e em políticas voltadas especificamente para populações vulneráveis, como a de Povos e Comunidades Tradicionais, Pessoas Privadas de Liberdade no Sistema Prisional[8].

A participação do nutricionista na Vigilância Epidemiológica, na Vigilância Sanitária e na Vigilância Alimentar e Nutricional deve ser entendida como uma oportunidade para ampliar o olhar sobre os grupos populacionais historicamente marginalizados visando à garantia de seus direitos, como é o caso das pessoas com alergias alimentares, pessoas com deficiências e/ou doenças raras.

De acordo com o Consenso Habilidades e Competências do Nutricionista em Saúde Coletiva[6], "o trabalho do nutricionista em saúde coletiva reúne um conjunto de desafios, dentre eles: a análise dos problemas, considerando a determinação social da saúde e da alimentação e nutrição; a escolha de estratégias de ação baseada em evidências e efetividade; a compreensão da abrangência desse campo de conhecimentos, saberes e práticas em suas relações com a saúde coletiva e as demais ciências; e a consideração das ações/funções essenciais requeridas para alcançar uma ação prática eficiente e eficaz".

DESAFIOS E PERSPECTIVAS

A formação do nutricionista ainda é muito frágil no âmbito da diversidade e inclusão em nutrição clínica, saúde coletiva e nutrição esportiva, que tende a ter discurso biologista e voltado ao "nutricionismo". Em um estudo recente realizado com estudantes de Nutrição de todas as regiões do Brasil, poucos relataram possuir conhecimento sobre saúde e nutrição de populações vulneráveis; a maioria se sentia insatisfeita com ausência desses conteúdos durante sua graduação[7]. Nutricionistas já formados e atuando no mercado de trabalho também relataram baixo conhecimento sobre alimentação, nutrição e saúde de diferentes populações vulneráveis, e dificuldade de atuação junto a várias delas, com destaque para pessoas com deficiência, em situação de rua e em privação de liberdade[9].

Esse cenário aponta para a importância de fortalecer os cursos de graduação em Nutrição, incluindo de forma transversal nos componentes curriculares tópicos sobre o cuidado em nutrição de indivíduos e coletividades que vivenciam vulnerabilidades. A inserção na matriz curricular de disciplinas específicas que abordam a nutrição inclusiva também é um caminho muito profícuo para superar essas limitações, conforme vem sendo feito em algumas universidades federais do Brasil.

Tanto a educação continuada quanto a educação permanente dos nutricionistas que atuam no setor público e privado também precisam ser estimuladas de forma perene por diferentes atores, tais como os Conselhos Federais e Regionais de nutricionistas, associações e sindicatos, instituições públicas e privadas de ensino e pesquisa. Para além de promover espaços de qualificação profissional, devem buscar a sensibilização dos profissionais para importância do aprofundamento teórico e prático em relação à diversidade e inclusão na área da nutrição, visando a equidade em saúde e justiça social.

REFERÊNCIAS

1. Conselho Federal de Nutricionistas (CFN). Perfil dos nutricionistas. 2016. Disponível em: http://pesquisa.cfn.org.br/. Acesso em: jun. 2023.
2. Conselho Federal de Nutricionistas (CFN). Resolução CFN n. 599, de 25 de fevereiro de 2018. Aprova o Código de Ética e de Conduta do Nutricionista e dá outras providências.
3. Bagni UV, Borges TLD, Ferreira AA. Nutrição inclusiva: (re)conhecendo os caminhos da inclusão na prática do nutricionista. Demetra. 2023;18:e66037.
4. Bagni UV, et al. (orgs.). Diversidade e inclusão na prática do nutricionista. Recife: Conselho Regional de Nutricionistas da 6ª Região; 2022.
5. Brasil. Ministério da Saúde. Matriz para organização dos cuidados em alimentação e nutrição na atenção primária à saúde. Brasília: Ministério da Saúde; 2022.
6. Recine E. Consenso sobre habilidades e competências do nutricionista no âmbito da saúde coletiva. Brasília: Observatório de Políticas de Segurança e Nutrição; 2013.
7. Navarro MA. Nutrição inclusiva na formação do nutricionista: a perspectiva de estudantes de nutrição. Niterói: Universidade Federal Fluminense; 2023.
8. Conselho Federal de Nutricionistas (CFN). Resolução CFN n. 600, de 25 de fevereiro de 2018. Dispõe sobre a definição das áreas de atuação do nutricionista e suas atribuições, indica parâmetros numéricos mínimos de referência, por área de atuação, para a efetividade dos serviços prestados à sociedade e dá outras providências.
9. Kwamme EAS. Diversidade e inclusão na prática dos nutricionistas: qual é o cenário brasileiro? Niterói: Universidade Federal Fluminense; 2024.

3

Nutrição inclusiva na alimentação coletiva, cadeia de produção, indústria e comércio de alimentos

Manoela Pessanha da Penha
Maria das Graças Gomes de Azevedo Medeiros

O nutricionista é um profissional de saúde com amplo campo de atuação, sobretudo na área de alimentação coletiva, indústria e comércio de alimentos, em que estão previstas atividades como planejamento, organização, comando, controle de qualidade, controle sanitário, análise de processos, *marketing*, dentre outras[1].

No início da década de 2010, a área de alimentação coletiva concentrava a segunda maior densidade de nutricionistas do Brasil[2], com a expansão da atuação para setores específicos como restaurantes comerciais, *fast-food* e similares, assessoria em supermercados e padarias, hotelaria, *spa*, controle de qualidade e vigilância sanitária. Esse cenário vem se mantendo ao longo dos anos, e uma consulta nacional realizada pelo Conselho Federal de Nutricionistas (CFN) no início da década de 2020 apontou que 30,8% dos profissionais registrados atuavam na área de alimentação coletiva[3]. Embora a indústria brasileira de alimentos e bebidas seja a maior do país, representando 10,8% do Produto Interno Bruto (PIB) e gerando cerca de 1,8 milhão de empregos formais e diretos[4], somente cerca de 2% dos nutricionistas trabalham na indústria e comercialização de alimentos[3].

Considerando a importância desses segmentos no cenário nacional, este capítulo traz reflexões oportunas sobre a diversidade, acessibilidade e inclusão nos serviços de alimentação institucional, comercial e industrial. Visa também apontar caminhos para aprimorar as ações que tenham por objetivo o acolhimento das necessidades singulares dos clientes, bem como para melhorar as condições do ambiente laboral dos trabalhadores que fazem parte de segmentos populacionais em situação de maior vulnerabilidade (quer seja nutricionista, quer seja integrante da equipe pela qual é o nutricionista responsável).

AMBIENTE DE TRABALHO: O PONTO DE PARTIDA

A área de alimentação coletiva tem como principal campo de trabalho a Unidade de Alimentação e Nutrição (UAN)[1], que pode ser definida como uma organização que tem como meta a produção e o fornecimento de refeições dentro de padrões de qualidade sensorial, nutricional e sanitário, de acordo com as boas práticas, a fim de promover uma alimentação adequada, saudável e segura, na perspectiva da qualidade sanitária do alimento[5,6]. Nesse contexto estão inseridas as organizações que produzem e servem refeições para fins comerciais e as UAN institucionais (Quadro 1).

QUADRO 1 Características de Unidades de Alimentação e Nutrição

Tipo de serviço	Características
Serviços institucionais	Atendem uma clientela previamente definida, por exemplo, os restaurantes de empresas e instituições, escolas, creches, hospitais e do sistema prisional, entre outros.
Serviços comerciais	Atendem uma clientela variável e rotativa, por exemplo, os restaurantes, bufês de eventos e serviços ambulantes de alimentos.

Fonte: CFN[1].

Na UAN, o nutricionista desenvolve atividades relacionadas à promoção da saúde, atividades administrativas, técnicas e operacionais, tendo por base o conhecimento científico da nutrição e áreas afins, em que se destacam o planejamento, a organização, a direção e o controle dos processos de transformação de matérias-primas, com a participação dos trabalhadores em todas as etapas da cadeia produtiva. O processo de trabalho do gestor, nesse cenário, é complexo e extremamente dinâmico, em decorrência das mudanças impostas pelo mercado, sociedade e órgãos reguladores[5,7].

A UAN deve estar em conformidade com uma ampla gama de requisitos legais estabelecidos. Isso inclui normas regulamentadoras de Medicina e Segurança no Trabalho, legislações da Agência Nacional de Vigilância Sanitária (Anvisa), normas trabalhistas, legislação ambiental, entre outros regulamentos pertinentes. O cumprimento dessas exigências é fundamental para garantir o funcionamento adequado e legal da organização. O planejamento físico-funcional visa garantir instalações funcionais, seguras, ambientalmente adequadas, viáveis economicamente e sustentáveis, assegurando operações dentro das mais rígidas normas técnicas e sanitárias, bem como a qualidade da produção e do serviço prestado aos comensais ou funcionários. Assim, é importante uma gestão atualizada e adequada às exigências legais e às necessidades da clientela, para além do cumprimento de metas[7].

Deve-se também incorporar os princípios, as diretrizes e os objetivos do Sistema Nacional de Segurança Alimentar e Nutricional (Sisan), por meio das dimensões sociais, econômicas e culturais contidas na lei que os regulamentam[9]. A segurança alimentar compreende questões relativas ao acesso aos alimentos; à conservação da biodiversidade e ao uso sustentável dos recursos; à promoção da saúde, à nutrição e alimentação da população e a grupos específicos; à garantia da qualidade biológica, sanitária, nutricional e tecnológica dos alimentos; ao respeito à diversidade étnica, racial e cultural da população, em relação à produção e consumo de alimentos[9]. Nesse sentido, as UAN precisam ser inclusivas e acessíveis a todas as pessoas, tanto no que diz respeito ao comensal quanto à equipe que trabalha nela.

Ao longo das décadas as UAN foram se modificando em função das exigências legais, sociais, econômicas, ambientais e culturais. O crescimento populacional, as mudanças no estilo de vida e de trabalho, o aumento de tempo de deslocamento e de distância entre a casa e o trabalho, a busca por lazer, a maior oferta e diversidade de preparações alimentares e de serviços de alimentação contribuíram para o surgimento de novos padrões alimentares no Brasil.

Essas mudanças provocaram impactos significativos nas operações e nas estruturas funcionais dos serviços de alimentação, institucionais e comerciais. A ambiência ganhou destaque por ser considerada um dos principais fatores no planejamento físico de uma UAN. A ambiência contempla um conjunto complexo de elementos que dispõe as funções administrativas, operacionais e clientes, e define no geral a quantidade e o aproveitamento do serviço prestado, estando diretamente relacionada à qualidade do serviço[10]. Logo, a construção da UAN, tendo como base o planejamento físico adequado, tem importância fundamental para atender às expectativas e necessidades dos clientes finais[11].

Incorporar as transformações sociais às estruturas desses espaços pode ser um desafio, pois nem sempre ocorrem com a mesma rapidez exigida pela sociedade. Dentre esses desafios a serem enfrentados, destacam-se a sustentabilidade, a qualidade de vida do trabalhador e a acessibilidade. Esta última, em especial, é urgente, pois implica a possibilidade de inclusão imediata de pessoas com deficiência (PCD), uma luta histórica que já perdura há décadas para garantir os direitos humanos e de cidadania dessa parcela da população[12].

Na indústria e no comércio (varejista ou atacadista) de alimentos, o nutricionista possui um papel relevante tendo em vista a crescente preocupação com a saúde e o consumo alimentar da população. Nesses segmentos o profissional poderá desempenhar importantes funções relacionadas ao planejamento e desenvolvimento de programas e políticas públicas e atividades relacionadas à promoção da saúde, de maneira transversal a todas as áreas. Na indústria, pode colaborar na pesquisa e no desenvolvimento de produtos alimentícios ou atuar em cozinha experimental, produção, controle de qualidade, promoção de produtos e assuntos regulatórios. No comércio, sua atuação pode se dar no controle de qualidade, representação comercial e atendimento ao consumidor.

Em todas essas áreas, o nutricionista deve estar atualizado quanto às normas vigentes de segurança dos alimentos e gestão dos serviços e processos, mas também àquelas relacionadas à acessibilidade, para garantir que os alimentos e serviços estejam adequadamente disponíveis a todas as pessoas. Considerando que a alimentação adequada e saudável é essencial para a sobrevivência, a saúde, o desenvolvimento físico e mental, a qualidade de vida e o bem-estar das pessoas, a acessibilidade nos serviços de alimentação comercial e institucional está atrelada à inclusão social e cidadania, igualdade de oportunidades e acesso a serviços básicos[13].

Na legislação brasileira[14], a acessibilidade é definida como "possibilidade e condição de alcance para utilização, com segurança e autonomia, de espaços, mobiliários, equipamentos urbanos, edificações, transportes, informação e comunicação, inclusive seus sistemas e tecnologias, bem como de outros serviços e instalações abertos ao público, de uso público ou privados de uso coletivo, tanto na zona urbana como na rural, por pessoa com deficiência ou com mobilidade reduzida".

A acessibilidade é, portanto, crucial para promover um desenvolvimento inclusivo e sustentável nos diversos ambientes sociais, proporcionando um senso de pertencimento, apoio e bem-estar. Os espaços devem oferecer conforto, autonomia e segurança, de forma a garantir a dignidade das pessoas[15]. Considerada um importante marco legal, a Lei Brasileira de Inclusão de Pessoas com Deficiência (Lei n. 13.146/2015) busca promover a igualdade de oportunidades, o exercício dos direitos e das liberdades fundamentais para todas as pessoas, independentemente de suas limitações físicas, mentais, sensoriais ou intelectuais[14].

Em serviços de alimentação como restaurantes, bares, lanchonetes e estabelecimentos congêneres, é fundamental que sejam oferecidas condições adequadas para que as PCD possam desfrutar da experiência gastronômica de forma inclusiva e independente, com espaços desenhados para não haver obstáculos ao pleno gozo e exercício dos direitos de todas as pessoas.

Infelizmente, ainda existem muitas barreiras arquitetônicas, comunicacionais e atitudinais que prejudicam o pleno acesso dos indivíduos a esses serviços, tanto como comensais ou clientes e como trabalhadores de serviços de alimentação, comprometendo sua participação é plena na sociedade. A inclusão também é um desafio na cadeia produtiva, industrialização e comercialização de alimentos, principalmente quando envolve a capacitação de PCD para as diversas atividades laborais[16]. No Brasil, quase um quarto da população brasileira tem algum tipo de deficiência, constituindo um grande contingente de consumidores e de trabalhadores do setor da alimentação que muitas vezes não encontram condições adequadas de lazer e de trabalho conforme previsto em lei[17].

Visando melhorar a acessibilidade, a Associação Brasileira de Normas Técnicas (ABNT) publicou a Norma Brasileira ABNT NBR 9050:2015, elaborada no Comitê Brasileiro de Acessibilidade (ABNT/CB-040) pela Comissão de Estudo de Acessibilidade em Edificações (CE-040:000.001). Ela estabelece critérios e parâmetros técnicos para a promoção da acessibilidade em edificações, mobiliários, espaços e equipamentos urbanos e rurais, considerando as diversas condições de mobilidade e de percepção do ambiente, com ou sem a ajuda de aparelhos específicos, como próteses, aparelhos de apoio, cadeiras de rodas, bengalas de rastreamento, sistemas assistivos de audição ou qualquer outro que venha a complementar necessidades individuais. O objetivo é proporcionar a utilização autônoma, independente e segura do ambiente, edificações, mobiliário, equipamentos urbanos e elementos para o maior número possível de pessoas, independentemente de idade, estatura ou limitação de mobilidade ou percepção[18].

Na NBR 9050:2015 são estabelecidos símbolos internacionais de acesso (SIA), que devem ser usados nas edificações, no mobiliário, nos espaços e nos equipamentos urbanos para indicar os locais acessíveis às pessoas com mobilidade reduzida (Figuras 1A e B) e com deficiências sensoriais, como cegueira e surdez (Figuras 1C e D)[18]. Essa norma define também critérios de acessibilidade para os serviços de alimentação, comércio e indústria de alimentos (Figura 2), permitindo assim a inclusão dos trabalhadores com deficiência nesses ambientes, bem como torná-los mais agradáveis e acessíveis aos seus clientes.

DIVERSIDADE E INCLUSÃO DOS TRABALHADORES

A inclusão de trabalhadores com deficiência é um tema relevante para a construção de uma sociedade mais justa. Embora a resolução sanitária[19] e a norma regulamentadora[8] vigentes ainda não disponham de orientações acerca dos trabalhadores com deficiências nas UAN, a lei de cotas para pessoas com deficiência estabelece que empresas com mais de 100 funcionários devem contratar um número mínimo de pessoas com deficiência em seus quadros, de acordo com a proporção definida pelo Ministério do Trabalho e Emprego. Essa medida visa garantir que as pessoas com deficiência tenham acesso às vagas no mercado de trabalho, possam exercer a sua cidadania no país e tenham a oportunidade de se desenvolver profissionalmente, com justiça social[20].

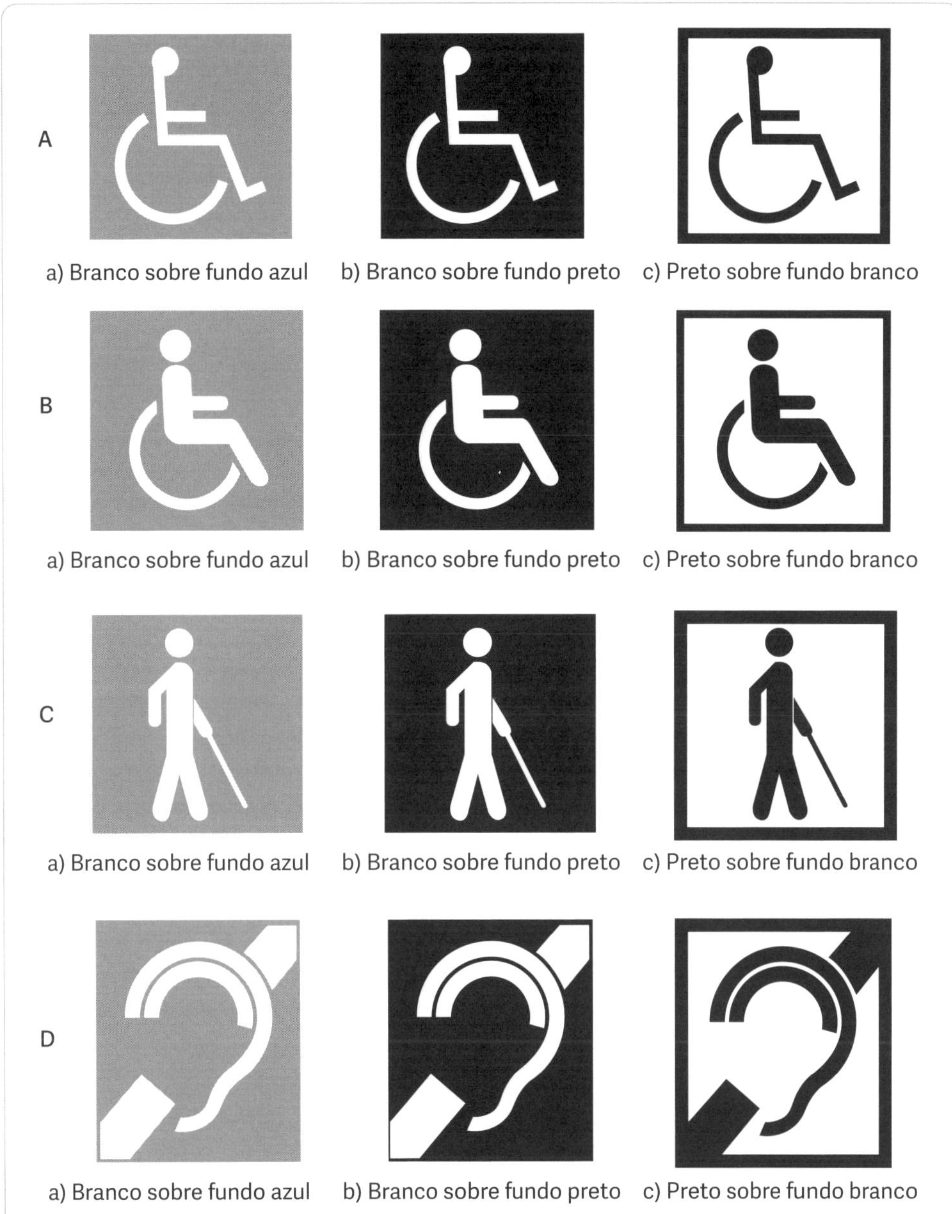

FIGURA 1 Símbolos internacionais de acesso (SIA) segundo a NBR 9050: 2015. O símbolo internacional de acesso (SIA) é representado por um pictograma branco sobre fundo azul (referência Munsell 10B5/10 ou Pantone 2925C). Opcionalmente, o pictograma pode ser branco sobre fundo preto, ou preto sobre fundo branco emoldurado. O pictograma deve estar sempre voltado para a direita. A: SIA para pessoas com deficiência ou com mobilidade reduzida – Forma A. B: SIA para pessoas com deficiência ou com mobilidade reduzida – Forma B. C: SIA para pessoas com deficiência visual. D: SIA para pessoas com deficiência auditiva.

Fonte: ABNT[18].

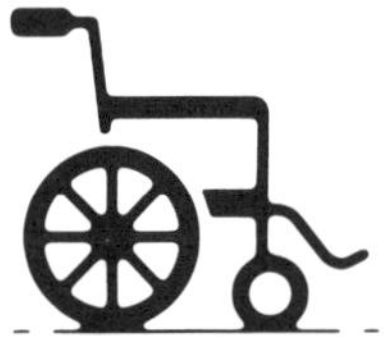

Os restaurantes, refeitórios e bares devem ter pelo menos 5% do total de mesas, com no mínimo uma, acessíveis às pessoas em cadeira de rodas. Essas mesas devem ser interligadas a uma rota acessível, e a rota acessível deve incluir o acesso ao sanitário acessível.

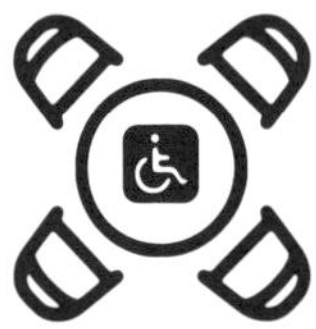

As mesas ou superfícies de refeição acessíveis devem ser facilmente identificadas e localizadas dentro de uma rota acessível e estar distribuídas por todo o espaço.

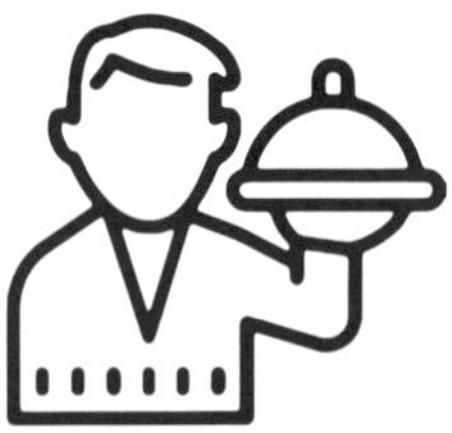

As mesas acessíveis devem ser distribuídas de forma a estar integradas às demais e em locais onde sejam oferecidos todos os serviços e comodidades disponíveis no estabelecimento.

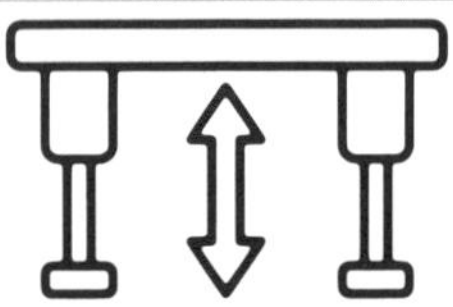

As mesas ou superfícies de refeição devem ter altura de tampo entre 0,75 e 0,85 m do piso acabado.

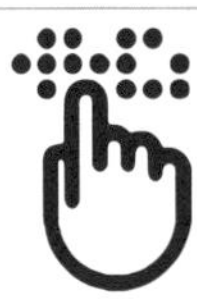

Quando o local tiver cardápio, ao menos um exemplar deve estar em Braille e em texto com caracteres ampliados.

FIGURA 2 Critérios de acessibilidade para os serviços de alimentação, comércio e indústria de alimentos, segundo a NBR 9050:2015.
Fonte: ABNT[18].

Por meio da Lei Brasileira de Inclusão e da NBR 9050:2015 também é possível promover a inclusão desses trabalhadores nos serviços comerciais, institucionais ou industriais, ajudando a combater o preconceito e a discriminação e a promover a igualdade de oportunidades para todas as pessoas. Na prática, contudo, incluir trabalhadores com deficiência ainda é um desafio para a gestão de serviços de alimentação, comércio e indústria de alimentos, já que depende da adaptação dos espaços físicos e tecnológicos, treinamento e suporte para garantir acessibilidade, segurança e desenvolvimento profissional desses trabalhadores.

As áreas físico-funcionais das cozinhas industriais, comerciais ou institucionais, no geral, são estruturas compostas por equipamentos fixos e móveis planejados sob a ótica de sua eficiência, ou seja, são projetados para serem operacionalizados por pessoas sem deficiência, a despeito da legislação da inclusão[13]. O fluxo operacional, muitas vezes, é complexo, com atividades variadas, que podem oferecer riscos ocupacionais.

Essas condições podem impedir ou limitar a capacidade dessas pessoas no desempenho de suas funções de forma efetiva e segura nas áreas de produção. Por esse motivo, frequentemente são alocadas no atendimento aos clientes e em atividades administrativas. Mas essa prática nem sempre garante a inclusão efetiva desses trabalhadores, já que outros aspectos da acessibilidade também são necessários[14,21], tais como:

- Adaptação dos banheiros para os trabalhadores, conforme legislação vigente.
- Adequada sinalização para funcionários com deficiência visual (p. ex., placas em braile em portas e armários, avisos sonoros, piso tátil etc.) e deficiência auditiva (p. ex., comandos por meio de gestos ou sinais, cartazes com textos e ilustrações, avisos luminosos etc.).
- Organização das tarefas, rotinas e processos de trabalho de forma justa e adequada às características dos trabalhadores com deficiência.
- Disponibilização de equipamentos adequados à deficiência do trabalhador e suas singularidades (p. ex., utensílios de cozinha adaptados para pessoas com mobilidade reduzida em membros superiores, escadas e banquetas para pessoas com nanismo, termômetro sonoro, equipamentos de proteção individual adaptados, computadores adaptados, calculadora sonora, balança sonora etc.).
- Presença de rampas de acesso, corrimãos, elevadores ou outras soluções que permitam o acesso a todas as áreas de trabalho, como salões de venda, balcões de atendimento, banheiros e restaurantes.
- Disponibilização de documentos, contratos, rotinas e normas em braile, em material próprio ilustrado, dispositivos multimídia, sistemas auditivos e os meios de voz digitalizado e os modos, meios e formatos aumentativos e alternativos de comunicação.
- Participação em treinamentos, cursos de formação e capacitação e educação continuada, de forma justa e adequada às características dos trabalhadores com deficiência.
- Direito a planos de carreira, promoções, bonificações e incentivos profissionais.

Outro ponto que merece destaque é o apoio aos trabalhadores com deficiência. Embora muitas empresas contratem as PCD conforme exigido por lei, há pouca preocupação com essas pessoas para além das adaptações ambientais previstas na legislação. Um exemplo é a falta de preocupação com o momento da refeição do funcionário. Muitas vezes as UAN são terceirizadas e não têm funcionários extras ou mesmo capacitados para auxiliar as PCD a se servirem e/ou se alimentarem. Nessa perspectiva, como o horário da refeição é o momento mais atribulado do serviço, cabe à empresa empregadora da PCD prover condições suficientes para ampará-la em todos os momentos, sem necessidade de pedir auxílio aos colegas e gerar desconfortos ou constrangimentos[13].

Para além das questões de acessibilidade, é preciso entender o impacto da responsabilidade social na vida dos trabalhadores. Adicionam-se aqui questões sociais como atos antidiscriminatórios e inclusivos nos ambientes de trabalho, conforme descrito na Norma SA8000:2014, conhecida como a Norma de Responsabilidade Social[22]. Ela tem como objetivo monitorar se as empresas estão de acordo com as leis trabalhistas, visando à ética e à responsabilidade social. Baseada na Organização Internacional do Trabalho (OIT), na declaração dos direitos humanos da Organização das Nações Unidas (ONU), entre outras normas e leis nacionais e internacionais, essa é a norma do âmbito trabalhista mais reconhecida do mundo. Atualmente, muitos fornecedores e consumidores têm inclusive dado preferência às empresas que seguem as normas de responsabilidade social.

A SA8000:2014 pode ser aplicada em qualquer empresa, e o estabelecimento certificado deve garantir que sua cadeia produtiva também esteja de acordo com os protocolos de responsabilidade social[22]. Destaca-se a não discriminação por parte da empresa para seus funcionários em relação a raça, religião, etnia, nacionalidade, sexualidades ou quaisquer práticas ou cultura pessoal. Outrossim, não deve apoiar comportamento ameaçador ou abusivo, incluindo gestos e linguagem no local de trabalho ou em qualquer lugar fornecido pela empresa.

Cabe ressaltar que, no Brasil, a discriminação resultante de preconceito por "raça, cor, etnia, religião e procedência nacional" é considerada crime, conforme previsto na Lei n. 7.716/1989, com pena que pode chegar até a reclusão[23]. No Brasil ainda não existe uma lei específica contra condutas homofóbicas e transfóbicas, por isso o Supremo Tribunal Federal decidiu que a criminalização de atos de "discriminação por orientação sexual e identidade de gênero" deve ser feita pela mesma lei que criminaliza o racismo.

Adicionalmente, o artigo 461 da Consolidação das Leis Trabalhistas (CLT) aponta que, "sendo idêntica a função, a todo trabalho de igual valor, prestado ao mesmo empregador, no mesmo estabelecimento empresarial, corresponderá igual salário, sem distinção de sexo, etnia, nacionalidade ou idade"[24].

O ambiente organizacional está cada vez mais heterogêneo, no qual indivíduos com diferentes etnias, gênero, religiões e orientações sexuais precisam conviver, e essa realidade diversa associada às pressões sociais e de investidores gerou o ambiente propício no mercado para o desenvolvimento de políticas e ações promotoras da inclusão[25].

O gestor deve, portanto, pautar sua liderança na equidade e permitir oportunidades de desenvolvimento, crescimento e reconhecimento para todos. Assim, é importante a realização de capacitações com os trabalhadores para que os processos de trabalho possam ser realizados de forma colaborativa e sem discriminação ou preconceito de qualquer natureza no ambiente laboral[21].

Para os dias de hoje, é urgente a reflexão sobre a inclusão das pessoas LGBTQIAP+ em diferentes espaços e funções das UAN, por serem reconhecidas como importantes ambientes na promoção da inclusão e responsabilidade social[13]. A inclusão dessas pessoas tanto nas UAN quanto na produção, industrialização e comercialização de alimentos deve ocorrer como parte de um movimento genuíno, e não de forma pontual. É preciso promover um movimento interno e ativo em prol da diversidade, de modo a acolher suas singularidades e desmistificar os tabus que envolvem as questões de gênero e sexualidade. A sociedade vem passando por profundas transformações, e o entendimento dessas questões é fundamental para o exercício da ética e do desempenho profissional adequado às exigências do mercado de trabalho em prol de uma sociedade mais justa e inclusiva.

DIVERSIDADE E INCLUSÃO DA CLIENTELA

Nas UAN, além da oferta de alimentos específicos para a clientela (p. ex., hospitais e outros estabelecimentos de saúde, escolas, restaurantes comerciais e institucionais, comissarias, hotéis, *spas*, bufês etc.), o profissional que atende diretamente populações em maior situação de vulnerabilidade deve estar atento ao perfil da população atendida, ajustando o planejamento às suas necessidades e características (p. ex., restaurantes populares, centros especializados em reabilitação, abrigos e outras instituições de acolhimento institucional, unidades prisionais e socioeducativas, dentre outros)[21].

Enquanto profissional de saúde, o nutricionista da UAN, deve ser responsável não somente pela prevenção e manutenção do estado nutricional de seus clientes, como, também, garantir que as pessoas com necessidades específicas tenham amplo acesso a seu serviço e desfrutem dos mesmos direitos dos demais clientes.

A inclusão de grupos minoritários em ambientes que não costumavam ocupar tornou-se uma estratégia competitiva dentro das empresas e colaborou para a preocupação com a diversidade e a inclusão social. Uma empresa inclusiva é a que mostra transformações nos ambientes físicos, nos procedimentos técnicos, nos meios de comunicação, assim como na mentalidade de todas as pessoas, inclusive dos próprios clientes[26].

Grande parte dos esforços provém dos integrantes do movimento das PCD, com o objetivo de mostrar à sociedade que a deficiência é um dos componentes da diversidade humana. Conceituações estigmatizadas que trazem em seu contexto as representações da PCD como alguém a quem "falta" algo geram conotação incapacitante, que promove desvalorização e prejuízo nas relações humanas. Portanto, a empresa inclusiva, que oferece treinamento a seus funcionários a respeito das necessidades e formas de atendimento às PCD, fortalece a sinergia em torno dos objetivos comuns e reforça o espírito de equipe, valorizando o olhar inclusivo e a perspectiva do coletivo, tornando-se, dessa maneira, valorizada pelos próprios funcionários e clientes. Destaca-se, inclusive, o direito à informação e à comunicação de quem tem deficiência associada à visão ou à audição, e que, mesmo em situações de deficiências semelhantes, as pessoas podem ter limitações distintas e necessidades diferentes[27].

Uma vez que a autonomia da PCD pode ser avaliada pelas atividades da sua vida diária, como lazer, vida social, emocional, independência no trajeto de ir e vir, atividade profissional, entre outras, é preciso estruturar ações para estimular a autonomia dos indivíduos, para que as diferenças no contexto em que estão inseridas não criem barreiras que os impeçam de desfrutar de cotidianos sociais, a fim de possibilitar que atuem intencionalmente e com independência, ou seja, com liberdade, no que diz respeito aos atos relacionados à alimentação. À medida que a deficiência é uma expressão da diversidade humana, apenas se torna uma questão de injustiça quando a estrutura básica da sociedade não consegue tratá-la com equidade, impondo às pessoas com deficiência barreiras físicas ou morais e de dificuldades de acesso aos ambientes sociais[26].

Embora a disposição de pratos, talheres e bandejas, na maioria das vezes, esteja em altura que permite a autonomia por muitas PCD, isso geralmente não ocorre com os alimentos e as bebidas. A altura e a profundidade do balcão, bem como a ausência de vãos em sua parte inferior, impedem a aproximação frontal por pessoas em cadeiras de rodas, não permitindo que se sirvam sozinhas. Dificultam também a acessibilidade por pessoas com baixa estatura ou mobilidade reduzida, impossibilitando que se sirvam dos itens que estão mais ao fundo do balcão. De acordo com a literatura, a presença de obstáculos no ambiente, a falta de indicação de onde ficam talheres, pratos, bebidas, ou de quais alimentos estão disponíveis no bufê também são empecilhos comuns.

Além das questões estruturais, dificuldades no nível da comunicação com as PCD auditiva e visual são frequentemente encontradas nesses espaços de alimentação e de lazer. Por isso é importante pensar acessibilidades comunicacionais, instrumentais, atitudinais e digitais para que qualquer pessoa possa acessar, frequentar e realizar uma refeição de forma digna e confortável.

Merecem destaque as ferramentas digitais, que são muito acessadas pelas pessoas com deficiência visual: geralmente as redes sociais dos estabelecimentos não possuem descrição das imagens para captura por leitores de tela, o que dificulta o entendimento de informações importantes como características dos pratos, detalhes do cardápio e condições de pagamento[28]. A audiodescrição é um recurso de acessibilidade que permite que essas pessoas possam entender ouvindo o que não pode ser visto.

Destaca-se, nesse âmbito, a importância social da audiodescrição da alimentação escolar no contexto da educação alimentar e nutricional de estudantes com deficiência visual. Considerando que a merenda escolar participa diretamente do processo de aprendizagem e que o aluno deve ter direito participativo a suas escolhas nutricionais como forma de garantir-lhe o direito à educação de qualidade, Lopes[29] conduziu um estudo para investigar a contribuição da autodescrição do cardápio. A partir da captura fotográfica das refeições e do desenvolvimento de textos simples de audiodescrição, foi possível garantir a autonomia na alimentação das pessoas cegas e com baixa visão no ambiente escolar.

Em outros espaços da alimentação coletiva, ainda há carência de soluções para melhor atender as PCD visual, quer seja em relação aos cardápios, quer seja no que se refere às embalagens, rótulos e outros instrumentos que possam proporcionar melhor experiência e autonomia ao usuário[30]. No ano de 2019 foi aprovado pela Comissão de Direitos Humanos e Legislação Participativa o Projeto de Lei n. 1.550/2019, que dispõe sobre a obrigatoriedade de bares, lanchonetes e restaurantes a oferecer aos clientes cardápios em braile. No Sul brasileiro, um protótipo de cardápio em braile foi desenvolvido e validado para facilitar o dia a dia de PCD visuais, permitindo maior autonomia em suas atividades cotidianas, dentro do princípio da acessibilidade[31]. Porém, limitações merecem ser pontuadas. É um processo que demanda equipamento específico e equipe treinada para evitar erros na produção[31]. Além disso, nem todas as PCD visual dominam o braile[30], principalmente aquelas que perderam a visão na vida adulta, sendo necessárias também outras estratégias de inclusão para essas pessoas.

A falta de inclusão das pessoas surdas também é uma realidade. No Brasil, a Língua Brasileira de Sinais (Libras) é reconhecida como a língua oficial das pessoas surdas[37]. Porém, geralmente não há intérprete ou funcionário capacitado a comunicar-se pela Libras nos serviços de alimentação, já que não é uma obrigatoriedade pela legislação atual[30,32]. Isso dificulta o acesso de forma igualitária às opções de lazer no ramo de alimentação e bebidas, ocasionando de forma não intencional a exclusão das pessoas surdas. Cerca de 37% da população surda brasileira está ocupando algum cargo no mercado de trabalho formal, ou seja, potenciais consumidores que não encontram com facilidade um local onde possam socializar, como em bares, restaurantes e lanchonetes.

Nessa direção, os estabelecimentos devem adotar medidas criativas para tornar seus estabelecimentos mais inclusivos para essas pessoas[32], por exemplo:

- Oferecer cursos de Libras aos funcionários, para melhorar a confiança da equipe e tornar a experiência dos clientes mais confortável.

- Promover boa iluminação no ambiente de atendimento e de trabalho, para facilitar a leitura labial.
- Proibir o uso de barba ou bigode pelos atendentes, para facilitar a leitura labial.
- Criar cardápio digital ilustrado e/ou em vídeo com tradução em Libras.
- Incluir nas mesas botões para chamadas remotas, para facilitar o contato com o atendente.

Braile e Libras foram criados para colaborar no processo de comunicação das PCD, uma vez que a garantia de acesso, participação e aprendizagem deve servir para a construção de práticas de enriquecimento das diferenças, e não de mitigação dos saberes. Porém, vale ressaltar que propostas reducionistas, tais como aquelas que consideram o braile a melhor solução para as pessoas cegas e a Libras a estratégia de escolha para comunicação com todas as pessoas surdas, devem ser evitadas tanto pelo que representam de desrespeito à diversidade de formas de ser dessas pessoas, bem como pelo impacto de sugestões que trazem para a sociedade, que tende a considerar essas propostas, quando provenientes de órgãos públicos, como diretrizes[27].

A acessibilidade deve ir além dos pequenos ajustes, devem ser atitudes que promovam condição de igualdade, fornecendo base para autoconfiança e autonomia, criando uma relação positiva que respeita os pressupostos universais da integridade pessoal. Assim, o nutricionista dessas áreas deve buscar estratégias para superar barreiras e garantir a acessibilidade da clientela com deficiência (Quadro 2).

No que tange às barreiras físicas e do ambiente dentro da UAN, cabe ao nutricionista cooperar no planejamento físico-funcional das UAN, conforme determinado na lei que regulamenta a profissão[33] e em resolução que define as áreas de atuação e atribuições do profissional nutricionista[1]. Nesses dispositivos legais, fica evidente a importância no nutricionista na elaboração e implantação de projetos físicos da UAN e na supervisão da adequação das condições estruturais e dos equipamentos e materiais utilizados[1,33], contribuindo para uma visão mais ampla do serviço, com características funcionais que levem em consideração a inclusão de todos.

Os espaços internos e externos das UAN precisam ser (re)pensados para serem inclusivos, tanto para os funcionários quanto para a clientela. As pessoas com deficiência ou mobilidade reduzida podem ter dificuldade para locomover-se e geralmente fazem uso de cadeira de rodas, andador, bengala, muleta ou carro adaptado[13].

Para avaliar a acessibilidade de PCD em UAN, podem ser usadas listas de verificação de conformidades das áreas internas e externas, segundo as barreiras físicas limitantes ou impeditivas de mobilidade e acesso (Quadros 3 e 4) e instrumento para avaliar o grau de autonomia e independência dentro da UAN, relacionado com o atendimento preferencial, funcionários treinados, intérprete em Libras, acesso aos alimentos, utensílios e bebidas e fluxo do salão (Quadro 5)[13].

Um estudo realizado em São Paulo usando esses instrumentos identificou boa acessibilidade externa, por exemplo, estacionamento com vagas preferenciais, calçadas com largura adequada, rampas de acesso e faixa de pedestres elevadas ao nível da calçada, sinalização e piso direcional. Segundo os pesquisadores, adequações externas são sempre as mais exitosas, uma vez que empresas de grande porte e condomínios empresariais habitualmente possuem equipes de manutenção, quando não de engenharia próprias, que em geral resolvem essas questões facilmente dentro de seu próprio cronograma de manutenção. Em contrapartida, os funcionários não haviam recebido treinamento para acolher e atender as PDC, e, embora fossem atenciosos e prestativos à medida que as PCD pediam ajuda, não foi observada a promoção da autonomia[13].

No âmbito da cadeia de produção, indústria e comércio de alimentos, a inclusão pode se fazer presente no desenvolvimento

QUADRO 2 Estratégias para superar barreiras e promover a acessibilidade da clientela com deficiência na área de nutrição em alimentação coletiva, na cadeia de produção, na indústria e no comércio de alimentos

Tipo de barreira a ser superada	Exemplos de estratégias de superação
Arquitetônica	▪ Ajustes nos espaços físicos de consumo de alimentos na UAN para atender a necessidades da clientela (p. ex., espaço para circulação conforme legislação vigente; mesas com altura e estrutura adequadas para acomodar cadeiras de rodas; local para apoio do prato ou bandeja nos balcões de distribuição de alimentos para pessoas com mobilidade reduzida; balcões de autosserviço que permitam a visualização de pessoas de várias alturas, sentadas ou em pé, com espaço suficiente para aproximação de pessoas em cadeira de rodas etc.). ▪ Adequada infraestrutura na UAN na qual o próprio cliente faz a retirada dos alimentos para viagem ou consumo imediato (p. ex., bancadas baixas para cadeirantes e pessoas com nanismo, mesas ou bancadas de apoio para pessoas com mobilidade reduzida etc.). ▪ Disponibilização de bancos e espaços para cadeirantes nas áreas de espera. ▪ Adaptação dos banheiros para clientes, conforme legislação vigente. ▪ Pias para higiene das mãos com sensor infravermelho ou sensor de movimento em local de fácil acesso. ▪ Vagas de estacionamento exclusivas o mais próximo possível da entrada do estabelecimento. ▪ Iluminação adequada, visando evitar acidentes ou sensação de mal-estar em pessoas com baixa visão.
Comunicacional	▪ Utilização de estratégias alternativas para apresentação dos cardápios para clientes na UAN (p. ex., versão com caracteres ampliados; versão em braile; versão digital com formatação adequada para uso em leitores de tela por meio de *QR Code* ou outra forma de direcionamento; versão em Libras; versão com fotos, ilustrações ou pictogramas para pessoas com deficiência intelectual ou surdas que não dominam o português escrito). ▪ Adequada sinalização na UAN onde o próprio cliente faz a retirada dos alimentos para viagem ou consumo imediato (p. ex., aviso sonoro para pessoas com deficiência visual, painel de sinalização visual para pessoas com deficiência auditiva).
Atitudinal	▪ Treinamento de trabalhadores da UAN para lidar com clientes nos espaços de consumo de alimentos (p. ex., como proceder em casos de crise de desregulação de pessoas com autismo, como ajudar uma pessoa cega a se servir, como atender uma pessoa surda adequadamente, como dialogar com pessoas com deficiência intelectual, como atender a necessidades específicas de cadeirantes e pessoas com mobilidade reduzida etc.). ▪ Manutenção de um canal de comunicação com clientes e funcionários para envio de comentários, críticas e sugestões relacionados aos diferentes tipos de barreiras que possam estar presentes (p. ex., caixa de sugestões, e-mail ou rede social para contato etc.).

(continua)

QUADRO 2 Estratégias para superar barreiras e promover a acessibilidade da clientela com deficiência na área de nutrição em alimentação coletiva, na cadeia de produção, na indústria e no comércio de alimentos (*continuação*)

Tipo de barreira a ser superada	Exemplos de estratégias de superação
Metodológica e instrumental	▪ Disponibilização de utensílios e dispositivos adequados à deficiência do cliente e suas singularidades em UAN (p. ex., talheres e/ou utensílios de cozinha adaptados para pessoas com mobilidade reduzida em membros superiores, escadas e banquetas para pessoas com nanismo em UAN de autosserviço etc.). ▪ Disponibilização de coletores de resíduos com acionamento por sensor infravermelho ou sensor de movimento. ▪ Disponibilização de fones de ouvidos em UAN para abafar sons por pessoas com autismo ou sensibilidade auditiva. ▪ Disponibilização de brinquedos e objetos de estímulo sensorial em UAN para pessoas com autismo e/ou transtorno de hiperatividade. ▪ Cardápio exclusivo em serviços de alimentação comerciais para pessoas autistas com seletividade alimentar e pessoas com alergias alimentares, em que seja possível ajustar os itens da refeição considerando a necessidade do cliente.

UAN: Unidade de Alimentação e Nutrição.
Fonte: Bagni et al.[21]

QUADRO 3 Lista de verificação para avaliação de fatores físicos limitantes ou impeditivos de mobilidade e acesso nas áreas externas da UAN

- Possui faixa livre para pedestre? (Ideal 1,50 m, admissível 1,20 m).
- O nível da calçada respeita o meio-fio instalado, sem sobreposição de piso ou descaracterização desse nível?
- A calçada é livre de obstáculos no piso, que comprometam a rota acessível?
- A calçada possui piso direcional tátil, instalado corretamente (largura mínima 0,25 cm)?
- Há vagas preferenciais em quantidade adequada e próximas à porta de entrada?
- A rampa atende à largura mínima de 1,50 m, sendo admissível 1,20 m, e atende a inclinação máxima de 8,33%?
- Há corrimão intermediário para as rampas, com largura a partir de 2,40 m?
- As portas atendem à largura livre mínima de 0,80 cm e altura de 2,10 m?
- As portas acionadas por sensores de presença são ajustadas para detectar pessoas de baixa estatura, crianças e usuários de cadeiras de rodas?

UAN: Unidade de Alimentação e Nutrição.
Fonte: adaptação de Cruvinel et al.[13].

QUADRO 4 Lista de verificação para avaliação de fatores da área interna da UAN que facilitam a independência funcional das pessoas com deficiência

- O balcão de atendimento tem altura máxima de 0,90 cm, com altura livre de 0,73 cm do piso e 0,90 cm de extensão mínima?
- A distância do balcão permite que o usuário de cadeira de rodas avance sob o balcão até 0,30 cm no mínimo?
- Nos balcões de autosserviço: as bandejas, talheres, pratos estão dispostos dentro da faixa de alcance manual (0,50 cm de profundidade e 1,20 m de altura)?
- Nos balcões de autosserviço: copos, bebidas, temperos e alimentos estão dispostos ao alcance manual (0,50 cm de profundidade e 1,20 m de altura)?
- A altura das máquinas de café garante acessibilidade?
- O piso interno utilizado é adequado e antiderrapante?
- O banheiro dispõe de pelo menos um banheiro acessível por pavimento, com entrada independente dos sanitários coletivos?

(*continua*)

QUADRO 4 Lista de verificação para avaliação de fatores da área interna da UAN que facilitam a independência funcional das pessoas com deficiência (*continuação*)

▪ A dimensão mínima do banheiro (não inclui chuveiro) atende à especificidade da norma técnica (1,50 por 1,70 m)?
▪ No banheiro, o sentido de abertura da porta é para fora?

UAN: Unidade de Alimentação e Nutrição.
Fonte: adaptação de Cruvinel et al.[13].

QUADRO 5 Lista de verificação para avaliação do grau de autonomia e independência dentro da UAN

▪ Há atendimento preferencial (balcões, filas)?
▪ Há intérprete em Libras? Opção de cardápio em braile?
▪ Os funcionários receberam treinamento específico, orientado ao atendimento de pessoa com deficiência?
▪ Há funcionário fixo para o atendimento de pessoa com deficiência?
▪ A altura dos balcões permite que toda pessoa com deficiência possa se servir de maneira autônoma?
▪ Há uma faixa de circulação de 0,90 m entre as mesas e área de manobra para acesso a elas?
▪ A mobília permite que o usuário de cadeira de rodas avance sob a mesa, no mínimo, 0,50 m?

UAN: Unidade de Alimentação e Nutrição.
Fonte: adaptação de Cruvinel et al.[13].

de produtos ajustados às necessidades dos diferentes clientes, tais como PCD (p. ex., embalagens de fácil abertura e armazenamento, rótulos com informações em braile, rótulos com *QR Code* que direcione para versão em audiodescrição ou em Libras) e pessoas com restrições ou necessidades alimentares específicas (p. ex., elaboração de produtos isentos de ingredientes que não podem ser consumidos por pessoas com deficiências, doenças e síndromes raras; substituição de ingredientes que causam alergias e intolerâncias; alerta sobre alergênicos nas embalagens)[21].

Algumas das grandes empresas no setor alimentício já começaram a disponibilizar em suas embalagens informações em braile, como marca, telefone do serviço de atendimento ao consumidor, tipo de produto e peso. Famosas empresas do ramo de cereais matinais e refrigerantes de cola vêm também testando a estratégia de leitura em voz alta da lista de alergênicos e de ingredientes, por meio da leitura de *QR Code* nas embalagens[34,35].

Na Agenda Regulatória 2021-2023, a Anvisa vem realizando consulta pública[36] para conhecer as dificuldades enfrentadas por pessoas com deficiência visual e auditiva em relação aos rótulos e embalagens de alimentos, medicamentos, cosméticos, saneantes, produtos para saúde, agrotóxicos e tabaco, e identificar viabilidade técnica, riscos e custos de possíveis soluções para os problemas e desafios apresentados. Acredita-se que as informações coletadas irão auxiliar a Anvisa a garantir o consumo seguro de produtos sujeitos à vigilância sanitária nos próximos anos.

Com relação à população LGBTQIAP+, os estudos são incipientes em relação à sua inclusão no setor de alimentos e bebidas. Mesmo em uma sociedade cada vez mais plural e com empresas promovendo a diversidade e a inclusão em seus valores, ainda há um caminho longo a ser percorrido.

É fundamental o uso do nome e dos pronomes (pessoal ou de tratamento) adequados ao gênero com o qual a pessoa se identifica para que se estabeleça uma relação de respeito. No caso de dúvida sobre o gênero da pessoa, deve-se optar pelo uso de pronomes neutros como "você", ou perguntar a forma como a pessoa gostaria de ser chamada. O uso de pronomes pessoais e de tratamento que marcam o gênero (p. ex., "senhor", "moça") deve ser evitado. Ao indicar o banheiro, convém apontar a localização tanto do masculino quanto do feminino para toda a clientela, para que se sinta à vontade para escolher usar aquele que lhe traz mais conforto e segurança.

CONSIDERAÇÕES FINAIS

O papel do nutricionista na alimentação coletiva, na indústria e no comércio de alimentos é de extrema importância para garantir qualidade, segurança e inclusão nos serviços oferecidos à população. A presença significativa de nutricionistas nesses setores demonstra o reconhecimento da relevância de sua atuação, tanto na promoção da saúde quanto na melhoria das condições de trabalho dos profissionais envolvidos. No entanto, diante dos desafios presentes, é essencial que haja um contínuo investimento em políticas e práticas que visem a diversidade, acessibilidade e inclusão, tanto no atendimento aos clientes quanto no ambiente laboral, visando assim à construção de uma sociedade mais justa e saudável para todos.

REFERÊNCIAS

1. Conselho Federal de Nutricionistas (CFN). Resolução CFN n. 600, de 25 de fevereiro de 2018. Dispõe sobre a definição das áreas de atuação do nutricionista e suas atribuições, indica parâmetros numéricos mínimos de referência, por área de atuação, para a efetividade dos serviços prestados à sociedade e dá outras providências.
2. Vasconcelos FAG, et al. Profissão nutricionista: 70 anos de história no Brasil. Rev Nutr. 2011;24(4):605-17.
3. Conselho Federal de Nutricionistas (CFN). Consulta Nacional de Nutricionistas. Fevereiro de 2021. Disponível em: http://pesquisa.cfn.org.br/. Acesso em: 21 jun. 2023.
4. Associação Brasileira da Indústria de Alimentos (Abia). Balanço anual. 2022. Disponível em: https://www.abia.org.br/numeros-setor. Acesso em: 21 jun. 2023.
5. Teixeira SMFG, Millet Z, Carvalho J, Biscontini TM. Administração aplicada às Unidades de Alimentação e Nutrição. São Paulo: Atheneu; 2010.
6. Brasil. Ministério da Saúde. Agência Nacional de Vigilância Sanitária (Anvisa). Resolução da Diretoria Colegiada – RDC n. 216, de 15 de setembro de 2004. Dispõe sobre Regulamento Técnico de Boas Práticas para Serviços de Alimentação.
7. Rosa COB, et al. Unidades produtoras de refeições. Rio de Janeiro: Rubio; 2014.
8. Brasil. Portaria MTP n. 2.772, de 5 de setembro de 2022. Aprova a nova redação da Norma Regulamentadora n. 26 – Sinalização e Identificação de Segurança (Processo n. 19966.102424/2022-41).
9. Brasil. Lei n. 11.346, de 15 de setembro de 2006. Cria o Sistema Nacional de Segurança Alimentar e Nutricional – Sisan com vistas em assegurar o direito humano à alimentação adequada e dá outras providências.
10. Sant'ana MHP. Planejamento físico funcional de Unidades de Alimentação e Nutrição. Rio de Janeiro: Rubio; 2012.
11. Abreu ES, et al. Gestão de Unidades de Alimentação e Nutrição: um modo de fazer. 7.ed. rev. ampl. São Paulo: Metha; 2019.
12. França ISX, Pagliuca LMF. Acessibilidade das pessoas com deficiência ao SUS: fragmentos históricos e desafios atuais. Rev Rene. 2008;9(2):129-37.
13. Cruvinel J, Spinelli MGN, Coelho HDS. Acessibilidade de pessoas com deficiência em uma Unidade de Alimentação e Nutrição na cidade de São Paulo. Revista Univap. 2021;27(56).
14. Brasil. Lei n. 13.146, de 6 de julho de 2015. Institui a Lei Brasileira de Inclusão da Pessoa com Deficiência (Estatuto da Pessoa com Deficiência).
15. Brasil. ENAP. Programa de inclusão de pessoas com deficiência. 2023. Acesso em: Disponível em: https://inclusao.enap.gov.br/news/principais-conceitos/. Acesso em: 10 dez. 2023.
16. Food Safety Brazil. Case: inclusão fazendo muito bem à segurança dos alimentos. 2017. Disponível em: https://foodsafetybrazil.org/case-inclusao-fazendo-muito-bem-a-seguranca-dos-alimentos/. Acesso em: 21 jun. 2023.
17. Brasil. Ministério da Saúde. Censo Demográfico de 2020 e o mapeamento das pessoas com deficiência no Brasil. Departamento de Ações Programáticas e Estratégicas Coordenação Geral de Saúde da Pessoa com Deficiência. 2019. Disponível em: https://

www2.camara.leg.br/atividade-legislativa/comissoes/comissoes-permanentes/cpd/arquivos/cinthia-ministerio-da-saude. Acesso em: 10 dez. 2023.
18. Associação Brasileira de Normas Técnicas. ABNT NBR 9050. Acessibilidade a edificações, mobiliários, espaços e equipamentos urbanos. 3.ed. Rio de Janeiro: ABNT; 2015.
19. Brasil. Ministério da Saúde. Resolução RDC n. 275, de 21 de outubro de 2002. Dispõe sobre o regulamento técnico de procedimentos operacionais padronizados aplicados aos estabelecimentos produtores/industrializadores de alimentos e a lista de verificação das boas práticas de fabricação em estabelecimentos produtores/industrializadores de alimentos. Diário Oficial da União. Brasília; 2002.
20. Brasil. Lei n. 8.213, de 24 de julho de 1991. Dispõe sobre os Planos de Benefícios da Previdência Social e dá outras providências.
21. Bagni UV, Ferreira AA, Borges TLD, Quirino RMM. Diversidade e inclusão na prática do nutricionista. Recife: Conselho Regional de Nutricionistas da 6ª Região; 2022.
22. Social Accountability International. SA8000:2014. Norma Internacional. Responsabilidade Social 8000. 2014. Disponível em: https://sa-intl.org/wp-content/uploads/2020/01/SA8000-2014_Portuguese.pdf. Acesso em: 10 dez. 2023.
23. Brasil. Lei n. 7.716, de 5 de janeiro de 1989. Define os crimes resultantes de preconceito de raça ou de cor.
24. Brasil. Lei n. 1.723, de 8 de novembro de 1952. Modifica o artigo 461, do Decreto-lei n. 5.452, de 1º de maio de 1943 (Consolidação das Leis do Trabalho).
25. Gordiano CASG. Política de diversidade e inclusão LGBTQIA+ em empresas brasileiras: um olhar sobre os relatos integrados. XVI Congresso ANPCONT. 2022. Disponível em: https://anpcont.org.br/wp-content/uploads/2023/02/ID_275.pdf. Acesso em: 10 dez. 2023
26. Santos JVM, Santana AC, Arruda GD. Diversidade nas organizações: inclusão social ou estratégia competitiva? Psicologia.pt. 2018. Disponível em: https://www.psicologia.pt/artigos/textos/A1170.pdf. Acesso em: 10 dez. 2023.
27. Torres EF, Mazzoni AA, Mello AG. Nem toda pessoa cega lê em Braille nem toda pessoa surda se comunica em língua de sinais. Educ Pesqui. 2007;33(2):369-86.
28. Vicente L, Barreto A, Sousa C. A importância da acessibilidade nos espaços de restauração. Revista Interdisciplinar em Cultura e Sociedade. 2020;7(1):188-207.
29. Lopes CRN. Contribuições da audiodescrição para acessibilidade a educação alimentar e nutricional: enfoque na construção de um cardápio inclusivo para pessoa cega. Vitória de Santo Antão: UFPE; 2018.
30. Torres MA, Moura M, Henriques F. A relação entre design e alimentação para a inclusão de pessoas com deficiência visual em bares, lanchonetes e restaurantes. Revista Tríades. 2021;10(1):75-89.
31. Zancanaro LB, Parreira F, Silveira SR, Bertolini C. Desenvolvimento de um cardápio em Braille para bares e restaurantes. Educa – Revista Multidisciplinar em Educação. 2020;7(17):119-31.
32. Reis MLS, Silva Neto J, Sousa DG. Surdo e lazer: uma proposta de inclusão no ambiente de bares e restaurantes em Feira de Santana, BA. Revise. 2023;11:32-53.
33. Brasil. Lei n. 8.234, de 17 de setembro de 1991. Regulamenta a profissão de Nutricionista e determina outras providências.
34. Belmonte A. A importância da comunicação e da acessibilidade nas embalagens. EALI, 2021. Disponível em: https://www.eali.com.br/post/a-import%C3%A2ncia-da-comunica%C3%A7%C3%A3o-e-da-acessibilidade-nas-embalagens#:~:text=2%20min-,A%20Import%C3%A2ncia%20da%20Comunica%C3%A7%C3%A3o%20e%20da%20Acessibilidade%20nas%20Embalagens,comunica%C3%A7%C3%A3o%20assertiva%20veiculada%20no%20r%C3%B3tulo. Acesso em: 10 dez. 2023.
35. EmbalagemMarca. Coca-Cola adota embalagem acessível a cegos. Disponível em: https://embalagemmarca.com.br/2022/12/coca-cola-e-a-primeira-marca-de-bebidas-a-utilizar-o-sistema-navilens-em-embalagens/#:~:text=Uma%20nova%20promo%C3%A7%C3%A3o%20de%20Natal,bebidas%2C%20em%20um%20projeto%20piloto. Acesso em: 10 dez. 2023.
36. Agência Nacional de Vigilância Sanitária (Anvisa). E-Participa – rotulagem para pessoas com deficiência. Pesquisa de Análise de Impacto Regulatório sobre Rotulagem para Pessoas com Deficiência. Disponível em: https://pesquisa.anvisa.gov.br/index.php/731549?lang=pt-BR. Acesso em: 10 dez. 2023.
37. Brasil. Lei n. 10.436, de 24 de abril de 2002. Dispõe sobre a Língua Brasileira de Sinais – Libras e dá outras providências.

4 Nutrição inclusiva no ensino, na pesquisa e na extensão

Vanille Valério Barbosa Pessoa Cardoso
Aline Alves Ferreira
Ursula Viana Bagni

Quando uma pessoa se decide pelo curso de Bacharelado em Nutrição, opta por ser profissional da saúde[1]. Consequentemente, seu processo formativo não pode se distanciar daquilo que é único e próprio do ser humano: a humanidade.

Conforme defendido pelo filósofo Durkheim[2], a pluralidade é uma das principais características das sociedades modernas. Logo, a prática do nutricionista precisa ser inclusiva, requerendo que sua graduação, pós-graduação e formação permanente também sejam.

A proposta deste capítulo é dialogar sobre como a inserção da inclusão no currículo da Nutrição pode ressignificar a realidade formativa dos estudantes para uma atuação profissional que busque a justiça social. Nessa direção, aborda a responsabilidade dos nutricionistas enquanto docentes nas instituições de ensino superior (IES), e como suas ações no ensino, pesquisa e extensão podem potencializar a formação crítica dos estudantes e a aproximação entre a academia e as populações vulneráveis. Por fim, discute a visibilidade e a inclusão dos próprios estudantes de Nutrição em situação de vulnerabilidades nessas atividades de ensino, pesquisa e extensão universitária, e as estratégias que IES, cursos e docentes podem adotar para garantir a equidade em seu processo de formação.

EDUCAÇÃO, FORMAÇÃO, SAÚDE E INCLUSÃO

As políticas educacionais são instrumentos governamentais que visam subsidiar a ampliação e a universalização da educação, tanto em nível federal quanto estadual e municipal. São um conjunto de decisões tomadas na forma de programas, planos, ações ou projetos, para garantir os direitos à educação estabelecidos pela Constituição Federal.

Sendo o Brasil um país de proporções continentais e com elevado índice de desigualdade social, as políticas públicas educacionais precisam atuar também no sentido de corrigir iniquidades de múltiplas dimensões.

A Lei de Diretrizes e Bases da Educação Nacional (LDB)[3] regulamenta o sistema educacional brasileiro público e privado em todos os níveis, e é um importante marco nessas normativas para a formação em saúde de nível superior. Publicada em 1996 como fruto das reformas administrativas que ocorreram nessa década, trouxe inúmeros avanços para melhorar o processo formativo dos estudantes, por exemplo, autonomia didático-científica; liberdade na composição da carga horária para integralização dos currículos; orientação da adoção de diretrizes curriculares alinhadas ao Ministério da Educação; e autonomia administrativa e de gestão financeira das IES.

A LDB estabelece o Plano Nacional de Educação (PNE), que identifica as demandas mais urgentes e traça planos de ação. Atualmente contempla diversas metas para ampliar o acesso e a permanência na educação superior, e melhorar a qualidade da formação dos profissionais. Para alcançar essas metas, diversos programas e ações vêm sendo executados[4], tais como:

- Sistema de Seleção Unificada (Sisu).
- Programa de Universidade para Todos (ProUni).
- Fundo de Financiamento Estudantil (Fies).
- Programa Nacional de Assistência Estudantil (Pnaes).
- Programa Nacional de Assistência Estudantil para as Instituições de Ensino Superior Públicas Estaduais (Pnaest).
- Programa de Acessibilidade na Educação Superior (Programa Incluir).
- Programa de Bolsa Permanência (PBP).
- Programa Bolsa Permanência ProUni (PBP ProUni).
- Programa de Estímulo à Reestruturação e ao Fortalecimento das Instituições de Ensino Superior (Proies).
- Exame Nacional de Desempenho dos Estudantes (Enade).
- Sistema Nacional de Avaliação da Educação Superior (Sinaes).
- Programa de Apoio à Extensão Universitária (Proext).
- Programa de Educação Tutorial (PET).
- Programa de Apoio à Pós-Graduação (Proap).

A inclusão de pessoas com deficiência na educação é destacada na LDB, e reforçada em 2008 pela Política Nacional de Educação Especial na Perspectiva da Educação Inclusiva, que garante atendimento educacional especializado; transversalidade da educação especial desde a educação infantil até a educação superior; continuidade da escolarização nos níveis mais elevados do ensino; formação de professores para a educação para a inclusão escolar. É assegurada também por outras legislações, tais como o Decreto n. 7.612/2011 (Plano Nacional dos Direitos da Pessoa com Deficiência – Plano Viver sem Limite), Lei n. 12.764/2012 (Política Nacional de Proteção dos Direitos da Pessoa com Transtorno do Espectro Autista), Lei n. 13.146/2015 (Lei Brasileira de Inclusão da Pessoa com Deficiência).

O acesso ao ensino superior desse e de outros grupos populacionais em maior situação de vulnerabilidade também tem se ampliado nos últimos anos graças à "Lei das Cotas", sancionada pela Lei n. 12.711/2012 e regulamentada pelo Decreto n. 7.824/2012. Metade das vagas de todas as universidades federais e institutos federais de educação, ciência e tecnologia deve ser destinada a alunos oriundos integralmente do ensino médio público, em cursos regulares ou da educação de jovens e adultos. Uma parte dessas vagas deverá ser preenchida por autodeclarados pretos, pardos e indígenas e por pessoas com deficiência, em proporção semelhante à identificada na unidade da Federação onde está instalada a instituição pelo último censo demográfico realizado pelo Instituto Brasileiro de Geografia e Estatística (IBGE).

Ao entrarem no curso de Nutrição, esses e os demais estudantes têm seu processo de formação norteado pelas Diretrizes Curriculares Nacionais (DCN), documento previsto pela LDB e elaborado pelo Ministério da Educação, que define os princípios, fundamentos, condições e procedimentos da formação dos profissionais, para aplicação em âmbito nacional na organização, no desenvolvimento e na avaliação dos projetos pedagógicos dos cursos de graduação das IES. As DCN surgiram para dar concretude à LDB no contexto de cada curso de graduação (entendidas como as "diretrizes gerais pertinentes" referidas na LDB), servindo como referência para as IES na elaboração do Projeto Pedagógico do Curso (PPC), nome popularmente adotado para se referir ao documento que contém os "currículos" referidos na LDB.

Por se tratar de um curso da área da saúde, as DCN dos cursos de Nutrição devem contemplar pressupostos, princípios e diretrizes comuns a todos os cursos de graduação na área da saúde. Sua discussão e deliberação é responsabilidade do Conselho Nacional de Saúde (CNS), dada a prerrogativa constitucional do Sistema Único de Saúde (SUS) em ordenar a formação dos trabalhadores da área da saúde[5,6]. Resguarda, assim, que a formação de nutricionistas contribua para o alcance de seus princípios doutrinários: universalidade de acesso aos serviços de saúde; integralidade de assistência, entendida como um conjunto contínuo e articulado das ações e serviços para a promoção da saúde, individuais e coletivos, exigidos para cada caso em todos os níveis de complexidade do sistema; e equidade na assistência à saúde, sem preconceitos ou privilégios de qualquer espécie[7].

É importante destacar também que as DCN para os cursos de Nutrição estão alinhadas também ao juramento do nutricionista[8] e ao seu Código de Ética e Conduta[9], apontando para uma formação implicada com a defesa dos direitos de indivíduos e coletividades, com o respeito à diversidade nas formas de ser e viver, atuação para além do biológico e adoção de todos os recursos disponíveis para adequar as condutas e práticas para o cuidado integral dos sujeitos.

Embora as DCN vigentes[10] não tragam a inclusão explícita em seu texto, está presente de forma implícita na estrutura que o curso de graduação em Nutrição deve assegurar: a visão de educação para a cidadania e plena participação social; a definição de estratégias pedagógicas que articulem o saber; o saber fazer e o saber conviver; a valorização das dimensões éticas e humanísticas que desenvolvam a cidadania e a solidariedade.

As DCN são fundamentais para preservar a autonomia universitária na construção de PPC, que é como um "documento de identidade" do curso: define os princípios filosóficos, políticos, pedagógicos, administrativos e técnicos que orientam a formação humana/cidadã e profissional dos alunos. Nesse documento é definido o perfil do egresso e apresentado de forma concreta como se dará o processo de formação profissional: a estrutura e conteúdo curricular, o ementário, as bibliografias, estratégias de ensino, os docentes envolvidos, recursos materiais e humanos e infraestrutura disponível. A LDB estabelece que são os docentes os responsáveis pela "elaboração da proposta pedagógica do estabelecimento de ensino", estando em sintonia com as DCN, com o Projeto Pedagógico Institucional e com os programas de pesquisa e extensão, a fim de proporcionar uma formação alinhada às necessidades locais[11].

O PPC é um documento em permanente construção. Depois de elaborado com base nos conteúdos que o curso julga serem necessários, é implementado e periodicamente avaliado. Quando necessário, é revisado e republicado, para se tornar cada vez mais potente na formação de nutricionistas capazes de transformar a realidade ao seu redor e de trazer respostas aos problemas contemporâneos. É por esse motivo que os PPC são tão singulares: diferem quanto à característica da IES (pública; privada); tipo de ensino (presencial; híbrido); horário de oferta (matutino e/ou vespertino; noturno); macrorregião do país; estado da Federação, inserção no município (capital; interior); características dos discentes (p. ex., sexo; faixa etária; renda), dentre outras.

É com base no PPC que os docentes do curso responsáveis por cada componente curricular constroem seus planos de ensino (também chamados plano de curso ou programa da disciplina) e elaboram seus planos de aula. Assim, o professor em sala de aula deve buscar alcançar o que foi apontado pelo Ministério da Educação e endossado pelo Ministério da Saúde na LDB e nas DCN, e formalizado pela IES e pelo curso no PPC e explicitado no plano de ensino, visando garantir a uniformidade e a qualidade na formação dos futuros profissionais (Figura 1).

NUTRICIONISTA DOCENTE OU DOCENTE NUTRICIONISTA?

O ensino de conteúdos profissionais dos cursos de graduação em Nutrição e de componentes curriculares de alimentação e nutrição nos cursos de graduação da área de saúde e outras afins são atividades privativas do nutricionista, conforme estabelecido na Lei n. 8.234, de 17 de setembro de 1991, que regulamenta a profissão. Assim, a docência configura-se uma importante área de atuação do nutricionista, podendo se engajar em atividades de graduação e pós-graduação, cursos de aperfeiçoamento profissional, cursos técnicos e outros da área de saúde ou afins[12,13].

A profissão docente, por si só, abarca singularidades que a tornam diferente das demais: sua identidade comporta certa dicotomia entre os saberes técnicos e os saberes pedagógicos, mas que na verdade são indissociáveis para um professor do ensino superior.

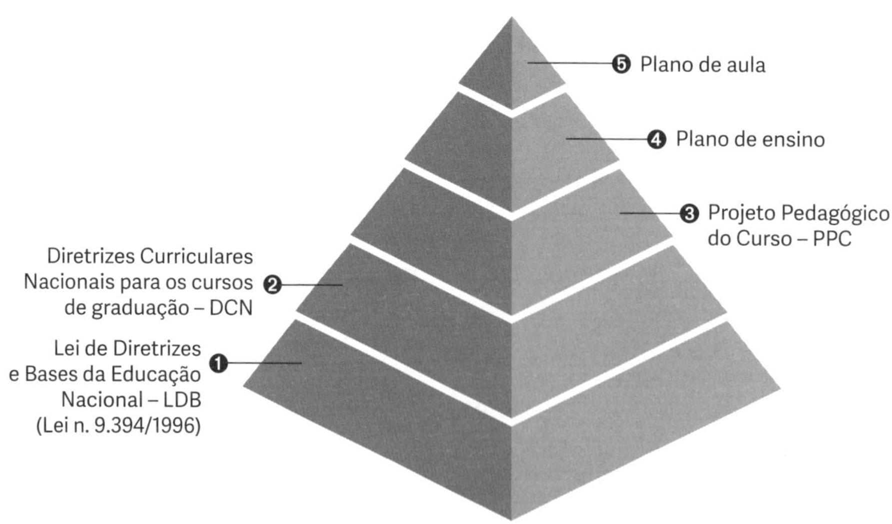

FIGURA 1 Documentos norteadores da prática docente no ensino superior.
Fonte: Brasil.[3]

Infelizmente, a valorização dos docentes em muitas IES se dá no âmbito de sua profissão "técnica" e não na profissão "professor", como se esta última fosse uma atividade profissional secundária ou meramente complementar e alternativa. Essa visão institucional difusa e geralmente centrada em conhecimentos técnicos específicos em detrimento das especificidades epistemológicas e pedagógicas da docência invariavelmente repercute em todo processo formativo.

Contudo, algumas reflexões são necessárias. O nutricionista que ingressa na docência em IES geralmente é aquele que tem um profundo embasamento teórico-científico em uma área específica, alicerçado em pós-graduações *stricto sensu* e/ou *lato sensu*. Contudo, é preciso reconhecer que seu conhecimento sobre os processos de ensino-aprendizagem e de avaliação no ensino superior acaba sendo construído durante a própria prática docente. No Brasil, os programas de mestrado e doutorado na área da saúde geralmente priorizam a pesquisa científica, deixando em segundo plano (ou até mesmo fora da pós-graduação) a formação do nutricionista enquanto docente.

Além disso, os cursos de graduação em Nutrição no Brasil são em nível de bacharelado, que é um curso superior de caráter mais generalista e que permite que o profissional trabalhe nas diversas áreas dentro de sua especialidade (inclusive na docência). A maioria dos cursos não conta com componentes curriculares que apresentem estratégias didático-pedagógicas efetivas para o ensino de jovens e adultos no âmbito do ensino superior, e apresenta redução ou supressão na carga horária de disciplinas de formação humanística como filosofia, sociologia, antropologia, psicologia, ética.

O exercício da monitoria durante a graduação em Nutrição é uma forma de iniciação à docência que pode contribuir para ampliar as oportunidades de estudantes que almejam ser professores de IES. Porém, essa aproximação não é garantida a todos os estudantes, e também é insuficiente para desenvolver todas as habilidades e competências necessárias para essa área de atuação do nutricionista. Nos processos de formação de professores, é preciso considerar os saberes das áreas de conhecimento (ninguém ensina o que não sabe), os saberes pedagógicos (pois o ensinar é uma prática educativa que tem diferentes e diversas direções de sentido na formação do humano), os saberes didáticos (que tratam da articulação da teoria da educação e da teoria de ensino para ensinar nas situações contextualizadas) e os saberes da experiência do sujeito do professor (que dizem do modo como nos apropriamos do ser professor em nossa vida).

Para além de superar esses desafios, o profissional de saúde que decidiu assumir a docência como seu campo de atuação precisa se entender como um espelho dos princípios ético-políticos fundamentais que norteiam as relações humanas na construção de uma sociedade mais justa e participativa. Precisa entender que não existe educação neutra. Quando um docente no campo da formação em saúde percebe uma situação de indiferença ou preconceito, não pode se calar, pois deixa o caminho livre para a segregação, a exclusão e a intolerância. Não tomar partido do oprimido é compactuar com o opressor. Deve-se ter a mesma certeza que a filósofa Hannah Arendt ao dizer: "a educação é o ponto em que decidimos se amamos o mundo o bastante para assumirmos a responsabilidade por ele"[14].

DIVERSIDADE E INCLUSÃO NO ENSINO DA GRADUAÇÃO E PÓS-GRADUAÇÃO

Historicamente, os cursos de graduação no Brasil vêm abordando de forma superficial as singularidades e necessidades das pessoas em diferentes situações de vulnerabilidades, configurando-se uma fragilidade na formação do nutricionista em face do cenário epidemiológico atual.

Muitos estudantes chegam ao ensino superior sem ter refletido suficientemente sobre diversidade e inclusão, e acabam se enquadrando em um modelo de graduação biologicista e fragmentado que prioriza temas técnicos em detrimento de reflexões ampliadas sobre o cuidado em saúde alicerçado na cidadania e humanização. Assim, é fundamental tornar o ambiente educacional um lugar de respeito à diferença, e que as IES sejam espaços de diálogo que instiguem os estudantes a ver além do orgânico e a atualizar-se continuamente durante toda a vida profissional sobre as diferentes formas de ser e viver[15].

A educação pode transformar a vida de pessoas e de comunidades inteiras. Mas não é qualquer tipo de educação: ela precisa ser pautada na ética, no cuidado, no respeito e na inclusão. É necessário o exercício da empatia e da tolerância ao lidar com o outro, na perspectiva trazida por Paulo Freire: a "tolerância genuína" ou "legítima", que faz com que, mesmo ao discordar do outro, seja possível aprender com ele[16]. A discordância suscita ricas reflexões, tais como: "Como desejo (ou não) ser?", O que quero (ou não) fazer?", "O que pretendo (ou não) repetir?" "Como posso melhorar para que o outro compreenda meu ponto de vista?". O que a tolerância legítima permite é que, na experiência com o outro, se aprenda com o diferente. Ou seja: a diversidade é sempre pedagógica.

Por esse motivo, ela deve ser abordada de forma transversal em todos os componentes curriculares, principalmente os obrigatórios, permeando os cursos de graduação e pós-graduação em Nutrição[17]. Estudo recente identificou, entretanto, que essa é ainda uma realidade distante. Estudantes de Nutrição de todas as regiões do Brasil revelaram ter pouco conhecimento sobre saúde e nutrição de populações vulneráveis, e que estavam insatisfeitos com a ausência desses conteúdos durante sua graduação[15]. De fato, as novas abordagens e os materiais de apoio para subsidiar a assistência nutricional de pessoas que vivem sob as mais variadas condições adversas ainda não têm sido suficientemente debatidos, e vários cursos de graduação no país estão estagnados perante as crescentes demandas da sociedade.

É importante lembrar que os Núcleos Docentes Estruturantes (NDE) dos cursos de graduação têm um importante papel na atualização contínua de seus projetos pedagógicos em consonância com as normas vigentes e necessidades nacionais e regionais[18]. Segundo Costa[19], muitos cursos de Nutrição estão prioritariamente voltados a atender aos interesses financeiros do mercado de trabalho, que muitas vezes se sobrepõem ao que realmente importa na atuação do profissional da saúde.

Os NDE devem estar atentos às necessidades da graduação e às exigências do mercado de trabalho, e alinhados às DCN para o curso de Nutrição, entendendo também que à universidade cabe "enfrentar violações de direitos humanos de gênero, raça, etnicidade, classe social ou de quaisquer outros tipos de discriminação", e que deve seguir "representando o lugar da produção de conhecimento e da defesa dos valores éticos, democráticos e igualitários, disposta a lutar contra as hierarquias patriarcais, racistas e classistas"[20].

Nessa esteira, cabe a reflexão: na prática, os cursos de Nutrição no Brasil estão caminhando juntamente com outros países do mundo na direção de um modelo mais holístico e promotor da saúde que supere a reprodução de práticas ultrapassadas, conteudistas, biologicistas, unicausais e excludentes? Estão perseguindo uma formação humana para lidar com seres humanos? Reconhecem a diferença como uma característica inerente à complexidade humana, que deve ser respeitada tal qual previsto na Declaração Universal dos Direitos Humanos?[19] Estão formando pessoas para a defesa da vida, da saúde, da alimentação, da cidadania e da dignidade humana como direitos fundamentais de todos os cidadãos?

Assim, os docentes que compõem esses núcleos podem apontar alternativas para superar as lacunas na formação dos estudantes de nutrição nos cursos onde atuam, por exemplo, a inserção da Língua Brasileira de Sinais como disciplina obrigatória na matriz curricular; abordagem de todas as etapas do processo de cuidado em nutrição de pessoas com diferentes tipos de deficiência na área de nutrição clínica, esportiva e em saúde coletiva; reflexão sobre a gestão de pessoas LGBTQIA+, analfabetas, com deficiência ou outras singularidades na área da alimentação coletiva; alimentação inclusiva na área de Nutrição na Cadeia de Produção, na Indústria e no Comércio de Alimentos, dentre outras.

Esse movimento de revisão periódica da matriz curricular requer um esforço perene para a qualificação docente, tanto no âmbito institucional quanto individual. Para além da participação em cursos livres e eventos científicos que abordem a diversidade e a inclusão, os professores de Nutrição podem atualizar-se regularmente na Universidade Aberta do Sistema Único de Saúde (UNA-SUS), que oferece cursos gratuitos para capacitação e educação permanente dos profissionais que atuam no SUS. A gama de ofertas inclui cursos abertos *online*, de extensão, aperfeiçoamento, especialização e mestrados profissionais, que abordam os mais diversos temas na área da saúde, desde assuntos específicos, como diagnóstico e tratamento de doenças, até temáticas mais abrangentes, como políticas públicas em saúde. Os preceptores dos estágios curriculares também devem ser estimulados para manter-se nessa atualização contínua, já que são peça fundamental do processo de formação do nutricionista.

Em outra direção, as IES precisam também voltar suas ações para dentro, a fim de garantir que estudantes de graduação e pós-graduação em Nutrição que fazem parte de grupos populacionais de maior vulnerabilidade social tenham acolhimento e a acessibilidade[17]. Segundo a investigação de Navarro[15], quase um quarto dos estudantes de Nutrição de diferentes regiões do país enquadrava-se em situação de vulnerabilidades, com destaque para as pessoas com deficiência e/ou LGBTQIA+. Grande proporção desses estudantes relatou ter vivenciado alto grau de dificuldade durante o curso em decorrência de preconceito por parte de professores (30,4%) e outros alunos (43,5%). Foram relatadas também dificuldades relacionadas à acessibilidade comunicacional (19,6%), metodológica (15,2%) e atitudinal (13%). Para mitigar essas dificuldades, o corpo docente precisa (re)pensar continuamente suas práticas, refinando sua forma de pensar, agir e ensinar[15,17,22,23] (Quadro 1).

É importante cobrar que as IES garantam o acolhimento e a acessibilidade aos estudantes de graduação e pós-graduação em Nutrição que fazem parte dos grupos populacionais de maior vulnerabilidade social, e envidar todos os esforços possíveis para mitigar dificuldades que possam enfrentar em seu dia a dia. As IES devem, portanto, desenvolver ações para reprimir o preconceito e/ou discriminação oriundos de estudantes, professores e funcionários, bem como tornar seus espaços acessíveis e inclusivos para todas as pessoas[17,23,24]. São exemplos de estratégias nessa direção:

QUADRO 1 Estratégias docentes para acolher a diversidade, promover a inclusão e favorecer a autonomia dos estudantes de Nutrição em situação de vulnerabilidade

Dificuldades a serem superadas	Exemplos de estratégias de superação
Preconceito e/ou discriminação de estudantes, professores e funcionários	▪ Respeito ao uso do nome social. ▪ Adoção de uma linguagem inclusiva que seja confortável para todas as pessoas. ▪ Abolição do uso de termos e frases que denotam desvalorização ou preconceito de determinados grupos de pessoas (p. ex., racismo, capacitismo, gordofobia, homofobia, aporofobia, intolerância religiosa, dentre outros). ▪ Repressão de atitudes discriminatórias nos espaços de ensino sob sua responsabilidade.
Falta de acessibilidade comunicacional, metodológica, instrumental para pessoas neurodivergentes e/ou com deficiência	▪ Flexibilização curricular e/ou busca de estratégias efetivas para garantir a equidade no processo de ensino-aprendizagem e de avaliação. ▪ Acompanhamento regular do percurso formativo do estudante. ▪ Aquisição de ferramentas, instrumentos e utensílios de estudo apropriados às necessidades e singularidades em sala de aula e laboratórios (p. ex., lupa, calculadora sonora, balança sonora, fita métrica tátil, utensílios de cozinha adaptados para pessoas com mobilidade reduzida em membros superiores, termômetro sonoro, equipamentos de proteção individual adaptados, computadores adaptados etc). ▪ Adaptação de materiais, atividades e avaliações para pessoas com deficiência visual (p. ex., elaboração de apresentações com formatação adequada para pessoas com baixa visão, disponibilização de documentos digitais com formatação adequada para uso em leitores de tela, uso de vídeos com audiodescrição, ajuste no formato e/ou tempo de realização das atividades, disponibilização de ledor e escriba para avaliações, solicitação de aquisição de materiais em braile ou em áudio para a biblioteca etc.). ▪ Adaptação de materiais, atividades e avaliações para pessoas com deficiência auditiva (p. ex., disponibilização de tradutor de Libras em sala de aula, uso de vídeos com tradução em Libras e legendas, ajuste no formato e/ou tempo de realização das atividades etc.).
Falha no acolhimento de necessidades específicas dos estudantes	▪ Adaptação das receitas culinárias a serem preparadas em aulas práticas por estudantes com restrições alimentares relacionadas a problemas de saúde ou prática religiosa. ▪ Flexibilização curricular e/ou busca de estratégias efetivas para garantir a equidade no processo de ensino-aprendizagem e de avaliação de estudantes sabatistas, com altas habilidades, dislexia, discalculia e daltonismo, dentre outras características.
Limitada orientação sobre a atuação profissional após a conclusão do curso	▪ Empoderamento dos estudantes sobre seus direitos no mercado de trabalho (cotas, vagas prioritárias etc.). ▪ Indicação e treinamento durante o curso de estratégias para adaptar processos de trabalho, ferramentas, instrumentos e utensílios conforme as necessidades e singularidades de estudantes com deficiência.

Fonte: elaboração das autoras.

- Implementação de políticas e ações afirmativas para acesso e permanência no ensino superior.
- Apoio institucional coibir e dirimir atitudes discriminatórias.
- Adoção de linguagem inclusiva nas comunicações institucionais.
- Respeito ao uso do nome social.
- Adequação arquitetônica das calçadas e vias de acesso, áreas de convivência, bibliotecas, salas de aula, laboratórios, auditórios, consultórios e outros locais internos e externos de atividades teóricas e/ou práticas para pessoas com deficiência, conforme legislação vigente.
- Instalação de banheiros adaptados em quantidade suficiente para pessoas com deficiência, conforme legislação vigente.
- Instalação de banheiros neutros ou unissex para uso de todas as pessoas.
- Suporte pedagógico e apoio institucional aos docentes ao longo do período letivo.
- Oferta regular de ações de capacitação docente sobre práticas pedagógicas inclusivas, e sobre estratégias de acessibilidade comunicacional, metodológica e instrumental no ensino de pessoas com deficiência.

É importante destacar que, embora muitas instituições contem com comissão, grupo de trabalho ou instância equivalente que trabalhe em prol da acessibilidade e inclusão, ainda há muito o que avançar para que todos os estudantes vivenciem a vida universitária com equidade. Conforme identificado por Navarro[15], inúmeros estudantes de Nutrição em situação de vulnerabilidades de diferentes regiões do Brasil experimentam grandes dificuldades relacionadas a ações afirmativas (23,9%), problemas de acessibilidade arquitetônica nos espaços de ensino (34,8%) e nos espaços comuns (30,4%)[15]. Logo, as IES devem pautar essas questões em seus planos de desenvolvimento institucional, para progressivamente sanar suas múltiplas deficiências.

CAMINHOS PARA A INCLUSÃO NAS ATIVIDADES DE PESQUISA E EXTENSÃO

É importante que as IES estejam alinhadas com as demandas atuais da sociedade, honrando seu compromisso social. Assim, os cursos de Nutrição precisam ampliar o número de pesquisas científicas que tenham como sujeitos de investigação as pessoas em diferentes situações de vulnerabilidade. As condições de vida, saúde, alimentação e nutrição desses subgrupos populacionais ainda foram muito pouco exploradas, assim como seus fatores determinantes e condicionantes, limitando a atuação dos nutricionistas junto a essas pessoas em âmbito individual e coletivo.

Entre os fatores que contribuem para esse cenário estão a falta de priorização histórica do tema pelas agências de fomento no Brasil e a baixa visibilidade das populações vulneráveis na literatura científica nacional e internacional. Nas últimas décadas, poucos pesquisadores têm se debruçado sobre a alimentação e a nutrição de populações com características que divergem do maior contingente populacional, como reflexo dessa latente indiferença social. Na verdade, até os dias de hoje é comum que a presença de deficiências, a diversidade de gênero e/ou de orientação afetivo-sexual, o analfabetismo e outras singularidades que permeiam as vidas dessas pessoas sejam estabelecidas como critérios de inelegibilidade ou exclusão de muitas pesquisas, contribuindo para a segregação das populações vulneráveis e a perpetuação de sua invisibilidade nos estudos epidemiológicos. Cria-se assim um ciclo perverso de miséria científica que prejudica a prática da nutrição baseada em evidências.

Superar a inércia e o apagamento que atravessam a produção do conhecimento sobre esse tema nas IES é fundamental para o desenvolvimento de ações no âmbito da alimentação e nutrição que tenham em vista a justiça social, especialmente em um país com tantas iniquidades como o Brasil. A Agenda de Prioridades em Pesquisa do Ministério da Saúde destacou em 2015 a saúde dos povos indígenas, da população negra e das pessoas com deficiência[25]. Porém, em 2018 permaneceram apenas a saúde indígena e a da população negra e comunidades tradicionais, revelando a necessidade de fortalecer a pauta da inclusão na pesquisa científica brasileira[26]. No estado do Rio de Janeiro, essa já é uma realidade[27], existindo um eixo totalmente direcionado à Atenção à Saúde das Populações Vulneráveis na Agenda 2022/2023.

No ano de 2022, o governo brasileiro e a Organização Pan-Americana da Saúde/ Organização Mundial da Saúde firmaram parceria para proteger e promover a saúde da população, tendo como prioridade estratégica as pessoas em situação de vulnerabilidade. As IES devem estar atentas a esse movimento, implementando linhas de pesquisa que atendam a essa urgente demanda e ampliem a produção científica sobre o tema em todos estados brasileiros.

Em relação à extensão universitária, os cursos de Nutrição precisam direcionar seus projetos e ações também para as pessoas em diferentes situações de vulnerabilidade. Essas ações devem estar ajustadas às características do público-alvo, e essa aproximação da comunidade pela academia pode ocorrer de diferentes formas, por exemplo, atendimentos ambulatoriais; atividades de educação nutricional nos estabelecimentos de saúde; promoção da alimentação saudável no território; elaboração de materiais educativos e outras produções técnicas; oficinas culinárias; dentre outras.

Tal qual apontado nas DCN dos cursos de Nutrição[10], a educação permanente deve manter-se uma realidade pulsante na carreira do nutricionista, de forma a zelar por sua responsabilidade social e honrar o juramento oficial proferido quando da outorga de seu grau acadêmico[8]. Infelizmente, esse movimento ainda é muito incipiente e desenvolvido pelos docentes a partir de iniciativas individuais, em vez de ser motivado por uma visão institucional da inclusão na área da nutrição. O fomento das IES a projetos com esse tipo de engajamento social deve ser priorizado, a fim de fortalecer seu compromisso de devolver às pessoas que mais precisam os resultados das atividades de ensino e de pesquisa que lhe são inerentes.

Considerando a formação precária dos profissionais sobre o tema durante a graduação e a pós-graduação, o tema deve também estar sempre presente nos eventos técnico-científicos da área de alimentação e nutrição promovidos pelas IES, tais como congressos, simpósios, colóquios, oficinas e outros eventos de grande alcance. Desse modo, fortalece-se a educação continuada dos nutricionistas inseridos nos diferentes espaços do mercado de trabalho.

Considerando a premissa "nada sobre nós, sem nós", não basta desenvolver ações "para" as pessoas em situação de vulnerabilidade: é preciso fazer "com" elas. Assim, estudantes em situação de vulnerabilidades nos cursos de graduação e pós-graduação devem ter igualdade de oportunidades para participar nos projetos desenvolvidos pelas IES. Nessa direção, a instituição pode estabelecer ações afirmativas, e os docentes podem (re)pensar critérios de seleção que possibilitem também a entrada desses alunos na iniciação científica e nas ações de extensão.

REFERÊNCIAS

1. Brasil. Conselho Nacional de Saúde. Resolução n. 287, de 8 de outubro de 1998.
2. Paugam S. Durkheim e o vínculo aos grupos: uma teoria social inacabada. Soc. 2017;19(44):128-60.
3. Brasil. Lei n. 9.394, de 20 de dezembro de 1996. Estabelece as diretrizes e bases da educação nacional.
4. Brasil. Ministério da Educação. Plano Nacional de Educação. 2023. Disponível em: https://pne.mec.gov.br/. Acesso em: 10 dez. 2023.
5. Brasil. Ministério da Saúde. Resolução CNS n. 569, de 8 de dezembro de 2017.
6. Moreira COF, Araújo MS. Diretrizes curriculares na saúde e as mudanças nos modelos de saúde e de educação. ABCS Health Sci. 2015;40(3):300-5.
7. Brasil. Ministério da Saúde. Lei n. 8.080, de 19 de setembro de 1990. Dispõe sobre as condições para a promoção, proteção e recuperação da saúde, a organização e o funcionamento dos serviços correspondentes e dá outras providências.
8. Conselho Federal de Nutricionistas (CFN). Resolução CFN n. 382, de 27 de abril de 2006. Altera a Resolução CFN n. 126, de 1992, e dá outras providências.
9. Conselho Federal de Nutricionistas (CFN). Resolução CFN n. 599, de 25 de fevereiro de 2018.
10. Brasil. Ministério da Educação. Resolução CNE/CES n. 5, de 7 de novembro de 2001. Institui Diretrizes Curriculares Nacionais do Curso de Graduação em Nutrição.
11. Castro VLC, Barbosa LL, Ramirez VL. A construção da proposta pedagógica em instituições de educação superior. Diálogo. 2009(15):43-58.
12. Conselho Federal de Nutricionistas (CFN). Resolução CFN n. 600, de 25 de fevereiro de 2018. Dispõe sobre a definição das áreas de atuação do nutricionista e suas atribuições, indica parâmetros numéricos mínimos de referência, por área de atuação, para a efetividade dos serviços prestados à sociedade e dá outras providências.
13. Conselho Federal de Nutricionistas (CFN). Posição do CFN sobre a docência. Brasília, DF; 2002.
14. Arendt H. A crise na educação. In: Entre o passado e o futuro. 7.ed. São Paulo: Perspectiva; 2011.
15. Navarro MA. Nutrição inclusiva na formação do nutricionista: a perspectiva de estudantes de Nutrição. Niterói: Universidade Federal Fluminense; 2023.
16. Freire P. Pedagogia da tolerância. 3 ed. São Paulo: Paz e Terra; 2014.
17. Bagni UV, Ferreira AA, Borges TLD, Quirino RMM. Diversidade e Inclusão na prática do nutricionista. Recife: Conselho Regional de Nutricionistas da 6ª Região; 2022.
18. Brasil. Ministério da Educação. Comissão Nacional de Avaliação da Educação Superior. Resolução n. 1, de 17 de junho de 2010. Normatiza o Núcleo Docente Estruturante e dá outras providências.
19. Costa NSC. A formação do nutricionista: educação e contradição. Goiânia: UFG/Funape; 2001.
20. Meneghel SN. Será a universidade imune às discriminações sociais? Interface (Botucatu). 2019; 23:e190577.
21. Organização das Nações Unidas (ONU). Declaração Universal dos Direitos Humanos. Genebra; 1948.
22. Poker BP, Valentim FOD, Garla IA. Inclusão no ensino superior: a percepção de docentes de uma instituição pública do interior do estado de São Paulo. Psicol Esc Educ. 2018(número especial);127-34.
23. Bagni UV, Borges TLD, Ferreira AA. Nutrição inclusiva: (re)conhecendo os caminhos da inclusão na prática do nutricionista. Demetra. 2023;18:e66037.
24. Melo FRLV. Inclusão no ensino superior: docência e necessidades educacionais especiais. Natal: EDUFRN; 2013.
25. Brasil. Ministério da Saúde. Agenda Nacional de Prioridades de Pesquisa em Saúde. Brasília, DF: Ministério da Saúde; 2015.
26. Brasil. Ministério da Saúde. Agenda de Prioridades de Pesquisa do Ministério da Saúde. Brasília, DF: Ministério da Saúde; 2018.
27. Secretaria do Estado de Saúde do Rio de Janeiro. Agenda Estratégica de Pesquisa Ano 2022/2023. Rio de Janeiro; 2022.

PARTE 2

NUTRIÇÃO INCLUSIVA JUNTO ÀS PESSOAS COM DEFICIÊNCIA

5

Cuidado em nutrição de pessoas com deficiência visual

Thaís Lima Dias Borges
Ursula Viana Bagni

A deficiência visual (DV) é definida com base no valor de acuidade visual, entendida como a capacidade do indivíduo de enxergar o contorno e a forma dos objetos[1]. Alterações no campo visual, isto é, na amplitude da visão ou em "o quanto a visão alcança", também são utilizadas para definir esse tipo de deficiência sensorial. Essas alterações podem ocorrer pela presença de escotomas (manchas escuras), que indicam a diminuição da sensibilidade em alguma região do campo de visão periférico e/ou central[1].

De acordo com a Classificação Estatística Internacional de Doenças e Problemas Relacionados à Saúde (CID 11), existem dois tipos de DV: baixa visão e cegueira. A primeira é definida quando o valor de acuidade visual está entre 0,3 e 0,05 no melhor olho, com a melhor correção óptica (comprometimento de visão 1 e 2)[2] ou quando o campo visual é menor que 20°[3]. A segunda, quando a acuidade visual é igual ou menor que 0,05 (comprometimento visual 3, 4 e 5)[2] ou o campo de visão é menor que 10°[3].

A DV pode ser congênita (quando a pessoa já nasce com a deficiência) ou adquirida ao longo da vida. Segundo a World Health Organization[4], 2,2 bilhões de pessoas no mundo possuem DV. Desse total, pelo menos 1 bilhão de casos poderiam ser prevenidos. Entre as principais causas de DV estão os erros de refração não corrigidos (123,7 milhões), catarata (65,2 milhões), degeneração macular relacionada à idade (10,4 milhões), glaucoma (6,9 milhões), opacidades da córnea (4,2 milhões), retinopatia diabética (3 milhões) e tracoma (2 milhões)[4].

No Brasil, a DV é a mais prevalente entre todas as deficiências[5], e é mais frequente em mulheres com 60 anos de idade ou mais, de cor da pele não branca, com baixa escolaridade e baixa renda[5,6].

A causa mais prevalente é a retinopatia diabética (RD), presente em cerca de 4 milhões de brasileiros[7], decorrente de complicações microvasculares do diabetes melito (DM). É a principal causa de cegueira adquirida entre pessoas com DM entre 16 e 64 anos[7,8,9], acometendo principalmente aquelas com controle glicêmico inadequado e que conviveram com o DM por um longo período da vida[10,11]. De acordo com a Sociedade Brasileira de Diabetes (SBD)[7], após 20 anos de curso da doença mais de 90% dos pacientes com DM tipo 1, e 60% daqueles com DM tipo 2, apresentam RD.

A RD pode ser classificada em não proliferativa (RDNP) e proliferativa (RDP). A primeira, que pode ser do tipo leve, moderada ou grave, caracteriza-se pela presença de microaneurismas na retina. Já a segunda ocorre por neovascularização na retina ou no disco óptico e por hemorragias no humor vítreo[7]. Os indivíduos com RDP apresentam maior risco de cegueira, pois as complicações na retina são mais graves[12].

É importante frisar que a RD é uma doença silenciosa, sendo seus primeiros sintomas percebidos somente ao longo do curso da doença. A perda visual dos sujeitos com RD inicia-se com baixa visão e/ou presença de escotomas espalhados pelo campo de visão. Com a progressão da doença, adquire-se a cegueira[13]. Assim, a SBD[7] recomenda que os indivíduos com DM tipo 1 realizem consultas oftalmológicas após 3 a 5 anos do início do DM ou no começo da puberdade, e os com DM tipo 2, imediatamente após o diagnóstico.

A catarata é a segunda maior causa de DV tratável no mundo, e sua prevalência aumenta conforme o envelhecimento[5]. No Brasil, atinge 34,6% das pessoas com 60 anos ou mais[6], sendo mais frequente nas mulheres, nas pessoas de pele não branca, com baixa escolaridade, e com idade de 75 anos[6,14].

Essa doença afeta o cristalino, estrutura ocular transparente, também chamada de "lente do olho", responsável por dar foco às imagens. Como provoca a opacidade do cristalino e o impedimento da entrada de luz nos olhos, pode causar perda visual parcial ou total, diminuição da acuidade visual, sensibilidade ao contraste e percepção de cor, além de fotofobia[15,16]. Ela pode ser classificada como congênita, quando o indivíduo nasce com a doença; como secundária, quando surge em decorrência de problemas oculares ou sistêmicos (p. ex., traumas, DM, entre outros); e como senil, quando ocorrem alterações bioquímicas no cristalino devido ao processo natural de envelhecimento[17].

Conforme a região do cristalino em que aparecem os sinais iniciais da catarata, essa doença pode se manifestar de três formas. A primeira é chamada de catarata cortical e se refere à opacidade das bordas periféricas do cristalino, sendo mais comum entre os pacientes com DM[18]; a segunda é o tipo nuclear, caracterizada por perda de transparência no centro do cristalino, bastante comum no processo de envelhecimento[19]; e a terceira é a subcapsular posterior, presente nas "costas" do cristalino, sendo relacionada ao uso de alguns medicamentos, como corticoesteroides[20].

Para além de sua classificação e diagnóstico, é importante ressaltar que a catarata pode exercer influência negativa na qualidade de vida dos indivíduos que a possuem, tendo em vista a possibilidade de prejudicar a mobilidade, o equilíbrio e a capacidade funcional do sujeito[21,22]. Além disso, também contribui para o aumento da morbidade, das alterações de humor e de sentimentos, como o medo de levar quedas, em idosos[21,22]. Estudos mostram que idosos com DV apresentam maior risco de quedas quando comparados aos que não têm[23,24].

A degeneração macular relacionada à idade (DMRI) é uma doença crônico-degenerativa que causa perda progressiva e irreversível no campo de visão central[25]. A mácula é considerada a região da retina que apresenta a maior riqueza de detalhes, uma vez que concentra as células fotorreceptoras (cones e bastonetes), e proporciona o maior foco às imagens que são interpretadas pelo cérebro[25].

A DMRI é classificada em úmida (exsudativa) e seca (atrófica). A primeira caracteriza-se pela presença de neovascularização, edema, hemorragia e exsudato lipídico abaixo da retina[26]. Já a segunda, por acúmulo de drusas (depósitos de material extracelular) e alterações no epitélio pigmentar da retina que podem provocar a atrofia da região[27]. A forma úmida é responsável por cerca de 10 a 15% dos casos de DMRI e caracteriza-se por rápida progressão da doença e perda grave da visão. Já a seca ocorre lentamente, provoca danos visuais mais leves e representa 85 a 90% dos diagnósticos[28]. Importante frisar que, apesar de a DMRI seca ser a mais prevalente, é a DMRI úmida que causa os maiores danos na visão, e consequentemente seu maior comprometimento.

No Brasil, os estudos de prevalência de DMRI ainda são escassos. Estima-se que 2,2% de brasileiros com idade entre 70 e 79 anos e até 10,3% dos indivíduos com mais de 80 anos tenham a doença[28]. O risco de desenvolver DMRI aumenta com a idade[5]. Além disso, tabagismo, aterosclerose, obesidade, etnia caucasiana, histórico familiar de primeiro grau e polimorfismos genéticos também são fatores de risco para DMRI[5,28,29].

O albinismo também é uma causa reconhecida de deficiência visual. Trata-se de uma condição genética rara que afeta 1 a cada 20 mil pessoas, e resulta na redução expressiva do pigmento melanina na pele, cabelos, pelos e olhos. Essa alteração genética também leva a modificações da estrutura e do funcionamento ocular, podendo desencadear problemas visuais, como nistagmo (tremor rápido e involuntário dos olhos), fotofobia (hipersensibilidade à luz), estrabismo (desvio de um dos olhos da direção correta), miopia (visão pouco nítida de objetos distantes), hipermetropia (dificuldade de enxergar de perto) e astigmatismo (dificuldade de enxergar de perto e de longe).

Devido à falta de pigmento, as vistas ficam diretamente expostas à radiação solar, o que pode potencializar ainda mais os danos oculares e levar à baixa visão e cegueira. Quando a acuidade visual se torna inferior a 30%, a pessoa albina já pode ser classificada como uma pessoa com deficiência. Assim, sempre que o profissional de saúde atender uma pessoa albina, precisa estar atento à possibilidade de que tenha baixa acuidade visual. Nessa direção, o Ministério da Saúde publicou em 2022 um guia com ações estratégicas de cuidado em saúde para pessoas com albinismo voltado aos gestores e trabalhadores da atenção primária à saúde, visando dar visibilidade e resolutividade às demandas dessa população[30].

No processo de cuidado em nutrição, é fundamental que o nutricionista adapte algumas das estratégias e/ou ferramentas adotadas durante o atendimento da pessoa com deficiência visual (PDV) visando garantir sua inclusão e autonomia, conforme apresentado a seguir.

AVALIAÇÃO DO ESTADO NUTRICIONAL

O acolhimento da PDV é o primeiro passo para uma avaliação nutricional bem-sucedida. É nesse momento que se inicia o vínculo e a relação de confiança entre o profissional e o paciente: "o ato de acolher expressa, em suas várias definições, uma ação de aproximação, um 'estar com', um 'estar perto de', ou seja, uma atitude de inclusão"[31].

Assim, para o bom acolhimento das PDV, deve-se evitar gerar barreiras de acessibilidade durante o atendimento, sobretudo as atitudinais e comunicacionais. Enquanto vidente (pessoa que possui visão), o nutricionista deve atentar aos detalhes de sua comunicação com a PDV (Figura 1) e também saber como guiá-la, caso seja necessário (isto é, saber como ser um guia vidente) (Figura 2).

A entrevista clínica da anamnese é uma ferramenta fundamental para que o profissional nutricionista possa realizar um levantamento das condições de saúde da PDV, com o objetivo de apontar seu diagnóstico nutricional. Segundo Rossi et al.[32], além de investigar os antecedentes fisiológicos, patológicos e socioeconômico-culturais do indivíduo, uma entrevista bem conduzida pode fortalecer o vínculo com o paciente e ajudar na adesão à intervenção nutricional.

Na PDV deve-se investigar também outras questões específicas, que nortearão as adaptações necessárias durante a assistência nutricional para atender às especificidades da pessoa:

- Tipo da deficiência visual (baixa visão; cegueira).
- Grau da deficiência visual, no caso de baixa visão (leve; moderada; grave).
- Causa da deficiência visual.
- Com quem a pessoa reside (sozinha; com pessoa(s) vidente(s); com PDV).
- Acesso e domínio de tecnologias assistivas de leitura (p. ex., leitores de tela).
- Domínio do braile.

Ao realizar a avaliação do consumo alimentar, deve-se ter em mente que as PDV costumam ter suas escolhas alimentares influenciadas por obstáculos que envolvem a aquisição, o preparo e o porcionamento dos alimentos[33,34]. Por isso, é importante que o nutricionista conheça quais são as dificuldades alimentares comuns nessa população (Quadro 1) e investigue aquelas apresentadas pela pessoa, possibilitando, assim, uma intervenção dietética mais assertiva.

Todos esses obstáculos tendem a gerar estresse e diminuir o prazer, o interesse

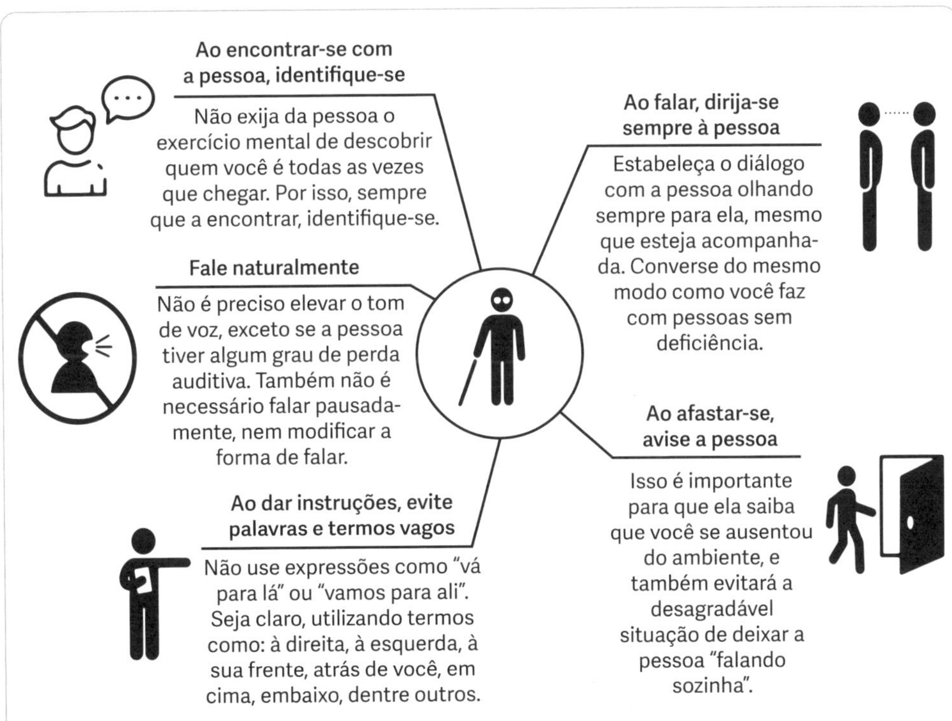

FIGURA 1 Cuidados com a comunicação junto às pessoas com deficiência visual.
Fonte: elaboração das autoras.

	Antes de qualquer ação, **pergunte à pessoa se ela precisa de ajuda.** Nem sempre quem tem deficiência visual precisa de auxílio para se locomover, principalmente quando a pessoa já está familiarizada com o local.
	Caso a pessoa diga que precisa de ajuda para se locomover, **pergunte de que forma você pode ajudá-la.** Geralmente as pessoas com deficiência visual preferem caminhar segurando no ombro ou no cotovelo do guia, ficando um pouco mais atrás, para acompanhar atentamente seus passos e movimentos corporais.
	Enquanto estiver guiando a pessoa, **informe sobre todos os obstáculos** que vão surgindo ao longo do percurso, como desníveis no chão, degraus, objetos, móveis, tipo de solo (p. ex., piso molhado, areia, grama), dentre outros. Oriente também a pessoa sobre a necessidade de fazer pausas (p. ex., aguardar o sinal de trânsito), mudanças de rota (p. ex., virar à esquerda) ou de ambiente (p. ex., entrar no elevador, sair do edifício).
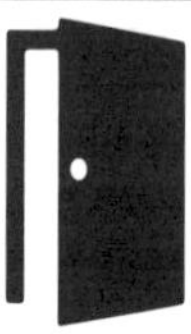	Em ambientes em que circulam pessoas com deficiência visual, deve-se sempre deixar as portas totalmente abertas ou fechadas. **Portas entreabertas** podem causar acidentes por confundir a pessoa, achando que está fazendo uma passagem segura. Deixe as portas totalmente abertas ou fechadas.
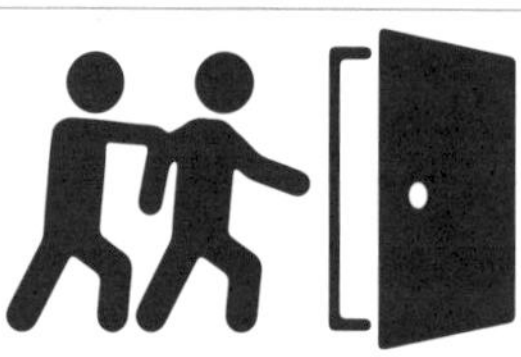	**Avise quando for passar por portas ou passagens estreitas** (p. ex., espaço entre os carros em um estacionamento), e o braço que a pessoa está segurando coloque para trás do corpo, mantendo o cotovelo dobrado, de forma que a pessoa fique atrás de você, isto é, posicionada em fila.
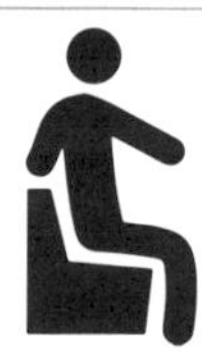	**Ajude a pessoa a sentar-se na cadeira:** primeiramente informe em que direção a cadeira está em relação ao corpo da pessoa, e em seguida coloque sua mão no encosto da cadeira. Assim, ela conseguirá identificar o assento para sentar com segurança.

FIGURA 2 Cuidados ao guiar pessoas com deficiência visual.
Fonte: elaboração das autoras.

e o protagonismo dos sujeitos com deficiência visual pela própria alimentação[36], que geralmente acabam não participando ativamente da compra, preparo e porcionamento de suas refeições, principalmente fora do lar[37-39]. Um estudo realizado em São Paulo identificou que, para a maioria desses indivíduos, é outra pessoa quem prepara a alimentação (67%), e que, na ausência dela, preferem consumir alimentos industrializados por serem de mais fácil acesso[36].

Estudo com crianças espanholas com DV revelou uma dieta desequilibrada, com consumo baixo de carboidratos complexos e alto de carboidratos simples, gorduras saturadas e proteína animal, como consequência da má escolha de produtos alimentícios[40]. Em crianças brasileiras com DV, obser-

QUADRO 1 Principais dificuldades relacionadas à alimentação apresentadas por pessoas com deficiência visual

Tipo de dificuldade	Exemplos
Aquisição dos alimentos	▪ Localização dos produtos nas prateleiras dos supermercados. ▪ Comparação de preços. ▪ Identificação das características dos produtos (tipo, marca, aspecto). ▪ Informações descritas na embalagem (validade, quantidade, ingredientes, informações nutricionais). ▪ Avaliação dos aspectos sensoriais e higiênicos de alimentos frescos.
Pré-preparo e preparo dos alimentos	▪ Identificação da adequação higiênico-sanitária do alimento para o consumo, como a presença de bolor, ranço, alterações de coloração, presença de larvas e insetos, dentre outros aspectos. ▪ Higienização dos alimentos vegetais e limpeza de carnes. ▪ Acesso a frutas e vegetais já higienizados, cortados e embalados ou congelados, visando eliminar a etapa de pré-preparo. ▪ Uso de medidas caseiras no preparo de receitas. ▪ Risco de acidentes domésticos como cortes ao descascar, fatiar e cozinhar os alimentos. ▪ Complexidade de certas receitas para a realidade do indivíduo. ▪ Capacidade de detectar erros na execução de receitas. ▪ Identificação do ponto certo de cocção. ▪ Tempo gasto para cozinhar. ▪ Acesso a eletrodomésticos e utensílios de cozinha facilitadores (micro-ondas, panela elétrica, *air fryer*, balança de cozinha com voz, jarra com marcação em alto-relevo, entre outros).
Porcionamento e consumo dos alimentos	▪ Enchimento adequado de copos e garrafas. ▪ Uso de garfo e faca. ▪ Derramamento dos alimentos do prato ao comer. ▪ Consumo de alimentos com ossos ou espinhas. ▪ Identificação dos tipos de alimentos e das características higiênico-sanitárias quando o prato é porcionado por terceiros (p. ex., escola, hospital, restaurante, lanchonete, bar, ambulantes) . ▪ Escolha e porcionamento de alimentos no prato em locais com autosserviço. ▪ Leitura dos cardápios. ▪ Descrição da comida pelo garçom.

Fonte: Estevam[33]; Bagni et al.[34]; Kostyra et al.[35]; Sabino[36]; Jones et al.[37]

vou-se distribuição inadequada de macronutrientes e baixo consumo de hortaliças, bem como frequente consumo de alimentos pouco nutritivos, como salgadinhos, embutidos e doces, relatados como preferenciais pelo fácil acesso e manipulação[41].

Diante disso, é necessário investigar nessa população o consumo de alimentos processados e ultraprocessados.

Outro aspecto que precisa ser considerado é que a escassez de atividades voltadas à promoção da saúde que estimulem a inclusão da PDV e que atendam às especificidades da deficiência também podem favorecer a falta de interesse na qualidade nutricional da alimentação[34,35]. Um estudo realizado no Reino Unido com essa população verificou que ela tinha baixo acesso a informações sobre alimentação saudável, e apenas 17% foi capaz de apontar 5 alimentos e/ou grupos alimentares importantes para uma alimentação equilibrada[37]. Outra pesquisa, na Polônia, apontou que, dentre os fatores mais importantes para a escolha dos alimentos, o valor nutricional foi considerado importante apenas para 36,4% das PDV[35]. No Brasil, uma investigação realizada no Nordeste do país visando avaliar o aconselhamento nutricional recebido em unidade de reabilitação por jovens com deficiência revelou que poucos haviam recebido alguma orientação nutricional desde o início do acompanhamento (39,2%), e que mesmo entre aqueles que já tinham sido orientados sobre alimentação a receberam 1 vez ao ano ou menos (74,2%).

Esses resultados confirmam que, no âmbito das unidades básicas de saúde, a temática da alimentação e da nutrição da pessoa com deficiência também tem sido pouco trabalhada, indo de encontro aos princípios doutrinários do Sistema Único de Saúde (SUS) e à preservação da autonomia do indivíduo "como parte de sua integridade física e moral"[42].

Como consequência, as PDV têm precisado empenhar-se muito mais do que aquelas sem deficiência para adquirir e manter uma alimentação equilibrada[43]. Tal cenário pode estar relacionado à dificuldade dos profissionais de se comunicar com as PDV, indo de encontro ao disposto no Estatuto da Pessoa com Deficiência[44], que aponta para a necessidade de capacitação permanente das equipes que atuam no SUS, em todos os níveis de atenção, no atendimento à PCD, bem como orientação a seus atendentes pessoais.

Apesar de a avaliação do consumo alimentar de PDV ser fundamental para o diagnóstico nutricional, ainda é um grande desafio para o nutricionista. Pessoas com deficiência visual têm habilidades superiores de memória, que se devem à criação de estratégias diversas para compensar a ausência de informações visuais[45] e à reorganização cerebral que os torna mais adaptados à informação espacial, sequencial e verbal[46]. Entretanto, essa população tem limitada capacidade de estimar a quantidade de alimentos ingeridos e dos restos alimentares, descrever detalhadamente os alimentos e ingredientes das preparações que compõem as refeições e apontar a frequência usual de consumo de determinados alimentos[47], por vários motivos:

- Desinteresse e alienação em relação à comida, que podem prejudicar a formação da memória sobre a alimentação atual e remota.
- Distanciamento e limitado contato físico com os alimentos no dia a dia.
- Dificuldade de estimar a quantidade de alimento em gramas ou mililitros (p. ex., difícil acesso a balanças sonoras e utensílios com alto-relevo ou braile para indicação da quantidade).
- Dificuldade de estimar a quantidade dos alimentos em medidas caseiras (p. ex., inviabilidade de tocar em cada porção de alimento enquanto estão sendo servidos; impossibilidade de identificar a quantidade de cada alimento no prato depois que ele já está servido ou de contar o número de goles/mordidas/garfadas/colheradas de cada alimento).
- Impossibilidade de descrever, apenas utilizando os sentidos remanescentes, os tipos de alimentos, ingredientes da preparação e forma de preparo de refeições preparadas por terceiros.
- Descrição sucinta das refeições por terceiros, principalmente naquelas consumidas fora do lar.
- Dificuldade no registro das refeições ao longo do dia e de compreensão das informações pelo profissional de saúde no caso das pessoas que utilizam apenas o sistema braile para comunicação escrita.

Logo, fica evidente que a aplicação dos métodos tradicionais de avaliação do consumo alimentar e dietético, como recordatório alimentar de 24 horas (R24H), questionários de frequência alimentar (QFA) e registros alimentares (RA), é inviável em PDV[47].

Diante desse cenário, Borges et al.[48] desenvolveram e validaram protocolos, com técnicas fotográficas diferentes, para possibilitar o RA fotografado por PVD usando câmera de celular do tipo *smartphone*. Ao utilizar três passos simples, a PDV consegue fotografar refeições sem o auxílio de outras pessoas, podendo escolher capturar fotos frontais ou aéreas (Figura 3).

O RA fotografado pela PDV permite a identificação dos tipos de alimentos e do tamanho das porções nas refeições[48], consistindo em uma alternativa inclusiva, inovadora e de baixo custo para a avaliação qualitativa do consumo alimentar que pode ser inserida na rotina do atendimento nutricional dessa população. Após ser instruída pelo nutricionista, a PDV pode realizar com autonomia seu registro alimentar ao longo do dia, mostrando as imagens ao profissional por *e-mail*, aplicativo de mensagem ou no próprio celular no dia da consulta. A gravação de áudios com detalhes da refeição pode potencializar a avaliação qualitativa da alimentação.

É importante destacar que esse método não permite estimar as quantidades de alimento de forma precisa[49], e é mais adequado para PDV que têm familiaridade com as ferramentas de acessibilidade dos *smartphones*.

Outra alternativa é a aplicação de uma versão simplificada da história alimentar, permitindo uma descrição mais abrangente e qualitativa da alimentação da PDV, o que poderia ser útil no âmbito clínico para nortear condutas alimentares alinhadas às recomendações do *Guia alimentar para a população brasileira*. Entretanto, cabe lem-

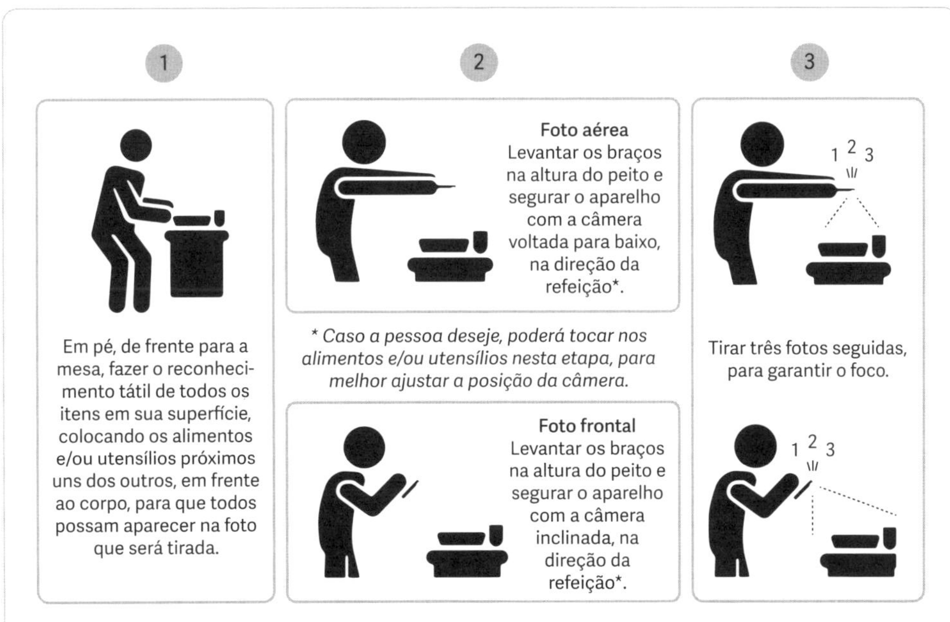

FIGURA 3 Protocolos para o registro alimentar fotografado para pessoas com deficiência visual.

Fonte: adaptação de Borges et al.[48].

brar que esse método depende da memória sobre a alimentação, que pode estar comprometida em algumas dessas pessoas, que, embora creiam que estão fornecendo um relato fidedigno, apresentam informações que divergem da realidade[47].

O profissional de saúde deve também estar atento ao fato de que, além de prestarem menos atenção à quantidade de alimento que consomem, as PDV não têm pistas visuais ou táteis para identificar a quantidade total de alimento que estão consumindo, baseando-se apenas em sinais internos ou "viscerais" de saciedade, que fornecem um *feedback* mais fraco e menos preciso de quanto já foi consumido e de quando se deve parar de comer. Desse modo, pessoas que não enxergam suas refeições tendem a distorcer a quantidade realmente ingerida e por isso apresentam reduzida capacidade de estimar seu consumo alimentar[50]. Essa característica é mais presente em pessoas com DV mais severa e convivendo com a deficiência há mais tempo[47].

Considerando todos esses aspectos, é comum a presença de problemas nutricionais e de saúde em PDV. Estudos desenvolvidos em diferentes populações com essa deficiência têm revelado elevada prevalência de excesso de peso[40,51-53] e de gordura corporal[52-54], de circunferência da cintura elevada, resistência à insulina e síndrome metabólica[51,52], hipertensão[51], doença coronariana[51], ansiedade e depressão[55].

Há também alta frequência de insatisfação com a autoimagem[53,56] e distorção da imagem corporal[56]. Um estudo no Brasil relatou que o grau de satisfação corporal de PDV tinha relação com a preocupação com a alimentação, sendo esse comportamento significativamente maior em pessoas cegas do que naquelas com baixa visão. Por causa da insatisfação corporal, os indivíduos alteravam a quantidade de alimentos consumidos, restringiam alimentos que consideravam pouco saudáveis, aumentavam o consumo de frutas e hortaliças e realizavam atividade física[56]. Contudo, o sedentarismo nessa população vem sendo relatado na literatura, inclusive no Brasil[54,55].

Logo, a avaliação da composição corporal como reflexo das condições de vida e alimentação das PDV é importante. As medidas corporais, as técnicas empregadas, os indicadores e os pontos de corte não diferem da população em geral, e o diagnóstico deverá ser realizado considerando a faixa etária, o gênero e a condição clínica do indivíduo[57-59].

A semiologia é uma importante ferramenta para o diagnóstico nutricional e acompanhamento de doenças, uma vez que se relaciona com o surgimento de sinais e sintomas específicos. Nesse sentido, assim como ocorre em pessoas videntes, no exame físico nutricional de indivíduos com DV devem ser investigados alterações musculares, perda de tecido adiposo subcutâneo, mudanças no formato do abdome, variações no apetite e no humor, aspectos fisionômicos, entre outros[60].

Vale salientar que, no momento da avaliação antropométrica e semiológica, o nutricionista precisará realizar alguns ajustes em seu processo de trabalho, a fim de promover a inclusão da PDV (Quadro 2).

A investigação dos exames laboratoriais de PDV também não difere da população em geral, e a escolha dos biomarcadores solicitados deverá ser feita considerando a faixa etária, o gênero, o histórico familiar e a condição de saúde atual do indivíduo. Considerando o contexto de vida das PDV, recomenda-se acompanhamento de biomarcadores de doenças crônicas não transmissíveis como DM (glicemia em jejum, glicemia pós-prandial, hemoglobina glicada, teste de tolerância oral à glicose, insulina em jejum, Homa-IR) e de doenças cardiovasculares (níveis séricos de colesterol total, LDL-colesterol, HDL-colesterol e triglicérides)[61].

QUADRO 2 Orientações para avaliação da composição corporal e semiologia nutricional inclusiva de crianças maiores de 2 anos, adultos e idosos com deficiência visual

- Descrever em voz alta para a pessoa, em ordem cronológica, tudo o que está sendo feito.
- Realizar a audiodescrição de cada procedimento, fornecendo comandos verbais claros quanto ao posicionamento corporal correto para a execução da técnica.
- Respeitar a pessoa caso não deseje realizar alguma medição.
- Caso a pessoa se sinta desconfortável, deixá-la tocar nos equipamentos, para que possa se familiarizar (p. ex., adipômetro, paquímetro ósseo, segmômetro, fita antropométrica).
- Ajudar a pessoa a se posicionar corretamente e a sair com segurança dos equipamentos (p. ex., balança, bioimpedância, estadiômetro, maca hospitalar ou outros).
- Informar à pessoa o momento em que irá fazer a medição ou avaliação física, para que ela não seja "pega de surpresa" (p. ex., pinçamento de dobras cutâneas, avaliação da conjuntiva).
- Falar em voz alta o valor das medidas antropométricas e os achados semiológicos, para que a pessoa fique ciente de seus resultados.

Fonte: elaboração das autoras.

INTERVENÇÃO NUTRICIONAL

Uma alimentação balanceada, diversificada e aliada a um estilo de vida saudável pode contribuir para evitar ou lentificar a progressão de algumas causas de deficiência visual e melhorar a qualidade de vida do indivíduo, tendo em vista que o comprometimento da visão pode interferir nas relações interpessoais, profissionais e/ou de lazer.

De acordo com Lawrenson e Downie[62], as principais doenças oculares em que a nutrição pode ter papel importante para prevenir ou lentificar sua progressão são a DMRI, a catarata e a RD. Segundo o Conselho Brasileiro de Oftalmologia (CBO)[13], o controle glicêmico adequado pode reduzir em até 76% os casos de RD. O mecanismo comum à etiologia dessas patologias oculares principais é o estresse oxidativo ao qual as estruturas do olho estão suscetíveis. A combinação da exposição à luz e do alto consumo de oxigênio na retina pode levar ao surgimento de espécies reativas de oxigênio (Eros), que são capazes de danificar o tecido ocular[62].

Em relação à DMRI, a assistência nutricional pode ajudar a prevenir ou evitar sua progressão por meio da ingestão adequada de vitaminas e minerais antioxidantes[63,64], tendo em vista que esses nutrientes são capazes de reagir com os radicais livres produzidos durante o processo de absorção de luz, contribuindo, dessa forma, para a prevenção de danos à retina[63]. Os principais nutrientes citados na literatura para prevenção e/ou tratamento da DMRI são betacaroteno, luteína, zeaxantina, vitaminas C e E, zinco, selênio e ômega 3[63-70].

Um ensaio clínico randomizado, multicêntrico, realizado com pessoas de ambos os sexos, com idade entre 55 e 80 anos, diagnosticadas com DMRI, avaliou o efeito da suplementação de altas doses de vitamina C (500 mg), vitamina E (400 UI), betacaroteno (15 mg) e zinco (80 mg) na progressão da DMRI e no comprometimento da acuidade visual[71]. O grupo de indivíduos que realizou a suplementação diária dos nutrientes antioxidantes juntamente com zinco apresentou menor probabilidade de progressão da DMRI e piora da acuidade visual nas categorias 3 e 4 de DMRI, ou seja, nos estágios mais avançados da doença. Dessa forma, os autores recomendam a suplementação dos nutrientes citados, nas quantidades usadas no estudo, para pessoas com mais de 55 anos, que possuam diagnóstico de DMRI tipo 3 e 4 e que não sejam tabagistas.

Outro estudo mostrou o efeito positivo do resveratrol na inibição do fator de crescimento endotelial vascular (*vascular endothelial growth factor* – VEGF)[72]. O VEGF é responsável pela patogênese da DMRI ao estimular a produção de novos vasos sanguíneos e aumentar a permeabilidade vascular na retina, contribuindo, portanto, para o mau prognóstico da DMRI[73]. Cornebise et al.[72] observaram que o extrato de vinho tinto diminui tanto a secreção de VEGF como a expressão de seu receptor 2 (VEGF-R2) nas células retinianas.

Outra estratégia nutricional elucidada na literatura para prevenção e/ou tratamento da DMRI é a utilização de astaxantina. Segundo Giannaccari et al.[74], esse carotenoide apresenta atividades antioxidantes, anti-inflamatórias e antiapoptóticas, sendo eficaz no tratamento de diversas doenças oculares, como DMRI, glaucoma, catarata e ceratopatia relacionada a olho seco.

Ademais, para os pacientes com histórico familiar ou diagnóstico de DMRI tipos 1 e 2 (estágios iniciais) é importante manter o consumo habitual de nutrientes antioxidantes, a fim de reduzir o estresse oxidativo na retina. A suplementação pode ser considerada para os casos mais graves de DMRI (tipos 3 e 4), nas quantidades recomendadas pela literatura[70].

Com relação ao tratamento da catarata, atualmente o procedimento cirúrgico é considerado o mais eficaz para melhorar a acuidade visual[75,76]. Em relação à nutrição, os estudos ainda são controversos, mas o uso de antioxidantes tem sido apontado para prevenir ou diminuir a progressão da doença[77]. Uma das justificativas seria o fato de o cristalino ser composto por água (65%), proteínas (35%), ácido ascórbico (vitamina C) e glutationa[16]. A vitamina C presente nessa estrutura ocular contribui para protegê-la do dano oxidativo provocado pelos raios ultravioleta[78]. Além disso, segundo Tessier et al.[78], com o envelhecimento a concentração de vitamina C no cristalino reduz, e esse decréscimo pode estar relacionado com a ocorrência da catarata. Isso sugere que uma dieta com quantidades adequadas de vitamina C pode atuar como fator protetor dessa doença.

Apesar disso, os benefícios da suplementação de vitamina C e prevenção de catarata ainda estão em discussão. Alguns estudos indicam pouco ou nenhum benefício quanto ao aumento da ingestão e vitamina C[79-81], enquanto outros demonstraram associação com menor risco de desenvolver a doença[82,83]. Em outra direção, há evidências de que altas doses de vitamina C por muito tempo podem aumentar o risco de desenvolver catarata[84,85]. Ainda não há registro sobre a dose-efeito segura de vitamina C que exerça algum benefício na prevenção da catarata a longo prazo. Lim et al.[77] sugerem que a suplementação ocorra somente em casos de deficiência desse micronutriente, não sendo indicadas altas doses. Assim, pode-se inferir que uma alimentação saudável, com boa oferta de frutas (sobretudo as ricas em ácido ascórbico) e vegetais em longo prazo, pode auxiliar na prevenção da catarata.

Em relação à retinopatia diabética, que está relacionada ao inadequado controle glicêmico, hipertensão arterial sistêmica, dislipidemia e outros fatores de risco[7], a assistência nutricional também tem um papel fundamental para prevenir ou evitar a progressão da doença, contribuindo sobremaneira para a qualidade de vida das PDV. O nutricionista deve, portanto, atuar no controle e no manejo de um ou mais desses fatores de risco, utilizando as mesmas estratégias nutricionais indicadas para a população geral.

Para as pessoas albinas, é necessário que a alimentação esteja sempre ajustada para suprir a demanda de vitamina D, devido à necessidade de baixa exposição solar decorrente da extrema sensibilidade aos raios ultravioleta e ao calor (principalmente no início da manhã e/ou no fim do dia)[46]. A alimentação deve buscar corrigir também outras fragilidades nutricionais decorrentes dessa condição de saúde, por exemplo, o excesso de peso, que pode ocorrer em face da dificuldade de realizar atividade física em ambiente seguro e adequado a essa condição.

É importante destacar que o nutricionista precisa ajustar a forma como o plano alimentar e/ou outros materiais de orientação nutricional serão disponibilizados para a PDV. Isso porque o profissional deve sempre respeitar e estimular sua autonomia, ou seja, o plano alimentar precisa ser entregue em um formato em que o próprio indivíduo consiga acessá-lo, sem a necessidade da ajuda de terceiros como familiares ou vizinhos.

Realizar o plano alimentar em braile é inviável por vários motivos: elevado custo da máquina e do papel apropriado; grande volume de páginas, resultando na dificuldade de encontrar as informações com rapidez; necessidade do domínio do braile pelo nutricionista. Além disso, nem todas as PDV dominam o braile, principalmente idosos e pessoas que perderam a visão já na vida adulta.

Uma alternativa é entregar o plano alimentar, orientações ou outros documentos escritos em formato digital, para ser lido por leitores de tela em computadores, *tablets* e *smartphones*. Essa tecnologia assistiva transforma o texto em voz, assim como pode transformar voz em texto. Embora existam PDV que não têm acessibilidade digital, entendida como a possibilidade de "acessar, compreender, utilizar, interagir e contribuir com o meio digital, seja em documentos digitais, páginas da *web* ou sistemas"[86], grande parte dos jovens e adultos com PDV utiliza em seu cotidiano *smartphones* com aplicativos de acessibilidade para leitura de tela[48].

É importante destacar que a maioria dos *softwares* de nutrição gera documentos em PDF ou outros formatos que não conseguem ser lidos adequadamente pelos leitores de tela. Logo, o nutricionista precisará elaborar seus documentos com formatação que garanta a acessibilidade digital[86], que podem ser enviados para a pessoa por *e-mail* ou por aplicativo de mensagem.

Para pessoas com baixa visão, o documento deve ser elaborado com imagens e caracteres ampliados e fontes sem serifa (prolongamentos nas letras que podem gerar confusão). Utilize cores contrastantes entre o plano de fundo e a cor da fonte, conforme preferido pela pessoa (p. ex., fundo branco com fonte preta, fundo preto com fonte branca).

Ações de educação alimentar e nutricional para PDV podem parecer desafiadoras, mas são de extrema importância para a promoção da alimentação saudável dessa população, aumentando seu protagonismo e autocuidado em saúde[87]. O nutricionista deverá usar estratégias que promovam a inclusão das PDV, por meio de atividades que utilizem os sentidos remanescentes (tato, audição e olfato), contando com materiais sonoros, táteis, com diferentes aromas e texturas, dentre outras características (Quadro 3).

As ações devem ser participativas, valorizando a cultura e a história das pessoas. Para que as práticas educativas em saúde sejam libertárias e emancipadoras, é necessário problematizar a realidade vivenciada pelos indivíduos, bem como as práticas que compõem suas vidas. Para isso, é fundamental explorar a criatividade: colocar-se no lugar da PDV é o primeiro passo para elaborar atividades educativas que sejam realmente inclusivas e eficazes para o aprendizado. Mas atenção: devem-se evitar atividades de adivinhação, pois é mentalmente desgastante para a PDV ter

QUADRO 3 Exemplos de estratégias de estimulação dos sentidos remanescentes por pessoas com deficiência visual.

Estratégia de estimulação dos sentidos sensoriais		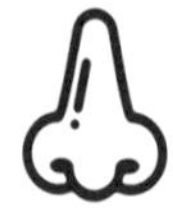		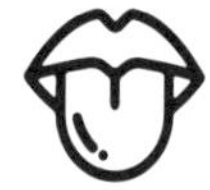
Discussão sobre letras de música, poesias, crônicas, notícias, programas de televisão/rádio/ internet, vídeos com audiodescrição, páginas de redes sociais etc.	X			
Contação de histórias	X			
Manipulação de objetos, utensílios, réplicas de alimentos em tamanho natural ou miniatura	X		X	
Manipulação de alimentos	X	X	X	
Degustação de alimentos	X	X	X	X
Oficinas culinárias	X	X	X	X
Cultivo e manipulação de horta	X	X	X	X
Uso de essências e/ou óleos aromáticos		X		
Jogos com materiais de diferentes texturas e tamanhos	X		X	
Leitura de texto em braile			X	

Fonte: adaptação de Bagni et al.[34].

que adivinhar sempre qual é o material que está manipulando, quem é a pessoa que está falando, o que está degustando, entre outros. Além disso, deixa em evidência a deficiência do participante e suas limitações, podendo gerar desconfortos. Assim, essa estratégia deve ser adotada apenas quando for imprescindível para a atividade (como em jogos de degustação para a comparação de sabores)[34].

Em todas as atividades, é necessário fazer a descrição detalhada de todo o material entregue aos participantes. Caso o material esteja disposto à sua frente em uma mesa ou bancada, deve-se fazer a descrição de cima para baixo e da esquerda para a direita, enquanto os participantes fazem a identificação tátil do que está sendo apresentado.

Caso a pessoa precise de auxílio para se locomover, o ajudante deverá colocar a mão dela em seu braço, para que ela acompanhe o movimento do guia vidente enquanto ele caminha. É ela quem segura o braço do guia e não o contrário, a fim de que se sinta segura na deslocação. Algumas PDV preferem colocar a mão no ombro do guia para se orientar, outras preferem segurar próximo ao cotovelo. O guia pode manter seu braço flexionado ou relaxado, da forma que considerar mais adequada. Ao caminhar, o guia vai à frente e a PDV fica a uma distância de meio passo atrás. É importante olhar em frente e dar atenção à velocidade da passada, pois deve ser confortável aos dois. Para ajudar uma PDV a sentar-se, o guia precisa guiá-la até a cadeira e colocar a mão dela sobre o encosto, informando-a se a cadeira tem braço ou não e deixando-a sentar-se sozinha. Em um corredor estreito, por onde só é possível passar uma pessoa, o guia deve colocar seu braço para trás, de modo que a PDV compreenda que precisa ir para trás dele.

Oficinas culinárias e degustações também são potentes ferramentas para promoção da alimentação saudável de PDV, por vários motivos[34]:

- Estimulam os sentidos sensoriais remanescentes envolvidos na alimentação (tato, olfato, paladar e audição).
- Permitem a manipulação dos alimentos, visto que muitas vezes as PDV são tolhidas de preparar e/ou porcionar suas refeições com a justificativa de se manter o ambiente limpo.
- Estimular uma relação mais próxima com a comida, reforçando o prazer de comer alimentos saudáveis.
- Encorajar a degustação de alimentos e preparações desconhecidos, estimulando a experimentação.
- Demonstrar que alimentação saudável pode ser saborosa, de baixo custo e acessível.
- Estimular as habilidades culinárias dos participantes e a superação de barreiras no preparo da própria comida.
- Consolidar e/ou complementar conteúdos sobre alimentação saudável já acessados pela pessoa.

As atividades devem estar alinhadas às diretrizes do Ministério da Saúde para trabalho em grupos para ações de alimentação e nutrição na atenção básica, assim como às recomendações apresentadas por Bagni et al.[34] em seu guia educativo para alimentação saudável de PDV. Dentre outros aspectos, as autoras ressaltam que a atividade deve estar ajustada ao espaço disponível (tamanho do local; utensílios, equipamentos e mobiliários disponíveis) e aos participantes (tipo de DV; adaptação à DV e às atividades de vida diária; faixa etária; número de pessoas). As receitas devem ser práticas, de preparo fácil e rápido e permitir a execução de maneira autônoma pelo participante e reprodução no domicílio (p. ex., torta de liquidificador, biscoito de forno). Deve-se também prever estratégias para boas práticas de manipulação e conservação dos alimentos (lavagem de mãos, uso de touca nos cabelos, higienização e pré-preparo prévio dos alimentos; organização e limpeza das bancadas de trabalho)[34].

REFERÊNCIAS

1. Brasil. Previdência Social. Coordenação Geral de Perícias Médicas da Diretoria de Saúde do Trabalhador. Manual técnico de procedimentos de avaliação médica pericial das funções da visão. Brasília, DF; 2014.
2. Almeida MSC, Sousa Filho LF, Rabello PM, et al. Classificação Internacional das Doenças – 11ª revisão: da concepção à implementação. Rev Saúde Pública. 2020;54:104.
3. Brasil. Ministério da Saúde. Portaria n. 3.128/2008. Define as Redes Estaduais de Atenção à Pessoa com Deficiência Visual e dá outras providências. Brasília, DF; 2008.
4. World Health Organization (WHO). World Report on Vision; 2019.
5. Instituto Brasileiro de Geografia e Estatística (IBGE). Cartilha do Censo 2010: pessoas com deficiência. Brasília, DF; 2012.
6. Instituto Brasileiro de Geografia e Estatística (IBGE). Pesquisa Nacional de Saúde 2019: ciclos de vida. Rio de Janeiro: IBGE; 2021.
7. Sociedade Brasileira de Diabetes (SBD). Diretrizes da Sociedade Brasileira de Diabetes 2019-2020. Brasília, DF; 2019.
8. Mendanha DBA, Abrahão MM, Villar MMC, et al. Fatores de risco e incidência da retinopatia diabética. Rev Bras Ofaltmol. 2016;75(6):443-6.
9. Jost BS, Hilgemberg B, Rodrigues EB, et al. Prevalência de retinopatia diabética na população portadora de diabetes mellitus tipo 2 do município de Luzerna-SC. Arquivo Brasileiro de Oftalmologia. 2010;73(3):259-65.

10. Alves AP, Santos RWV, Almeida Sobrinho EF, et al. Retinopatia em pacientes hipertensos e/ou diabéticos em uma unidade de saúde da família. Rev Bras Oftamol. 2014;73(2):108-11.
11. Hernández Pérez A, Tirado Martínez OM, Rivas Canino MC, et al. Factores de riesgo en el desarrollo de la retinopatía diabética. Rev Cubana Oftalmol. 2011;24(1):86-99.
12. Mendonça RHF, et al. Qualidade de vida em pacientes com retinopatia diabética proliferativa. Rev Bras Ofaltmol. 2008;67(4):177-83.
13. Conselho Brasileiro de Oftalmologia (CBO). As condições de saúde ocular no Brasil. São Paulo; 2019.
14. Pesquisa Nacional de Saúde – 2013: ciclos de vida. Brasil e grandes regiões/IBGE, Coordenação de Trabalho e Rendimento. Rio de Janeiro: IBGE; 2015.
15. Thompson J, Lakhani N. Cataracts. Prim Care. 2015;42:409-23.
16. Dome EF. Estudo do olho humano aplicado à optometria. 6.ed. São Paulo: Senac; 2017.
17. Conselho Brasileiro de Oftalmologia (CBO). Catarata. Disponível em: https://www.cbo.net.br/novo/publico-geral/catarata.php. Acesso em: dez. 2020.
18. Uspal NG, Schapiro ES. Cataracts as the initial manifestation of type 1 diabetes mellitus. Pediatr Emerg. 2011;27(2):132-4.
19. Chylack LT, Ransil BJ, White O. Classification of human senile cataractous change by the American Cooperative Cataract Research Group (CCRG) method: III. The association of nuclear color (sclerosis) with extent of cataract formation, age, and visual acuity. Invest Ophthalmol Vis Sci. 1984;25(2):174-80.
20. Shun-Shin GA, Brown NP, Bron AJ, Sparrow JM. Dynamic nature of posterior subcapsular cataract. Br J Ophthalmol. 1989;73:522-7.
21. Aartolahti E, Häkkinen A, Lönnroos E, et al. Relationship between functional vision and balance and mobility performance in community-dwelling older adults. Aging Clin Exp Res. 2013;25:545-52.
22. Borges LL, Santos FPV, Pagotto V, Menezes RL. Functional disability in community-dwelling elderly: the role of cataracts and contextual factors. Fisioter Mov.. 2014;27(2):189-200.
23. Lord SR, Smith ST, Menant JC. Vision and falls in older people: risk factors and intervention strategies. Clin Geriatr Med. 2010;569-581.
24. Reed-Jones R, Solis GR, Lawson KA, et al. Vision and falls: a multidisciplinar review of the contributions of visual impairment to falls among older adults. Maturitas. 2013.
25. Cascella R, Ragazzo M, Strafella C, et al. Age-related macular degeneration: insights into inflammatory genes. J Ophthalmol. 2014:582842.
26. Muradas AQ, Urbano JVF, Oliveira PS, et al. Degeneração macular relacionada à idade: o potencial terapêutico das células-tronco. Revista Médica de Minas Gerais. 2020;30(2):S11-S14.
27. Queiroz JM, Junior JMQ, Queiroz FFC. Degeneração macular relacionada à idade: considerações histopatológicas. Rev Bras Ofaltmol. 2010;69(6):400-6.
28. Brasil. Ministério da Saúde. Secretaria de Atenção à Saúde. Secretaria de Ciência, Tecnologia e Insumos Estratégicos. Portaria conjunta n. 18/2018. Aprova o protocolo clínico e diretrizes terapêuticas da degeneração macular relacionada à idade (forma neovascular). Brasília, DF; 2018.
29. Schmidt-Erfurth U, Chong V, Loewenstein A, et al. Guidelines for the management of neovascular age-related macular degeneration by the European Society of Retina Specialists (Euretina). Br J Ophthalmol. 2014;98(9):1144-67.
30. Brasil. Ministério da Saúde. Ações estratégicas de cuidado em saúde para pessoas com albinismo: orientações técnicas para gestores e trabalhadores da atenção primária à saúde. Brasília, DF: Ministério da Saúde; 2022.
31. Brasil. Ministério da Saúde. Acolhimento nas práticas de produção de saúde. 2.ed. Brasília, DF; 2010.
32. Rossi L, Caruso L, Galante AP. Avaliação nutricional: novas perspectivas. 2.ed. Rio de Janeiro: Guanabara Koogan; 2015.
33. Estevam JAT. Dificuldades na aquisição, preparo e consumo de alimentos vivenciados por pessoas com deficiência visual [trabalho de conclusão de curso]. Universidade Federal do Rio Grande do Norte; 2019.
34. Bagni UV, et al. Saúde no prato: guia educativo para alimentação saudável de pessoas com deficiência visual. Natal: EDUFRN; 2021.
35. Kostyra E, Zakowska-Biemans S, Sniegocka K, et al. Food shopping, sensory determinants of food choice and meal preparation by visually impaired people: obstacles and expectations in daily food experiences. Appetite. 2017;113(1):14-22.
36. Sabino CA. Avaliação do comportamento alimentar de deficientes visuais [trabalho de conclusão de curso – graduação em Nutrição. Faculdade de Americana; 2006.
37. Jones N, Bartlett HE, Cooke R. An Analysis of the impact of visual impairment an activities of daily living a61.nd vision-related quality of life in a vi-

sually impaired adult population. Br J Vis Impair. 2019;37(1):50-63.

38. Jones N, Bartlett N. The impact of visual impairment on nutritional status: a systematic review. Br J Vis Impair. 2018;36(1):17-30.
39. Slade J, Edwards R. My voice: the views and experiences of blind and partially sighted people in the UK. United Kingdom: RNIB; 2015.
40. Montero P. Nutritional assessment and diet quality of visually impaired Spanish children. Ann Hum Biol. 2005;32(4):498-512.
41. Paiva LC. Um novo olhar: consumo alimentar e análise sensorial em crianças institucionalizadas portadoras de deficiência visual [monografia]. [Natal]: Universidade Federal do Rio Grande do Norte; 2005.
42. Brasil. Lei n. 8.080, de 19 de setembro de 1990. Dispõe sobre as condições para a promoção, proteção e recuperação da saúde, a organização e o funcionamento dos serviços correspondentes e dá outras providências.
43. Lappalainen R, Saba A, Holm L, et al. Difficulties in trying to eat healthier: descriptive analysis of perceived barriers for healthy eating. Eur J Clin Nutr. 1997;51(Suppl 2):S36-40.
44. Brasil. Lei n. 13.146, de 6 de julho de 2015. Institui a Lei Brasileira de Inclusão da Pessoa com Deficiência (Estatuto da Pessoa com Deficiência).
45. Raz N, Striem E, Pundak G, et al. Superior serial memory in the blind: a case of cognitive compensatory adjustment. Current Biology. 2007;17:1129-33.
46. Cornoldi C, et al. Mental imagery in blind people: the role of passive and active visuo-spatial processes. In: Heller ME (ed.). Touch, representation and blindness. Oxford: Oxford University Press; 2000.
47. Bagni UV, Estavam JAT, Borges TLD. Métodos tradicionais de avaliação do consumo alimentar e dietético são aplicáveis em pessoas com deficiência visual? Semear: Revista de Alimentação, Nutrição e Saúde. 2020;2(1):29-42.
48. Borges TLD, Lima MFS, Lima SCVC, et al. Development and validation of protocols for photographed food record by visually impaired people. Public Health Nutr. 2021 (first view).
49. Borges TLD, Lima MFS, Lima SCVC, et al. Accuracy of dietary intake assessments using food records based on photographic images captured by visually impaired people. Plos One. 2023;18(2):e0280725.
50. Scheibehenne B, Todd PM, Wansink B. Dining in the dark: the importance of visual cues for food consumption and satiety. Appetite. 2010;55:710-3.
51. Court H, McLean G, Guthrie B, et al. Visual impairment is associated with physical and mental comorbidities in older adults: a cross-sectional study. BMC Medicine. 2014;12:181.
52. Silva AM. Avaliação do estado nutricional e composição corporal de pessoas com deficiência visual [monografia]. Natal: Universidade Federal do Rio Grande do Norte; 2017.
53. Dias TL. Insatisfação com autoimagem está associada ao índice de massa corporal em homens com deficiência visual [monografia]. Fortaleza: Universidade Estadual do Ceará; 2017.
54. Lopes MFA. Avaliação da prática de atividade física e composição corporal de pessoas com deficiência visual [monografia]. Natal: Universidade Federal do Rio Grande do Norte; 2019.
55. Kempen GI, Ballemans J, Ranchor AV, et al. The impact of low vision on activities of daily living, symptoms of depression, feelings of anxiety and social support in community-living older adults seeking vision rehabilitation services. Qual Life Res. 2012;21(8):1405-11.
56. Câmara LR. Imagem corporal e autocuidado nutricional em pessoas com deficiência visual [monografia]. Natal: Universidade Federal do Rio Grande do Norte; 2017.
57. Ferreira AA, Barros DC, Bagni UV. Avaliação nutricional na Atenção Básica: reflexões sobre práticas e saberes. Rio de Janeiro: Fiocruz; 2018.
58. Brasil. Ministério da Saúde. Orientações para a coleta e análise de dados antropométricos em serviços de saúde: Norma Técnica do Sistema de Vigilância Alimentar e Nutricional – Sisvan. Brasília, DF: Ministério da Saúde; 2011.
59. Ribeiro SML, et al. Avaliação nutricional: teoria e prática. In: Avaliação da composição corporal por técnicas antropométricas. 2.ed. Rio de Janeiro: Guanabara Koogan; 2018.
60. Duarte ACG. Semiologia nutricional. Rio de Janeiro: Atheneu; 2019.
61. Ribeiro SML, et al. Avaliação nutricional: teoria e prática. In: Interpretação de exames laboratoriais no monitoramento de doenças crônicas. 2.ed. Rio de Janeiro: Guanabara Koogan; 2018.
62. Lawrenson JG, Downie LE. Nutrition and eye health. Nutrients. 2020:11;2123.
63. Evans JR, Lawrenson JG. Antioxidant vitamin and mineral supplements for slowing the progression of age-related macular degeneration. Cochrane Database of Systematic Reviews. 2017(7): Art. No.: CD000254.
64. Gorusupudi A, Nelson K, Bernstein PS. The age-related eye disease 2 study: micronutrientes in the

treatment of macular degeneration. Am Soc Nutr. 2017;8:40-53.
65. Zampatti S, Ricci F, Cusumano A, et al. Review of nutriente actions on age-related macular degeneration. Nutr Res. 2014;34:95-105.
66. Wang JJ, Buitendijk GHS, Rochtchina E, et al. Genetic susceptibility, dietary antioxidants, and long-term incidence of age-related macular degeneration in two populations. Ophthalmology. 2014;121(3):667-75.
67. Age-Related Eye Disease Study 2 (AREDS2). Research Group. Chew EY, Clemons TE, Sangiovanni JP, Danis RP, et al. Secondary analyses of the effects of lutein/zeaxanthin on age-relates macular degeneration progression AREDS2 report No.3. JAMA Ophthalmol. 2014;132(2):142-9.
68. Carneiro A, Andrade JP. Nutritional and lifestyle interventions for age-related macular degeneration: a review. Oxid Med Cell Longev. 2017;6469138.
69. Age-Related Eye Disease Study Research Group. Dietary nutrient intake and progression to late age-related macular degeneration in the age-related eye disease studies 1 and 2. Ophthalmol. 2020;S0161-6420.
70. Age-Related Eye Disease Study 2 Research Group. Lutein + zeanxanthin and omega-3 fatty acids for age-related macular degeneration. The Age-Related Eye Disease Study 2 (AREDS2). JAMA. 2013;309(19):2005-15.
71. Age-Related Eye Disease Study Research Group. A randomized, placebo-controlled, clinical trial of high-dose suplementation with vitamins C and E, beta carotene, and zinc for age-related macular degeneration and vision loss. Arch Ophthalmol. 2001;119:1417-36.
72. Cornebise C, Courtaut F, Taillander-Coindard M, et al. Red wine extract inhibits VEGF secretion and its signaling pathway in retinal ARPE-19 cells to potentially disrupt AMD. Molecules. 2020;25:5564.
73. Garcia Filho CAA, Penha FM, Garcia CAM, et al. Tratamento da DMRI exsudativa: revisão das drogas antiangiogênicas. Rev Bras Oftalmol. 2012;71(1):63-9.
74. Giannaccare G, Pellegrini M, Senni C, et al. Clinical applications of astaxanthin in the treatment of ocular diseases: emerging insights. Marine Drugs. 2020;18:239.
75. Desapriya E, Subzwari S, Scime-Beltrano G, et al. Vision improvement and reduction in falls after expedited cataract surgery: systematic review and meta analysis. J Cataract Refract Surg. 2010;36(1):13-9.
76. Meuleners LB, Lee AH, Ng JQ, et al. First eye cataract surgery and hospitalization from injuries due to a fall: a population-based study. J Am Geriatr Soc. 2012.
77. Lim JC, Caballero Arredondo M, Braakhuis AJ, et al. Vitamin C and the lens: new insights into delaying the onset of cataract. Nutrients. 2020;12:3141.
78. Tessier F, Moreaux V, Birlouez-Aragon I, et al. Decrease in vitamin C concentration in human lenses during cataract progression. Int J Vitam Nutr Res. 1998;68(5):309-15.
79. Sperduto RD, Hu TS, Milton RC, et al. The Linxian cataract studies: two nutrition intervention trials. Clin Trial Arch Ophthalmol. 1993;111:1246-53.
80. Age-Related Eye Disease Study Research Group. A randomized, placebo-controlled, clinical trial of high-dose supplementation with vitamins C and E and beta carotene for age-related cataract and vision loss: Areds Report No. 9. Arch Ophthalmol. 2001;119:1439-52.
81. Chylack LT, Brown NP, Bron A, et al. The Roche European-American Cataract Trial (React): a randomized clinical trial to investigate the efficacy of an oral antioxidant micronutrient mixture to slow progression of age-related cataract. Clin Trial Ophthal Epidemiol. 2002;9,49-80.
82. Jacques PF, Chylack Jr LT. Epidemiologic evidence of a role for the antioxidant vitamins and carotenoids in cataract prevention. Am J Clin Nutr. 1991;53:352S-355S.
83. Jacques PF, Taylor A, Hankinson SE, et al. Long-term vitamin C supplement use and prevalence of early age-related lens opacities. Am J Clin Nutr. 1997;66,911-6.
84. Rautiainen S, Lindblad BE, Morgenstern R, et al. Vitamin C supplements and the risk of age-related cataract: a population-based prospective cohort study in women. Am J Clin Nutr. 2010;91:487-93.
85. Zheng Selin J, Rautiainen S, Lindblad BE, et al. High-dose supplements of vitamins C and E, low-dose multivitamins, and the risk of age-related cataract: a population-based prospective cohort study of men. Am J Epidemiol. 2013;177:548-55.
86. Salton BP, et al. Manual de acessibilidade em documentos digitais. 2017.
87. Santos LAS. O fazer educação alimentar e nutricional: algumas contribuições para reflexão. Cien Saude Colet. 2012;17(2):453-62.

6

Cuidado em nutrição de pessoas com deficiência auditiva

Ana Glaucia Guariento Viviani
Mônica Feroni de Carvalho
Luciana Aguiar Velasco Lima
Marilia Procopio de Carvalho
Jane de Carlos Santana Capelli

De acordo com a legislação brasileira, é considerada pessoa com deficiência (PCD) auditiva quem tem audição com perda bilateral, parcial ou total de 41 decibéis (dB) ou mais[1-3]. O diagnóstico da deficiência auditiva (DA) se dá pela avaliação audiológica, que pode ser realizada por meio de exames objetivos (emissões otoacústicas, imitanciometria, potencial auditivo evocado de tronco encefálico) ou subjetivos (avaliação audiológica tonal/vocal ou condicionada), nos quais a pessoa é exposta a vários tipos de sons em diferentes frequências (graves e agudos) e intensidades (fracos e fortes)[3,4].

Quanto mais a pessoa consegue identificar sons próximos a 0 Db, melhor é sua capacidade auditiva[3]. Quando a pessoa tem dificuldade de identificar sons suaves como o canto dos passarinhos (geralmente entre 21 e 40 dB), e também entender a fala de pessoas com voz baixa ou distantes, apresenta perda auditiva leve. Quando há dificuldade para ouvir sons como o latido de um cachorro, o choro de um bebê, um aspirador de pó e outros ruídos mais altos (geralmente entre 41 e 70 dB), e a pessoa é incapaz de compreender a fala mesmo em voz alta, apresenta DA moderada. Quando a pessoa não consegue ouvir o toque do telefone ou o som da voz humana (geralmente entre 71 e 90 dB), a DA é considerada severa. A incapacidade de ouvir sons considerados muito altos, como uma máquina de cortar grama, um caminhão ou a turbina de um avião (geralmente acima de 90 dB), caracteriza a perda auditiva profunda, também referida como surdez (Figura 1).

A DA é considerada uma das cinco causas mais limitantes em todo o mundo, pois, embora a audição não seja imprescindível para a manutenção da vida, ela influencia diretamente a qualidade da vida das pessoas por impactar sua comunicação[5]. E para essa comunicação existem elementos básicos que devem estar presentes nos processos de interação[6]:

- A mensagem – o conteúdo que será comunicado.
- O referente – o contexto do comunicado; assunto; situação.
- O emissor – quem comunica.
- O receptor – quem é comunicado.
- O código – como o conteúdo é comunicado; que conjunto de signos (lingua-

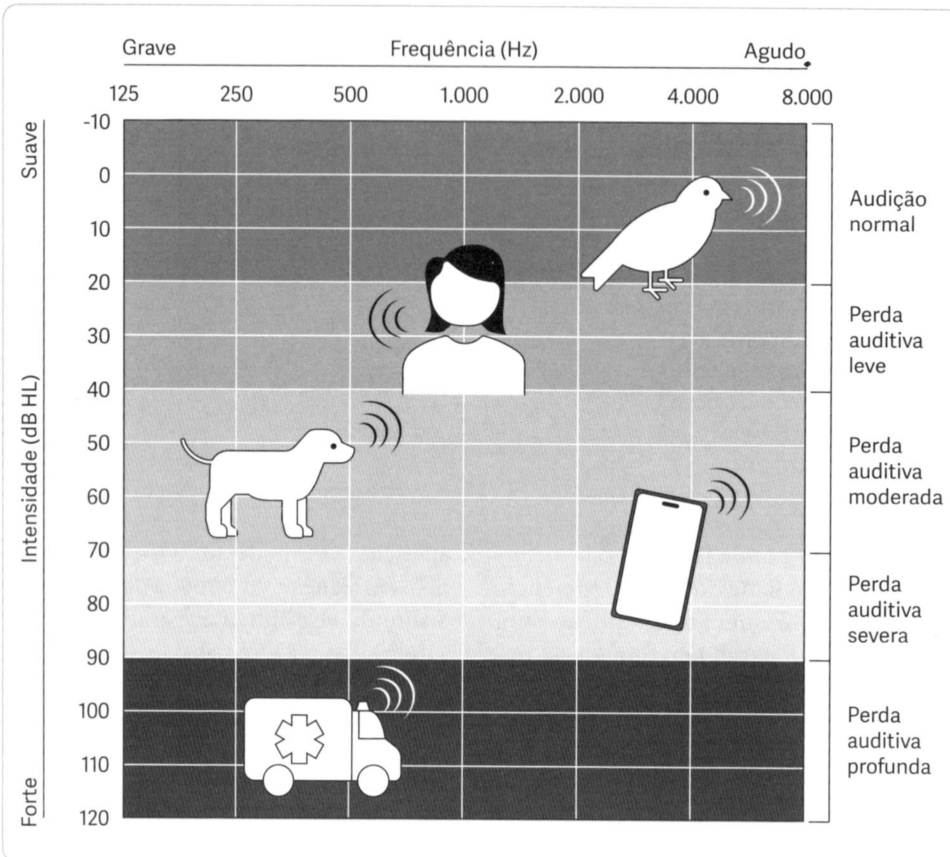

FIGURA 1 Relação entre o grau de perda auditiva e a intensidade do som e frequências comuns.

Fonte: adaptação de Levy[3].

gem) e/ou códigos (língua) é usado para transmitir a mensagem*.

- O canal – por onde o conteúdo é comunicado; por qual meio circula a mensagem, que pode ser físico (p. ex., ar para a fala, visomotor para a língua de sinais;

* Linguagem é qualquer conjunto de signos acústicos, visuais e/ou táteis usado para transmitir uma mensagem. A linguagem pode ser não verbal (acontecer sem o uso de palavras faladas ou escritas), expressando-se na forma de imagens, cores, cheiros, sons, símbolos e gestos, tais como semáforos, placas de trânsito, sirenes de ambulâncias, buzinas de carro, apresentações de dança, pinturas, esculturas, músicas, mímicas, palmas, matemática, programação de computadores, dentre outras. A linguagem pode também ser verbal, por meio da língua (ou idioma), que é um conjunto organizado de elementos desenvolvido para um povo, nação, país, grupo social ou étnico se comunicar. A língua é, portanto, uma das várias formas de linguagem existentes entre os seres humanos. É organizada e regida por um sistema gramatical que permite aos usuários expressar pensamentos, desejos e emoções, e pode ser usada com palavras usando a fala (oralização); palavras escritas usando grafia; palavras escritas usando pontos em relevo (sistema braile) e palavras sinalizadas por gestos manuais e expressões orofaciais (língua de sinais)[7,8].

papel para a escrita) ou tecnológico (p. ex., rádio; tela do celular).

É comum que as pessoas com DA enfrentem dificuldades comunicacionais principalmente relacionadas ao código, já que nem sempre o emissor e o receptor são capazes de usar a mesma língua. Essa realidade é particularmente preocupante no contexto da saúde, já que a boa comunicação é essencial para uma adequada avaliação e diagnóstico e para uma melhor conduta, além de ser instrumento de humanização no cuidado em saúde[9-11].

A prevalência de DA vem aumentando em todo o mundo, e, de acordo com a Organização Mundial de Saúde (OMS), no ano de 2050 cerca de 2,5 bilhões de pessoas terão algum grau de DA e pelo menos 700 milhões irão precisar de reabilitação auditiva. Além disso, mais de 1 bilhão de adultos jovens apresentarão o risco de ter perda auditiva permanente e evitável decorrentes de práticas auditivas inadequadas[12].

No ano de 2010, o Censo Demográfico estimou que 5,1% da população brasileira tinha algum grau de DA[13]. A Pesquisa Nacional de Saúde 2013 revelou que a maior parte dos brasileiros com DA (81,8%) adquiriu a deficiência por doença ou acidente, enquanto a minoria a possuía desde o nascimento. À época, 20,6% das pessoas com DA apresentava grau intenso ou muito intenso de limitações, ou não conseguia realizar as atividades habituais[14]. Na edição de 2019 dessa pesquisa, a DA não diferiu segundo sexo ou raça/cor, porém foi maior nas pessoas com baixa escolaridade e naquelas com idade mais avançada. Quase todas as pessoas com DA tinham baixa renda e estavam fora do mercado de trabalho[15].

A implantação da Política Nacional de Atenção à Saúde Auditiva (Pnasa)[16] no ano de 2004 foi fundamental para organizar uma linha de cuidados oferecidos a essa população no Brasil, já que a DA é considerada uma deficiência invisível, silenciosa e multifatorial[17-19]. Ela estabelece o desenvolvimento de ações individuais e coletivas na atenção básica para a promoção da saúde auditiva, prevenção e identificação precoce dos problemas auditivos e orientação familiar. Prevê ainda a capacitação e a educação continuada das equipes de saúde, já que inúmeros aspectos devem ser conhecidos para garantir o adequado atendimento nas diferentes fases do curso da vida (p. ex., idade em que se iniciou a perda auditiva, se conhece a língua portuguesa falada e/ou escrita, dentre outros)[16].

Posteriormente, no ano de 2012, foi lançada a Rede de Cuidados à Saúde da Pessoa com Deficiência[20,21], para a criação, ampliação e articulação de pontos de atenção às PCD no âmbito do Sistema Único de Saúde (SUS). Os Centros Especializados em Reabilitação (CER) foram estabelecidos como referência de atenção ambulatorial especializada no território para oferecer diagnóstico, tratamento e reabilitação, bem como fazer a concessão, adaptação e manutenção de tecnologias assistivas para pessoas com diferentes tipos de deficiência, incluindo a auditiva.

Adicionalmente, a Lei Brasileira de Inclusão, Lei n. 13.146, publicada em 2015, reforça o direito à atenção integral à saúde dessa população em todos os níveis de complexidade do SUS, incluindo a remoção das barreiras de comunicação e informação (entrave, obstáculo, atitude ou comportamento) que dificultem ou impossibilitem a expressão ou o recebimento de mensagens e de informações por intermédio de sistemas de comunicação e de tecnologia da informação pelas pessoas com DA[22].

Nesse contexto, este capítulo apresentará os principais aspectos que devem ser considerados na assistência nutricional de pessoas com DA na atenção básica, visando garantir a equidade universalidade, e integralidade do cuidado em saúde.

CONCEITOS E DEFINIÇÕES RELACIONADOS À DEFICIÊNCIA AUDITIVA

A população com DA é bastante heterogênea, em decorrência de diversos fatores:

- Tipo de comprometimento – neurossensorial (ouvido interno); condutiva (ouvido externo e/ou médio); mista (associação de lesões neurossensoriais e condutivas)[8].
- Grau da perda – leve, moderada, severa, profunda.
- Idade de início – precoce (pré-lingual); tardia (pós-lingual)*.
- Lateralidade – unilateral; bilateral.
- Língua usada para comunicação – português; Língua Brasileira de Sinais.
- Uso de tecnologias assistivas**.

A DA pode ser congênita (desenvolvida ainda na gestação) ou adquirida em qualquer fase da vida, como um distúrbio secundário a infecção viral, trauma, exposição contínua a ruídos, toxicidade de medicamentos, senescência, dentre outras causas[23-25].

Em idosos, o processo fisiológico de envelhecimento causa alterações no órgão auditivo e/ou vias auditivas, resultando em perda auditiva (presbiacusia) em mais de 60% das pessoas acima de 60 anos. Trata-se de uma perda auditiva do tipo neurossensorial, bilateral e simétrica que tem caráter lento, gradual e progressivo. Resulta da perda das células sensoriais da cóclea, que se inicia pela porção basal, comprometendo primeiro as frequências altas (sons agudos) e os contrastes da fala[4,26].

Na infância, a prevalência de DA varia de 1 a 4 neonatos para cada 100 nascidos vivos[17], e existem múltiplos fatores (também chamados de Indicadores de Risco para a Deficiência Auditiva – IRDA) que favorecem seu desenvolvimento e que devem ser monitorados (Quadro 1).

A perda auditiva pré-lingual prejudica a aquisição e o desenvolvimento normal da linguagem oral, uma vez que é um processo interativo que requer, além de outros fatores, audição intacta e exposição à fala. Os dois primeiros anos de vida são considerados críticos para a aquisição de fala e linguagem, pois é nesse período que ocorre o ápice do processo de maturação do sistema auditivo central, existindo, portanto, maior plasticidade neuronal da via auditiva[17].

Por ser uma questão de saúde "invisível", "não aparente", "oculta", ou seja, que não apresenta sinais físicos visíveis ou sintomas como dor, o diagnóstico tardio é muito comum[27]. Se a DA não for detectada precocemente, sobretudo antes dos 6 meses de vida, a privação do contato com os sons da fala impede a criança de desenvolver as experiências pré-linguísticas iniciais[28-30]. Ocorre também dificuldade de perceber e de discriminar diferentes variações sonoras que comprometem o desenvolvimento da linguagem e da fala, podendo trazer prejuízos no desenvolvimento cognitivo, educacional e social do sujeito[31-35].

* A perda auditiva pré-lingual ocorre nos períodos pré-natal, perinatal ou na primeira infância, antes do desenvolvimento da fala. A perda auditiva pós-lingual é adquirida após o domínio da linguagem e da fala.

** Tecnologia assistiva (TA) é o termo que denomina os recursos e serviços voltados às pessoas com deficiência visando proporcionar a elas autonomia, independência, qualidade de vida e inclusão social. No caso de pessoas com deficiência auditiva, podem ser citados os aparelhos auditivos, relógio despertador vibratório, sistemas com alerta tátil (vibração) e/ou visual (luzes), equipamentos (infravermelho, sistema FM), telefones adaptados com teclado de teletipo (TTY), aplicativos tradutores de Libras para computador e celular, intérpretes de Libras, entre outros.

QUADRO 1 Indicadores de risco para perda auditiva na infância

Congênitos e perinatais	História familiar de surdez permanente na infância de instalação precoce, progressiva ou tardia.
	UTI neonatal por mais de 5 dias.
	Hiperbilirrubinemia com exsanguineotransfusão independente de tempo de permanência em UTI.
	Uso de aminoglicosídeos por mais de 5 dias.
	Asfixia ou encefalopatia hipóxico-isquêmica.
	Uso de oxigenação extracorpórea (ECMO).
	Infecções intraútero por toxoplasmose, sífilis, rubéola, citomegalovírus, herpes (TORCH) ou Zika.
	Malformações craniofaciais, incluindo microtia/atresia, displasia do ouvido, fenda orofacial, piebaldismo, microftalmia.
	Microcefalia congênita.
	Hidrocefalia congênita ou adquirida.
	Anormalidades do osso temporal.
	Síndromes genéticas que cursam com surdez.
Pós-natais ou tardias	Infecções que cursam com surdez, como meningites e encefalites bacterianas ou virais (especialmente vírus herpes e varicela).
	Trauma craniano (especialmente base de crânio e temporal).
	Quimioterapia.

UTI: unidade de terapia intensiva.
Fonte: adaptação de The Joint Committee on Infant Hearing[17].

No Brasil, o Ministério da Saúde recomenda que todos os recém-nascidos devem realizar a triagem auditiva neonatal universal (Tanu), conhecida usualmente como "teste da orelhinha"[31,36], antes da alta hospitalar e, no máximo, no primeiro mês de vida. A Tanu tornou-se obrigatória para todos os recém-nascidos brasileiros a partir da Lei n. 12.303/2010, com o objetivo de identificar o mais precocemente possível a DA nos neonatos e lactentes e fortalecer todas as iniciativas capazes de antecipar o diagnóstico e a intervenção auditiva, diminuindo o tempo de privação sensorial.

Na maternidade, recomenda-se a realização dos procedimentos de emissões otoacústicas evocadas (EOAE) em crianças sem IRDA, e do potencial evocado auditivo de tronco encefálico – automático (Peate-A) em crianças com IRDA, em especial naquelas que permaneceram na UTI neonatal por mais de 5 dias[36,37].

De acordo com as Diretrizes de atenção da triagem auditiva neonatal[36], caso a criança falhe na Tanu, recomenda-se que ela faça o reteste após 15 dias da alta hospitalar. Caso a falha permaneça, deve-se realizar o encaminhamento para diagnóstico médico e audiológico com o objetivo de confirmar a existência ou não da perda auditiva e, a partir daí, encaminhar para intervenções adequadas no que diz respeito à estimulação da linguagem, ao melhor desempenho acadêmico e à integração da criança à família e à sociedade. Aquelas com IRDA que passarem na triagem auditiva devem ser reavaliadas entre 3 e 6 meses de vida, e anualmente até os 3 anos de idade, ou sempre que houver qualquer suspeita/queixa por parte dos pais[6]. É fundamental o acompanhamento do pediatra nas consultas de puericultura quanto aos marcadores de desenvolvimento auditivo e de linguagem de todas as crianças, mesmo naquelas que tenham passado em exames de triagem auditiva neonatal[36].

A Tanu é o primeiro passo de um programa de saúde auditiva, devendo ser seguida pelo processo de diagnóstico e intervenção[37]. O uso de aparelhos auditivos leva a um aumento considerável da qualidade de vida das pessoas com DA, pois, além melhorar a compreensão de palavras e frases, amplia sua participação em atividades sociais e ajuda a prevenir problemas de saúde relacionados à perda auditiva e ao isolamento social, como a depressão e a demência. Para diferentes graus de perdas auditivas, podem ser adotados diferentes recursos para amplificação sonora (Quadro 2).

Para quem tem DA leve a moderada, indica-se o aparelho de amplificação sonora individual (Aasi), que capta e aumenta o som e, por isso, ajuda a pessoa a entender o que é dito a certa distância. Geralmente quem nasce com essa perda auditiva consegue aprender a falar com o uso do Aasi (ou seja, torna-se oralizado), pois esse equipamento minimiza o impacto da alteração auditiva no processo de aquisição e desenvolvimento de linguagem[39], embora a pessoa possa apresentar atraso na fala e/ou fala distorcida.

Existem evidências de que crianças com perda auditiva diagnosticada até os 6 meses de idade e que iniciam o processo de intervenção logo após o diagnóstico, recebendo amplificação adequada, apresentam desempenho de linguagem oral expressiva e receptiva dentro do esperado quando reavaliadas aos 2 anos de idade. Recomenda-se que o uso do Aasi seja iniciado no período de 1 mês após o diagnóstico, no caso de lactentes que apresentam confirmação de perda auditiva bilateral permanente[40]. Já as crianças diagnosticadas após 6 meses, com intervalo de intervenção consequentemente maior, apresentam atraso de 12 a 14 meses na linguagem expressiva e receptiva, quando comparadas às ouvintes[41].

As pessoas com DA leve a moderada que a adquiriram ao longo da vida, por já

QUADRO 2 Tecnologias assistivas usadas por pessoas com perda auditiva para amplificação sonora

Aasi	É um equipamento que amplifica os sinais sonoros, indicado para quem tem perda auditiva neurossensorial. Pode ser de dois tipos: 1) Retroauricular: o corpo do aparelho fica atrás da orelha, e o som que sai dele é transmitido por meio de um tubo plástico até o meato acústico externo. Por ser maior e de mais fácil manuseio, é de rápida adaptação em idosos e crianças. 2) Intracanal (ou intra-auricular): o corpo do aparelho fica dentro do meato acústico externo, e o som é liberado lá diretamente. É bem pequeno e discreto, porém é menos potente e mais difícil de manusear.
IC	É uma prótese auditiva eletrônica, implantada mediante procedimento cirúrgico na cóclea, que estimula as fibras remanescentes do nervo auditivo. Indicado para quem tem perda auditiva neurossensorial. Vem sendo indicado como opção de tratamento para aqueles que obtêm pouco ou nenhum benefício com o uso de Aasi.
Paao	Esse dispositivo (também chamado de prótese oesteoancorada), capta e processa o som, e faz com que a vibração sonora seja propagada pelo osso do crânio diretamente até a cóclea. É indicado para quem tem perda auditiva condutiva ou mista.

Aasi: aparelho de amplificação sonora individual; IC: implante coclear; Paao: prótese auditiva ancorada no osso.
Fonte: Silva[7]; Brasil[38].

terem a fala em português bem estabelecida, permanecem oralizadas, e o uso do Aasi permite que compreendam melhor a fala e se comuniquem melhor (Figura 2, traçados A)[42].

Nos casos de DA severa ou profunda, o implante coclear (IC) geralmente é o equipamento de escolha. Ele permite que pessoas que tiveram perda auditiva ao longo da vida mantenham a oralidade, e que crianças com diagnóstico e intervenção precoce tenham muito mais chance de adquiri-la (Figura 2, traçados B). Vale ressaltar que a aquisição e o desenvolvimento da habilidade de se comunicar também estão relacionados às experiências da criança e suas relações com a família, com outras crianças e com o ambiente a que está exposta. A intervenção fonoaudiológica, baseada na estimulação auditiva e de linguagem, deve acontecer o mais precocemente possível[28].

A oralização, por outro lado, pode não ser possível para algumas pessoas com DA severa ou profunda. Nesse grau de perda auditiva, o Aasi geralmente é insuficiente, já que o prejuízo auditivo é grande: embora consigam "ouvir" alguma coisa (isto é, habilidade sensorial de detectar a presença ou ausência de som), nem sempre conseguem "escutar", que é a habilidade cerebral de organizar, compreender e dar significado ao som percebido (p. ex., perceber se dois ou mais sons são iguais ou diferentes; identificar qual é o som e sua fonte sonora; compreender todos os sons da fala). Consequentemente, a comunicação oral torna-se extremamente desafiadora, ou até mesmo impossível. Isso pode ocorrer em crianças

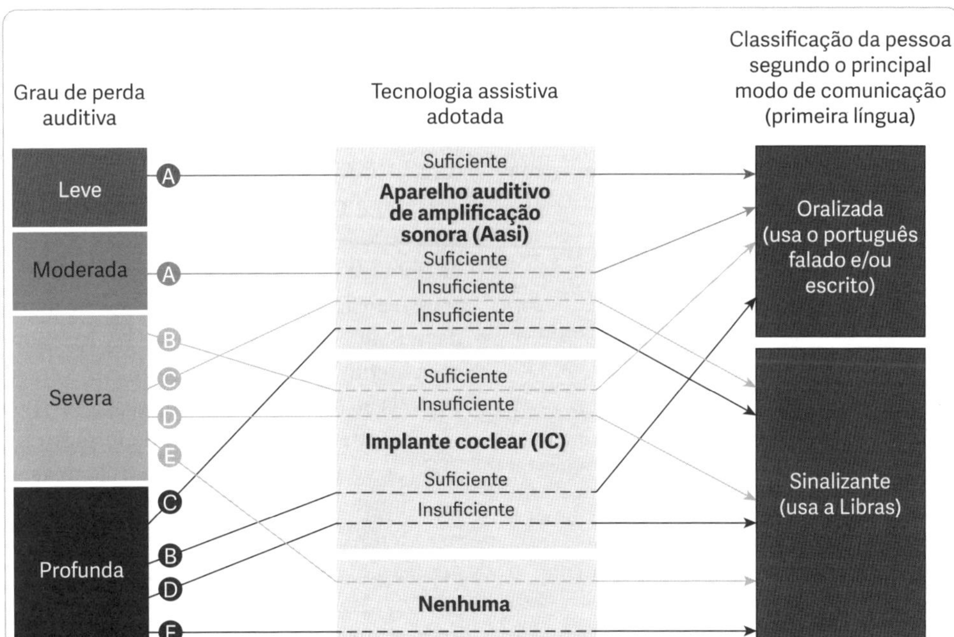

FIGURA 2 Principal modo de comunicação da pessoa com deficiência auditiva, segundo o grau de perda auditiva e a tecnologia assistiva adotada.

Libras: Língua Brasileira de Sinais.
Fonte: adaptação de Levy[42].

menores de 2 anos com DA severa ou profunda, já que enfrentam dificuldades para aprender a falar. Uma alternativa para se comunicarem é usarem a Língua Brasileira de Sinais (Libras)*, tornando-se sinalizantes[42] (Figura 2, traçados C).

Embora o principal meio de comunicação entre os seres humanos seja a língua oral, e a audição participe efetivamente na aprendizagem desde conceitos básicos até a aquisição da leitura e da escrita[43], crianças surdas também são capazes de desenvolver outras formas de linguagem, desde que imersas em um ambiente linguístico que propicie essa aquisição[8,44] Tal qual a linguagem oral, a Libras é adquirida de forma espontânea pelas crianças surdas quando convivem ou se relacionam com outras pessoas que também usam essa língua no dia a dia para poder conversar, brincar, representar, "fazer de conta". Desse modo, terão condições para o desenvolvimento social, cognitivo e emocional saudável[45]. Muitos pais e familiares ouvintes de crianças surdas infelizmente desconhecem a Libras, o que impede que a adquiram de forma espontânea em seu ambiente familiar; e, por serem privados da audição, a língua portuguesa também não lhes é transmitida de forma natural do mesmo modo como as crianças ouvintes adquirem a língua oral. Logo, sua interação com o mundo fica prejudicada[8].

A Libras é adotada também por pessoas com DA severa ou profunda que adquiriram esse grau de perda auditiva ao longo da vida (Figura 2, traçados C); em que o IC é ineficaz para permitir a compreensão da fala (Figura 2, traçados D); e também por aquelas que optam por não utilizar nenhuma tecnologia assistiva de comunicação (Figura 2, traçados E). Vale destacar que, independentemente de ser oralizada ou sinalizante, a maioria das pessoas com DA severa e profunda também precisa de pistas orofaciais ou mesmo de leitura labial para uma comunicação efetiva[42].

Pessoas surdo-cegas, que apresentam concomitantemente DA profunda e cegueira, comunicam-se por Libras táteis, com o auxílio de um intérprete que intermedeia todo o processo.

É importante destacar que existem pessoas surdas de zonas rurais ou de bolsões de pobreza de regiões urbanas que não têm acesso ao aprendizado de Libras, e acabam desenvolvendo suas próprias representações linguísticas para se comunicar com as pessoas ao seu redor ("sinais caseiros")[46].

Percebe-se, assim, que quem tem DA pode se comunicar de diferentes formas, e essa característica é expressa inclusive na Lei Brasileira de Inclusão para descrever essa população: podem se comunicar pela língua portuguesa, pela Libras ou por essas duas línguas, ou seja, a pessoa pode ser bilíngue[22].

A escolha da introdução da língua portuguesa e/ou da Libras, assim como do uso (ou não) de tecnologias assistivas, é feita sempre com base na discussão entre a pessoa (ou a família, no caso de crianças

* A Língua Brasileira de Sinais (Libras) pertence a uma modalidade linguística visuoespacial. É uma língua específica de uma comunidade brasileira de pessoas que não ouvem, e que é estruturada em aspectos fonético, morfológico, sintático, semântico, social e psicológico para a transmissão visual da mensagem mediante o uso de sinais e símbolos. Ou seja: não é a língua portuguesa feita com as mãos, na qual os sinais substituem as palavras do idioma. É outra língua, com estrutura diferente da língua portuguesa, mas é tão completa e eficaz como qualquer outro idioma processado pela língua oral[18]. O sinal (que representa uma palavra ou termo) pode ser feito com uma ou as duas mãos, com diferentes configurações. Inicia-se em um ponto de articulação (p. ex., próximo do rosto, próximo do peito) e sempre é associado a uma expressão facial, que permite revelar os sentimentos, interjeições, indagações etc. O aprendizado da Libras pode acontecer em qualquer fase da vida da pessoa, tanto de quem tem deficiência auditiva quanto de quem é ouvinte.

e adolescentes) e os profissionais de saúde, principalmente o fonoaudiólogo e o otorrinolaringologista, uma vez que há muitos aspectos relevantes a serem considerados nesse momento. Particularmente em relação à protetização, a pessoa precisa estar bem esclarecida em relação aos aparelhos: formas de aquisição; necessidade de uso constante e efetiva estimulação auditiva; manipulação correta para colocar e tirar; cuidados no dia a dia; manutenção; necessidades de trocas (em crianças devem ser periódicas porque as orelhas estão sempre crescendo e os moldes ficam mal-adaptados).

SURDEZ: UM DIAGNÓSTICO DE DEFICIÊNCIA OU UM REGISTRO DA DIVERSIDADE HUMANA?

Do ponto de vista clínico (isto é, médico-audiológico), quem desenvolve ou nasce com perda auditiva é considerado PCD, pois tem uma dificuldade fisiológica de perceber os sons e consequentemente prejuízo na habilidade de comunicação oral esperada para os seres humanos.

Já do ponto de vista socioantropológico, a ausência da audição pode ser entendida apenas como uma diversidade humana. Muitas pessoas que nascem com ausência total da audição, também chamada de surdez, não se reconhecem como PCD, mas sim como pertencentes a uma comunidade linguística alternativa que compreende e interage com o mundo por meio de experiências visuais (comunicação visual), e manifesta sua cultura e comunicação principalmente pelo uso da Libras[7,8,47]. Essa língua é, inclusive, reconhecida desde o ano de 2002 como um meio legal de comunicação e expressão do Brasil[48], e considerada fundamental para o desenvolvimento da comunicação das pessoas surdas sinalizantes.

Esse grupo de pessoas, que ao longo do tempo passou a se reconhecer como comunidade surda, entende que a palavra "deficiência" traz consigo a representação da "insuficiência" ou da "incapacidade" de comunicar-se pela ausência de audição, o que não é verdade: pessoas surdas são plenamente capazes de se comunicar por meio da Libras, que é uma linguagem humana que não se expressa pelo som[8,47].

Nessa perspectiva, negam a concepção orgânico-biológica da surdez que a reduz apenas a um déficit auditivo[49]. O surdo é mais do que alguém que não consegue ouvir por uma pura perda orgânica: desde que nasce, organiza seu mundo de forma diferente a partir dos sentidos remanescentes, de forma que essa privação sensorial traz um sentido de "marca" como consequência da modificação em um dos aspectos esperados para a espécie[8].

A comunidade surda apresenta uma identidade cultural marcante, e seus membros produzem sua própria língua (que, assim como o português, é considerada uma língua viva), a maneira de apresentar suas ideias, seu modo de agir e sua arte, tanto na literatura como na música, poesia, dança, teatro, dentre outros. Trata-se de um grupo cultural fortemente marcado por sua identidade[46].

A compreensão dessa diferença conceitual entre a pessoa que se entende como "surda" ou como "PCD" é fundamental para o profissional de saúde, tanto para compreender melhor sua visão sobre o mundo e sobre si mesmo quanto para respeitar a forma como prefere se comunicar.

ESTRATÉGIAS PARA A COMUNICAÇÃO NOS SERVIÇOS DE SAÚDE

No dia a dia, os profissionais de saúde podem atender pessoas com diferentes desempenhos auditivos e linguísticos. Assim, existem aquelas que preferem a fala (oralidade), outras que se comunicam apenas pela Libras e outras que usam a Libras como primeira língua e têm a língua oral como segunda língua – ou vice-versa (bilinguismo).

Porém, deve-se evitar generalizações sobre suas habilidades, pois nem sempre são verdadeiras[5] (Quadro 3). Dependendo do período do diagnóstico da perda auditiva, da introdução à Libras e/ou à língua portuguesa, da intervenção fonoterápica e de outras características individuais, as pessoas com DA podem apresentar características singulares de comunicação, que devem ser consideradas no momento do atendimento.

QUADRO 3 Crenças populares sobre as habilidades das pessoas com deficiência auditiva

Crença popular	Por que nem sempre é verdadeira?
Toda pessoa surda é muda	▪ A maioria das pessoas surdas não tem problemas no aparelho fonador, logo não podem ser classificadas como mudas. Elas só não falam porque lhes falta a referência do som, ou porque não foram oralizadas. ▪ Pessoas surdas sem problemas no aparelho fonador podem aprender a falar o português e se tornar oralizadas (geralmente com a ajuda de fonoaudiologia, leitura labial e aparelhos auditivos para melhorar a captação do som).
Toda pessoa surda sabe Libras	▪ Pessoas surdas que tiveram perda auditiva na vida adulta podem ter dificuldade ou não ter interesse em aprender Libras, preferindo se comunicar pela oralidade (geralmente com o auxílio de leitura labial e/ou português escrito). ▪ O aprendizado da Libras nem sempre é possível, acessível ou adequado (p. ex., família de ouvintes que não sabe Libras para ensinar à criança surda desde o nascimento; ausência de instituições de ensino gratuitas na região; custo elevado de cursos em instituições privadas; longo prazo para aprendizado; escassez de brasileiros que dominem essa língua com quem a pessoa possa praticar no dia a dia).
Toda pessoa surda sabe fazer leitura labial	▪ Pessoas surdas oralizadas que tiveram perda auditiva na vida adulta podem ter dificuldade para aprender leitura labial. ▪ Pessoas surdas não oralizadas (que usam apenas Libras para se comunicar) podem não ter aprendido como é a estrutura linguística do português, nem como é a movimentação da boca e dos lábios na pronúncia oral.
Toda pessoa surda sabe ler português	▪ Pessoas surdas oralizadas que tiveram perda auditiva na vida adulta podem ser analfabetas, e não saber ler o português escrito. ▪ Pessoas surdas não oralizadas (que usam apenas Libras para se comunicar) podem não ter aprendido como é a estrutura linguística do português, nem como é sua escrita.
Quem usa Aasi, IC ou Paao escuta igual a um ouvinte	▪ Nem sempre a pessoa usa o dispositivo mais indicado para sua perda auditiva (p. ex., aquisição do aparelho sem indicação do fonoaudiólogo; evolução da perda auditiva; adoção do Aasi em detrimento do IC pelo medo do procedimento cirúrgico). ▪ Embora melhorem a captação e façam a amplificação do som, nem sempre os aparelhos auditivos são suficientes para que a pessoa compreenda a fala humana (mesmo aqueles indicados para a perda auditiva da pessoa).

(continua)

QUADRO 3 Crenças populares sobre as habilidades das pessoas com deficiência auditiva (*continuação*)

Crença popular	Por que nem sempre é verdadeira?
Quem usa Aasi, IC ou Paao não precisa de leitura labial e/ou pistas orofaciais	▪ Mesmo com o uso de aparelhos auditivos, a compreensão da fala é muito difícil em ambientes ruidosos, por isso as pistas visuais são fundamentais para viabilizar a comunicação. ▪ Mesmo em ambientes silenciosos, a boa articulação das palavras ao falar, as expressões faciais, os gestos e outros movimentos corporais devem ser adotados para ajudar a pessoa a compreender melhor a fala, a mensagem e o contexto da conversa por todas as pessoas com algum grau de deficiência auditiva.
Quem não usa aparelhos auditivos não precisa de leitura labial e/ou pistas orofaciais	▪ Pessoas com qualquer grau de deficiência auditiva, usando ou não aparelhos auditivos, precisam de pistas visuais para compreender melhor a fala, a mensagem e o contexto das conversas (p. ex., movimento dos lábios durante a pronúncia, expressões faciais e outros movimentos corporais).
Toda pessoa que usa Aasi, IC ou Paao é oralizada	▪ Pessoas com deficiência profunda não oralizadas (que usam apenas Libras para se comunicar) podem se beneficiar de aparelhos auditivos para perceber se existe ou não emissão sonora no ambiente.

Aasi: aparelho auditivo de amplificação sonora individual; IC: implante coclear; Libras: Língua Brasileira de Sinais; Paao: prótese auditiva ancorada no osso.
Fonte: elaboração das autoras.

Embora nos serviços de saúde a interlocução entre o profissional e a pessoa com DA ocorra na maioria das vezes com o auxílio de um acompanhante, é importante ter em mente que esses usuários devem ter sua autonomia preservada. É uma atitude capacitista por parte do profissional pressupor que sempre devem ir aos atendimentos acompanhados por pessoas ouvintes. Muitos vivem sozinhos, convivem apenas com outras pessoas surdas não oralizadas, não têm quem possa acompanhá-los no dia e horário do atendimento, ou podem não se sentir à vontade com terceiros participando da intimidade de sua consulta. Exigir que um ouvinte sempre esteja presente acompanhando a pessoa com DA, além de desrespeitoso, fere o direito à privacidade e ao sigilo[50].

Vale reforçar que pessoas com DA são plenamente capazes de se comunicar, e são os profissionais de saúde que precisam se ajudar à forma como elas se comunicam. Estes, por desconhecerem os diferentes graus de DA e as modalidades de comunicação existentes, infelizmente têm contribuído para as barreiras de comunicação (falhas entre o emissor e o receptor) nos serviços de saúde[4].

A falta de intérpretes de Libras nos serviços, assim como a escassez de profissionais de saúde de diferentes especialidades que saibam Libras, tem inviabilizado a comunicação por pessoas surdas que usam apenas essa língua. Dentre os surdos brasileiros, 61,3% sabe se comunicar em Libras[15], por isso o aprendizado dessa língua deve ser estimulado para todas as pessoas que trabalham em serviços de saúde que tenham contato com essa população: profissionais de saúde, atendentes, recepcionistas, seguranças, equipe de limpeza, técnicos de laboratório, dentre outros.

Ao avaliar a qualidade da comunicação entre o nutricionista e a pessoa surda no âmbito hospitalar, um estudo realizado no Norte do Brasil detectou uma barreira linguística importante. A maioria dos profissionais já tinha tido contato com surdos no local de trabalho (55,6%) e se sentia despreparada para atendê-los (83,3%). Nenhum nutricionista sabia Libras, e as estratégias mais referidas para atender essa população foram o auxílio por tradutor e intérprete da Libras e da língua portuguesa (TILSP), o uso de gestos e mímicas e a escrita[51]. Verificou-se também que surdos sinalizantes em todas as fases do curso da vida podem ter dificuldade para expressar suas escolhas e rotinas, pela dificuldade de comunicação com o nutricionista que não sabe a Libras. Geralmente só utilizam a Libras para se comunicar e têm pouco conhecimento da língua portuguesa, sendo raros aqueles que conseguem fazer leitura labial e emitir sons[51].

Outro ponto importante é que muitas vezes pessoas surdas se sentem inseguras ou constrangidas por não compreenderem os profissionais de saúde, e também por não se sentirem plenamente acolhidas e compreendidas[4]. Uma mensagem mal interpretada, tanto pela pessoa quanto pelo profissional, pode causar reações que são tomadas pelo outro como hostilidade, apatia ou preconceito, por exemplo. Algumas vezes o silêncio da pessoa é pela falta de compreensão e vergonha de "incomodar" o profissional para que explique novamente[5]. Podem até chegar a desistir da consulta já estando frente a frente com o profissional da saúde, porque se angustiam ao verem que não estão sendo compreendidas, e/ou que a maneira como o profissional insiste em se comunicar não é efetiva (p. ex., exaltação da voz; gesticulações, mímicas e improvisações; comunicação por escrito). A criança surda sinalizante pode ficar inquieta, não interagir na consulta ou até mesmo apresentar irritabilidade, uma vez que não é compreendida nem consegue compreender o que está acontecendo.

Existem também pessoas que não gostam de expor sua DA (independentemente do grau), e isso pode produzir uma sensação de insegurança durante as conversas, resultando em respostas descontextualizadas e interpretações equivocadas.

Outras barreiras de comunicação nos serviços de saúde também podem estar presentes, tais como:

- Ambientes com ruído, pois se misturam aos sons da fala e prejudicam o entendimento da conversa.
- Balcões de atendimento com bloqueio de vidro ou acrílico, que dificultam a captação do som pelas frestas e a compreensão da fala.
- Interfones para comunicação presentes nas entradas de prédios, portas de consultórios ou em balcões de atendimento com bloqueio de vidro ou acrílico, que dificultam a captação do som e compreensão da fala.
- Avisos que são exclusivamente sonoros (p. ex., dispositivos que sinalizam os guichês livres; profissional que chama as pessoas pelo nome na sala de espera), que podem não percebidos por pessoas com diferentes graus de DA.
- Avisos que são sonoros e por escrito (p. ex., dispositivos que sinalizam os guichês livres; telas que indicam o nome da próxima pessoa a ser atendida e o número da sala do atendimento), que não são úteis para pessoas surdas que não sabem português.

O alcance das necessidades de saúde da população com DA somente acontece quando todas as barreiras impedidoras são substituídas por práticas inclusivas, acolhedoras e autônomas, resultando em promoção, proteção e qualidade de vida com abordagem integrada centrada na pessoa[51,52].

O primeiro passo nessa direção é conhecer como cada grau de perda auditiva impacta na compreensão da linguagem e da fala e na vida social da pessoa com DA[4] (Quadro 4). Além disso, é preciso ter atenção a outras características que podem sinalizar perda auditiva, já que nem sempre a DA é relatada durante o atendimento: fala muito alta ou muito baixa; distorções na articulação das palavras; hiper ou hiponasalidade; voz tensa, com muito som de ar e sem muita entonação; som muito agudo ou grave. No caso da criança com deficiência auditiva, dependendo do grau da perda, do período de oralização e do estímulo para a fala, ela poderá apresentar dificuldades em expressar com clareza, bem como compreender e entender o que será proposto pelo profissional. Quanto pior o aproveitamento da audição residual para o reconhecimento da própria fala, mais evidentes são essas alterações. Caso sejam percebidas, a presença de DA deve ser questionada pelo profissional de saúde.

A oralização (uso da linguagem verbal-oral) pode ser uma realidade para várias pessoas com perda auditiva, inclusive para alguns surdos. Mas essa comunicação nem sempre é efetiva, já que muitos ouvintes podem não compreender bem a fala dessas pessoas. Além disso, são necessárias outras estratégias para ajudar as pessoas surdas a entenderem o que o profissional de saúde falou, como leitura labial, pistas orofaciais, gestos e outros movimentos corporais. A oralização sozinha geralmente é pouco efetiva[53].

Para ampliar o conforto da conversa com todas as pessoas com DA, o profissional de saúde pode refinar sua comunicação[4]:

- Falar próximo da pessoa.
- Falar de frente para a pessoa, fazendo contato visual.
- Falar em tom natural e com boa articulação oral.
- Informar o assunto da mensagem logo no início da conversa.
- Simplificar a mensagem.
- Confirmar o entendimento da mensagem.
- Repetir as frases sempre que necessário.
- Repetir a mensagem usando outras palavras, caso a pessoa não a tenha compreendido.

Gestos e mímica devem ser usados apenas em situações em que não há necessidade de grandes explicações, dando preferência àqueles mais "universais" e presentes no contexto sociocultural das pessoas (p. ex., comer, beber, escrever). Nem sempre a mímica e o gesto são compreendidos adequadamente, já que cada um pode interpretá-los a partir da sua forma de pensar[53].

A leitura labial é outra estratégia útil, porém seu aprendizado requer treinamento pela pessoa com DA. De acordo com a literatura, muitos surdos que fazem leitura labial conseguem compreender cerca de 30 a 40% do que foi relatado[18]. Além disso, o emissor da mensagem deve estar atento a situações que podem atrapalhar a leitura labial:

- Articulação labial muito discreta ou exagerada.
- Falar com algo na frente da região orofacial (p. ex., máscara facial, cabelos, mãos, bigode/barba comprida).
- Falar sem fazer contato visual (p. ex., com a cabeça baixa, com a cabeça virada para o lado, mexendo a cabeça, de costas etc.).
- Falar muito rápido.
- Falar comendo ou mastigando (p. ex., chicletes, pirulitos, balas).
- Falar a uma distância muito grande.

QUADRO 4 Graus de perda auditiva e seus possíveis impactos para a pessoa com deficiência auditiva

Grau de perda auditiva	Possíveis impactos sobre a compreensão da fala e linguagem	Possíveis impactos sociais
Mínima (16-25 dB)	▪ Dificuldade para entender fala a distância superior a 3 metros ou em ambiente ruidoso. ▪ Possibilidade de entendimento distorcido, ausente ou inconsistente de partes do discurso.	▪ Perda de pistas sutis de conversação e interação com outras pessoas. ▪ Comportamento interpretado como desatento, inadequado ou estranho. ▪ Prejuízo na socialização e no autoconceito.
Leve (26-40 dB)	▪ Mesmo com o uso de aparelho auditivo, pode ter dificuldade para escutar quando está longe do falante ou em ambiente ruidoso.	▪ Baixa capacidade de escuta seletiva (dificuldade de supressão de ruídos de fundo). ▪ Comportamento interpretado como desatento. ▪ Redução na autoestima.
Moderada (41-55 dB)	▪ Dificuldade de compreensão de fala. ▪ Vocabulário limitado. ▪ Desordem sintática. ▪ Produção imperfeita das palavras. ▪ Voz monótona. ▪ Necessidade de auxílio visual. ▪ Dificuldade de aprendizado, mesmo com aparelho auditivo.	▪ Comunicação significativamente comprometida na ausência de aparelhos auditivos. ▪ Dificuldade de socialização, principalmente em ambientes com ruído.
Moderadamente severa (56-70 dB)	▪ Incompreensão de parte das palavras quando a comunicação verbal acontece em meio a ruído ou a distância. ▪ Voz distorcida.	▪ Dificuldade de interação com outras pessoas. ▪ Prejuízo no aprendizado. ▪ Baixa autoestima.
Severa (71-90 dB)	▪ Sem aparelho auditivo só ouve ruídos muito altos. ▪ Com Aasi, consegue detectar muitos sons de fala emitidos a curta distância. ▪ Incapacidade de perceber todos os sons da fala a ponto de discriminá-los.	▪ Sem aparelho auditivo tem dificuldade de perceber e compreender a comunicação oral. ▪ Com implante coclear tem independência total ou parcial, dependendo do tempo e das habilidades do indivíduo. ▪ Interage melhor com pares surdos. ▪ Desenvolve melhor o autoconceito e a identidade cultural.

Aasi: aparelho de amplificação sonora individual.
Fonte: adaptação de Levy[5].

- Conversa em grupo quando várias pessoas falam ao mesmo tempo.
- Uso de palavras rebuscadas ou termos muito técnicos.
- Balcões de atendimento com bloqueio de vidro, acrílico ou grades.
- Ambiente mal iluminado.

Para pessoas surdas, a leitura labial é mais facilmente aprendida do que a leitura/escrita do português[53]. Por isso, o uso da língua portuguesa escrita (uso da linguagem verbal-escrita) só deve ser feito quando se tem certeza de que a pessoa tem domínio dessa língua, o que nem sempre é verdade (p. ex., pessoas surdas que se comunicam apenas por Libras; pessoas analfabetas que perderam a audição ao longo da vida)[53].

O uso de figuras e desenhos para representar visualmente objetos, formas, seres, ou até mesmo ideias pode ser uma possibilidade para ajudar na comunicação com o surdo, quando este não sabe ler e interpretar textos escritos e o profissional não sabe Libras. Contudo, depende da habilidade e do tempo disponível, e não permite conversas prolongadas ou sobre assuntos mais complexos.

Em serviços de saúde, sempre que possível, deve haver placas de sinalização ilustradas nos ambientes (p. ex., pictogramas para indicar banheiro, bebedouro, consultório, laboratório, escada, saída). Essa adaptação é considerada necessária por várias pessoas surdas para facilitar a compreensão da estrutura dos serviços de saúde[53].

A comunicação em Libras com a pessoa surda pode ser feita por meio de um TILSP, que traz acessibilidade linguística ao traduzir o português para Libras e vice-versa, na modalidade oral e/ou escrita. Pode ser um profissional (que geralmente tem um elevado custo financeiro), uma pessoa da família ou alguém próximo da rede de apoio. Para alguns usuários, a presença do TILSP é essencial, e, quando não pode estar presente, gera um bloqueio psicológico no surdo e aumenta a dificuldade durante a consulta, interferindo diretamente na qualidade da assistência[50,54].

Embora seja útil para dar celeridade (ou mesmo trazer viabilidade) aos atendimentos em saúde, a presença de outra pessoa naquele momento pode atrapalhar: pode não dar oportunidade para a pessoa surda expor todas as suas dúvidas ou demandas, pode não traduzir todo o conteúdo por ser muito longo ou por considerar "desnecessário", pode alterar o conteúdo das conversas conforme seu modo de pensar, pode prejudicar a privacidade e individualidade do surdo (p. ex., omitir informações importantes sobre sua saúde por constrangimento ou vergonha de falar na frente do intérprete).

Não se recomenda usar a datilologia (soletração manual do alfabeto da língua portuguesa) como estratégia de conversação, pois requer que o falante da língua de sinais compreenda o português verbal/escrito, o que nem sempre é verdadeiro. Surdos que não têm domínio da língua portuguesa não conseguirão compreender o que está sendo soletrado. Assim, a datilologia deve ser usada apenas com surdos bilíngues, quando um nome/objeto não tem sinal ou não é reconhecido por quem sinaliza em Libras. Frases longas ou conversas devem ser evitadas, pois são difíceis de acompanhar.

Uma estratégia que vem sendo recentemente adotada por profissionais que não sabem Libras é o uso de aplicativos de celular ou computador que traduzem áudios ou textos do português para Libras. Embora seja de fácil uso e baixo custo, o uso deve ser feito com parcimônia e preferencialmente para transmitir mensagens curtas e objetivas, pois enfrenta algumas limitações importantes:

- Os avatares dos aplicativos não reproduzem expressões faciais e/ou corporais, que são essenciais para a adequada compreensão de determinados sinais.
- Os sinais em Libras podem ser selecionados equivocadamente pelo aplicativo, já que este não tem capacidade de perceber o contexto das conversas. Por exemplo: a palavra "educação" pode ser sinalizada como "boas maneiras" ou como "grau de escolaridade", o que pode confundir o receptor da mensagem.
- É unidirecional, ou seja, permite apenas que o profissional transmita mensagens para a pessoa surda, traduzidas do português para Libras. Contudo, a mensagem da pessoa surda em Libras para o profissional não consegue ser traduzida para o português.

Fica cada vez mais evidente que o aprendizado de Libras pelos profissionais pode se configurar como uma importante ferramenta para a equidade em saúde das pessoas com DA. De acordo com a literatura, a baixa qualificação dos profissionais de saúde e a falta de acessibilidade comunicacional, além de reduzir o interesse das pessoas com DA em participar ativamente das consultas, acaba por desencorajá-las de procurar os serviços de saúde. Algumas só procuram ajuda quando o problema se agrava[50]. Quando encontram um profissional que conheça conceitos básicos de Libras, ganham nova expressão, sentindo-se incluídas no processo de anamnese, discussão e planejamento da terapêutica nutricional e conseguindo se comunicar diretamente com o profissional, o que proporciona maior confiança e adesão à proposta nutricional apresentada.

Um nutricionista bilíngue que se comunica em Libras é capaz de criar vínculos mais estreitos com a pessoa surda. E, para permitir uma comunicação ainda mais efetiva, deve estar atualizado sobre os diferentes sinais que têm relação com a saúde, a alimentação e a nutrição e cujo uso pode ser necessário durante a consulta: alimentos, preparações, formas de preparo de alimentos, utensílios de cozinha, nutrientes, enfermidades, problemas nutricionais, sinais e sintomas, dentre outros.

É necessário ter em mente que a consulta da pessoa com DA é sempre mais prolongada que a do restante da população, seja pela necessidade de intermediação por TILSP ou pelas dificuldades enfrentadas na comunicação.

SINGULARIDADES NO PROCESSO DE CUIDADO

Os procedimentos técnicos para a avaliação e o diagnóstico nutricional das pessoas com DA não diferem daqueles adotados para pessoas ouvintes. Contudo, o nutricionista deve estar atento a alguns aspectos nessas diferentes etapas.

Na anamnese e na semiologia nutricional, deve-se investigar a história da deficiência auditiva, as doenças ou comorbidades associadas à surdez, a forma de comunicação, o uso de aparelhos auditivos e/ou outra tecnologia assistiva, a reabilitação e a participação da família e rede de apoio em todo o processo.

A antropometria é o método mais indicado para avaliar a composição corporal de pessoas com DA. A bioimpedância e a absorciometria de raios x de dupla energia podem danificar os equipamentos de tecnologias assistivas de comunicação, por isso são contraindicadas para pessoas que usam Aasi, IC ou prótese auditiva ancorada no osso (Paao). No momento da medição, o profissional deve explicar à pessoa os procedimentos e, à medida que for avançando da avaliação, deve ir mostrando o equipamento a ser usado e a parte do corpo que será medida.

A avaliação das medidas corporais é fundamental, pois desvios nutricionais podem estar presentes. Embora estudos sobre o perfil antropométrico de pessoas com DA sejam escassos, uma investigação conduzida em uma cidade do Sudeste do Brasil revelou 33,3% de obesidade e 16,7% de baixa estatura entre escolares, e 5,9% de baixo peso e 5,9% de baixa estatura em adolescentes[55]. Em relação ao consumo alimentar de jovens com DA, a maioria realiza de 3 a 4 refeições por dia (64,3%) e apresenta baixa ingestão de frutas e hortaliças[56], revelando a importância da comunicação efetiva entre o profissional de saúde e a pessoa com DA[57].

Ao avaliar a alimentação, o profissional deve estar atento às questões psicossociais relacionadas à perda auditiva que podem afetar o consumo alimentar em todas as faixas etárias, tais como desinteresse ou vergonha de comer à mesa com pessoas ouvintes, por não conseguir participar das conversas; dificuldade de comunicar o que deseja em refeitórios, restaurantes e lanchonetes; preferência pela aquisição das refeições por aplicativos com entrega em domicílio ou em redes de *fast-food* que demandem o mínimo possível de comunicação com atendentes; baixa frequência em estabelecimentos do setor gastronômico. Deve-se investigar também suas repercussões desses comportamentos para a saúde, por exemplo, a perda da comensalidade, prejuízos no estado nutricional, problemas no crescimento e desenvolvimento de crianças e adolescentes; comer transtornado ou transtornos alimentares.

Tanto na etapa de avaliação nutricional quanto no momento da intervenção, o nutricionista pode usar estratégias para facilitar a compreensão por meio do apoio de materiais visuais, tais como álbuns fotográficos de alimentos, réplicas de alimentos em tamanho natural de resina ou outro material, utensílios de cozinha utilizados como medidas caseiras (copos, xícaras, talheres, pratos, dentre outros), escalas (fome e saciedade, coloração da urina, consistência das fezes), dentre outros.

Para superar as barreiras comunicacionais, o nutricionista deve buscar materiais educativos adequados (ou mesmo elaborar por conta própria) que possam auxiliar sua intervenção nutricional. As orientações e prescrições nutricionais para pessoas com DA leve e moderada podem ser feitas por escrito, mas devem conter também elementos visuais que facilitem a compreensão (p. ex., relógio com horários das refeições; figuras das medidas caseiras). Contudo, quanto maior o grau da DA e menor a intimidade com o português, mais será necessário usar imagens no documento a ser entregue para a pessoa no fim da consulta, para facilitar a compreensão e a lembrança do que foi informado[19].

Para pessoas surdas que não sabem português pode-se adotar o plano alimentar ilustrado (tal como é feito com pessoas analfabetas), apresentando na forma de pictogramas, desenhos e imagens os principais elementos do plano alimentar para facilitar sua compreensão e adesão[58]. Diferentes conteúdos do *Guia alimentar para a população brasileira* já foram traduzidos para Libras e podem ser recomendados para que a pessoa compreenda melhor os conceitos de alimentação saudável[59].

No caso de pessoas surdas que usam somente Libras e não sabem português, é importante reforçar (ou mesmo resgatar) a culinária como estratégia para promover uma alimentação saudável, com menos alimentos prontos para consumo e/ou industrializados, conforme apontado no *Guia alimentar para a população brasileira*. É comum o desinteresse em cozinhar, já que a maioria das receitas não é acessível. A lista de ingredientes e/ou o passo a passo da execução estão disponíveis majoritariamente por escrito (p. ex., livros de receitas, páginas na internet, programas de televisão com audiodescrição) ou em áudio (vídeos na internet, programas de televisão sem audiodescrição). Uma alternativa é indicar (ou mesmo produzir) vídeos de receitas com tradução simultânea em Libras, ou receitas ilustradas que utilizem imagens autoexplicativas dos ingredientes e dos processos a serem seguidos do início ao fim.

Outro cuidado junto a essa população é durante a gestação e o puerpério. Uma comunicação clara e efetiva é a base para fornecer toda a troca de informações, esclarecimentos de dúvidas e ajustes necessários desse momento, objetivando uma resposta positiva aos procedimentos realizados e sugeridos[60]. Para facilitar a comunicação com pessoas surdas sobre a amamentação, pode ser consultado o glossário bilíngue sobre sinais em Libras relacionados a esse tema[61].

A educação alimentar e nutricional é fundamental para alcançar a segurança alimentar e nutricional e a promoção da saúde, bem como para prevenir e controlar problemas alimentares e nutricionais[62]. Como o conhecimento sobre saúde, alimentação e nutrição tendem a ser menores nas pessoas com DA que no restante da população[63], o nutricionista precisa ter maior atenção a esse grupo. Quem tem surdez está em maior desvantagem, já que não sabe ler cartazes e folhetos educativos disponíveis nos serviços de saúde, não recebe o conteúdo contínuo em áudio dos meios de comunicação em massa (p. ex., programas de televisão, telejornais, filmes, *podcasts*, programas de rádio, vídeos na internet) e não consegue participar de conversas paralelas com pessoas de fora de sua rede de apoio (p. ex., na escola/faculdade, no trabalho, nas filas ou salas de espera, em refeitórios, em eventos, dentre outros)[63]. Logo, as abordagens e recursos educacionais, além de serem problematizadores e ativos para favorecer o diálogo[62], devem ser criativos e inclusivos para garantir a equidade das PCD no acesso às informações em saúde.

Ao planejar atividades de grupo nos serviços de saúde, é importante usar sempre estratégias visuais, de modo que as pessoas com DA, caso estejam presentes, possam ter o mínimo de compreensão sobre o que está sendo abordado. Caso sejam direcionadas exclusivamente para surdos sinalizantes, o profissional deve comunicar-se em Libras ou contar com a presença de TILSP[19,64]. Quando a duração for acima de 40 minutos, os TILSP devem se revezar a cada 20 ou 30 minutos[65]; logo, o nutricionista deverá contar com a presença de pelo menos dois profissionais[19,64].

Cabe destacar que o SUS não tem intérprete de Libras à disposição para auxiliar as pessoas surdas sinalizantes nos estabelecimentos de saúde, porém essa deveria ser uma estratégia a ser considerada pelo gestor local e no âmbito das políticas públicas de inclusão, visando a um atendimento efetivo e de qualidade, tanto no nível individual como no coletivo.

Diversos estudos epidemiológicos evidenciam a extensão de iniquidades em saúde para com a população surda[66], por isso é urgente que as Redes de Atenção à Saúde se mobilizem para melhor acolher as pessoas com diferentes graus de DA, tendo como principais aspectos a serem contemplados a humanização e a capacitação de todos os membros que compõem as equipes de saúde, a elaboração e a distribuição de materiais educativos adequados ao público, o estímulo à capacitação dos profissionais em Libras, ou mesmo a contratação de TILSP nas unidades de saúde, para que as pessoas com DA possam receber informações da melhor forma possível de acordo com sua língua de preferência.

REFERÊNCIAS

1. Brasil. Decreto n. 3.298, de 20 de dezembro de 1999. Regulamenta a Lei n. 7.853, de 24 de outubro de 1989, dispõe sobre a Política Nacional para a Integração da Pessoa Portadora de Deficiência, consolida as normas de proteção, e dá outras providências.
2. Brasil. Decreto n. 5.296, de 2 de dezembro de 2004. Regulamenta as Leis n. 10.048, de 8 de novembro de 2000, que dá prioridade de atendimento às pessoas que especifica, e 10.098, de 19 de dezembro de 2000, que estabelece normas gerais e critérios básicos para a promoção da acessibilidade das pessoas portadoras de deficiência ou com mobilidade reduzida, e dá outras providências.
3. Levy CCAC. Classificação precoce do tipo e grau de perda auditiva. In: UMA-SUS/UFMA. Comunicação efetiva com a pessoa com deficiência auditiva e surda na atenção primária à saúde. "Surdo-mudo" é coisa do passado: desmistificando a comunicação com a pessoa auditiva e surda. São Luís: UMA-SUS/UFMA; 2020.
4. Torres LRL, et al. Investigação dos fatores de risco preestabelecidos para perdas auditivas em idosos. REAS. 2023;23(3):1-10.
5. Levy CCAC. Barreiras de comunicação com a pessoa com deficiência auditiva ou surda na atenção primária à saúde. In: UMA-SUS/UFMA. Comunicação efetiva com a pessoa com deficiência auditiva e surda na atenção primária à saúde. "Surdo-mudo é coisa do passado: desmistificando a comunicação com a pessoa com deficiência auditiva e surda. São Luís: UMA-SUS/UFMA; 2020.
6. Jakobson R. Linguística e comunicação. 22.ed. São Paulo: Cultrix; 2010.
7. Silva IMC. Deficiência auditiva e surdez: diferenças e classificações. In: UMA-SUS/UFMA. Comunicação efetiva com a pessoa com deficiência auditiva e surda na atenção primária à saúde. Comunicação, perda auditiva e atenção à saúde da pessoa com deficiência auditiva e surda: uma inter-relação necessária. São Luís: UMA-SUS/UFMA; 2020.
8. Ciccone M. Comunicação total. Introdução. Estratégias. A pessoa surda. 2.ed. Rio de Janeiro: Cultura Médica; 1996.
9. Ramos TS, Almeida MAT. A importância do ensino de Libras: relevância para profissionais de saúde. ID online Revista de Psicologia. 2016;10(33):116-26.
10. Ferreira AA, Barros DC, Bagni UV. Avaliação nutricional na atenção básica: reflexões sobre práticas e saberes. Rio de Janeiro: Fiocruz; 2018.
11. Ferreira TCR, Braga TLGP, Monteiro EAS, et al. Análise da relação médico-paciente no desenvolvimento de surdos no Brasil. Revista CPAQV – Centro de Pesquisas Avançadas em Qualidade de Vida. 2021;13(1).
12. World Health Organization (WHO). Deafness and hearing loss. Disponível em: https://www.who.int/news-room/fact-sheets/detail/deafness-and-hearing-loss. Acesso em: 10 dez. 2023.
13. Instituto Brasileiro de Geografia e Estatística (IBGE). Censo Demográfico 2010: características gerais da população, religião e pessoas com deficiência. Rio de Janeiro: IBGE; 2010.
14. Instituto Brasileiro de Geografia e Estatística (IBGE). Pesquisa Nacional de Saúde 2013. Ciclos de vida. Brasil e grandes regiões. Rio de Janeiro: IBGE; 2015.
15. Instituto Brasileiro de Geografia e Estatística (IBGE). Pesquisa Nacional de Saúde 2019. Ciclos de vida. Rio de Janeiro: IBGE; 2021.
16. Brasil. Portaria GM/MS n. 2.073, de 28 de setembro de 2004. Institui a Política Nacional de Atenção à Saúde Auditiva.
17. The Joint Committee on Infant Hearing. Year 2019 Position Statement: principles and guidelines for early hearing detection and intervention programs. The Journal of Early Hearing Detection and Intervention. 2019;4(2):1-44.
18. De Cicco, et al. O ensino superior na perspectiva do surdo e da pessoa com deficiência auditiva. In: Mattoso V et al. (orgs.). Contribuições para uma UFRJ mais acessiva e mais inclusiva: atenção às atitudes e comunicação. Rio de Janeiro: Editora dos Autores; 2021.
19. Capelli JCS, et al. A educação do surdo no ensino superior: manual técnico. Rio de Janeiro: UFRJ; 2019.
20. Brasil. Portaria n. 793, de 24 de abril de 2012. Institui a Rede de Cuidados à Pessoa com Deficiência no âmbito do Sistema Único de Saúde.
21. Brasil. Portaria de Consolidação n. 3, de 28 de setembro de 2017.
22. Brasil. Lei n. 13.146, de 6 de julho de 2015. Institui a Lei Brasileira de Inclusão da Pessoa com Deficiência (Estatuto da Pessoa com Deficiência).
23. Santos JC, Moreira ACML, Faria JCNM, et al. Assistência ao paciente surdo pelos profissionais de saúde por meio da comunicação de Libras: uma revisão de literatura integrativa. Revista Brasileira de Desenvolvimento. 2022;8(1):6402-15.
24. Santos KBM, Santos BLP, Roberto MESG, et al. A democratização do acesso à saúde em Libras: um relato de experiência. Revista Extensão & Cidadania. 2020;8(14):531-43.

25. Bottino B, Rezende C, Souza JCRP, et al. O processo ensino-aprendizagem da Língua Brasileira de Sinais na área da saúde. Pensar Acadêmico. 2022;20(1):215-25.
26. Costa-Guarisco LP, Dalpubel D, Labanca L, et al. Percepção da perda auditiva: utilização da escala subjetiva de faces para triagem auditiva em idosos. Ciência & Saúde Coletiva. 2017;22(11):3579-88.
27. Fernandes JC, Nozawa MR. Estudo da efetividade de um programa de triagem auditiva neonatal universal. Ciência & Saúde Coletiva. 2010;15:353-61.
28. Fernandes FM. O fonoaudiólogo no atendimento do deficiente auditivo. In: Capelli JCS, et al. (orgs.). A pessoa com deficiência auditiva: os múltiplos olhares da família, saúde e educação. Porto Alegre: Rede Unida; 2016.
29. Northern JL, Downs MP. Audição na infância. 5.ed. Rio de Janeiro: Guanabara Koogan; 2005.
30. Silva ABP, Pereira MCC. O aluno surdo na escola regular: imagem e ação do professor. Psicologia: Teoria e Pesquisa. 2003;19(2):173-6.
31. Cúnico SD, Oliveira CT, Kruel CS, et al. Percepções e sentimentos maternos frente à triagem auditiva neonatal do filho. Pensando Famílias. 2013;17(2):84-95.
32. Gatto CI, Tochetto TM. Deficiência auditiva infantil: implicações e soluções. Cefac. 2007;9(1):110-5.
33. Negrelli DEM, Marcon SS. Família e a criança surda. Ciência, Cuidado e Saúde. 2006;5(1):98-107.
34. Scarpitta TP, Vieira SS, Dupas G. Identificando necessidades de crianças com deficiência auditiva: uma contribuição para profissionais da saúde e educação. Escola Anna Nery. 2011;15(4):791-801.
35. Vieira ABC, Macedo LR. O diagnóstico da perda auditiva na infância. Pediatria. 2007;29(1):43-9.
36. Brasil. Ministério da Saúde. Diretrizes de atenção da triagem auditiva neonatal. Brasília, DF: Ministério da Saúde; 2012.
37. Lewis DR, Marone SAM, Mendes BAC, et el. Comitê Multiprofissional em Saúde Auditiva: Comusa. Rev Bras Otorrinolaringol (Engl Ed). 2010;76(1):121-8.
38. Brasil. Ministério da Saúde. Diretrizes gerais para a atenção especializada às pessoas com deficiência auditiva no Sistema Único de Saúde – SUS. Brasília, DF: Ministério da Saúde; 2014.
39. Almeida AOS. Próteses auditivas e outros recursos tecnológicos na reabilitação auditiva. In: Capelli JCS, et al. (orgs.). A pessoa com deficiência auditiva: os múltiplos olhares da família, saúde e educação. Porto Alegre: Rede Unida; 2016.
40. Joint Committee on Infant Hearing. Year 2007 Position Statement: principles and guideslines for early hearing detection and intervention programs. Pediatrics. 2007;120(4):898-921.
41. Yoshinaga-Itano C, Sedey AL, Mehl AL, et al. Language of early-and later-identified children with hearing loss. Pediatrics. 1998;102(5):1161-71.
42. Levy CCAC. Classificação precoce do tipo e grau da perda auditiva. In: UMA-SUS/UFMA. Comunicação efetiva com a pessoa com deficiência auditiva e surda na atenção primária à saúde. "Surdo-mudo é coisa do passado: desmistificando a comunicação com a pessoa com deficiência auditiva e surda. São Luís: UMA-SUS/UFMA; 2020.
43. Mousinho R, et al. Aquisição e desenvolvimento da linguagem: dificuldades que podem surgir neste percurso. Revista de Psicopedagogia. 2008;25(78):297-306.
44. Quadros RM. Educação de surdos: a aquisição da linguagem. Porto Alegre: Artes Médicas; 1997.
45. Galuch MTB, et al. Linguagem e desenvolvimento intelectual da criança surda. Internacional Studies on Law and Education. 2011;9:83-94.
46. Strobel K. As imagens do outro sobre a cultura surda. Florianópolis: UFSC; 2008.
47. Ribas J. Não sou deficiente: sou surda! In: Preconceito contra as pessoas com deficiência. 2.ed. São Paulo: Cortez; 2011.
48. Brasil. Lei n. 12.303, de 2 de agosto de 2010. Dispõe sobre a obrigatoriedade de realização do exame denominado Emissões Otoacústicas Evocadas.
49. Soleman C, Bousquat A. Políticas de saúde e concepções de surdez e de deficiência auditiva no SUS: um monólogo? Cadernos de Saúde Pública. 2021;37(8):e00206620.
50. Souza MFNS, Araújo AMB, Sandes LFF, et al. Principais dificuldades e obstáculos enfrentados pela comunidade surda no acesso à saúde: uma revisão integrativa de literatura. Rev Cefac. 2017;19(3):395-405.
51. Sousa SLR, et al. Comunicação entre o profissional da nutrição e o paciente com surdez. Revista Cereus. 2021;13(2):111-23.
52. França EG, et al. Dificultades profesionales em la atencíon en salud a la persona con sordera severa. Ciencia y Enfermería. 2016;22(3):107-16.
53. Fortes LO. Estratégias de comunicação no atendimento em saúde a sujeitos surdos. Universidade Federal de Santa Maria; 2012.
54. Araújo CCJ, Coura AS, França ISX, et al. Consulta de enfermagem às pessoas surdas: uma análise contextual. ABCS Health Sciences. 2015;40(1):38-44.
55. Campos EJC, Sousa ME, Ribeiro BE, et al. Perfil antropométrico de um grupo infantojuvenil com

deficiência auditiva assistido em uma instituição de referência em Macaé, Rio de Janeiro. FIEP Bulletin. 2013;83(special edition, article II).

56. Figueiredo PS, Santarém ARS, Rocha CMM, et al. Práticas alimentares de escolares e adolescentes assistidos em uma instituição filantrópica de referência ao deficiente auditivo em Macaé, Rio de Janeiro. FIEP Bulletin. 2013;84(special edition, article II).
57. Braga FAMN, et al. Nutrição: a importância do monitoramento do crescimento infantil. In: Almeida MFL, et al. (org.) Alimentação e nutrição da infância à adolescência: diálogo multidisciplinar com a prática em saúde. São Paulo: RED; 2018.
58. Oliveira SMS, et al. Orientações nutricionais para analfabetos. Instituto de Ensino e Pesquisa Santa Casa de BH. Belo Horizonte: Grupo Santa Casa de Belo Horizonte; s/d.
59. Instituto Federal do Ceará Campus Crateús. TVIFCE Crateus. Disponível em: https://www.youtube.com/@TVIFCECrateus/videos. Acesso em: 10 dez. 2023.
60. Ferreira DRC, et al. Assistência à gestante surda: barreiras de comunicação encontradas pela equipe de saúde. Saúde em Redes. 2019;5(3):31-42.
61. Albres CR, et al. Glossário bilíngue. Amamentação em Libras (Língua Brasileira de Sinais. Mato Grosso do Sul: Secretaria de Estado de Saúde; Secretaria de Estado de Educação; 2008.
62. Brasil. Ministério do Desenvolvimento Social e Combate à Fome. Marco de referência de educação alimentar e nutricional para as políticas públicas. Brasília, DF: MDS; Secretaria Nacional de Segurança Alimentar e Nutricional; 2012.
63. Oliveira YCA. Deaf people's knowledge and information sources regarding health and disease. Interface (Botucatu). 2015;19(54):549-60.
64. Capelli JCS, De Cicco NCT, Rumjanek VM. Guia prático do professor: acessibilidade na educação do surdo no ensino remoto. 2.ed. Macaé: Observatório da Cidade de Macaé; 2021.
65. Federação Brasileira das Associações dos Profissionais Tradutores e Intérpretes e Guia-intérpretes de Língua de Sinais (Febrapils). Federação Nacional de Educação e Integração dos Surdos (Feneis). Nota técnica sobre a atuação do tradutor, intérprete e guia-intérprete de Libras e língua portuguesa em materiais audiovisuais televisivos e virtuais. 2017.
66. Bodenmann P, Singy P, Kasztura M, et al. Developing and evaluating a capacity-building intervention for healthcare providers to improve communication skills and awareness of hard of hearing and D/deaf populations: protocol for a participative action research-based study. Frontiers in Public Health. 2021;(9):6154-74.

7

Cuidado em nutrição de pessoas com amputação

Caroline Dias de Macêdo Fialho
Ursula Viana Bagni

A amputação pode ser considerada a cirurgia mais antiga da história da medicina[1]. Ela é definida como a remoção total ou parcial de um membro mediante cirurgia ou lesão traumática, podendo ser uni ou bilateral[2]. Embora possa trazer grandes modificações à vida da pessoa, é importante que não seja encarada como uma desgraça, mas como uma estratégia importante para tratar certos problemas de saúde (p. ex., remover tecido morto ou "doente"; aliviar a dor) e para salvar vidas (p. ex., reparar lesão traumática que traga risco de morte).

O nível da amputação (local a partir do qual o segmento do corpo será retirado) geralmente é determinado pelo cirurgião, com base no motivo da retirada parcial ou total do membro. Ela pode ser executada na continuidade de um ou mais ossos, ou na interlinha articular, ou seja, na contiguidade dos ossos, denominada desarticulação. Quando a intervenção é planejada, geralmente o ortopedista é consultado para que se determine melhor o nível da amputação, a fim de favorecer a protetização e o processo de reabilitação[3] (Figura 1).

A média diária de amputações no país tem sido crescente, e no ano de 2021 foram cerca de 80 cirurgias por dia. A região Sudeste respondeu por 42% de todas as amputações efetuadas no Brasil, seguida do Nordeste (32,6%), Sul (14,3%), Centro-Oeste (5,5%) e Norte (5,5%)[4].

A maioria dos casos (70 a 80%) ocorre nos membros inferiores, principalmente por complicações de diabetes e outras doenças vasculares, afetando principalmente pessoas com mais de 60 anos de idade de ambos os sexos. A segunda maior causa são as lesões traumáticas (p. ex., acidentes de trânsito, ferimentos por arma de fogo e acidentes de trabalho), afetando principalmente pessoas de 20 a 40 anos do sexo masculino. As amputações também podem ser decorrentes de outras causas, como neoplasias, trombose venosa, hanseníase e infecções[2].

Em âmbito nacional e internacional, comemora-se em abril o Mês da Conscientização da Amputação (Abril Laranja), com o objetivo de destacar a importância da informação sobre a perda do membro e sobre a reabilitação. Trata-se de uma janela de oportunidade para trabalhar de forma multidisciplinar esse tema tanto na atenção primária à saúde, com ações voltadas à prevenção da amputação em pessoas com doenças crônicas não transmissíveis, quanto

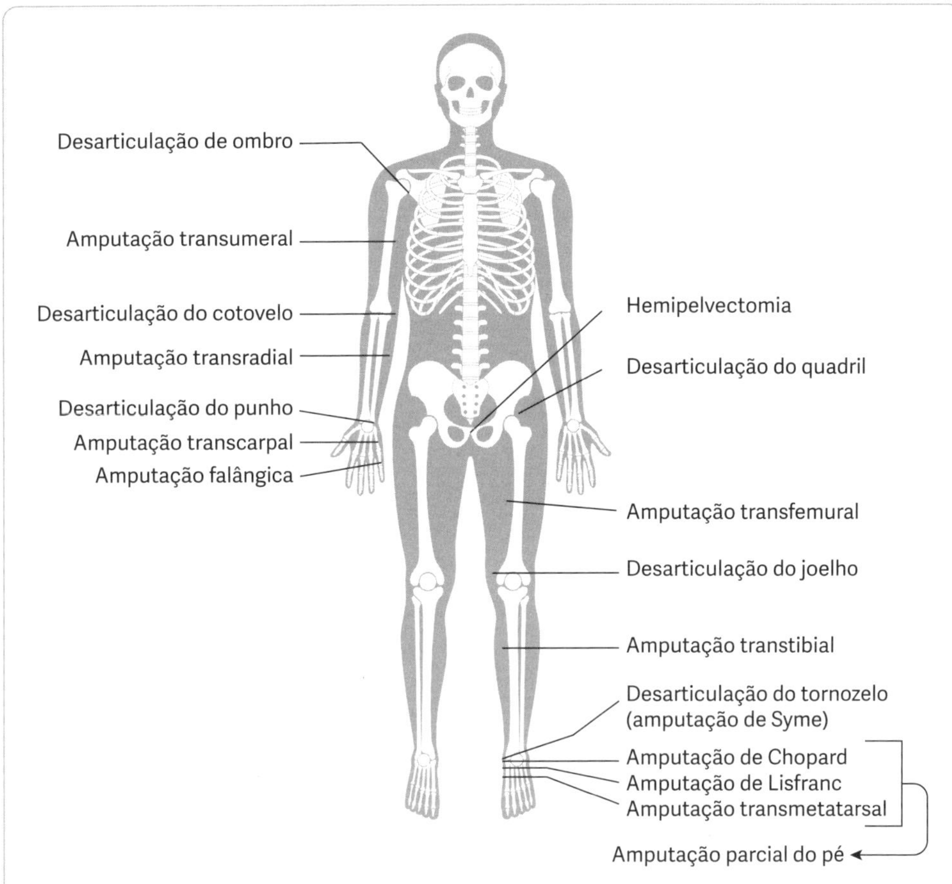

FIGURA 1 Níveis de amputação de membros superiores e inferiores.
Fonte: adaptação de Brasil[2].

na promoção da saúde e alimentação saudável das pessoas amputadas.

AVALIAÇÃO E DIAGNÓSTICO NUTRICIONAL

Durante a anamnese, é importante investigar as consequências da amputação para a saúde e a qualidade de vida da pessoa, o grau de independência para a realização das atividades da vida diária (AVD – tarefas que fazem parte do dia a dia das pessoas, como escovar os dentes, tomar banho, comer, andar), a etapa do processo de reabilitação em que a pessoa se encontra, o condicionamento físico e as comorbidades presentes (comumente diabetes, hipertensão, dislipidemia, doença renal).

O profissional de saúde precisa considerar também que no período pós-amputação imediato a pessoa geralmente passa por uma série de reações emocionais (estresse pós-traumático, negação, ansiedade, desorientação) e pode vivenciar um desajustamento ao ter que lidar com a dependência forçada decorrente da dificuldade de realização de AVD e com a perda da autoestima. Assim, precisa também investigar a forma de enfrentamento da pessoa em relação à cirurgia e o suporte social que tem no dia a dia[3].

O desejo pela rápida protetização é muito comum, mas é fundamental compreender que chegar a essa etapa da reabilitação depende muito do controle das comorbidades presentes e do estado nutricional. A modificação postural e o esforço no período inicial de adaptação da prótese podem alterar a pressão arterial. O diabetes descompensado, por outro lado, pode causar lesões no coto (parte do membro que permanece após a cirurgia de amputação) em decorrência do atrito na prótese, nos casos em que a amputação decorreu de vasculopatia diabética. Por isso, a etapa de protetização só pode ser iniciada quando a hipertensão arterial e o diabetes estiverem bem controlados.

É fundamental também que a pessoa esteja eutrófica, já que tanto o baixo peso quanto o excesso de peso podem deixar a prótese mal ajustada, causando desequilíbrio ao andar e prejudicando a mobilidade. A obesidade traz também outros problemas para a protetização: risco de lesão no coto por pressão excessiva; sobrecarga na capacidade da prótese, gerando danos em sua funcionalidade; elevação do risco de desenvolvimento ou agravamento das doenças crônicas não transmissíveis.

Em todas as pessoas amputadas é importante avaliar mudanças na composição corporal recente, que muitas vezes tem relação com a redução da mobilidade após a amputação. A perda de peso expressiva pode ser decorrente da atrofia muscular pela falta de deambulação de amputados de membros inferiores, das dificuldades no consumo alimentar em amputados de membros superiores ou do prejuízo no estado nutricional decorrente do aumento do gasto de energia na execução de movimentos em pessoas que usam muletas ou cadeira de rodas. Por outro lado, o excesso de peso pode surgir por questões emocionais relacionadas à aceitação da nova realidade de vida, ou pela mobilidade reduzida e tendência ao sedentarismo nas amputações de membros inferiores[5].

Na prática clínica, as medidas mais empregadas são o peso e a estatura, para o cálculo do índice de massa corporal (IMC = peso/estatura^2). Porém é importante a adoção de outros indicadores para avaliar a adiposidade global e central, bem como a reserva de massa muscular[6].

A estatura deve ser medida por estadiômetro, utilizando as mesmas técnicas adotadas para a população geral[7] desde que a pessoa consiga se levantar e se manter de pé, com segurança e equilíbrio, na postura adequada para a medição (ou seja, com prótese bem ajustada, auxílio de muleta ou apoio em ajudante), como é o caso daquelas com amputação de membros superiores, amputação unilateral de membro inferior e amputação bilateral de pequenas porções (p. ex., dedos ou parte do pé)[5]. Geralmente essa abordagem confere menos erros à estatura do que a estimativa por meio de equações[6], mas, caso a pessoa não consiga manter-se de pé durante a medição, convém medir a estatura recumbente ou recorrer às equações de predição, preferencialmente aquelas usando a altura do joelho.

No caso de amputação bilateral de grandes porções dos membros inferiores, não é possível avaliar a estatura, devendo-se utilizar equações de estimativa baseadas nas medidas antropométricas alternativas de segmentos da parte superior do corpo[8], como envergadura do braço ou meia envergadura do braço. No caso de crianças e adolescentes com esse tipo de amputação, o acompanhamento do crescimento linear também pode ser realizado utilizando gráficos e tabelas de referência para o comprimento da ulna, do braço ou da tíbia, estatura sentado e altura do joelho[6].

O peso corporal também deve ser medido considerando as técnicas recomendadas para a população geral[7], desde que a pessoa consiga se levantar e se manter de pé na postura adequada para a medição, como é o caso daquelas com amputação de membros superiores e daquelas com amputação de membros inferiores que usam prótese bem ajustada ou que consigam equilibrar-se bem sobre o equipamento (com ou sem muletas)[5]. A medição deve sempre ser realizada de forma rápida, idealmente em balança digital com plataforma ampla e com o auxílio do profissional quando a pessoa for subir e descer do equipamento.

A retirada da prótese geralmente não é possível durante a avaliação antropométrica, pois, além de os procedimentos de remoção e recolocação tomarem muito tempo, muitas pessoas consideram essa solicitação invasiva e geradora de desconforto. Assim, caso a pessoa seja pesada usando próteses ou muletas, o peso desses itens deve ser desconsiderado do valor obtido no equipamento.

Em amputados que usam cadeira de rodas, a medição do peso deve ser realizada em balança plataforma específica para cadeirantes, descontando-se o peso da cadeira de rodas. Caso esse equipamento não esteja disponível no local do atendimento, deve-se estimar o peso da pessoa a partir de equações de predição para a população geral[6]. Não se recomenda que a pessoa seja pesada no colo de outra pessoa (pelos riscos de constrangimento e de acidentes), tampouco sentada diretamente na plataforma da balança (pela presença de sujidades trazidas pelos pés de outros usuários, e pela plataforma estreita da maioria dos equipamentos).

Para todos os cálculos que envolvem o peso corporal na avaliação nutricional, deve-se utilizar o peso corrigido, isto é, calculado com base na proporcionalidade da amputação, independentemente da faixa etária[5,9-11] (Figura 2). É um procedimento

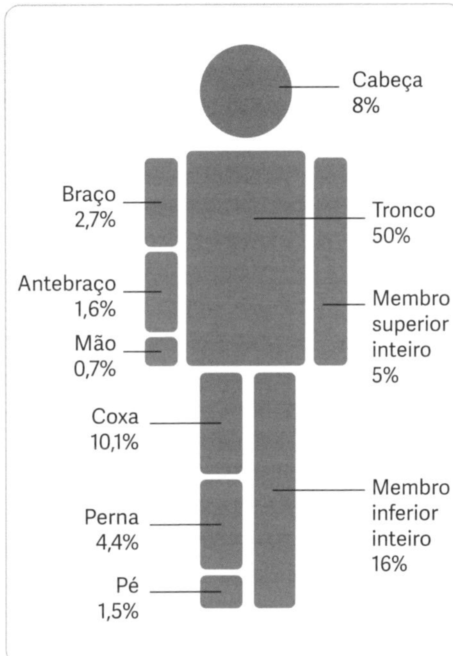

FIGURA 2 Proporcionalidade do peso de cada segmento corporal em relação ao peso corporal total.
Fonte: Osterkamp[10]; Himes[11].

simples, que pode ser feito apenas utilizando regras de três, conforme exemplificado na Figura 3.

Cabe destacar que os cálculos de proporcionalidade são estimativas, pois há inúmeras variações na composição corporal humana. Ressalta-se também a ausência de parâmetros para crianças e adolescentes, já que a proporcionalidade corporal nos primeiros anos de vida é diferente de um adulto, por serem fases da vida com modificações corporais intensas e mais dinâmicas. Assim, o cálculo da proporcionalidade deve ser utilizado com cautela em fases de crescimento.

É importante destacar que existem situações em que a amputação é mal definida e o percentual de amputação é difícil de ser estimado. Nessas situações, alguns profis-

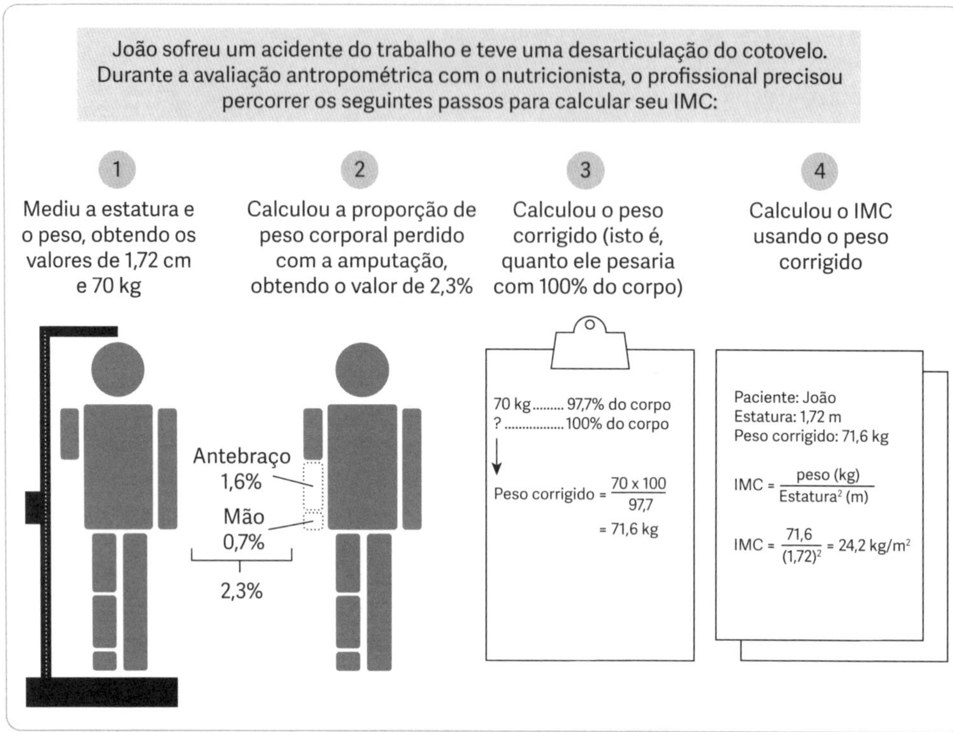

FIGURA 3 Exemplo de cálculo do peso corrigido e do IMC em uma pessoa com amputação.
IMC: índice de massa corporal.
Fonte: elaboração das autoras.

sionais optam por reajustar a proporcionalidade conforme a observação da parte amputada[8,9]. Por exemplo: uma pessoa com amputação transfemural com 2/3 proximais da coxa remanescentes corresponderia a 9,3% (1,5% do pé + 4,4% da perna + 3,4% da coxa, que corresponde a 1/3 de 10,1%). Embora rotineiramente utilizada, a acurácia dessa estratégia ainda não foi documentada[9].

A partir das medidas de peso (corrigido ou estimado por equações) e estatura (medida ou estimada por equações) é possível calcular e classificar o IMC, adotando-se para as pessoas amputadas os mesmos pontos de corte recomendados para a população em geral[6,7,9].

Caso o IMC não possa ser calculado pela impossibilidade de se obter uma ou ambas as medidas, outras medições corporais podem ser feitas para avaliar e classificar as reservas proteico-energéticas, como a avaliação do perímetro do braço e do pescoço. A prática tem demonstrado que o uso do percentual de adequação do perímetro do braço muitas vezes é mais fidedigno do que o IMC calculado com medidas provenientes de equações de predição. Caso essas medições também sejam inviáveis, outros perímetros, dobras cutâneas e outras medidas corporais podem ser úteis para avaliar a reserva muscular adiposa. O profissional deverá identificar quais as medidas factíveis de obtenção para monitorar a composição corporal ao longo do tempo[6].

Na avaliação do consumo alimentar, particularmente nas pessoas com amputação de membros superiores, recomenda-se investigar se há dificuldade na aquisição, no preparo e no consumo de alimentos, pois a falta de autonomia pode afetar a ingestão de energia e nutrientes[5]. Nessas pessoas recomenda-se também avaliar o uso de tecnologias assistivas para alimentação, já que a independência para se alimentar pode prevenir problemas nutricionais.

Na avaliação semiológica nutricional, além dos aspectos observados na população geral, o nutricionista deve atentar também às características da pele no coto (íntegra e com boa sensibilidade; ressecada; avermelhada ou arroxeada; com úlceras ou lesões) e investigar se há lesão por pressão pela redução da mobilidade em pessoas que usam cadeira de rodas, a fim de nortear sua conduta nutricional em caso de intercorrências.

CUIDADOS COM A ALIMENTAÇÃO

No período pré-operatório de cirurgias eletivas, é importante adequar o estado nutricional, visando minimizar intercorrências (p. ex., dificuldade de cicatrização) e reduzir o tempo de internação hospitalar. Nesse período, várias ações de reabilitação também podem ser iniciadas, caso não haja contraindicação clínica, como o condicionamento cardiopulmonar[3], por isso o nutricionista deve sempre monitorar o nível de atividade física diário para adequar o valor energético total a ser prescrito.

Durante a cirurgia de amputação de membros inferiores, independentemente do nível da amputação, o coto não pode ter massa muscular com muito volume e com aspecto de solta, pois esse excesso de estrutura flácida pode prejudicar a ancoragem da prótese posteriormente. Assim, ele é modelado em um formato levemente cônico, mais fino na ponta do que na base, para facilitar seu encaixe na prótese[3].

Na fase pós-cirúrgica imediata (período entre a cirurgia e a alta hospitalar), um dos principais objetivos é a cicatrização do membro residual. Assim, deve-se oferecer dieta adequada para promover boa cicatrização das suturas no coto, que deve ser rica em vitamina C, vitaminas B, zinco e cobre. Pode-se realizar também a suplementação de glutamina e arginina[12].

A intervenção na atenção hospitalar deve ser voltada também para a preparação para a alta e para o tratamento pós-internação, seja em domicílio ou no acompanhamento ambulatorial[3]. Assim, o nutricionista deve estar atento às oscilações no balanço energético durante a internação, decorrentes tanto da mudança da taxa metabólica pela perda de uma porção corporal metabolicamente ativa como dos exercícios aos quais o indivíduo é submetido para promover o equilíbrio em ortostastismo sobre o membro preservado (no caso de amputação de membros inferiores) e para a execução de atividades (p. ex., recuperação do sentido do corpo no espaço, independência nas transferências de assentos, mobilidade e AVD).

Para controlar a dor e evitar o edema pós-cirúrgico nos membros inferiores, o coto é enfaixado com atadura gessada ainda na mesa cirúrgica. Esse gessamento deve ser mantido até que a prótese temporária esteja pronta, pois reduz em 2 a 3 meses o prazo para a protetização. O monitoramento da ferida operatória é feito pela calota removível que é feita ao serrar a ponta do gesso, que fica presa com esparadrapo[2,3].

No período de reabilitação da fase pós-cirúrgica, tende a ocorrer um aumento na atividade física diária e no gasto energético de pessoas com amputação de membros inferiores, já que somente quando a pessoa tiver bom condicionamento cardiovascular poderá iniciar o treino de marcha, que é essencial para promover o ganho de equilíbrio necessário para a protetização. O treino de marcha geralmente se inicia com apoio duplo em barras paralelas, podendo progredir para andador e muletas, treino com obstáculos, rampas, escadas e terrenos irregulares[3].

O controle do edema no membro remanescente também permanece durante um longo prazo no período pós-cirúrgico, no caso de amputações de membros inferiores. Para tanto, a pessoa deve movimentar com frequência o membro amputado, com movimentos suaves de extensão (do quadril ou do joelho) dentro de uma amplitude livre da dor[3]. Esses exercícios também contribuem para o aumento no gasto de energia ao longo do dia.

Na fase pré-protética (período entre a alta hospitalar e a adequação de uma prótese definitiva), é recomendado que pessoas com amputação de membros inferiores se engajem em um programa de exercícios visando ao fortalecimento geral (incluindo o tronco e todos os membros), equilíbrio e coordenação, principalmente para as pessoas mais velhas e/ou que eram sedentárias antes da cirurgia. Devem ser enfatizados os músculos que serão mais demandados na função protética, como os dorsais e os abdominais, principalmente o músculo quadrado lombar, que tem papel fundamental na deambulação[3] (Quadro 1).

Para promover o fortalecimento e o *endurance* (capacidade de manter contrações musculares em determinado tempo) dos outros segmentos corporais, recomendam-se também os seguintes exercícios para todas as pessoas amputadas na fase pré-protética[3]:

- Alongamento muscular (para prevenir contraturas e encurtamentos musculares).
- Exercícios ativos livres e assistidos (para manter a amplitude de movimento e também prevenir contraturas).
- Exercícios de estiramentos pendulares ou de estiramento (para o alongamento muscular).
- Exercícios de equilíbrio e coordenação integrando tronco e membros, com ou sem apoios.
- Séries de exercícios isométricos (para fortalecimento muscular).
- Exercícios isotônicos (para treinar AVD e promover a independência da pessoa).
- Exercícios de propriocepção e esquema corporal, com o uso de estiramentos, equilíbrio e contração isométrica.
- Transferência de peso e treino de marcha (para o preparo para a futura protetização).
- Treino de marcha, com redução da descarga de peso do lado amputado, distribuindo todas as atividades para os dois membros.
- Exercícios respiratórios (para manter o condicionamento pulmonar).

QUADRO 1 Exercícios recomendados para o fortalecimento muscular de pessoas com amputação de membros inferiores

Tipo amputação	Exercícios recomendados
Transtibial	Contração de quadríceps; extensão de quadril com o joelho reto; levantar a perna com o joelho reto; extensão do membro residual com o joelho da outra perna contra o peito; abdução do quadril contra resistência e ponte.
Transfemural	Contração de glúteos; abdução do quadril em decúbito dorsal; abdução do quadril contra resistência; extensão do quadril em decúbito ventral e ponte.

Fonte: adaptação de Ribeiro[3].

Para o planejamento dietético da pessoa com amputação de longo prazo, geralmente se adota a faixa de recomendação de 20 a 30 kcal/kg de peso corporal. Para esse cálculo, deve-se considerar o peso real, isto é, sem correção pela proporção da amputação, a fim de não haver superestimativa da necessidade de energia diária.

Outro ponto relevante nos cálculos das necessidades nutricionais é o ajuste dessa faixa de recomendação ao estado nutricional, ao nível de atividade física diário e ao uso de prótese e outros dispositivos para melhorar a mobilidade, principalmente nos membros inferiores. A taxa de gasto de energia metabólica ao longo do dia é maior em pessoas com amputação de membros inferiores do que em pessoas sem deficiência (especialmente aquelas cuja amputação foi decorrente de problemas vasculares), em decorrência do maior esforço para locomoção. A amputação transtibial, por exemplo, leva a um aumento de 10 a 40% no gasto de energia durante a caminhada[13,14]. Por outro lado, quem tem amputação em membros inferiores tende a andar mais devagar e a percorrer menores distâncias ao longo do dia, o que em alguns casos pode reduzir sua taxa de gasto de energia metabólica a um valor similar aos de pessoas sem deficiência[13].

Quando há a presença de doença de base e/ou comorbidades (p. ex., diabetes, cardiopatia, dislipidemia, lesão por pressão), deve-se planejar a dieta para intervir onde houver maior prioridade. No diabetes associado a problemas renais, quadro muito frequente em amputados de membros inferiores, é importante realizar periodicamente exames bioquímicos (ureia, creatinina, potássio e albumina) e adequar a dieta de acordo com as alterações observadas.

Muitos amputados de membros inferiores apresentam também baixa visão ou cegueira em decorrência do diabetes descontrolado, trazendo vulnerabilidades adicionais ao estado nutricional: além de tornar a alimentação mais difícil no dia a dia, geralmente o uso de prótese é contraindicado por trazer riscos de acidente, o que resulta no menor gasto energético diário pela mobilidade reduzida.

Grande parte dos amputados apresenta problemas vasculares e por esse motivo faz uso regular de anticoagulantes orais, como a varfarina sódica. Esse tipo de medicação tem interação com a vitamina K, que participa da coagulação sanguínea. Uma vez que a concentração elevada de vitamina K reduz a eficácia desse tratamento medicamentoso, é fundamental orientar que a pessoa reduza ao máximo alimentos fontes de vitamina K (folhosos verde-escuros, salsa, fígado bovino, óleo de soja, azeite de oliva, chá verde ou preto), a fim de manter o consumo da dose diária considerada segura (1 mcg/kg/dia)[15].

REFERÊNCIAS

1. Castaneda L. Breve história da amputação. In: Universidade Aberta do SUS. Universidade Federal do Maranhão. Atenção à pessoa com deficiência I: transtornos do espectro do autismo, síndrome de Down, pessoa idosa com deficiência, pessoa amputada e órteses, próteses e meios auxiliares de locomoção. Atenção à pessoa amputada. São Luís: UNA-SUS/UFMA; 2021.
2. Brasil. Ministério da Saúde. Diretrizes de atenção à pessoa. Brasília, DF: Ministério da Saúde; 2013.
3. Ribeiro LC. Fases cirúrgicas da amputação de membro. In: Universidade Aberta do SUS. Universidade Federal do Maranhão. Atenção à pessoa com deficiência I: transtornos do espectro do autismo, síndrome de Down, pessoa idosa com deficiência, pessoa amputada e órteses, próteses e meios auxiliares de locomoção. Atenção à pessoa amputada. São Luís: UNA-SUS/UFMA; 2021.
4. Sociedade Brasileira de Angiologia e Cirurgia Vascular (SBACV). Por meio da imprensa, SBACV alerta sobre o aumento de amputação de pernas e pés no Brasil. Disponível em: https://sbacvempauta.com.br/por-meio-da-imprensa-sbacv-alerta-sobre-o-aumento-de-amputacao-de-pernas. Acesso em: 10 dez. 2023.
5. Ferreira AA, Barros DC, Bagni UV. Avaliação nutricional na atenção primária à saúde: reflexões sobre práticas e saberes. Rio de Janeiro: Fiocruz; 2018.

6. Bagni UV. Vade mecum de avaliação nutricional: equações preditivas, referências para comparação e parâmetros de classificação. Niterói: Observatório Multidimensional de Nutrição Inclusiva; 2023.
7. Brasil. Ministério da Saúde. Secretaria de Atenção à Saúde. Departamento de Atenção Básica. Orientações para a coleta e análise de dados antropométricos em serviços de saúde: Norma Técnica do Sistema de Vigilância Alimentar e Nutricional – Sisvan. Brasília, DF: Ministério da Saúde; 2011.
8. Mozumdar A, Roy SK. Method for estimating body weight in persons with lower-limb amputation and its implication for their nutritional assessment. Am J Clin Nutr. 2004;80:868-75.
9. Passadore MD, et al. Portadores de necessidades especiais: amputados. In: Rossi L, Caruso L, Galante AP. Avaliação nutricional: novas perspectivas. 2.ed. Rio de Janeiro: Guanabara Koogan; 2017.
10. Osterkamp LK. Current perspective on assessment of human body proportions of relevance to amputees. J Am Diet Assoc. 1995;95(2):215-8.
11. Himes JH. New equation to estimate body mass index in amputees. J Am Diet Assoc. 1995;95(6):646.
12. Fernandes D. Cicatrização de feridas. In: Oliveira AM, Silva FM (orgs.). Dietoterapia nas doenças do adulto. Rio de Janeiro: Rubio; 2018.
13. Czerniecki JM, Morgenroth DC. Metabolic energy expenditure of ambulation in lower extremity amputees: what have we learned and what are the next steps? Disability and Rehabilitation. 2015;39(2):143-51.
14. Waters RL, Mulroy S. The energy expenditure of normal and pathologic gait. Gait & Posture. 1999;9(3):207-31.
15. Garzone EOC, Ferreira TJ, Oliveira L, Moreira RSL. Recomendação de vitamina K para pacientes em uso de anticoagulante oral. Brazilian Journal of Development. 2021;7(11):108578-96.

8

Cuidado em nutrição de pessoas com lesão medular

Caroline Dias de Macêdo Fialho
Thainá Targino Ferreira
Márcia Marília Gomes Dantas Lopes

Denomina-se lesão medular (LM) toda injúria às estruturas contidas no canal medular (medula, cone medular e cauda equina), podendo resultar em alterações motoras, sensitivas, autonômicas e psicoafetivas[1,2]. Considera-se LM aguda quando ocorreu há menos de 1 ano, e crônica quando o indivíduo teve a injúria há um período igual ou maior que 1 ano[3].

A incidência global da LM é de 10,5 casos por 100 mil pessoas, resultando em uma estimativa de 768.473 novos casos de LM anualmente em todo o mundo. A incidência é maior em países de baixa e média renda (8,72 por 100 mil pessoas) em comparação com países de alta renda (13,69 por mil pessoas). No Brasil, a incidência de LM é de 6 a 8 mil casos novos por ano, sendo a maioria homens (80%) e jovens entre 10 e 30 anos de idade (60%). E as principais causas da LM são de origem traumática (80%), por exemplo, os acidentes automobilísticos e os ferimentos por arma de fogo. As causas não traumáticas têm origem diversa, podendo ser decorrentes de problemas congênitos, infecções, tumores e doenças autoimunes, com lesão na vértebra e/ou nos nervos localizados na coluna vertebral[2,4].

A LM cursa com diversas manifestações corporais, tais como paralisia e/ou paresia dos membros; alteração ou perda de reflexos superficiais e profundos e das diferentes sensibilidades (tátil, dolorosa, de pressão, vibratória e proprioceptiva); alterações autonômicas (vasoplegia, alteração de sudorese, controle da temperatura corporal); alterações no tônus muscular, dentre outras[2]. O tipo de comprometimento apresentado pela pessoa está associado ao nível neurológico da lesão (Figura 1).

A lesão na medula espinhal resulta também em diversos outros comprometimentos e comorbidades que precisam ser considerados pelos profissionais de saúde, tais como[2,5]:

- Sarcopenia (redução da força associada à redução da quantidade de massa muscular) pelo desuso, espasticidade e danos microvasculares.
- Aumento da massa gordurosa e redistribuição da gordura corporal (diminuição nos membros e acúmulo na região abdominal).
- Diminuição da densidade mineral óssea abaixo do nível da lesão, favorecendo a osteoporose e fraturas.

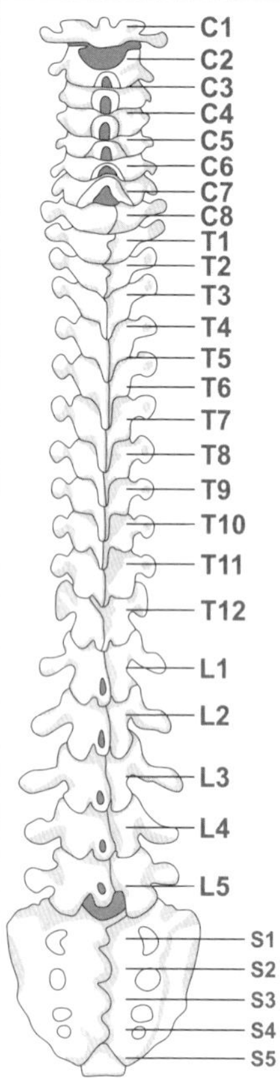

Nível da lesão	Efeitos
Entre C1 e C5	Paralisia de todos os músculos do tronco, membros superiores e inferiores. Afeta também alguns ou todos os músculos utilizados na respiração.
Entre C5 e C6	Paralisia do tronco, membros inferiores, punhos e mãos. Discreta capacidade de reflexão dos membros superiores.
Entre C6 e C7	Paralisia do tronco, dos membros inferiores, parte dos punhos e das mãos. Movimentos de ombros e flexão dos cotovelos relativamente preservados.
Entre C8 e T1	Paralisia do tronco e dos membros inferiores; braços relativamente normais; mãos paralisadas; ptose palpebral e ausência de sudorese na fronte (síndrome de Homer).
Entre T2 e T4	Paralisia do tronco e dos membros inferiores; perda da sensibilidade abaixo dos mamilos.
Entre T5 e T8	Paralisia da parte inferior do tronco e dos membros inferiores; perda da sensibilidade abaixo da caixa torácica. Prejuízos na regulação térmica e da pressão arterial.
Entre T9 e T11	Paralisia dos membros inferiores, perda da sensibilidade abaixo da cicatriz umbilical.
Entre T12 e L1	Paralisia e perda da sensibilidade abaixo da virilha.
Entre L2 e S2	Diferentes padrões de fraqueza e dormência dos membros inferiores.
Entre S3 e S5	Dormência na região entre o ânus e o períneo. Perda do controle da bexiga e do intestino. Disfunção sexual.

FIGURA 1 Efeitos da lesão medular conforme o local da lesão.
C: vértebra cervical; L: vértebra lombar; S: sacro; T: vértebra torácica.
Fonte: Brasil.[2]

- Dor neuropática e parestesia na região onde há perda ou diminuição da sensibilidade (sensações de desconforto, formigamento, dormência, coceira, queimação, choque).
- Ossificação heterotópica (formação de osso abaixo do nível da lesão nos tecidos moles onde normalmente estes não existem, principalmente nos quadris, joelhos, ombros e cotovelos), que diminui a amplitude articular ou bloqueia completamente a articulação e prejudica a realização das atividades de vida diária.
- Trombose venosa profunda, decorrente da hipercoagulabilidade sanguínea, das alterações endoteliais e da estase venosa (tríade de Virchow).
- Hipotensão postural, resultante da vasodilatação abaixo do nível de LM e consequente represamento de sangue nos membros inferiores, além da ausência ou diminuição dos reflexos vasomotores posturais.
- Disreflexia autonômica (em pessoas com lesão acima de T6), caracterizada por uma crise hipertensiva causada por vasoconstrição decorrente da reação adre-

nérgica por estímulo nociceptivo abaixo do nível da lesão (p. ex., não esvaziamento da bexiga, obstipação intestinal, úlceras por pressão, infecção urinária).

- Bexiga e/ou intestino neurogênico, consequência de prejuízos nos mecanismos de integração do sistema nervoso autônomo (involuntário) e piramidal (voluntário).
- Espasticidade (aumento involuntário da contração muscular), geralmente associada a automatismos (movimentos involuntários em flexão ou extensão). Dificulta o posicionamento adequado do indivíduo, podendo interferir em atividades de vida diária, como alimentação, vestuário, higiene, transferências e locomoção. Quando não tratada, pode levar a contraturas, rigidez, luxações, dor e deformidades.
- Úlceras por pressão, decorrentes da perda de mobilidade associada à perda de sensibilidade, que faz com que áreas sob proeminências ósseas fiquem mais suscetíveis a fenômenos isquêmicos da pele.
- Problemas respiratórios. Quanto mais alta for a lesão, maior a frequência de complicações pulmonares como infecções respiratórias e pneumonias.

QUADRO 1 Dificuldades relacionadas à aferição de peso e estatura em pessoas com lesão medular

Medida corporal	Principais dificuldades
Peso	▪ Impossibilidade de manter-se de pé na balança plataforma conforme protocolo. ▪ Ausência de balanças para cadeirantes na maioria dos serviços de saúde. ▪ Contraindicação de medição da pessoa no colo de terceiros (risco de acidentes, constrangimento, capacidade de carga insuficiente das balanças). ▪ Uso de fralda e/ou cateter.
Estatura em pé	▪ Impossibilidade de manter-se de pé no estadiômetro conforme protocolo.
Estatura recumbente Altura do joelho Envergadura do braço	▪ Necessidade de um ajudante para realizar a medida. ▪ Dificuldade de posicionar a pessoa pela rigidez articular. ▪ Ausência de equipamentos apropriados na maioria dos serviços de saúde.

Fonte: adaptação de Ferreira et al.[6]

AVALIAÇÃO DO ESTADO NUTRICIONAL

A avaliação antropométrica é muito importante para monitorar a composição corporal e o risco de doenças cardiometabólicas. Assim, sempre que possível, deve-se monitorar o índice de massa corporal (IMC = peso/estatura^2). Porém, quanto maior o grau da lesão, maior a dificuldade de mensuração direta das medidas que compõem o IMC por causa da mobilidade reduzida e das modificações posturais (Quadro 1).

Tendo em vista as limitações físicas inerentes às pessoas com LM, por exemplo, deformidades na espinha, obliquidade pélvica, contrações musculoesqueléticas e dificuldade de permanecer na posição ereta, a estatura recumbente parece ser a medida mais aplicável no dia a dia. Idealmente deve ser medida com auxílio de um estadiômetro supino, com a pessoa deitada em uma maca em decúbito dorsal (posição supina)[7]. Caso esse equipamento não esteja disponível, pode-se medir a estatura recumbente com o auxílio de uma fita métrica e duas placas rígidas: uma é posicionada no vértex (ápice da cabeça) e outra na região plantar (sola do pé), passando-se a fita métrica de uma placa a outra para medir a extensão do corpo[8,9]. Embora a medida tenha menor precisão utilizando-se essa estratégia, é uma alternativa factível nas unidades de saúde que não contam com estadiômetro horizontal. Não se recomenda o uso da estatura referida, já que o valor pode ser desconhecido (p. ex., adulto que teve a lesão ainda na infância) ou pode haver esquecimento ou confusão do valor (p. ex., adulto que mediu a estatura poucas vezes antes da lesão).

O peso corporal pode ser mensurado com o auxílio de de uma balança para cadeira de rodas *(wheelchair scale)*. Primeiramente, a cadeira de rodas deve ser pesada vazia sobre a balança, depois deve ser mensurada com o indivíduo sobre ela. Para obter o peso corporal, subtrai-se o peso total (cadeira de rodas + indivíduo) do peso da cadeira de rodas[8-10].

Na prática clínica, é muito comum que esse equipamento não esteja disponível nas unidades de saúde, ou que não seja possível remover a pessoa da cadeira de rodas. Nesses casos, podem ser utilizadas as equações de estimativa de peso e estatura[11], que devem ser escolhidas considerando o grau de comprometimento do indivíduo.

A LM resulta em disfunção metabólica que favorece a obesidade neurogênica[12], definida como a obesidade que está diretamente ligada ao comprometimento neurológico, incluindo sarcopenia, osteoporose neurogênica, deficiência anabólica neurogênica, disfunção simpática e saciedade reduzida, que afeta o balanço energético[3].

Após a lesão, particularmente naquelas mais extensas, observa-se uma redução expressiva na massa magra, pela atrofia muscular e redução na atividade física, e um aumento da massa gordurosa e alterações na distribuição de gordura corporal (redução nos membros e acúmulo na região abdominal)[13-18]. Diante disso, o IMC é considerado um indicador pobre de riscos relacionados ao excesso de gordura corporal, subestimando-os quando adotados os pontos de corte da população em geral, e os indivíduos com tetraplegia têm maior composição de gordura em comparação com a paraplegia[19]. Com isso, a readequação do ponto de corte para excesso de peso nessa população para 22 ou 23 kg/m^2 identifica melhor aqueles com maior risco de obesidade e doenças crônicas do que os pontos de corte tradicionais[15,20]. Assim, seu uso deve ser adotado, mas precisa sempre estar associado a outras medidas corporais para avaliar a adiposidade[11].

Os perímetros e dobras corporais têm sido as medidas mais empregadas na prática clínica com esse propósito. O perímetro do braço e as dobras cutâneas bicipital e tricipital são os mais utilizados pela facilidade de mensuração para lesões em que não há atrofia nos membros superiores. A dobra cutânea subescapular, embora seja particularmente útil para estimar o peso e a reserva adiposa por diversas equações, quanto mais alta a lesão, é mais difícil medir pelo posicionamento do indivíduo na cadeira de rodas[11]. Entretanto, vale salientar que os padrões comparativos destas medidas não são válidos[21], dessa forma devem ser utilizadas apenas para monitoramento longitudinal das reservas proteico-energética, muscular e adiposa.

O perímetro e a área muscular do braço, o perímetro da panturrilha e o músculo adutor do polegar, que são indicadores de perda de massa muscular decorrente de desnutrição[11], ainda têm seu uso controverso em pessoas com LM. Em decorrência da grande atrofia muscular que ocorre abaixo do nível da lesão, a maioria dessas pessoas pode ser equivocadamente classificada como tendo depleção grave. Ainda não existem pontos de corte que consigam distinguir a partir de qual valor a redução de massa muscular se deve à desnutrição no indivíduo com LM (e não à atrofia por ausência de movimento). Por isso, esses indicadores devem ser usados apenas para monitoramento ao longo do tempo (sem a comparação com pontos de corte), principalmente no período mais tardio após a lesão, em que a atrofia muscular já está plenamente estabelecida. A partir desse momento, os músculos tendem a permanecer com valor relativamente estável, e as reduções ao longo do tempo poderiam indicar déficit de reserva muscular relacionado à desnutrição.

O uso do perímetro da cintura[11] é um desafio, pois sua mensuração utilizando o protocolo recomendado raramente é possível em decorrência da postura do indivíduo na cadeira de rodas. Além disso, existe uma modificação na topografia corporal, e com frequência essas pessoas apresentam abdome mais distendido, o que se potencializa com a impactação intestinal. Nesses casos, o perímetro do pescoço pode ser usado como alternativa para avaliar o risco de alterações cardiometabólicas[6,11].

Em relação à avaliação bioquímica na LM, devem-se enfatizar as alterações mais comumente encontradas, que são a anemia ferropriva, infecções urinárias de repetição e alterações na função renal e hepática, dislipidemia e resistência à insulina. As alterações nas inervações simpáticas levam essas pessoas a apresentar valores baixos de HDL-colesterol[22]. Recomenda-se a solicitação semestral de exames bioquímicos de rotina relacionados ao perfil inflamatório, perfil metabólico e albumina, trimestralmente[23].

O aumento do risco de obesidade neurogênica e disfunção metabólica, principalmente pela perda do equilíbrio energético, com gasto energético significativamente reduzido após a LM e a ingestão excessiva de energia (balanço energético positivo) aliado a padrões alimentares inadequados, leva ao acúmulo de tecido adiposo em um ritmo rápido, resultando em obesidade neurogênica, inflamação sistêmica e disfunção metabólica. Dessa forma, o consumo adequado de nutrientes e energia deve ser monitorado[19,24].

Para a avaliação do consumo alimentar, recomenda-se a história alimentar (idealmente contemplando um recordatório de 24 horas) ou diário alimentar de 3 a 7 dias, a fim de compreender melhor a dinâmica alimentar e evidenciar vários aspectos relevantes da alimentação:

- Grau de autonomia para comprar, preparar e consumir as refeições.
- Via de alimentação (oral, enteral).
- Frequência, tipo, horário e quantidade das refeições.
- Consistência dos alimentos.
- Uso de tecnologias assistivas para alimentação.
- Tempo gasto para realizar as refeições.
- Apetite aumentado ou inapetência (incluindo a presença de sobras).
- Ingestão hídrica.
- Dificuldades de mastigação e deglutição.
- Presença de engasgos e outras intercorrências durante o consumo.

Os aspectos emocionais relacionados à alimentação também devem ser contemplados, pois muitas pessoas com LM têm a visão da comida como uma compensação, resultando em práticas alimentares pouco saudáveis. Além disso, fatores como dificuldade de manusear talheres e copos, vergonha de necessitar da ajuda de terceiros ou de usar tecnologias assistivas, constrangimento pela demora para terminar a refeição e outros desconfortos fazem com que muitos evitem se alimentar fora de casa e/ou em público, reduzam o volume da refeição feita socialmente ou optem por alimentos de mais fácil manuseio. Esse comportamento tanto prejudica o convívio social da pessoa quanto favorece o desenvolvimento de distúrbios nutricionais[6].

CUIDADOS COM A ALIMENTAÇÃO

A assistência nutricional na pessoa com LM é fundamental, principalmente no período pós-lesão imediato. Adaptações para atividades básicas como alimentação e higiene bucal podem ser providenciadas para as pessoas com lesões cervicais ainda na fase hospitalar. As mais adotadas são os substituidores universais de preensão, os copos/canecas de alças duplas, os engrossadores de talheres e a barra contensora de alimentos[2].

A avaliação da necessidade energética deve ser realizada com cautela, já que com o decorrer do tempo ocorre um desequilíbrio substancial no balanço energético do indivíduo pela diminuição da massa muscular pela atrofia e redução das atividades físicas, resultando em redução do gasto energético em repouso e do gasto energético total[25,26]. A massa livre de gordura, representada principalmente pela massa muscular, é o componente que contribui de forma mais significativa para o consumo de energia do metabolismo basal[27].

Para a pessoa que sofreu o trauma raquimedular e está em unidade de terapia intensiva (UTI), a dieta só deve ser iniciada após a estabilização hemodinâmica, e a meta energética deve ser atingida em torno de 2 a 3 dias após o início da dieta. Recomenda-se utilizar de 20 a 22 kcal/kg de peso atual/dia, 1,2 a 1,5 g de proteína/kg de peso atual/dia, 40 a 55% de carboidratos e 25 a 30% de lipídios. O uso de imunonutrientes beneficia pessoas que foram vítimas de trauma moderado e grave, e deve ser prescrito precocemente na terapia nutricional[28].

Em geral, para o acompanhamento nutricional na prática clínica, adota-se o valor de 20 a 30 kcal/kg/dia para o cálculo do valor energético total (VET), a depender do estado nutricional e do tempo de lesão. Outra alternativa para esse cálculo são as equações que considerem o tecido muscular como determinante da atividade metabólica dos indivíduos[22], como é o caso da proposta por Cunninghan[29]:

$$GEB = 21{,}6 \times MM + 370$$

GEB: gasto energético basal em kcal/dia; MM: massa magra em kg.

Muitas pessoas com LM têm um excesso de gordura, que apresenta consequências metabólicas severas, como inflamação cardiovascular, hiperlipidemia, resistência à insulina, hipertensão e tromboembolismo[26,30], e uma ou mais doenças crônicas evitáveis relacionadas à ingestão energética excessiva e padrões alimentares inadequados. Há evidências de que uma dieta com baixo teor de carboidratos (40%) e hiperproteica (30%) em adultos com LM em longo prazo pode melhorar a composição corporal e o perfil lipídico[31].

Garantir o consumo adequado de macro e micronutrientes para suas necessidades energéticas torna-se um desafio, pois não existem valores de ingestão dietética de referência baseados em evidências para LM. Diante disso, um plano de nutrição saudável, pensando também na prevenção de doenças cardiovasculares nesse grupo, e na promoção de ingestão ideal de micronutrientes, é recomendado (Quadro 2).

Para o planejamento dietoterápico, além de considerar a extensão e as consequências da lesão, deve-se atentar para a condição socioeconômica, da rede de apoio que a pessoa tem no cotidiano, e a presença das comorbidades existentes.

QUADRO 2 Orientações nutricionais para prevenção de doenças cardiovasculares em indivíduos com lesão medular

Estimular o consumo	Limitar o consumo
Frutas *in natura* (mínimo 3 porções por dia)	Suco de fruta (alto teor de açúcar adicionado e teor limitado de fibras)
Vegetais dos subgrupos de vegetais (verde-escuro, vermelho e laranja)	Doces e bebidas açucaradas
Laticínios com baixo teor de gordura	Gordura saturada na dieta (5-6% do VET)
Nozes e leguminosas	Ingestão diária de sódio (até 2.400 mg para indivíduos com e sem hipertensão)
Aves e peixes	Carne vermelha

VET: valor energético total.
Fonte: Nash et al.[32].

A avaliação dietética deve ser realizada, no mínimo, 1 vez ao ano, e a educação nutricional pelo nutricionista deve fazer parte do cuidado multiprofissional de rotina para controlar a obesidade neurogênica, o risco cardiometabólico e o estado nutricional após a LM, permitindo que o próprio indivíduo assuma um papel ativo em sua saúde geral. A prescrição de suplementos dietéticos deve ocorrer quando deficiências específicas de vitaminas e/ou minerais forem detectadas, ou para preveni-las enquanto as metas de nutrição adequada/padrões de dieta saudável não são alcançados[24].

Caso a desnutrição esteja presente, recomenda-se a prescrição dietética hipercalórica (30 a 35 kcal/kg/dia) e hiperproteica (1,5 g/kg/dia), incluindo alimentos fontes de ferro, zinco, cálcio, vitaminas A, C, D e E, e ácidos graxos essenciais. É importante que nesse período direcionado à repleção nutricional a pessoa não realize fisioterapia e/ou outras terapias até que atinja estado nutricional adequado, visto que o gasto energético nessas atividades é alto e a pessoa pode evoluir para outras complicações.

A lesão por pressão é uma complicação muito comum, que leva a uma série de comprometimentos sociais, econômicos e que atrasa o processo de reabilitação da pessoa com LM. Nessa situação, o suporte nutricional adequado e a manutenção da massa muscular são importantes fatores preventivos e terapêuticos[2]. Recomenda-se também dieta hipercalórica (30 a 35 kcal/kg/dia) e hiperproteica (1,5 g/kg/dia), antioxidante e rica em alimentos que contribuem para a cicatrização (laranja, abacaxi, espinafre, brócolis, fígado, tomate, cenoura, manga, beterraba, oleaginosas, couve, repolho, rúcula, azeite de oliva). As vitaminas A, B, C, E e K e os minerais cobre, ferro e zinco devem ser consumidos em maior quantidade para auxiliar na cicatrização ou prevenção da lesão por pressão[33]. Para aqueles com maior poder aquisitivo, pode-se também ofertar suplementos orais específicos para cicatrização da lesão, como triglicerídeos de cadeia média com ácidos graxos essenciais (TCM + AGE), ômega 3 e arginina. Ademais, é importante orientar os cuidadores sobre a necessidade de mudança frequente de decúbito visando melhorar a cicatrização e prevenir o aparecimento de novas lesões.

Outra complicação frequente na lesão raquimedular é a hipotensão postural. Por isso, o profissional deve orientar sobre o correto posicionamento da pessoa para se alimentar. A elevação brusca do decúbito para a posição sentada ou em pé pode provocar queda da pressão arterial sistólica e diastólica, manifestando-se clinicamente como tontura, escurecimento da visão, zumbido e até mesmo síncope. Assim, para prevenir esse efeito, deve-se fazer uma elevação de decúbito progressiva, usar meias elásticas compressivas e faixas elásticas abdominais e manter uma ingestão hídrica adequada ao longo do dia[2]. Pode-se também aumentar o fracionamento das refeições (de 3 em 3 horas), inserir alimentos proteicos e oleaginosas nos lanches; usar a semente de jerimum para auxiliar no controle da pressão arterial. Além disso, antes de realizar atividades e terapias de reabilitação, deve-se orientar a ingestão hídrica e alimentação adequada.

A avaliação das eliminações fisiológicas e problemas associados é muito importante para melhor nortear as estratégias dietoterápicas. Deve-se avaliar a diurese (normal, aumentada ou baixa) e se há uso de cateter vesical de alívio. A presença de infecções urinárias recorrentes é muito comum, sendo suas principais causas o uso de sonda vesical, o esvaziamento incompleto da bexiga e a constipação intestinal. Esses fatores aumentam a proliferação de bactérias no sistema urinário, deixando os pacientes suscetíveis a infecções, que podem evoluir para outros problemas renais. Nesses casos, recomenda-se o uso de Cranberry (500 mg, 1 vez ao dia), própolis verde em jejum (10 a 15 gotas em 50 mL de água) e diferentes cepas de Lactobacillus (*L. Rhamnosus, L. Fermentum* e *L. Reuteri*) a cada 3 meses[34,35].

Em relação ao funcionamento intestinal, a principal disfunção na LM é o intestino neurogênico, que se caracteriza pela perda da sensação de necessidade de evacuações ou inabilidade para distinguir se há presença das fezes no reto, em decorrência do bloqueio das mensagens do aparelho digestivo ao cérebro e deste de volta ao aparelho digestivo, através da medula espinal. Por isso, deve-se investigar a frequência de evacuações, se há incontinência fecal, tendência à constipação intestinal severa (1 vez na semana ou menos), e o uso de laxante[36].

O intestino neurogênico é frequentemente associado a um estilo de vida sedentário, o que aumenta o risco de osteoporose e doenças associadas à inflamação crônica de baixo grau. Nesse caso, o consumo de alimentos fontes de cálcio deve ser adequado, já que a perda óssea aumentada nesses indivíduos é um fator de risco determinante para o desenvolvimento da osteoporose[25,33].

Indivíduos com LM crônica costumam ter uma ingestão diária de frutas inteiras, vegetais e grãos integrais inferior à ingestão dietética recomendada para a população em geral. O início de dieta rica em fibras (> 20 g/dia) pode resultar em aumento nos sintomas de disfunção intestinal neurogênica, por criar alterações desfavoráveis no intestino neurogênico que não ocorrem na população sem deficiência (p. ex., impactação fecal, constipação crônica, fezes irregulares e tempo de trânsito longo). Por outro lado, o baixo consumo de fibras induz a disbiose, que está associada a inflamação, e que pode ser reduzida por exercícios e dieta em indivíduos com LM. Dessa forma, recomenda-se 15 g/dia de fibras, enfatizando o aumento da ingestão hídrica e alimentação laxativa, visando à eliminação de fezes pelo menos a cada 3 dias[23]. Recomenda-se também o uso individualizado de probióticos, o consumo de 400 g de frutas e vegetais (utilizar preferencialmente aqueles *low foodmap*), azeite de oliva (entre 10 e 30 mL/dia), o uso da biomassa de banana verde como prebiótico natural e a farinha de semente de jerimum, ingestão hídrica de 40 mL/kg/dia e atividade física[33,36].

É importante estar atento a outros aspectos que podem estar relacionados ao controle da função intestinal após a lesão medular: o nível de atividade (frequência de movimentação dos segmentos, tempo que permanece sentado, deitado e em pé ao longo do dia), o uso de medicações que afetam o funcionamento intestinal, o uso de medicações voltadas ao cuidado intestinal (via oral para melhorar a função intestinal, ou via retal para estimular os movimentos intestinais), se mantém uma programação de horários para ir ao banheiro (visando à adaptação cerebral para liberação das fezes), se realiza manobras para ajudar na liberação das fezes e evitar a formação de fecalomas (p. ex., as massagens abdominais e o toque retal).

Sempre que possível, as condutas do nutricionista devem ser traçadas em conjunto com a equipe multiprofissional que atua no processo de reabilitação, visando à melhoria na condição de vida da pessoa desde o primeiro atendimento na fase aguda até o momento da sua reintegração social.

REFERÊNCIAS

1. Schoeller SD. Abordagem multiprofissional em lesão medular: saúde, direito e tecnologia. Florianópolis: IFSC; 2016.
2. Brasil. Ministério da Saúde. Diretrizes de atenção à pessoa com lesão medular 2.ed. Brasília, DF; 2015.
3. Farkas GJ, Gater DR. Neurogenic obesity and systemic inflammation following spinal cord injury: A review. J Spinal Cord Med. 2018;41(4):378-387.
4. Kumar R, Lim J, Mekari RA, et al. Traumatic spinal injury: global epidemiology and worldwide volume. World Neurosurg. 2018;113:e345-e363.
5. Andrade GKP, et al. Avaliação da composição corporal em situações especiais. In: Rodrigues ALCC, et al. Avaliação da composição corporal em pacientes hospitalizados. Santana de Parnaíba: Manole; 2021.
6. Ferreira AA, Barros DC, Bagni UV. Avaliação nutricional na atenção básica: reflexões sobre práticas e saberes. Rio de Janeiro: Fiocruz; 2018.
7. Campos LFFCC. Avaliação da composição corporal em atletas com lesão na medula espinhal praticantes de rúgbi em cadeira de rodas 2009. Campinas: Unicamp; 2009.
8. Gorgey AS, Gater DR. Regional and relative adiposity patterns in relation to carbohydrate and lipid metabolism in men with spinal cord injury. Appl Physiol Nutr Metab. 2011;36(1):107-14.
9. Chen Y, Cao Y, Allen V, et al. Weight matters: physical and psychosocial well being of persons with spinal cord injury in relation to body mass index. Arch Phys Med Rehabil. 2011;92(3):391-8.
10. Spugen AM, Adkins RH, Stewart CA, et al. Factors influencing body composition in persons with spinal cord injury: a cross-sectional study. J Appl Physiol. 2003;95(6):2398-407.
11. Bagni UV. Vade mecum de avaliação nutricional: equações preditivas, referências para comparação e parâmetros de classificação. Niterói: Observatório Multidimensional de Nutrição Inclusiva; 2023.
12. Sneij A, Farkas GJ, Mason MRC, et al. Nutrition education to reduce metabolic dysfunction for spinal cord injury: a module-based nutrition education guide for healthcare providers and consumers. J Pers Med. 2022;12(12):2029.
13. Fang Y, Morse LR, Nguyen N, et al. Anthropometric and biomechanical characteristics of body segments in persons with spinal cord injury. J Biomech. 2017;55:11-7.
14. McDonald CM, Abresch-Meyer A, Nelson MD, et al. Body mass index and body composition measures by dual X-ray absorptiometry in patients aged 10 to 21 years with spinal cord injury. J Spin Cord Med. 2007;30(Suppl 1):S97-S104.
15. Rajan S, McNeely MJ, Warms C, et al. Clinical assessment and management of obesity in individuals with spinal cord injury: a review. J Spin Cord Med. 2008;31(4):361-72.
16. Szlachcic Y, Adkins RH, Govindarajan S, et al. Cardiometabolic changes and disparities among persons with spinal cord injury: a 17-year cohort study. Topics in Spinal Cord Injury Rehabilitation. 2014;20(2):96-104.
17. Eriks-Hoogland, Hilfiker R, Baumberger M, et al. Clinical assessment of obesity in persons with spinal cord injury: validity of waist circumference, body mass index, and anthropometric index. J Spin Cord Med. 2011;34(4):416-22.
18. Pelletier C, Miyatani M, Giangregorio L, et al. Sarcopenic obesity in adults with spinal cord injury: a cross-sectional study. Arch Phys Med Rehabil. 2016;97(11):1931-7.
19. Raguindin PF, Bertolo A, Zeh RM, et al. Body composition according to spinal cord injury level: a systematic review and meta-analysis. J Clin Med. 2021;10(17):3911.

20. Laughton GE, Buchholz AC, Ginis KAM, et al. Lowering body mass index cutoffs better identifies obese persons with spinal cord injury. Spinal Cord. 2009;47(10):757-62.
21. Dionyssiotis Y. Malnutrition in spinal cord injury: more than nutritional deficiency. J Clin Med Res. 2012;4(4):227-36
22. Ribeiro SML, et al. Avaliação nutricional de pessoas com deficiência motora. In: Ribeiro SML, Melo CM, Tirapegui J (orgs.). Avaliação nutricional. 2.ed. Rio de Janeiro: Guanabara Koogan; 2020.
23. Spinal cord injury (SCI) guidelines. 2009. Academy of Nutrition and Dietetics. Disponível em: https://andeal.org/topic.cfm?menu=5292&pcat=3487&cat=5448). Acesso em: 10 dez. 2023.
24. Farkas GJ, Sneij A, McMillan DW, et al. Energy expenditure and nutrient intake after spinal cord injury: a comprehensive review and practical recommendations. Br J Nutr. 2022;128(5):863-87.
25. Tchakamin LA, et al. Lesão medular ou trauma raquimedular. In: Rossi L, et al. Avaliação nutricional: novas perspectivas. 2.ed. Rio de Janeiro: Guanabara Koogan; 2015. p.611-24.
26. Gater D, et al. Body composition assessment in spinal cord injury clinical trials. Top Spinal Cord Inj Rehabil. 2006;11(3):36-49.
27. Illner K, Brinkmann G, Heller M, et al. Metabolically active components of fat free mass and resting energy expenditure in nonobese adults. Am J Physiol Endocrinol Metab. 2000;278(2):E308-E315.
28. Nascimento JEA, Campos AC, Borges A, et al. Terapia nutricional no trauma. Projeto Diretrizes. 2011.
29. Cunningham JJ. Body composition as a determinant of energy expenditure: a synthetic review and a proposed general prediction equation. Am J Clin Nutr. 1991;54(6):963-9.
30. Grundy SM. Obesity, metabolic syndrome, and cardiovascular disease. J Clin Endocrinol Metab. 2004;89(6):2595-600.
31. Li J, Gower B, McLain A, et al. Effects of a low-carbohydrate/high-protein diet on metabolic health in individuals with chronic spinal cord injury: an exploratory analysis of results from a randomized controlled trial. Physiol Rep. 2022;10(22):e15501.
32. Nash MS, Groah SL, Gater Jr DR, et al. Identification and management of cardiometabolic risk after spinal cord injury: clinical practice guideline for health care providers. Top Spinal Cord Inj Rehabil. 2018;24(4):379-423.
33. Instituto Mara Gabrilli. Orientações para pessoas com lesão medular. 2013. Disponível em: https://img.org.br/wp-content/uploads/2021/06/cartilhalm-site.pdf. Acesso em: 10 dez. 2023.
34. Foxman B, Cronenwett AEW, Spino C, et al. Cranberry juice capsules and urinary tract infection after surgery: results of a randomized trial. Am J Obstet Gynecol. 2015;213(2):194.e1-194.e8.
35. Aragón IM, Herrera-Imbroda B, Queipo-Ortuño MI, et al. The urinary tract microbiome in health and disease. Eur Urol Focus. 2018;4(1):128-38.
36. Bernardi M, Fedullo AL, Bernardi E, et al. Diet in neurogenic bowel management: a viewpoint on spinal cord injury. World J Gastroenterol. 2020;26(20):2479-97.

9

Cuidado em nutrição de pessoas com paralisia cerebral

Larissa Queiroz de Lira
Thayanne Gurgel de Medeiros Mendes
Márcia Marília Gomes Dantas Lopes

A paralisia cerebral (PC) é um termo amplo que designa um grupo de desordens do desenvolvimento do movimento e postura que são permanentes e decorrentes de disfunção neurológica não progressiva que ocorre durante o desenvolvimento do cérebro fetal ou infantil, e muitas vezes traz limitações à funcionalidade do indivíduo[1,2].

Diferentemente das doenças neurológicas degenerativas, os comprometimentos característicos da PC permanecem constantes ao longo da vida, isto é, não são reversíveis e não progridem com o passar do tempo. Nem sempre esses comprometimentos são identificados no momento do parto ou na primeira infância, podendo se revelar à medida que a criança vai crescendo e se desenvolvendo[3].

As lesões que causam a PC podem ocorrer em diferentes momentos da vida da criança (Quadro 1), afetando as partes do cérebro que controlam os movimentos musculares. Uma vez que em todos os casos há desordem motora, a PC é considerada uma deficiência física[4], podendo ser classificada como espástica, discinética, atáxica ou mista[1] de acordo com a área do cérebro afetada (Quadro 2).

Há uma grande amplitude de tipos e graus de comprometimentos, conforme o local e a gravidade das malformações ou danos às áreas motoras do cérebro. Para melhor compreender o quadro clínico, deve-se atentar para as características clínicas mais dominantes (espasticidade, discinesia, ataxia), a distribuição anatômica (unilateral, bilateral), o grau de comprometimento da função motora (membros superiores e/ou inferiores) e os distúrbios associados[4,5] (Figura 1).

Em função da diversidade dos quadros clínicos de PC, outras classificações têm sido associadas às especificações de sinais clínicos e à distribuição anatômica, visando identificar o nível de comprometimento motor. Destaca-se o Sistema de Classificação de Função Motora Grossa (*Gross Motor Function Classification System* – GMFCS), que classifica a severidade da disfunção do movimento de crianças e adolescentes com diagnóstico de paralisia cerebral por níveis de mobilidade funcional[1]. A pessoa pode ser classificada em 5 níveis a partir da observação do movimento iniciado voluntariamente, com ênfase no sentar-se, nas transferências e na mobilidade (Figura 2).

QUADRO 1 Principais causas de paralisia cerebral

Pré-concepcionais	▪ Tratamento para infertilidade. ▪ História familiar de doenças neurológicas. ▪ História familiar de convulsões.
Pré-natais	▪ Infecções virais (sífilis, toxoplasmose, rubéola, herpes, hepatite, Sida, citomegalovírus, zika). ▪ Uso de drogas lícitas (álcool e tabaco) ou ilícitas. ▪ Anomalias morfológicas placentárias. ▪ Retardo no crescimento intrauterino (percentil < 9). ▪ Doença tireoidiana materna. ▪ Pré-eclâmpsia grave. ▪ Hemorragia anteparto.
Perinatais[a]	▪ Anoxia. ▪ Prematuridade. ▪ Baixo peso ao nascer. ▪ Hipoglicemia neonatal. ▪ Hipertermia neonatal.
Pós-natais[b]	▪ Infecções congênitas. ▪ Traumas cranianos. ▪ Infecção do sistema nervoso central. ▪ Estado de mal convulsivo.

[a] Período compreendido do trabalho de parto até 6 horas após o nascimento.
[b] Até os 2 anos de idade.
Sida: síndrome da imunodeficiência adquirida.
Fonte: Brasil[1]; Mota et al.[2].

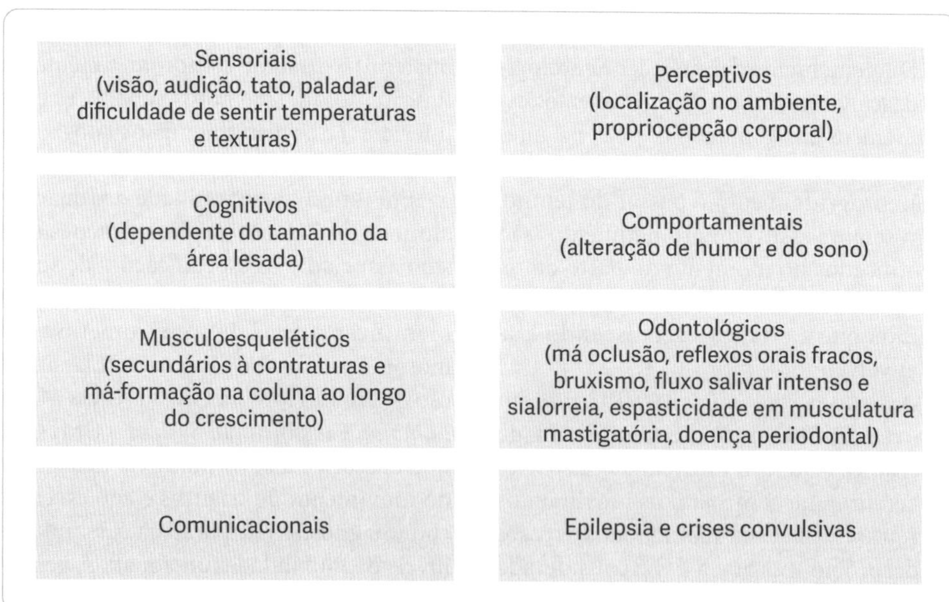

FIGURA 1 Distúrbios associados à paralisia cerebral.
Fonte: Brasil[4]; Frangella et al.[5].

QUADRO 2 Características da paralisia cerebral segundo a área do cérebro afetada

Tipo	Ocorrência	Local da lesão	Características
Espástica	80% dos casos	Sistema piramidal do córtex motor	▪ Há contração intensa dos músculos associados à área lesada, podendo resultar em hemiplegia, diplegia ou quadriplegia. ▪ Quando é diplégica, o maior comprometimento é nos membros inferiores, porém pode afetar também os membros superiores de forma mais branda. ▪ Quando é quadriplégica, há comprometimento dos músculos do tronco.
Discinética	5% dos casos	Sistema extrapiramidal (principalmente nos gânglios da base)	▪ Ocorrem movimentos involuntários atípicos e espasmos musculares quando a pessoa inicia um movimento voluntário, englobando a distonia[a] e a coreoatetose[b]. ▪ Quando é atetoide, o comprometimento é mais proximal (de pescoço e ombro), e quando tem distonia é mais distal (periférica em membros).
Atáxica	10% dos casos	Sistema extrapiramidal no cerebelo	Há falta de equilíbrio e coordenação motora para execução dos movimentos em razão da dissinergia, principalmente quando o movimento é intencional (p. ex., andar, pegar um objeto).
Misto	5% dos casos	Danos em várias áreas do cérebro	Há a combinação das características de dois ou mais tipos.

[a] Tônus muscular muito variável desencadeado pelo movimento, podendo haver hipertonia e hipotonia.
[b] Tônus instável associado aos movimentos involuntários.
Fonte: Brasil[1].

Atualmente, a PC é a principal causa de incapacidade física na infância. Sua ocorrência varia de 1,5 a 5,9 para cada mil nascidos vivos nos países desenvolvidos, e é de 7 por mil nascidos vivos nos países em desenvolvimento. Entre prematuros, chega a 65 casos para cada mil nascimentos. No Brasil há uma carência de estudos que tenham investigado especificamente a prevalência e incidência da condição, entretanto estudos apontam que os valores se assemelham aos dos países em desenvolvimento[1,6].

PROBLEMAS NA ALIMENTAÇÃO E NUTRIÇÃO

O acompanhamento nutricional em pessoas com PC é fundamental, e o nutricionista deve fazer parte da reabilitação juntamente com os demais membros da equipe multiprofissional (médicos, fonoaudiólogo, dentista, fisioterapeuta e terapeuta ocupacional), já que a alimentação e a nutrição apresentam estreita relação com as questões neurológicas, comportamentais, motoras, ortopédicas, cog-

Nível de comprometimento	Características
Nível I 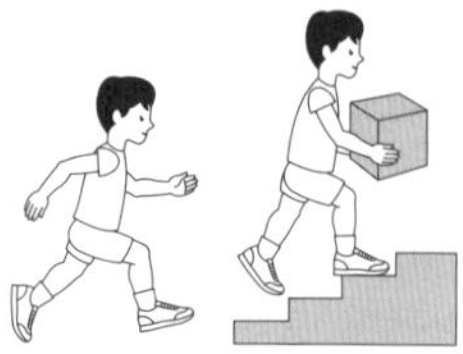	▪ Consegue andar sem limitações em espaços internos, externos e na comunidade. ▪ Consegue subir e descer meios-fios sem a assistência física. ▪ Consegue subir e descer escadas sem o uso de corrimão. ▪ Consegue correr e pular, mas a velocidade, o equilíbrio e a coordenação são limitados. ▪ Consegue participar de atividades físicas e esportes, dependendo de escolhas pessoais e fatores ambientais.
Nível II 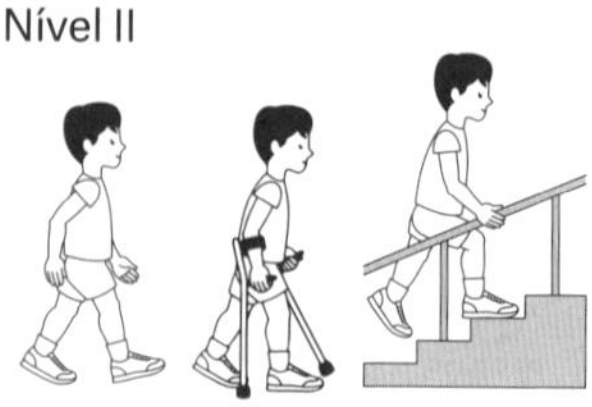	▪ Consegue andar em espaços internos e externos sem dispositivo manual de mobilidade (geralmente depois dos 4 anos de idade). ▪ Requer assistência física para subir e descer meios-fios. ▪ Requer o uso de corrimão para subir e descer escadas. ▪ Pode ocasionalmente optar por utilizar dispositivo manual de mobilidade por segurança em espaços externos (p. ex., terrenos irregulares, inclinações, em longas distâncias, em condições climáticas desfavoráveis, quando há necessidade do controlar o tempo, dentre outras situações). ▪ Geralmente consegue fazer as transferências para a postura em pé de forma independente. ▪ Tem limitações para andar por longas distâncias e equilibrar-se em espaços externos e na comunidade, necessitando de mobilidade sobre rodas para essas circunstâncias. ▪ Não é capaz de correr e pular com equilíbrio. ▪ A participação em atividades físicas e esportes necessita de poucas adaptações.
Nível III 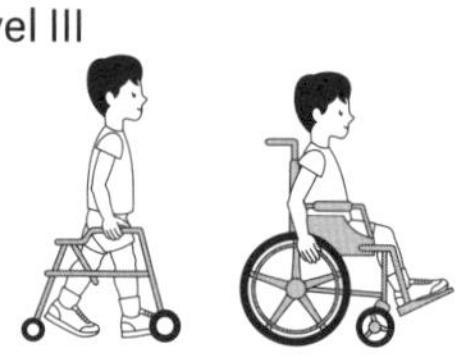	▪ Consegue andar em espaços internos utilizando um dispositivo manual de mobilidade ou se autoimpulsionando em cadeira de rodas manual. ▪ Em espaços externos e na comunidade, precisa ser transportado em cadeira de rodas manual ou utilizar mobilidade motorizada. ▪ Senta sozinho ou requer no máximo um apoio externo limitado para sentar-se. ▪ As transferências de sentado para em pé e do chão para em pé requerem assistência física de uma pessoa ou de uma superfície de apoio. ▪ Consegue subir e descer escadas segurando em um corrimão e com supervisão ou assistência física. ▪ Quando está sentado, pode precisar de cinto de segurança para alinhamento pélvico e equilíbrio. ▪ As limitações na marcha podem necessitar de adaptações para permitir a participação em atividades físicas e esportes, incluindo a autopropulsão de uma cadeira de rodas manual ou mobilidade motorizada.

(*continua*)

(continuação)

Nível de comprometimento	Características
Nível IV 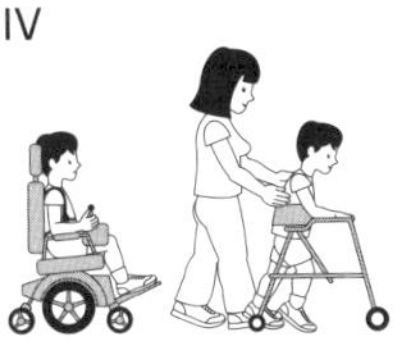	▪ Tem autolocomoção muito limitada: para andar de pé por curtas distâncias em espaços internos precisa de andador de apoio corporal e assistência física. ▪ Na maioria dos espaços internos e externos, depende de cadeira de rodas. Não tem capacidade de se autoimpulsionar, mas consegue operar mobilidade motorizada (quando esse modelo não for possível, é transportado por terceiros em cadeira de rodas manual). ▪ Necessita de assento adaptado para o controle pélvico e do tronco. ▪ Embora consiga apoiar o peso com as pernas para ajudar nas transferências para ficar em pé, depende da assistência física de 1 ou 2 pessoas. ▪ As limitações na mobilidade necessitam de adaptações para permitir a participação nas atividades físicas e esportes, inclusive a assistência física e/ou mobilidade motorizada.
Nível V 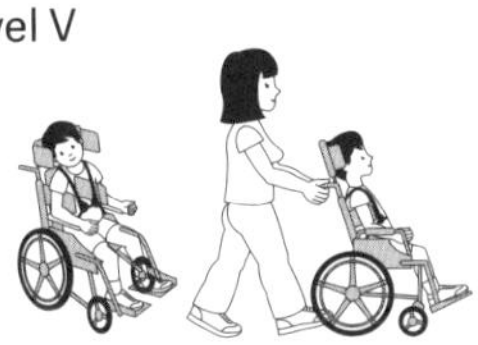	▪ Tem capacidade de autolocomoção extremamente limitada: necessita de mobilidade motorizada com adaptações extensas para sentar e para o controle do trajeto. ▪ Geralmente é transportado em cadeira de rodas manual. ▪ Tem habilidade limitada para manter as posturas antigravitacionais da cabeça e tronco, bem como o controle dos movimentos dos braços e pernas. ▪ Requer tecnologia assistiva para melhorar o alinhamento da cabeça, o sentar, o ficar de pé e a mobilidade. ▪ Precisa da assistência física de 1 ou 2 pessoas ou uma elevação mecânica para as transferências. ▪ As limitações na mobilidade necessitam de adaptações para permitir a participação nas atividades físicas e esportes, incluindo a assistência física e o uso de mobilidade motorizada.

FIGURA 2 Classificação de função motora grossa.

Fonte: Brasil[1]; Palisano et al.[11]; Hiratuka e Pfeifer[12]; Silva et al.[13].

nitivas, respiratórias, gastrintestinais, urinárias, de visão e audição, de fala e linguagem, de saúde bucal, convulsões e dor[7].

A desnutrição é muito prevalente (46 a 90% das crianças) e tem grande impacto no desenvolvimento físico e cognitivo, resultando em maior taxa de mortalidade. Quanto maior o comprometimento neurológico, maior o comprometimento nutricional, principalmente quando há comprometimento do tronco (p. ex., espasticidade hemiplégica e diplégica). O nível 5 de GMFCS muitas vezes requer terapia nutricional enteral (TNE), enquanto nos níveis 1 a 4 geralmente é possível manter a alimentação oral. O comprometimento nutricional na PC também está diretamente relacionado à idade (maior em crianças mais velhas) e ao déficit cognitivo (maior em crianças com coeficiente de inteligência mais baixo)[8].

Múltiplos fatores podem resultar em problemas nutricionais na PC. O primeiro é o comprometimento da musculatura oral, que resulta na disfagia (prejuízo da fase oral, faríngea e/ou esofágica da deglutição). Quando fase oral comprometida, observa-se má mastigação, deglutição com pouco esvaziamento e limpeza da cavidade oral (acúmulo de restos de comida dentro da boca mesmo após engolir)[9].

Se a origem da PC foi na gestação ou durante o parto, o recém-nascido geralmente tem sucção fraca, enfrenta dificuldades na introdução da alimentação complementar (há demora nos sinais de prontidão em decorrência do desenvolvimento inferior ao esperado para a idade cronológica) e recusa alimentar (geralmente é consequência da sensibilidade oral alterada)[9,10].

Existem vários sinais indicativos de disfagia, por exemplo, tosse durante ou após alimentação; regurgitação nasal do alimento; múltiplas deglutições subsequentes (como se o alimento não estivesse descendo pelo esôfago); aumento da secreção em vias aéreas; tempo prolongado para deglutição da refeição (45 a 60 minutos), identificado por meio de diário alimentar contemplando o horário de início e fim da administração da alimentação; fadiga durante ou após a alimentação; presença de resíduos na cavidade oral; estridor de líquido em vias aéreas superiores durante ou após alimentação (como se a pessoa estivesse com a "voz molhada"); apneia ou dispneia durante alimentação; lacrimejamento dos olhos; pigarro; caretas[1].

A alteração motora da dinâmica orofaringeana favorece o menor consumo total de alimentos, bem como a aspiração de alimentos e líquidos para as vias aéreas. As aspirações pulmonares secundárias a problemas na alimentação são causas frequentes de infecções respiratórias, de internação hospitalar e de morte em pessoas com PC. Por isso, a relação do nutricionista com a equipe multiprofissional, especialmente com o fonoaudiólogo, é essencial para orientar a melhor forma de oferecer a alimentação a fim de evitar a aspiração de alimentos e líquidos para as vias aéreas. Com medo das aspirações, muitas famílias acabam oferecendo a alimentação com mamadeira em quantidades inadequadas e com composição nutricional desequilibrada[9].

A sialorreia (salivação excessiva) e a alteração na sensibilidade oral (que pode fazer a pessoa cuspir e regurgitar frequentemente por não tolerar certas texturas) também estão muito presentes na PC. O refluxo gastroesofágico também é recorrente, e pode levar à queratinização do esôfago, que decorre de fatores como dismotilidade esofágica, hérnia de hiato, posição supina prolongada (observada naqueles que ficam restritos ao leito e não usam cadeiras de rodas na maior parte do dia), aumento da pressão intra-abdominal (observada naqueles com alterações posturais em função das malformações e/ou alterações de contração muscular), má postura (escoliose) e convulsões. Podem estar presentes também os vômitos e o esvaziamento gástrico lento[14,15].

A constipação intestinal crônica é comum em função da motilidade intestinal anormal, imobilidade prolongada, anormalidades esqueléticas, hipotonia generalizada. É potencializada pela baixa ingestão de fibras e líquidos, pela dificuldade na ingestão de líquidos ralos por causa da disfagia, baixa tolerância à textura da água pura, medo do responsável em oferecer e causar engasgos e aspirações pulmonares[15].

A má postura ao comer (pelas deformidades esqueléticas e alteração no tônus muscular) torna a alimentação mais difícil e demorada, o que, em associação ao medo da aspiração, muitas vezes desestimula o uso de copos e talheres pela família. Embora existam pacientes que só toleram consistências líquidas (que poderiam justificar o uso da mamadeira), na maioria das vezes seu uso é desnecessário e ocorre de forma inadequada, com aumento excessivo no furo do bico para facilitar a passagem, que resulta em um esvaziamento extremamente rápido e um tempo muito curto de refeição. Assim, é muito frequente observar uma alimentação monótona baseada em mingaus e papas, que, além de potencializar ainda mais a constipação intestinal, muitas vezes é inadequada para a faixa etária[1].

A observação do momento da refeição pelo profissional de saúde é sempre muito útil para adquirir informações sobre a oferta da alimentação e intercorrências, e sobre a relação do cuidador com a pessoa com PC. O nutricionista pode solicitar que seja levada uma refeição para ser oferecida durante o atendimento, a fim de observar em tempo real detalhes relacionados à postura durante a alimentação (tronco, pescoço), o tempo de oferta e a tolerância às consistências, e sinais relacionados à disfagia[1].

Nesse contexto, o nutricionista tem papel fundamental para orientar a melhor postura e forma de oferta da alimentação, volume e consistências alimentares mais seguras, e em relação às temperaturas e texturas, pois a tolerância e a aceitação da dieta podem ser afetadas pela alteração de sensibilidade oral. Mas sua atuação deve sempre ocorrer conjuntamente com o fonoaudiólogo, pois esse é o profissional responsável pelas estimulações, manuseios e treinos de alimentação, e definição da consistência mais segura a ser oferecida para a pessoa com PC. Ambos têm um papel muito importante para a educação das famílias, que, em decorrência de suas vivências ao longo do tempo com engasgo e da aspiração, podem chegar a dois extremos, a banalização ou o medo, resultando em práticas alimentares inadequadas[16].

Outros fatores que afetam a alimentação e o estado nutricional são[17,18]:

- A saúde bucal comprometida (tártaro, cáries, dor nos dentes).
- A dificuldade de comunicar a fome, a saciedade e as preferências alimentares (decorrente da disartria, afasia, apraxia ou déficit cognitivo).
- A percepção equivocada do cuidador em relação a fome, saciedade e preferências alimentares.
- A resistência da família em aceitar a TNE, quando não é possível fornecer via oral o aporte nutricional necessário (geralmente por medo da cirurgia e preconceito em relação às ostomias).

AVALIAÇÃO DO ESTADO NUTRICIONAL

A mensuração das medidas corporais geralmente é um grande desafio, em função das características físicas e motoras que estão presentes na PC. O peso corporal deve ser aferido por avaliação direta sempre que possível, com o indivíduo subindo na balança sozinho, ou por subtração do peso do cuidador ou da cadeira de rodas daquele valor apontado pelo equipamento[19]. Contudo, muitas vezes essa medição direta não é possível por vários fatores, dentre eles a pessoa com PC pode não conseguir se equilibrar sobre a balança, a unidade de saúde pode não ter equipamento com plataforma ampla para pesar com segurança a pessoa em cadeira de rodas ou o cuidador com a pessoa no colo, ou o cuidador pode não conseguir segurar a pessoa com PC no colo. Assim, caso não seja possível aferir o peso corporal com segurança, este deve ser estimado por meio de fórmulas preditoras específicas[20-22].

Em relação à estatura, pode ser aferida diretamente pelo método tradicional quando o grau de comprometimento é baixo, seguindo o protocolo recomendado pelo Ministério da Saúde, ou pela avaliação da estatura recumbente. Entretanto, contrações articulares, fraqueza muscular, escoliose e movimentos involuntários no momento da avaliação antropométrica podem resultar em baixa acurácia da medida[23]. Nesses casos, a estatura deve ser estimada por meio de equações de predição de medidas de segmentos corporais específicos para pessoas com PC[21,22,24,25].

Em crianças e adolescentes, a avaliação do crescimento linear também pode ser feita alternativamente por gráficos que apresentam a evolução de segmentos corporais, sem a necessidade do uso de equações de predição. Considerando que nos níveis 3 a 5 de GMFCS a medição da estatura costuma ser inviável, foram desenvolvidos gráficos para monitoramento do crescimento de jovens com PC com base no comprimento da tíbia, do braço e da altura do joelho[26]. O profissional irá definir qual equação e/ou gráficos será adotado para monitoramento com base nas medidas corporais que puderem ser calculadas fidedignamente[21].

O nutricionista deve estar sempre atento ao fato de que, mesmo quando adequadamente nutridas, pessoas com PC têm compleição física menor do que aquelas sem PC, em decorrência de inatividade física, forças mecânicas sobre ossos, articulações e musculatura, fatores endócrinos, prematuridade e baixo peso ao nascer. Assim, desde a infância apresentam menores taxas de crescimento linear e de ganho de peso, e cursam com decréscimo na massa muscular, na massa gordurosa e na densidade óssea. Por esse motivo, devem ser adotadas ferramentas criadas especificamente para pessoas com PC (p. ex., equações preditivas, pontos de corte para classificação, gráficos de crescimento e desenvolvimento), sendo contraindicada a utilização dos parâmetros antropométricos adotados para a população geral[21].

O padrão de crescimento entre as crianças e adolescentes com PC é heterogêneo, sendo influenciado pela gravidade funcional e pela capacidade de alimentação. Assim, o Ministério da Saúde recomenda o uso dos gráficos de crescimento específicos para PC estratificados por capacidade funcional e por via de alimentação[27,22], considerando-se como ponto de corte de baixo peso associado a maior morbimortalidade o percentil 5 em jovens com nível 1 e 2 de GMFCS, e o percentil 20 em jovens com nível 3 a 5 de GMFCS. Para adultos ainda não existem parâmetros específicos para a classificação do estado nutricional.

Outras medidas antropométricas ajudam a complementar o monitoramento nutricional, como a dobra cutânea tricipital, que é um preditor sensível de desnutrição. Sua mensuração rotineira é recomendável, e existem evidências de que valores inferiores ao percentil 5 ou 10 das curvas de referência para crianças sem deficiência seriam indicativos de desnutrição[28,29]. A literatura aponta também a possibilidade de utilizar a soma das dobras cutâneas tricipital e subescapular, para estimar o percentual de gordura corporal por meio de uma equação de predição corrigida para crianças com PC[30].

O músculo adutor do polegar parece um preditor precoce de desnutrição, pois mede diretamente a reserva muscular. Porém, ainda não existem referências específicas para pessoas com PC, e seu uso deve ser feito por meio de autocomparação dos valores ao longo do tempo. O monitoramento da circunferência da panturrilha ser utilizado com esse mesmo propósito.

Na avaliação dietética, deve-se investigar a presença e a intensidade de problemas relacionados ao comprometimento motor e neurológico que podem favorecer a desnutrição e prejudicar o crescimento, tais como disfunção motora oral; distúrbios de sucção, mastigação e deglutição (podendo causar tosse, engasgos, aspiração, escape alimentar); contraturas articulares temporomandibulares. Deve-se ter atenção também às alterações no trato gastrintestinal (vômitos, refluxo gastroesofágico e constipação intestinal) e à alimentação[21] (Figura 3).

Na presença de espasticidade, convém avaliar se o consumo alimentar é suficiente para satisfazer as necessidades diárias adicionais do indivíduo decorrentes do elevado gasto de energia para a contração muscular[21].

CONDUTAS NUTRICIONAIS

A conduta nutricional deve estar ajustada ao nível de atividade (reflexos involuntários); ao nível de GMFCS; à presença de disfunção oromotora e comorbidades (gastrintestinal, respiratória, contraturas, escoliose); às preferências de alimentos e texturas; às terapias realizadas (fonoterapia, fisioterapia, terapia ocupacional, dentre outras) e às medicações (podem gerar espoliação de minerais, como os antiepilépticos). Ajustes na consistência da dieta podem ser feitos com diferentes tipos de espessantes (frutas, gelatinas, farináceos ou espessantes artificiais)[1].

É fundamental observar também, na história alimentar, quem são os cuidadores e seu nível de compromisso com a alimentação da pessoa nos diferentes contextos de seu dia a dia (em casa, na escola, no trabalho). Caso alguma intervenção em nutrição já tenha sido realizada anteriormente, é importante investigar seu impacto no estado nutricional e no crescimento (no caso de crianças e adolescentes). Em face da infinidade de combinações de formas e graus de comprometimento, e da dificuldade em avaliar o gasto energético nessa população, ainda não há consenso sobre os requerimentos nutricionais na PC.

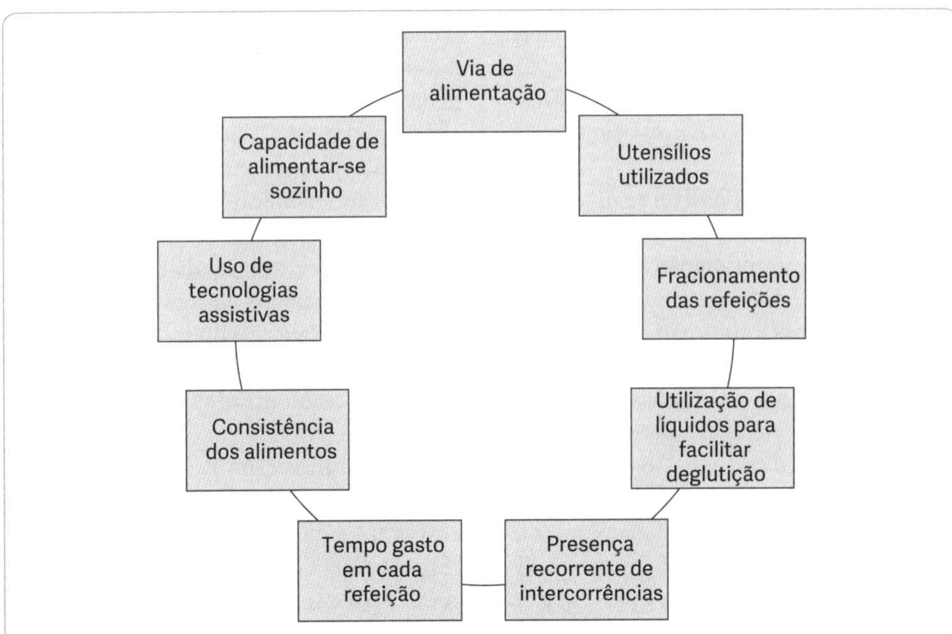

FIGURA 3 Investigação de fatores relacionados à alimentação em pessoas com paralisia cerebral.
Fonte: elaboração das autoras.

Bebês com PC podem ter o processo de amamentação comprometido por algumas características, como o reflexo de deglutição-sucção anormal, hipotonia muscular ou malformações de mandíbula, nariz ou boca. Porém, os benefícios da amamentação são inúmeros, dentre eles neuroplasticidade induzida no período inicial da vida e a melhora dos resultados neurológicos[10]. Crianças que foram amamentadas, independentemente da duração, são mais propensas a exibir melhores funções motoras na fala. A ingestão de leite materno contribui para acelerar a maturação das regiões frontais e temporais da substância branca associadas às áreas auditivas e de linguagem[31].

A introdução alimentar deve seguir as orientações gerais para a idade, podendo-se consumir a mesma refeição que o restante da família. No caso de problemas graves de mastigação e deglutição, é necessário que a alimentação seja adaptada a essas mesmas dificuldades (cortada em pequenos pedaços, triturada, mole ou passada). Os diferentes componentes do prato devem ser oferecidos separadamente, para que a pessoa tenha a oportunidade de perceber o sabor, o odor e a cor de cada um[32].

Quando não for possível realizar a refeição completa, pode ser necessária suplementação para garantir a oferta nutricional estimada adequada às necessidades do indivíduo. Alimentos líquidos/pastosos geralmente são mais aceitos, porém preparações como sopas e caldos de legumes podem não contribuir com a oferta energética e proteica planejada. Nesses casos, o uso de módulos hipercalórico e proteico pode ser útil para evitar déficits nutricionais. O suplemento pode ser em pó ou líquido, adaptado à alimentação, hábitos de vida e apresentação clínica da PC[32].

O trabalho conjunto do nutricionista e do fonoaudiólogo é imprescindível para alcançar sucesso na introdução alimentar. O cuidador deve estar atento para evitar a monotonia alimentar pela dificuldade de adaptar as refeições. Essa monotonia alimentar pode levar a uma carência de nutrientes essenciais para o bom funcionamento do organismo, podendo conduzir a diversas situações clínicas, como anemia e carências de vitaminas[32].

A intervenção em nutrição precoce pode contribuir para um melhor prognóstico. Crianças maiores de 5 anos têm maior vulnerabilidade nutricional, sendo esse um período crítico para agravos nutricionais. Ajustes dietéticos realizados ainda na primeira infância contribuem para evitar déficits nutricionais que prejudiquem o crescimento e o desenvolvimento[33].

Crianças com PC com baixo comprometimento motor geralmente apresentam estado nutricional e consumo alimentar semelhantes aos de crianças sem deficiência[34]. Aquelas com PC grave que não deambulam necessitam somente de 60 a 70% das necessidades energéticas de crianças sem deficiência, em virtude de seu menor gasto energético diário. Por outro lado, aquelas com distonia ou atetose podem apresentar um requerimento energético igual ou até maior do que aquelas sem PC. Assim, recomenda-se a adoção de métodos de estimativa específicos para essa população[20] (Quadro 3). Vale ressaltar, contudo, que, o uso de peso e estatura estimados por equações pode resultar em superestimativa da necessidade energética.

Para adultos com PC, comumente se recomenda um aporte calórico diário de 20 a 25 kcal/kg de peso, considerando que seu gasto energético é inferior ao da população geral[35]. No caso de PC atetoide, a ingestão calórica pode ser aumentada para 45 kcal/kg de peso, em virtude dos movimentos corporais involuntários[36].

QUADRO 3 Métodos de estimativa das necessidades energéticas de pessoas com paralisia cerebral

Método de estimativa	Estimativa da necessidade energética (kcal/dia)
Ingestão dietética de referência	GEB x 1,1
Calorimetria indireta	GEB x fator tônus muscular x fator atividade + fator crescimento
Estatura	▪ 15 kcal/cm – sem disfunção motora ▪ 14 kcal/cm – com disfunção motora, e deambula ▪ 11 kcal/cm – com disfunção motora, e não deambula

GEB: gasto energético basal.
Fonte: Krick et al.[28]; Culley e Middleton et al.[43]; IOM[44].

Não existe recomendação específica de macro e micronutrientes para pessoas com PC, porém a Sociedade Europeia de Gastroenterologia Pediátrica, Hepatologia e Nutrição[37] orienta o uso das *Dietary Reference Intakes* (DRI) para estimar as necessidades calóricas de crianças com comprometimentos neurológicos. Recomenda também avaliar o *status* de micronutrientes (ferro, vitamina D, B12, ácido fólico, cálcio, fósforo, zinco) como parte da avaliação nutricional de crianças com PC, pois costumam estar em baixos níveis nessa população em decorrência da baixa ingestão de vitamina C e elevado consumo de lácteos e do uso de antiepiléticos, que fazem espoliação de minerais. Considerando a baixa exposição solar em crianças com PC, é sugerida também a ingestão diária de 800 a 1.000 UI (20 a 25 mcg) de vitamina D. Nos casos de desnutrição, recomenda-se um aumento de 15 a 20% na oferta energética e dieta hiperproteica (2 g/kg/dia).

O monitoramento do estado nutricional deve ser feito por meio de verificação anual dos micronutrientes; avaliação do crescimento de bebês a cada 1 a 3 meses; realização de antropometria de acompanhamento pelo menos a cada 6 meses; e avaliação regular do peso corporal e massa gorda, para avaliar as necessidades energéticas.

A alimentação deve ser fracionada em, no mínimo, 5 refeições diárias. Contudo, algumas pessoas com PC podem gastar até 7 a 8 horas ao longo do dia para se alimentar[38]. Na presença de ingestão via oral muito demorada e incompleta, com dificuldade de atingir as necessidades diárias de energia e nutrientes, recomenda-se o ajuste do plano alimentar em relação à frequência e volume das refeições, ampliando a oferta de alimentos com elevada densidade calórica e aporte proteico[35].

A constipação crônica deve ser sempre alvo de ações para prevenção e tratamento, já que acomete cerca de 25 a 75% das pessoas com PC. Está associada a um conjunto de fatores, como dismotilidade, hipotonia, não deambulação, baixa ingestão hídrica e de fibras. Embora seja uma complicação quase inerente à PC, é importante buscar formas de controlá-la, pois pode gerar uma série de outros problemas que comprometem ainda mais o estado nutricional, como por exemplo, náusea crônica, vômitos recorrentes, dor abdominal, saciedade precoce com recusa de alimentos e baixa ingestão alimentar[39]. Recomenda-se o aumento da ingestão hídrica ao longo do dia (geralmente associando os líquidos a espessantes), assim como o aumento do consumo de fibras por meio da seleção adequada das frutas e farináceos (mínimo de 25 g/dia)[5]. Outra recomendação é estimular a educação intestinal, posicionando a pessoa com PC em horários habituais para evacuação. Além disso, uma estratégia que se mostra eficaz é a utilização de suplementação com simbióticos e probióticos, que auxilia no aumento da frequência de evacuações e melhora a consistência das fezes[39].

Na disfagia leve, a fim de evitar engasgos e broncoaspiração, deve-se atentar à posição da pessoa ao se alimentar (tronco no mínimo a 30 graus durante a refeição e até 30 minutos depois; pescoço e tronco alongados; pélvis estável e simétrica em posição neutra); oferecer os alimentos na forma adequada ao tamanho das porções, quantidade por refeição, velocidade da oferta); ajustar a consistência e textura dos alimentos, evitando alimentos muito secos ou muito fluidos; e utilizar os utensílios adequados (tipo, tamanho)[40].

Na presença de disfagia significativa ou incapacidade de alcance das necessidades energéticas via oral, recomenda-se a TNE. A avaliação e o acompanhamento por fonoaudiólogo é essencial nessas situações[35,38]. A alimentação via oral associada ao uso de TNE não foi relacionado a composição corporal prejudicada, porém a composição nutricional da dieta industrializada deve ser bem selecionada, pois em casos de dietas hipoproteicas e hiperlipídicas houve associação com a composição corporal em pessoas com PC, contribuindo para baixa massa muscular e excesso de massa gorda[41].

Considerando a alta proporção de crianças com PC com desnutrição em países de baixa e média renda, os serviços de saúde voltados para crianças com PC devem integrar um profissional nutricionista. Intervenções nutricionais individualizadas e a gastrostomia melhoram o estado nutricional desses indivíduos[42].

REFERÊNCIAS

1. Brasil. Ministério da Saúde. Diretrizes de atenção à pessoa com paralisia. Brasília, DF: Ministério da Saúde; 2014.
2. Mota MA, Silveira CRM, Mello ED. Crianças com paralisia cerebral: como podemos avaliar e manejar seus aspectos nutricionais. International Journal of Nutrology. 2013;6(2):60-8.
3. Riquelme I, Padrón I, Cifre I, et al. Differences in somatosensory processing due to dominant hemispheric motor impairment in cerebral palsy. BMC Neuroscience. 2014;15(1):10.
4. Brasil. Decreto n. 5.296, de 2 de dezembro de 2004. Regulamenta as Leis n. 10.048, de 8 de novembro de 2000, que dá prioridade de atendimento às pessoas que especifica, e 10.098, de 19 de dezembro de 2000, que estabelece normas gerais e critérios básicos para a promoção da acessibilidade das pessoas portadoras de deficiência ou com mobilidade reduzida, e dá outras providências.
5. Frangella VS, et al. Nutrição em reabilitação. In: Silva SMC, et al. Tratado de alimentação, nutrição e dietoterapia. São Paulo: Roca; 2007.
6. Winter S, Autry A, Boyle C, et al. Trends in the prevalence of cerebral palsy in a population-based study. Pediatrics. 2002;110:1220-5.
7. Quitadamo P, Thapar N, Staiano A, et al. Gastrointestinal and nutritional problems in neurologically impaired children. European Journal of Paediatric Neurology. 2016;20(6):810-5.
8. Leonard M, Dain E, Pelc K, et al. Nutritional status of neurologically impaired children: impact on comorbidity. Archives de Pediatrie: Organe Officiel de la Societe Française de Pediatrie. 2020;27(2):95-103.
9. Menezes EC, Santos FAH, Alves FL. Cerebral palsy dysphagia: a systematic review. Revista Cefac. 2017;19(4):565-74.
10. Hirschmann B, Hirschmann R, Gabatz RIB, et al. Breastfeeding of children with special health needs: an integrative review. Research, Society and Development. 2021;10(8):e48410817542.
11. Palisano R, et al. Gross motor function classification system expanded and revised. Hamilton, ON: McMaster University; 2007.
12. Hiratuka E, Pfeifer LI. Adaptação transcultural para o Brasil do Sistema de Classificação da Função Motora Grossa (GMFCS). Rev Bras Fisioter. 2010;14(6):537-44.
13. Silva DBR, et al. Sistema de classificação da função motora grossa ampliado e revisto: versão brasileira.

Disponível em: https://canchild.ca/system/tenon/assets/attachments/000/000/075/original/GMFCS--ER_Translation-Portuguese2.pdf. Acesso em: 10 dez. 2023.
14. Dias BLS, Fernandes AR, Maia Filho HS, et al. Sialorrhea in children with cerebral palsy. Jornal de Pediatria. 2016;92(6):549-58.
15. Cunha J, Lopes M, Faria A, et al. Dificuldades alimentares em crianças e adolescentes com paralisia cerebral: revisão sistemática. Acta Portuguesa de Nutrição. 2020;22:28-39.
16. Vianna CIO, Suzuki HS. Paralisia cerebral: análise dos padrões da deglutição antes e após intervenção fonoaudiológica. Revista Cefac. 2011;13(5):790-800.
17. Pini DM, Fröhlich PCGR, Rigo L, et al. Oral health evaluation in special needs individuals. Einstein (Sao Paulo, Brazil). 2016;14(4):501-7.
18. Caramico-Favero DCO, Guedes ZCF, Morais MB, et al. Food intake, nutritional status and gastrointestinal symptoms in children with cerebral palsy. Arquivos de Gastroenterologia. 2018;55(4):352-7.
19. Samsong-Fang L. Assessment of growth and nutrition in children with cerebral palsy. Eur J Clin Nutr. 2013;67:5-8.
20. Marchand V, Motil KJ, NASPGHAN Committee on Nutrition. Nutrition support for neurologically impaired children: a clinical report of the North American Society for Pediatric Gastroenterology, Hepatology, and Nutrition. J Pediatr Gastroenterol Nutr. 2006;43(1):123-35.
21. Ferreira AA, Barros DC, Bagni UV (orgs.). Avaliação nutricional na atenção básica: reflexões sobre práticas e saberes. Rio de Janeiro: Fiocruz; 2018.
22. Bagni UV. Vade mecum de avaliação nutricional: equações preditivas, referências para comparação e parâmetros de classificação. Niterói: Observatório Multidimensional de Nutrição Inclusiva; 2023.
23. Romano C, van Winckel, Broekaert JHI, et al. ESPGHAN – European Society for Paediatric Gastroenterology, Hepatology and Nutrition Guidelines for the Evaluation and Treatment of Gastrointestinal and Nutritional Complications in Children with Neurological Impairment. J Pediatr Gastroenterol Nutr. 2017;65:242-64.
24. Stevenson RD. Use of segmental measures to estimate stature in children with cerebral palsy. Arch Pediatr Adolesc Med. 1995;149:658-62
25. Kong C-K, Wong H-SS. Weight-for-height values and limb anthropometric composition of tube-fed children with quadriplegic cerebral palsy. Pediatrics. 2005;116(6):839-45.
26. Stevenson, et al. Growth and health in children with moderate-to severe cerebral palsy. Pediatrics. 2006;118:1010-8. In: Preedy VR (ed.). Handbook of anthropometry. New York: Springer; 2012.
27. Brooks J, Day S, Shavelle R, et al. Low weight, morbidity, and mortality in children with cerebral palsy: new clinical growth charts. Pediatrics. 2011;128(2):299-307.
28. Krick J, Murphy PE, Markham JF, et al. A proposed formula for calculating energy needs of children with cerebral palsy. Dev Med Child Neurol. 1992;34(6):481-7.
29. Samson-Fang LJ, Stevenson RD. Identification of malnutrition in children with cerebral palsy: poor performance of weight-for-height centiles. Dev Med Child Neurol. 2000;42(3):162-8.
30. Scarpato E, Staiano A, Molteni M, et al. Nutritional assessment and intervention in children with cerebral palsy: a practical approach. Int J Food Sci Nutr. 2017;68(6,6):763-70.
31. Kaya GDO. The relationship between breast milk intake and speech in children with cerebral palsy. Turk J Med Sci. 2021;51(4):1809-13.
32. Campos MA. Alimentação e nutrição em paralisia cerebral: um guia para pais e cuidadores. 2016.
33. Silva BNS, Brandt CG, Cabral PC, et al. Malnutrition frequency among cerebral palsy children: differences in onset of nutritional intervention before or after the age of five years. Rev Nutr. 2023;30(6):713-22.
34. Holanda LS, Antunes MMC, Gonçalves FCLSP, et al. Evaluation of food intake, weight and body composition in children with cerebral palsy. Braz J Develop. 2020;6:84871-85.
35. Goularte MAM. Paralisia cerebral. In: Oliveira AM, et al (orgs.). Dietoterapia nas doenças do adulto. Rio de Janeiro: Rubio; 2018.
36. Escott-Stump S. Nutrição relacionada ao diagnóstico e tratamento. Barueri: Manole; 2007.
37. European Society of Paediatric Gastroenterology, Hepatology and Nutrition (ESPGHAN). Recommendations for nutritional management of children with neurological impairment, 2019.
38. Weffort VRS, et al. Avaliação nutricional da criança com paralisia cerebral. In: Weffort VRS, et al (org.). Nutrição em pediatria: da neonatologia à adolescência. 2.ed. Barueri: Manole; 2017.
39. Cavagnari MAV, Ribas BA, Medino IC, et al. Ação de prebióticos e simbióticos na obstipação intestinal de indivíduos com paralisia cerebral. Nutr Clin Diet Hosp. 2019;39(1):46-55.

40. Calis EA, Veugelers R, Sheppard J, et al. Dysphagia in children with severe generalized cerebral palsy and intellectual disability. Dev Med Child Neurol. 2008;50(8):625-30.
41. Schmitz EPCR. Tipo de dieta e composição corporal de crianças e adolescentes com paralisia cerebral em uso de nutrição enteral. Recife: Universidade Federal de Pernambuco; 2021.
42. Jahan I, Sultana R, Muhit M, et al. Nutrition interventions for children with cerebral palsy in low- and middle-income countries: a scoping review. Nutrients. 2022;14:1211.
43. Culley WJ, Middleton TO. Caloric requirements of mentally retarded children with and without motor dysfunction. J Petriatr. 1969;75(3):380-4.
44. Institute of Medicine (IOM). Food and Nutrition Board. Dietary Reference Intakes: applications in dietary assessment. Washington, DC: The National Academy Press; 2001.

10

Cuidado em nutrição de pessoas com ostomia

Larissa Queiroz de Lira
Grazielle Vilas Boas Huguenin

Ostomia (ou estomia) é o nome que se dá ao procedimento cirúrgico que faz uma comunicação artificial entre a luz de um órgão do sistema digestivo, respiratório ou urinário e o meio externo, por meio de abertura chamada de estoma[1,2].

Diversas condições patológicas ou traumáticas podem resultar na necessidade de uma ostomia para manutenção da vida[1], que pode ser classificada conforme seu tempo de permanência (temporária ou permanente), sua função (para respiração, alimentação ou eliminação) e sua localização anatômica (traqueostomia, gastrostomia, jejunostomia, ileostomia, colostomia, urostomia). O perfil clínico dessa população é, portanto, muito heterogêneo, abrangendo indivíduos saudáveis, para os quais a ostomia foi necessária em virtude de um trauma físico, e indivíduos que apresentam diversas comorbidades.

Considerando a limitação ou até mesmo a incapacidade de muitas pessoas ostomizadas para desempenhar diversas atividades da vida diária, estas são consideradas pessoas com deficiência física, tendo toda a proteção social conferida a uma pessoa com deficiência no ordenamento jurídico, nas esferas federal, estadual e municipal[3]. Visando divulgar informações que contribuam para combater o preconceito contra as pessoas com estoma, o dia 16 de novembro foi instituído no Brasil como o Dia Nacional dos Ostomizados pela Lei n. 11.506, de 19 de julho de 2007.

O objetivo deste capítulo é apresentar uma visão geral sobre os diferentes tipos de ostomia, bem como os principais aspectos aos quais o nutricionista deverá estar atento no cuidado nutricional ambulatorial e/ou domiciliar de pessoas com esse tipo de deficiência.

OSTOMIAS DE ALIMENTAÇÃO

A ostomia de alimentação é uma estratégia utilizada quando a pessoa tem a digestão funcionante, porém sua ingestão oral está parcial ou totalmente comprometida por condições médicas[1], tais como disfagia decorrente de doenças neurológicas; dificuldades de deglutição causada por tumor de cabeça e/ou pescoço; processos estenosantes resultantes de trauma; cirurgias gastrintestinais, dentre outras[4].

Dentre as vias de acesso na terapia nutricional enteral (TNE), a alimentação via ostomia é adotada quando a previsão do reestabelecimento da alimentação por via oral for superior a 4 semanas, e pode ser temporária ou permanente conforme a condição de saúde do indivíduo[1,5,6]. Pode ser posicionada no estômago (gastrostomia) ou no jejuno (jejunostomia) (Figura 1).

A decisão pela ostomia de alimentação e pelo seu posicionamento deve considerar, para além do tempo de administração da dieta enteral, diversos outros fatores, tais como potencial da sonda por via nasal ou oral causar sinusite e/ou erosão das narinas; risco de aspiração e de deslocamento da sonda por via nasal ou oral; estado clínico e/ou cirúrgico; grau de normalidade da digestão e absorção; anastomoses do aparelho digestivo, dentre outras[1,5].

A alimentação pode ser administrada de forma contínua ou intermitente. A infusão contínua fornece a alimentação lentamente por até 20 horas sem interrupção, por gotejamento gravitacional ou por bomba de infusão[1]. Seu uso é mais indicado quando há gastroparesia, retardo no esvaziamento gástrico, distensão abdominal, risco de aspiração, ou quando é necessário maior controle da velocidade de infusão. Esse regime está associado a um aumento de risco de interações medicamentosas e nutrientes e também pode aumentar pH gástrico, levando ao supercrescimento bacteriano[7].

A forma intermitente em bólus (com o auxílio de seringa) ou por gravidade (livre ou gotejamento) é uma estratégia que oferece a alimentação de forma rápida, semelhante à nutrição oral, sendo realizada de maneira fragmentada em etapas ou horários preestabelecidos ao longo do dia. Permite deambulação, pois a pessoa não precisa estar sempre deitada ou sentada para receber a

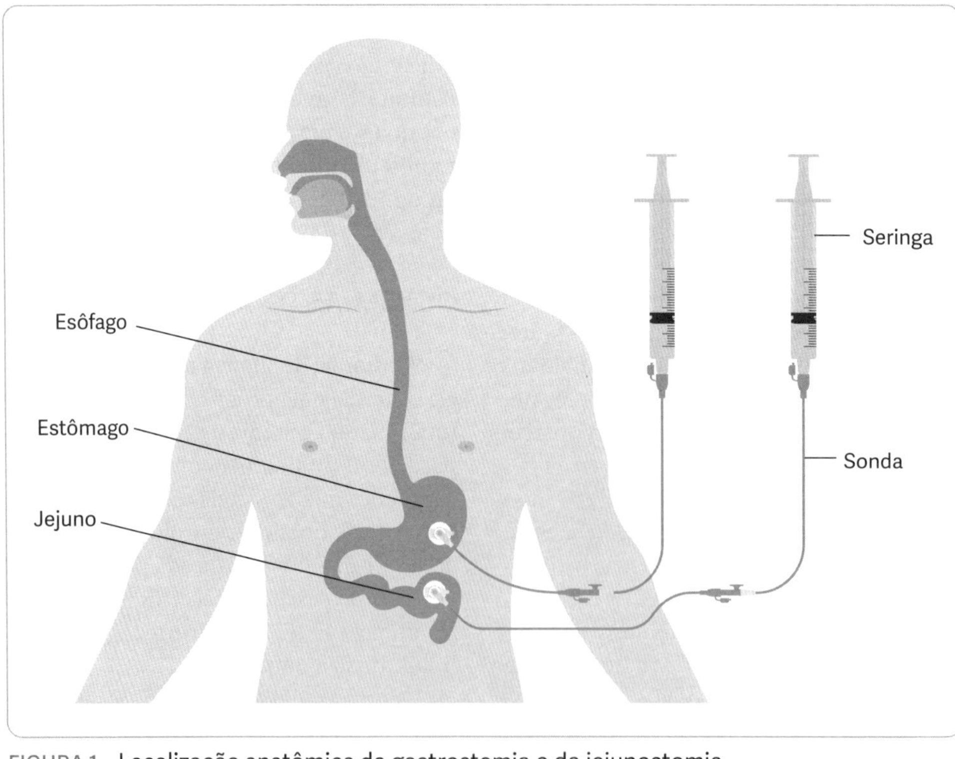

FIGURA 1 Localização anatômica da gastrostomia e da jejunostomia.

dieta. Também permite que medicamentos sejam administrados no trato gastrintestinal em horários diferentes da alimentação. Como pode causar inchaço abdominal, diarreia e sintomas análogos ao de esvaziamento gástrico rápido da síndrome de *dumping*, é mais indicada para pessoas com esvaziamento gástrico normal. É possível realizar infusões intermitentes também por bomba de infusão. A alimentação pode ser fornecida por um período mais prolongado, administrada num período de 12 a 16 horas, com intervalos de 2 a 3 horas de descanso[1]. Por ser administrada de forma mais lenta, minimiza os efeitos adversos.

A dose da dieta e a velocidade da infusão dependerão da técnica de administração e do posicionamento da ostomia (Quadro 1). A pessoa deve estar em decúbito elevado de 30 a 45 graus desde o início da administração da dieta e até 30 minutos a 1 hora após o término, para evitar refluxo gastroesofágico e risco de broncoaspiração. Após cada etapa de dieta, a sonda deve ser lavada com 20 a 50 mL de água potável sob pressão, com o objetivo de prevenir a obstrução e a contaminação microbiológica por resíduos alimentares ou acúmulo de medicamentos aderidos à sua parede[1,6].

Em virtude do alto custo, nem todos em TNE domiciliar têm condições de usar exclusivamente dietas industrializadas, que são aquelas comercializadas na forma líquida ou em pó que possuem composição química definida e melhor controle microbiológico, pois requerem manipulação mínima antes da administração. Essas dietas apresentam vantagens como composição química definida e melhor controle microbiológico. Assim, o uso de dietas enterais artesanais é uma alternativa bastante utilizada, que pode também ser concomitante ao uso de dietas industrializadas, estabelecendo-se uma dieta enteral mista[6].

As dietas artesanais (também chamadas de "caseiras") são constituídas de alimentos *in natura*, produtos alimentícios e/ou módulos de nutrientes ou mesclas entre eles, preparadas artesanalmente em cozinha doméstica. Embora sejam de baixo custo,

QUADRO 1 Recomendação para administração da dieta enteral segundo tipo de ostomia de alimentação

Tipo de administração	Gastrostomia	Jejunostomia
Intermitente em bólus	100-300 mL de dieta lentamente (20 mL/minuto) a cada 3-6 horas	100-300 mL de dieta a cada 3-6 horas, com maior cautela no início, evoluindo mediante a tolerância do paciente
Intermitente gravitacional	100-300 mL de dieta a cada 4-6 horas, de forma que seja infundido de 60-150 mL/hora	100-300 mL de dieta a cada 4-6 horas, mas o gotejamento não deve ultrapassar 60 mL/hora
Intermitente em bomba de infusão	100-300 mL (60-150 mL/hora), a cada 4-6 horas	100-300 mL (60-150 mL/hora) a cada 4-6 horas
Contínua	25-125 mL/hora, conforme a tolerância do paciente	10-40 mL/hora, aumentando de 10-20 mL a cada 8-12 horas, conforme a tolerância do paciente até atingir a meta nutricional, considerando a osmolaridade da dieta

Fonte: Lais e Vale[6]; Rocha et al.[8]

apresentam maior risco de contaminação, necessitando de um controle rígido das condições higiênico-sanitárias no preparo, no armazenamento e na administração. Sua composição nutricional é variável, por causa da falta de padronização dos procedimentos de preparo e da perda de nutrientes nos resíduos alimentares quando precisam ser coadas antes da administração. Assim, essas preparações artesanais não são bem orientadas, podem contribuir para dietas desequilibradas e com maior risco de contaminação, ocasionando perda de peso, desnutrição e infecção[6]. É fundamental orientar quanto aos cuidados de manipulação dos alimentos e ao preparo das dietas artesanais, visando à qualidade higiênico-sanitária (Quadro 2).

Para garantir a adequada segurança alimentar e nutricional, o nutricionista deverá definir as características da dieta com base nas necessidades nutricionais da pessoa, na capacidade gastrintestinal de digestão, absorção e motilidade, nas condições de saúde e estabilidade hemodinâmica e metabólica,

QUADRO 2 Cuidados e boas práticas no preparo das dietas enterais artesanais

Relacionados ao manipulador de alimentos	▪ Proteger os cabelos com touca. ▪ Manter as unhas curtas, limpas e sem esmalte. ▪ Não usar anéis ou aliança, pulseiras, colares, fitas, brincos e relógio. ▪ Higienizar as mãos e antebraços, antes de iniciar a preparação, com detergente neutro e água potável, secar com papel-toalha não reciclado, passar álcool a 70%, deixando secar naturalmente. ▪ Evitar tossir e espirrar.
Relacionados ao local de preparo	▪ Lavar a bancada de preparação com água potável e detergente neutro com o auxílio de uma esponja e borrifar álcool a 70% na superfície, deixando secar naturalmente. ▪ Ter utensílios exclusivos para preparação da dieta. ▪ Higienizar os utensílios com água potável e detergente neutro, deixando-os secar naturalmente.
Relacionados aos alimentos	▪ Usar água filtrada e fervida. ▪ Manter os alimentos protegidos em embalagens ou recipientes. ▪ Antes do preparo da dieta, verificar se os alimentos estão próprios para consumo: aspectos próprios (coloração, textura, odor, formato), embalagem íntegra (sem furos ou estufamento), dentro da data de validade. ▪ Usar alimentos congelados ou refrigerados adquiridos e mantidos em temperatura adequada, sem sinais de descongelamento ou recongelamento (cristais de gelo, embalagens molhadas, produtos amolecidos ou deformados). ▪ Antes do preparo da dieta, lavar as embalagens dos alimentos industrializados com água potável corrente e detergente neutro e passar álcool a 70% para a desinfecção. ▪ Antes do preparo da dieta, higienizar as frutas, verduras e hortaliças com água potável; se necessário, usar uma escova e, em seguida, colocar em solução clorada (hipoclorito de sódio e água, numa proporção de 15 mL:1 L). Deixar durante 10 minutos e lavar em seguida em água corrente. ▪ Evitar o contato entre alimentos crus e cozidos. ▪ Evitar o uso de carnes e ovos crus. ▪ Proteger os alimentos e a dieta pronta de insetos, animais domésticos e roedores.

Fonte: Brasil[1]; Lais e Vale[6].

na presença de comorbidades (p. ex., doença renal ou hepática) e nas possibilidades de compra, preparo e administração da dieta no domicílio. A prescrição da dieta, quer industrializada e/ou artesanal, deverá conter todo o detalhamento necessário à sua adequada execução[6]:

- Formulação (dieta padrão, dieta específica para determinada doença, disfunção metabólica ou prejuízo absortivo).
- Fornecimento de nutrientes (dieta completa, módulo, suplemento).
- Teor energético (hipoenergética, normoenergética, hiperenergética).
- Proporção de macronutrientes em relação ao valor energético total (hipo, normo ou hiperproteica, lipídica ou glicídica).
- Complexidade dos macronutrientes (polimérica, oligomérica ou elementar).
- Osmolaridade (hipotônica, isotônica, hipertônica).
- Modo de preparo (artesanal, industrializada, mista).
- Sistema de manipulação antes da administração (aberto, fechado).
- Forma de administração (intermitente, contínua).

É fundamental que o nutricionista esteja familiarizado com a TNE e se mantenha atento a suas possíveis complicações mecânicas, metabólicas e/ou infecciosas, e

QUADRO 3 Complicações da terapia nutricional enteral na gastrostomia ou jejunostomia, etiologias e medidas de prevenção e controle

Complicações	Etiologia	Medidas de prevenção e controle
Metabólicas		
Náusea e vômito	Infusão rápida	Infundir a dieta lentamente
Resíduo gástrico alto	Esvaziamento gástrico prejudicado	▪ Uso de pró-cinéticos. Manter decúbito de 30-45 graus e deambular após cada infusão. ▪ Mudança para alimentação pós-pilórica.
Refluxo e regurgitação	Esvaziamento gástrico prejudicado	Pró-cinéticos e antieméticos prescritos; manter decúbito de 30-45 graus; e deambular após cada infusão.
Diarreia	Infusão rápida	Infundir a dieta lentamente
	Dieta em baixa temperatura	Infundir a dieta em temperatura ambiente
Distensão abdominal	Infusão rápida	Infundir a dieta lentamente
	Esvaziamento gástrico prejudicado	Manter decúbito de 30-45 graus e deambular após cada infusão
	Dieta hiperosmolar	Reduzir a osmolaridade da dieta
Hiperidratação	Excesso de administração de líquidos	Checar balanço hídrico diário
	Insuficiência cardíaca, renal ou hepática	Administrar diurético
	Desnutrição grave	Concentrar a dieta e diminuir o volume
Desidratação	Baixa oferta de água	▪ Repor água após as dietas. ▪ Realizar balanço hídrico.
	Uso de fórmulas hipertônicas	Usar fórmulas isotônicas
	Diarreia	Tratar a diarreia

(continua)

QUADRO 3 Complicações da terapia nutricional enteral na gastrostomia ou jejunostomia, etiologias e medidas de prevenção e controle (*continuação*)

Complicações	Etiologia	Medidas de prevenção e controle
Hipoglicemia	Suspensão súbita e prolongada de dieta, excesso de administração de insulina e/ou dieta zero	▪ Administrar glicose via venosa. ▪ Monitorar a glicemia diariamente. ▪ Reiniciar a dieta assim que possível.
Anormalidades de eletrólitos e elementos traços	Diarreia, desnutrição, infecção ou disfunção renal	▪ Monitorar níveis séricos de eletrólitos e elementos traços. ▪ Checar o uso de drogas que interfiram na absorção. ▪ Rever a conduta dietoterápica.
Alterações das funções hepáticas	Sobrecarga energética, substratos inapropriados, toxinas, drogas ou condições patológicas	Observar níveis de transaminases, utilizar dietas especializadas e/ou lactulose
Mecânicas		
Obstrução da sonda	Acúmulo de resíduos alimentares pela lavagem incorreta	Lavar corretamente a sonda após a administração de cada etapa
	Impactação de medicamentos pouco solúveis	▪ Tentar desobstrução com vitamina C efervescente, água morna, bebidas carbonadas e bicarbonato de sódio. ▪ Retirar e reintroduzir a sonda, se possível. Não resolvendo, trocar a sonda.
Vazamento periestomal	Distância/pensão inadequada entre o orifício interno/externo	▪ Estratégias para favorecer a cicatrização de feridas. ▪ Tratamento local para prevenir infecção. ▪ Substituição do tubo.
Ulceração	▪ Sonda interna rígida, tubo de balão com ponta externa ou reforço interno alto ▪ Distância/pensão inadequada entre o orifício interno/externo.	▪ Substituição do tubo. ▪ Supressão ácida.
Saída acidental da sonda	Alterações do peristaltismo e/ou paciente hiperativo	▪ Avaliar sistematicamente o posicionamento da sonda. ▪ Substituição da sonda.
Infecciosas		
Infecção ou toxinfecção alimentar, gastroentero-colite	Contaminação microbiológica da dieta	Aplicar padrões de higiene adequados no preparo e administração da dieta e substituir os dispositivos de administração (frascos, equipos, seringas) ou mesmo a sonda.
	Contaminação da sonda	Manter a sonda sempre fechada enquanto não estiver em uso.

Fonte: Brasil[1]; Lais e Vale[6]; Alves et al.[15]; Hucl e Spicak[16].

medidas de prevenção e controle (Quadro 3). Atualmente existem diversas publicações elaboradas por instituições de ensino e assistência à saúde que podem ser consultadas para subsidiar a prática profissional, e/ou adotadas na orientação das pessoas com ostomia de alimentação no contexto ambulatorial e/ou domiciliar[1,6,9-14].

OSTOMIAS DE ELIMINAÇÃO DO SISTEMA DIGESTIVO

A ostomia intestinal é a construção de um orifício artificial na parede do abdome para promover o desvio do trânsito do conteúdo intestinal e permitir sua eliminação. O estoma pode ser construído no intestino delgado, cólon, reto ou ânus (Figura 2), e está associado a alterações fisiológicas de acordo com o segmento intestinal onde foi realizado.

O ponto de partida para um cuidado nutricional efetivo é, portanto, compreender o grau de comprometimento funcional do intestino, que é influenciado pela extensão do segmento intestinal ressecccionado ou desviado e, também, pela integridade da mucosa remanescente. A primeira parte do intestino grosso (ceco, cólon ascendente e primeira metade do cólon transverso) é conhecida como cólon absortivo, onde são absorvidos água e eletrólitos. A segunda parte (segunda metade do cólon transverso, cólon descendente e sigmoide) é conhecida como cólon armazenador e tem como principal função armazenar a matéria fecal até o momento da defecação, embora também absorva uma pequena quantidade de água e eletrólitos (Figura 3). Assim, quanto mais terminal for a ostomia no trato intestinal, menor será o comprometimento funcional e nutricional, e mais formadas serão as eliminações (Quadro 4).

Com a construção do estoma, a pessoa passa a usar a bolsa coletora, na qual os efluentes passam a ser armazenados. A definição do tipo de bolsa coletora mais adequado à condição do paciente é feita pelo enfermeiro estomaterapeuta, que tem

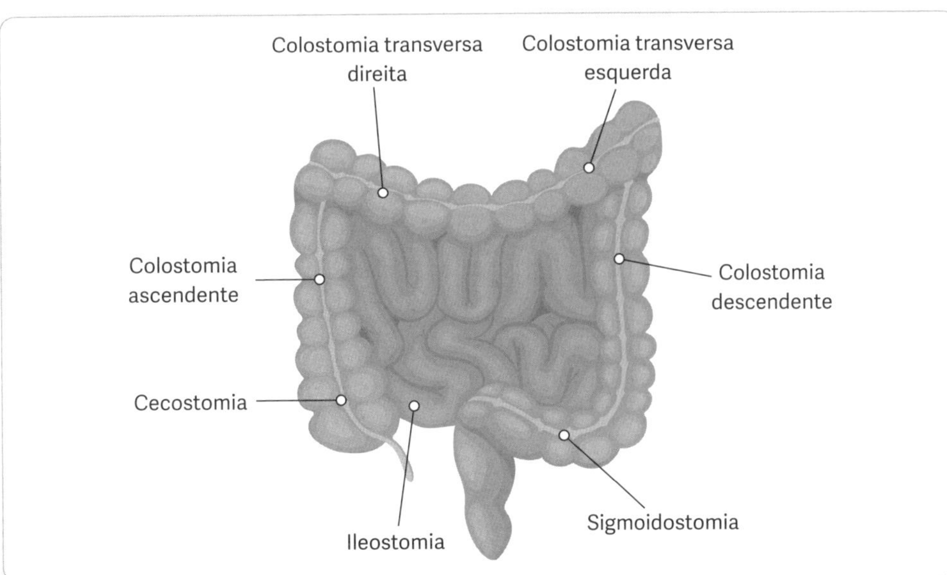

FIGURA 2 Tipos de estoma de eliminação.

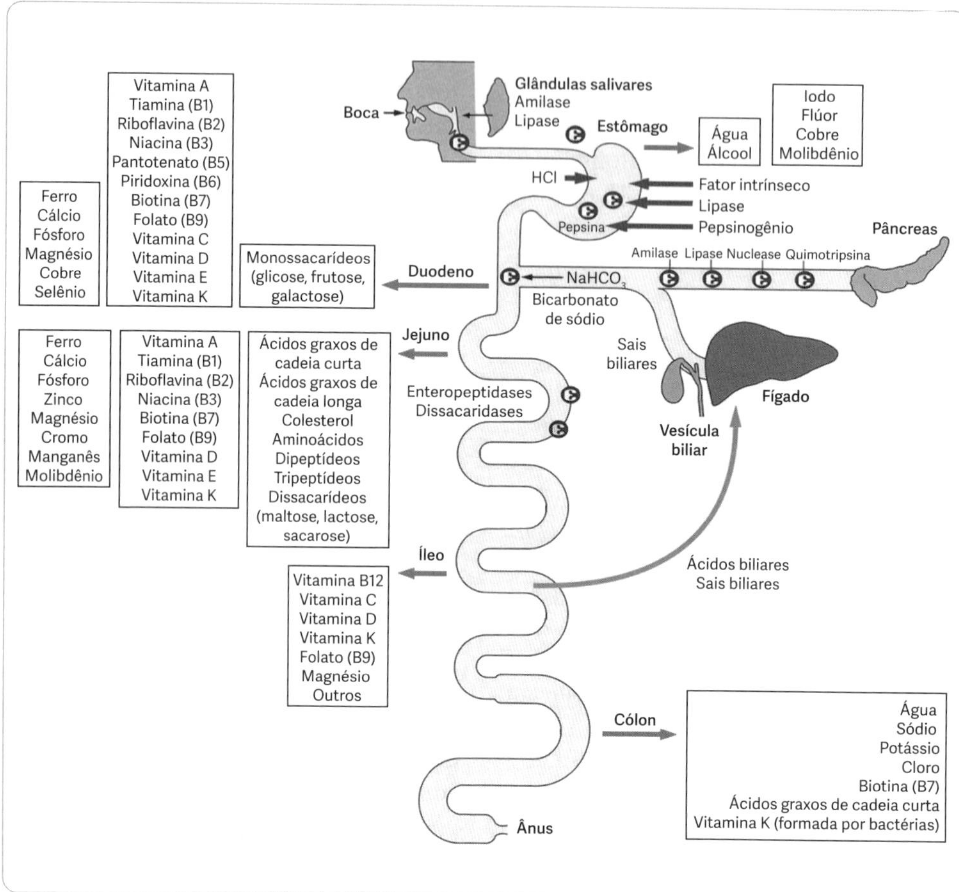

FIGURA 3 Absorção intestinal de nutrientes.

como objetivo prescrever o dispositivo que melhor se adapte ao estoma e às condições de vida e de saúde do indivíduo. Atualmente há no mercado uma grande variedade de dispositivos, que podem ser transparentes ou opacos, drenáveis ou fechados, compostos de apenas uma peça (todo o dispositivo fica acoplado) ou de duas peças (a boca pode ser desacoplada para permitir o esvaziamento). O adequado posicionamento na superfície corporal e a correta eversão do estoma (parte do estoma que fica para fora) são importantes para garantir a boa fixação da bolsa, a fim de evitar o vazamento de efluentes e dermatite periostomal.

A construção de uma ostomia intestinal representa um evento importante para qualquer paciente, uma vez que o mal posicionamento anatômico ou uma protusão inadequada poderá interferir negativamente em sua qualidade de vida. A ileostomia costuma ser o tipo de ostomia que gera maior preocupação tanto em relação ao estado nutricional, em função das perdas nutricionais determinadas pela extensa região sem trânsito intestinal, como em relação aos aspectos sociais.

A maior parte dos nutrientes é absorvida no íleo, assim como os sais biliares, que são determinantes para a absorção das gordu-

QUADRO 4 Características dos estomas intestinais de eliminação

Estoma	Região desviada ou ressecionada (sem trânsito intestinal)	Perdas nutricionais decorrentes	Características das eliminações	Complicações comuns
Ileostomia	Cólon ascendente, transverso, descendente, sigmoide e reto	Água, Na, K, Ca, Mg, B12, Fe, ácido fólico, vitaminas lipossolúveis, lipídios, proteínas e sais biliares	Líquidas, abundantes e ácidas	Diarreia, flatulência, irritação na pele, esteatorreia, câimbras, fadiga, anemia, inapetência, perda de peso
Colostomia ascendente	Cólon transverso, descendente, sigmoide e reto	Água, Na, K, enzimas digestivas	Semilíquidas, abundantes e com presença de enzimas digestivas	Diarreia, flatulência, irritação na pele, fadiga, anemia, inapetência, perda de peso
Colostomia transversa	Cólon descendente, sigmoide e reto	Água, eletrólitos, vitamina K	Semilíquidas a pastosa, com intervalos irregulares	Diarreia, odor fétido, flatulência, irritação na pele
Colostomia descendente	Cólon sigmoide e reto	Água	Pastosas a formadas, com intervalos regulares	Constipação, odor fétido, flatulência, irritação na pele
Sigmoidostomia (ou colostomia sigmoide)	Reto	Pouca/ nenhuma	Formadas, com intervalos regulares	Diarreia, odor fétido, flatulência

Fonte: Brasil[1]; Lais e Vale[6].

ras. Assim, ileostomizados geralmente têm esteatorreia e deficiência das vitaminas A, D, E e K. Também poderão ter uma digestão insatisfatória de dissacarídeos como sacarose e lactose, uma vez que o segmento intestinal através do qual esses nutrientes são digeridos está comprometido. A má absorção de ácidos graxos pode favorecer a deficiência de cálcio e magnésio, pois os ácidos graxos não absorvidos se ligam a esses minerais, formando sabões que são eliminados. Há redução importante também na absorção de zinco, fósforo, cloro, ferro, selênio e proteínas.

Associado à possibilidade de desenvolver as carências nutricionais acima descritas, os indivíduos com ilestomia apresentam maior volume e frequência de eliminações ao longo do dia, em decorrência do curto tempo de trânsito no intestino remanescente. Há menor controle quanto ao fluxo dos efluentes e o bolo fecal será menos formado quanto mais curto for o íleo remanescente[17].

O fluxo de efluentes considerado esperado para uma ileostomia é de aproximadamente 600 a 800 mL/dia, enquanto a definição de estoma de alto débito varia e geralmente é considerada como a eliminação de volumes entre 1 e 2 L/dia. De modo que o manejo incorreto de estomas de alto débito pode levar à desidratação, lesão renal aguda e desnutrição[18,19].

A ocorrência de dermatites periostomais é comum e se deve principalmente a reações alérgicas ao dispositivo colante e ao contato da pele ao redor do estoma com as fezes líquidas, extremamente ácidas e irritantes.

Dessa maneira, considerando a frequência e o volume das eliminações na ileostomia, o acoplamento inadequado do dispositivo ao estoma favorece o desenvolvimento de inflamações e infecções na pele do indivíduo ileostomizado.

É comum que pessoas com ileostomia deixem de se alimentar ou beber líquidos durante longos períodos do dia, visando evitar ter efluentes intestinais e precisar trocar a bolsa coletora fora de casa (p. ex., escola, trabalho, evento social). Outros, visando evitar ruídos e odores, limitam o consumo de vários alimentos que consideram formadores de gases e mau cheiro. Essas condutas recorrentes comprometem ainda mais o estado nutricional do ostomizado, e em muitos casos é necessária a intervenção conjunta com psicólogo.

É importante ressaltar que o íleo tem grande capacidade adaptativa, e, quando a válvula ileocecal está presente, consegue se adaptar para desempenhar várias funções do segmento que foi ressecionado. Contudo, se a válvula ileocecal foi perdida, há maior comprometimento funcional (maior volume e frequência de efluentes), já que ela é a responsável por controlar o esvaziamento do intestino delgado para o intestino grosso (fica sempre fechada, exceto quando há estímulo para passagem do quimo), e também evitar que as bactérias do intestino grosso subam para o intestino delgado. Caso essa informação de detalhamento cirúrgico não esteja disponível para o nutricionista, suas condutas nutricionais devem ser sempre conservadoras e baseadas no retorno da pessoa em relação a suas intercorrências.

Na colostomia ascendente, há diminuição da capacidade de absorver fluidos e eletrólitos, com elevado risco de desidratação em condições de suor excessivo, diarreia e/ou vômitos. A consistência das fezes varia de líquida a semilíquida, e caracterizam-se como cáusticas e irritantes para a pele devido à presença de enzimas digestivas. Na colostomia transversa há perda de trânsito em parte do intestino grosso, e por isso os pacientes podem apresentar diminuição da absorção de fluidos e eletrólitos. A consistência das fezes varia de semifluida a pastosa[17].

Para os indivíduos que tiveram uma grande porção ou todo o cólon removido, como aqueles com colostomia proximal e ileostomia, o intestino delgado pode eventualmente adaptar-se para absorver alguns dos fluidos corporais. No entanto, a desidratação e a perda de eletrólitos devem ser sempre consideradas, já que grandes quantidades de fluidos e eletrólitos, como sódio e potássio, podem ser perdidas através da ostomia. Nesses pacientes, o comprometimento da microbiota colônica saudável implicará menor produção de ácidos graxos de cadeia curta e de vitaminas K, B12, tiamina e riboflavina. A seção terminal ou última do íleo às vezes é removida com a cirurgia de ileostomia ou quando essa seção remanescente está significativamente comprometida. Dessa forma, como a vitamina B12 é normalmente absorvida na última seção do intestino delgado, pode haver necessidade de suplementação[17,20].

Na colostomia descendente ou sigmoidal, os nutrientes são bem absorvidos à medida que o trato gastrintestinal permanece intacto. A consistência das fezes varia geralmente de pastosa a formada[17].

Entre as principais queixas dos pacientes com ostomias mais distais está o excesso de flatulência, resultando em grande distensão da bolsa coletora. Isso ocorre pela ausência do controle esfincteriano para eliminação de gases intestinais, pelo comprometimento da microbiota colônica saudável e também pelo padrão alimentar adotado pelo indivíduo.

Na avaliação nutricional de pessoas com ostomias de eliminação intestinal, recomenda-se que a anamnese contemple pelo menos os seguintes aspectos, que normalmente impactam na presença e na gravidade das complicações metabólicas e nutricionais do paciente:

- Data da cirurgia para confecção do estoma (recente ou longo prazo).
- Condição que levou à cirurgia (doença de base ou trauma).
- Características do estoma (tipo, posição, integridade do intestino remanescente, preservação da válvula ileocecal).
- Consistência dos efluentes (de líquida a formada).
- Número/volume de eliminações ao dia.
- Frequência de troca da bolsa coletora.
- Presença de sintomas gástricos e intestinais (vômitos, gastrite, diarreia/constipação, excesso de flatulência, ausência de eliminações).
- Presença de dermatite periestomal.
- Aceitação e adaptação à ostomia.
- Nível de autocuidado (existência de cuidador, grau de dependência de terceiros).
- Presença de problemas de saúde e tratamentos em curso que podem gerar comprometimento nutricional e metabólico (diabetes, hipertensão, dislipidemia, câncer, doença inflamatória intestinal, depressão, ansiedade).
- Realização de acompanhamento nutricional prévio.

Deve-se avaliar também a qualidade da mastigação e deglutição e sua contribuição no comprometimento do processo digestivo e absortivo, e também na produção de eructações e gases intestinais.

A avaliação da qualidade de sono também é um tópico importante da anamnese, já que muitos pacientes podem ter o sono prejudicado por, dentre outros motivos, necessitarem esvaziar a bolsa coletora durante a madrugada. Frequentemente, o excesso de eliminações é potencializado pelo grande volume e/ou frequência de alimentação e ingestão hídrica no período noturno, bem como com a composição da alimentação adotada pelo paciente. De modo que a coleta de informações dietéticas por meio do recordatório alimentar de 24 horas auxiliará na identificação desses hábitos e ajudará o profissional nutricionista a adequá-los.

No que diz respeito à avaliação antropométrica, são adotadas as mesmas técnicas e pontos de corte para classificação da composição corporal empregados na população geral. No entanto, é preciso estar atento ao esvaziamento da bolsa coletora para a aferição do peso corporal, principalmente em crianças pequenas, a fim de evitar alteração no valor aferido. Algumas medidas antropométricas podem ser inviabilizadas a depender do local de fixação da bolsa coletora e presença de hérnias, dentre elas o perímetro da cintura e as dobras cutâneas abdominal e suprailíaca. Além disso, os equipamentos antropométricos (fita e adipômetro) não devem ser posicionados em locais muito próximos ao estoma, a fim de minimizar riscos de contaminação e desconfortos relacionados a possíveis edemas e inflamações na região.

A conduta nutricional deve ser pautada na condição que gerou a ostomia, no tipo de ostomia, em seu tempo de uso, na necessidade de suplementação nutricional e no nível de autocuidado.

No período pré-cirúrgico, a perda de peso é muito comum quando a condição de base é a presença de tumores ou doenças inflamatórias intestinais. Em contrapartida, esse quadro nutricional não é frequentemente observado quando a causa do estoma são traumas, como acidentes automobilísticos ou domésticos. Para além da questão nutricional, tanto o baixo peso como o excesso de peso corporal dificultam o acoplamento ideal da bolsa coletora ao abdome, sendo esse um motivo adicional para monitorar o peso do paciente.

No período pós-cirúrgico, independentemente do tipo de ostomia, a dieta inicial será líquida, com a transição para sólidos nas primeiras 4 a 6 semanas. A ênfase deve ser em acelerar a cicatrização da ferida, combater a desidratação e corrigir os déficits nutricionais. A dieta inicial deverá ser pobre em fibras e pobre em resíduos, principalmente por causa do edema intestinal, e se concentrar em alimentos com pouco tempero e baixo teor de gordura[21]. Castanhas, leguminosas e cereais têm elevado teor de resíduo e devem ser oferecidos com cautela para não aumentar a estimulação intestinal. Alimentos picantes e ricos em gordura podem causar diarreia e/ou refluxo, e devem ser evitados. A evolução da dieta ocorre de forma gradativa à alimentação regular da pessoa, exceto nos casos de condições médicas que demandem escolhas alternativas[17].

Nos casos de ileostomia, a evolução é mais lenta, com introdução mais gradual dos alimentos, com dieta hiperproteica, sem sacarose, sem lactose e hipogordurosa. Quanto mais alta a posição do estoma, menor a concentração de sais biliares atuantes, aumentando o risco de esteatorreia. O paciente com ileostomia tem maior risco de bloqueio do estoma devido à presença de grandes partículas de comida, uma vez que o diâmetro do estoma criado a partir do íleo é menor do que o estoma criado a partir do cólon. A presença de tecido cicatricial (aderências) no intestino delgado também é um fator facilitador para o bloqueio do estoma[17].

Após a alta hospitalar, um dos fatores que contribuem para a elevada perda de peso é a adoção de excessiva restrição do volume e da variedade da alimentação pelo paciente, motivados pela inadaptação às mudanças do trânsito intestinal e por crenças alimentares. Assim, a adequada orientação nutricional pós-cirúrgica e de alta hospitalar é fundamental na garantia da recuperação e manutenção do estado nutricional do paciente.

A educação nutricional e o estímulo a uma alimentação saudável são fundamentais, com ênfase para a seleção dos alimentos que farão parte da dieta. Para conhecer a resposta do organismo e evitar desconfortos, a ingestão de novos alimentos deve ser feita de forma lenta e gradativa:

- Introduzir um alimento novo de cada vez.
- Ingerir pequenas quantidades por vez.
- Observar o aparecimento de efeitos indesejados (flatulência, diarreia, odor fétido), que se forem persistentes, indicam que o consumo do alimento deve ser controlado.

Ao elaborar o plano alimentar, o nutricionista deve enfatizar a importância da ingestão hídrica, que deve ser maior do que a população geral por causa das perdas excessivas. Precisa considerar também o horário e fracionamento das refeições, para facilitar a regularização da eliminação das fezes para não comprometer a qualidade de vida nas horas seguintes da alimentação (p. ex., sono, trabalho, lazer), bem como otimizar a digestão e absorção. É fundamental reforçar ao paciente que a prática regular de pular refeições causa grande prejuízo nutricional, recomendando-se a realização de, no mínimo, 6 refeições diárias para regular o funcionamento intestinal, facilitar a digestão e diminuir o risco de obstrução do estoma.

Existem alimentos que são mais definidores das características das fezes (volume, consistência, frequência, odor e cor) e dos gases (quantidade, odor), cujo consumo pode ser limitado caso traga efeitos adversos. Alimentos que contêm sacarose e lactose também costumam ser evitados por causa da intolerância presente na maioria dos ostomizados, assim como irritantes gástricos (condimentos picantes, álcool, cafeína, gorduras, embutidos) (Quadro 5). Contudo, o efeito dos alimentos é muito variável entre as pessoas, e por isso se deve orientar para que esteja sempre atento ao impacto da alimentação nas eliminações, para identificar quais são os alimentos menos tolerados. Essa identificação pode ser realizada a partir do recordatório alimentar de 24 horas ou da história alimentar, ajustando a alimentação levando em consideração os alimentos referidos como mais ou menos tolerados. Pode ser útil também solicitar à pessoa que teste um alimento por vez, a fim de identificar sua real repercussão nas fezes e na formação de gases.

O nutricionista pode inspecionar a bolsa coletora durante o atendimento para melhor compreensão do quadro. Geralmente os odores não são sentidos quando a bolsa coletora está em uso, e, se o profissional sentir algum mau cheiro, é sinal de que pode haver algum vazamento, ou de que alguma parte da bolsa está mal acoplada ao paciente. Entretanto, os ruídos dos gases são muito comuns e típicos, e devem ser tratados com naturalidade.

Visando tentar normalizar o máximo possível o estilo de vida do paciente, o nutricionista pode recomendar também o consumo de alimentos e ervas naturais que têm ação anti-inflamatória, antioxidante, digestiva e que ajudam na desodorização das fezes (principalmente nos pacientes que têm colostomia mais terminal, em que as fezes têm odor mais fétido) (Quadro 6).

Os déficits nutricionais mais frequentes em ostomizados intestinais são a anemia ferropriva, déficit de vitaminas e minerais, má absorção de proteínas e esteatorreia. Recomenda-se o consumo regular de carnes magras (frango, peixe, clara de ovo) e pobre em fibras insolúveis. Sempre que possível, deve-se realizar a suplementação de nutrientes, lançando mão de módulos proteicos, vitaminas, minerais, glutamina e probióticos. Alimentos ricos em potássio devem ser oferecidos no caso de debilidade e cãibras musculares.

QUADRO 5 Principais efeitos dos alimentos após a cirurgia de ostomia.

Tipo de ação	Alimentos
Formação de gases	Bebidas alcoólicas, bebidas gaseificadas, feijões, soja, brócolis, couve-flor, milho, repolho, cebola, rabanete, leite e produtos lácteos, goma de mascar, alimentos picantes.
Causadores de odor	Bebidas alcoólicas (principalmente cerveja), feijões, cebola, pimentão, repolho, nabo, couve, rabanete, pepino, peixes, ovos, alho, comidas gordurosas, alimentos defumados.
Obstrução do estoma	Casca de frutas frescas (maçã, uva), abacaxi, coco, mesocarpo de frutas (laranja, tangerina), frutas secas, repolho, milho inteiro, pipoca, sementes, nozes e castanhas, salsão, cogumelo, brotos.
Aumento das eliminações	Bebidas alcoólicas, feijões, grãos integrais, farelo de cereais, ameixa, uvas-passas, vegetais folhosos, vegetais crus, frutas frescas, lácteos (intolerantes à lactose), comidas gordurosas, chocolate, condimentos.

Fonte: Burgess-Stocks[17]; Crohn's and Colitis Foundation[22].

QUADRO 6 Alimentos e ervas naturais que trazem benefícios à saúde de pessoas ostomizadas

Tipo de ação	Alimentos e ervas naturais
Controle de gases e odores	Hortelã, salsa, aipo/salsão, sálvia, erva-doce, manjericão, alface, espinafre, pera, maçã, iogurte natural, coalhada
Melhora da digestão	Gengibre, hortelã, cardamomo, orégano
Anti-inflamatória	Cúrcuma, alecrim, manjericão, sálvia
Antioxidante	Cúrcuma, alecrim, erva-doce

Fonte: elaboração das autoras.

Em ileostomizados, o uso de suplementos de vitaminas, minerais e proteínas é fundamental para minimizar a desnutrição. Para otimizar sua absorção, medicações e suplementação devem ser na forma líquida, pois cápsulas e comprimidos com revestimento entérico (ou com modificação e/ou liberados em função do tempo de ingestão) são projetados para serem liberados no cólon. Na presença de ileostomia, as pílulas geralmente saem na bolsa coletora e a pessoa não se beneficia da medicação e/ou suplementação. Recomenda-se evitar líquidos com álcool ou açúcar adicionado, pois podem aumentar a diarreia[17].

A realização de ostomias pediátricas é menos frequente, e em grande parte dos casos o trânsito intestinal consegue ser reconstruído ao longo da infância. Porém, durante o tempo em que a criança convive com o estoma, pode haver um impacto nutricional significativo, em virtude da baixa absorção de nutrientes essenciais, podendo afetar o ganho de peso, o crescimento e o desenvolvimento infantil. Além disso, há o risco de complicações recorrentes provenientes da ostomia, como diarreia, anemia por sangramento intestinal, dentre outras. Embora existam poucos estudos em crianças ostomizadas, esse déficit nutricional na infância pode contribuir para a maior suscetibilidade a doenças, prejuízos no comprometimento cognitivo e psicomotor e menor aproveitamento escolar. Por isso, é importante o acompanhamento regular da criança ostomizada por um nutricionista, visando monitorar seu estado nutricional e corrigir possíveis complicações nutricionais identificadas a partir de métodos diretos de avaliação nutricional, como os índices antropométricos, os exames laboratoriais e a semiologia nutricional.

Além de prevenir e recuperar problemas nutricionais, o nutricionista tem um papel importante na reabilitação de pessoas ostomizadas, pois ajuda a minimizar o impacto na vida da pessoa e de sua família. A impossibilidade de se alimentar normalmente por via oral, a perda do controle das eliminações, a presença de odores e ruídos das eliminações e a necessidade de usar um dispositivo aderido ao abdome que armazena fezes, muco e/ou urina, dentre outros fatores, frequentemente resultam em diminuição da autoestima e marginalização afetiva, social e conjugal.

Muitos apresentam também distorção da imagem corporal: não enxergam a bolsa coletora como uma nova parte de seu corpo ou não se reconhecem como uma pessoa com deficiência, mesmo que essa condição seja transitória. Outros têm repulsa da bolsa coletora, e, por não aceitarem conviver com aquele "objeto estranho cheio de excremento" preso ao seu corpo, muitas vezes negligenciam os cuidados diários relacionados à higiene e alimentação. Nesses casos, é fundamental a intervenção com psicólogo, a fim de resguardar a saúde física e mental do ostomizado. Materiais educativos podem auxiliar no processo de adaptação à nova condição de vida da pessoa com ostomias[23-26].

OSTOMIAS DE ELIMINAÇÃO DO SISTEMA URINÁRIO

As ostomias urinárias (ou urostomias) têm como principal objetivo drenar a urina, sob baixa pressão, para que não ocorram danos aos rins. A derivação da urina pode ser feita diretamente dos rins (nefrostomia ou pielostomia), do ureter (ureterostomia), da bexiga (cistostomia; vesicostomia).

O tipo mais comum é a ureterostomia realizada pela cirurgia de Bricker, em que os ureteres são ligados a uma pequena parte do intestino delgado (íleo ou cólon), que é exteriorizado através da pele na região abdominal para eliminação da urina na bolsa coletora. Pessoas com esse tipo de urostomia têm maior risco de deficiência de B12 por causa da formação do conduto ileal e, também estão mais sujeitas a infecções do trato urinário.

É importante reforçar a necessidade de manter-se sempre bem hidratado, para que a urina se mantenha diluída, ácida e com menos odor. Uma dieta rica em sal pode concentrar a urina e produzir mais odor. Alguns alimentos também podem alterar o odor ou a cor da urina, por exemplo, peixe, brócolis, alho, aspargos, especiarias (*curry*), alguns medicamentos e suplementos dietéticos (vitamina C e cápsulas de cranberry). Estes últimos podem ajudar a acidificar a urina e controlar o crescimento bacteriano no trato urinário, e melhorar seu odor[17].

OSTOMIAS DE RESPIRAÇÃO

A estomia respiratória é um procedimento cirúrgico que permite a comunicação direta da traqueia com o meio externo, sendo a traqueostomia o tipo mais comum. Uma cânula é colocada na região da traqueia para respiração, podendo ser definitiva ou temporária[1].

As pessoas que necessitam da cânula de traqueostomia não conseguem falar como antes, uma vez que ocorre menor passagem de ar pelas pregas vocais durante a expiração. Em alguns casos, a pessoa pode emitir alguns sons, mas se cansa com facilidade pelo esforço[1]. Assim, o profissional deve buscar estratégias alternativas para que o processo de comunicação com o paciente seja satisfatório durante a consulta.

Complicações relacionadas à traqueostomia podem impactar na alimentação, como a disfagia (com destaque para a aspiração de alimentos) e a hipotonia da musculatura torácica. A presença de complicações recorrentes como infecção do estoma e fístulas pode impactar no estado nutricional, e deve ser alvo de atenção do nutricionista.

REFERÊNCIAS

1. Brasil. Ministério da Saúde. Guia de atenção à saúde da pessoa com estomia. Brasília, DF: Ministério da Saúde; 2021.
2. Brasil. Ministério da Saúde. Portaria n. 400, de 16 de novembro de 2009.
3. Brasil. Decreto n. 5.296, de 2 de dezembro de 2004. Regulamenta as Leis n. 10.048, de 8 de novembro de 2000, que dá prioridade de atendimento às pessoas que especifica, e 10.098, de 19 de dezembro de 2000, que estabelece normas gerais e critérios básicos para a promoção da acessibilidade das pessoas portadoras de deficiência ou com mobilidade reduzida, e dá outras providências.
4. Strahm R, Weber M, Wiest R, et al. Early tube feeding after percutaneous endoscopic gastrostomy (PEG): an observational study. Nutrients. 2023;15:1157.
5. Brazilian Society of Parenteral and Enteral Nutrition. Diretriz Braspen de enfermagem em terapia nutricional oral, enteral e parenteral. Braspen J. 2021;36(Suppl 3);2-62
6. Lais LL, Vale SHL. Guia de nutrição enteral ambulatorial e domiciliar. Natal; 2018.
7. Kurien M, Williams J, Sanders DS. Malnutrition in healthcare settings and the role of gastrostomy feeding. Proc Nutr Soc. 2017;76(3):352-60.

8. Rocha MHM, et al. Indicações e técnicas de ministração em nutrição enteral. In: Waitzberg DL. Nutrição oral, enteral e parenteral na prática clínica. 5.ed. São Paulo: Atheneu; 2017.
9. Brasil. Ministério da Saúde. Manual de terapia nutricional na atenção especializada hospitalar no âmbito do Sistema Único de Saúde – SUS. Brasília, DF: Ministério da Saúde; 2016.
10. Lima PS, Blanes L, Gomes HFC. Manual de cuidados da criança com gastrostomia. São Paulo: Universidade Federal de São Paulo; 2018.
11. Hospital das Clínicas de Porto Alegre. Orientações domiciliares para paciente com nutrição enteral. Porto Alegre; 2015.
12. Secretaria de Saúde do Distrito Federal. Manual de orientação nutricional enteral em domicílio. Distrito Federal.
13. Sorroche CP, Vulcano DSB, Pereira FWL, et al. Como cuidar da alimentação por sondas em casa. Botucatu: Hospital das Clínicas da Faculdade de Medicina de Botucatu; 2018.
14. Silva ACNC, et al. Manual de cuidados na terapia nutricional enteral em domicílio. Belém: Secretaria de Estado de Saúde Pública do Pará; 2021.
15. Alves JTM, et al. Complicações em terapia de nutrição enteral. In: Waitzberg DL. Nutrição oral, enteral e parenteral na prática clínica. 5.ed. São Paulo: Atheneu; 2017.
16. Hucl T, Spicak J. Complications of percutaneous endoscopic gastrostomy. Best Pract Res Clin Gastroenterol. 2016;30(5):769-81.
17. Burgess-Stocks J. United ostomy associations of America. Eating with an ostomy: comprehensive nutrition guide for those living with an ostomy. 2.ed. 2022.
18. Burch J. Nutrition and the ostomate: input, output and absorption. Br J Community Nurs. 2006;11(8):349-51.
19. Goodey A, Colman S. Safe management of ileostomates with high-output stomas. Br J Nurs. 2016;25(22):S4-9.
20. Minkes RK, et al. Stoma of the small and large intestine in children treatment & management. 2017.
21. Prinz A, Colwell JC, Cross HH, et al. Discharge planning for a patient with a new ostomy: best practice for clinicians. J Wound Ostomy Continence Nurs. 2015;42(1):79-82.
22. Crohn's and Colitis Foundation. Ostomates food preference chart. 2022.
23. Sena JF. Aprendendo a cuidar da ostomia intestinal. Natal: SEDIS-UFRN; 2017.
24. Instituto Nacional de Câncer José Alencar Gomes da Silva (Inca). Cuidados com estomias intestinais e urinárias: orientações ao usuário. 2.ed. Rio de Janeiro: Inca; 2018.
25. Coelho SA, Aguiar DRC. Guia educacional e de orientação à pessoa com estoma intestinal. Uberlândia; 2017.
26. Cunha RR, Rabello RR, Lourenço-Costa VV (orgs.). Manual de orientação à pessoa com estomia na região Amazônica. Belém: Associação Brasileira de Estomaterapia; 2019.

11

Cuidado em nutrição de pessoas com nanismo

Ursula Viana Bagni
Julia Teixeira de Oliveira Meirelles
Daiane Morgenstern

O nanismo é uma condição genética hereditária decorrente de displasias esqueléticas (ou osteocondrodisplasias), e está associado a mutações em genes relacionados ao crescimento e desenvolvimento dos tecidos ósseos e cartilaginosos[1,2].

Essa condição pode ser enquadrada como doença rara[3], pois, além de apresentar baixa incidência, não tem cura, altera diretamente a qualidade de vida da pessoa, tem tratamento baseado no acompanhamento clínico/terapêutico e medicamentoso para aliviar os sintomas ou retardar seu aparecimento.

Estima-se que existam mais de 400 tipos diferentes de displasias genéticas, e a acondroplasia é a forma mais comum de nanismo osteocondrodisplásico[1,4], com prevalência estimada entre 1:40.000 e 1:10.000 nascidos vivos[5,6]. A prevalência da acondroplasia na América do Sul é estimada em 1:23.000 nascidos vivos, e, embora ainda não exista registro oficial do número de pessoas com essa condição no Brasil, estima-se que existam aproximadamente 10 mil pessoas com essa forma de nanismo no país[7].

Decorrente de mutações no gene receptor do fator de crescimento fibroblástico 3 (FGFR3), a acondroplasia provoca alterações no tamanho e na forma do tronco, membros e crânio, além de crescimento esquelético anormal, que resulta em um indivíduo com estatura até 20% inferior à média de sua espécie, à mesma idade[8,9]. Embora exista uma grande variabilidade corporal entre pessoas com nanismo (PCN) acondroplásico, elas tendem a ter características físicas bem marcantes (Figura 1), com destaque para o encurtamento dos membros. Como nessa condição a cabeça e o tronco têm tamanho aproximado ao de uma pessoa sem nanismo, a acondroplasia também é popularmente conhecida como "nanismo desproporcional".

Pessoas com acondroplasia podem apresentar diversas complicações médicas (Quadro 1). Apresentam também alterações metabólicas e de composição corporal: menor massa magra e densidade mineral óssea e elevado percentual de gordura corporal (GC), com facilidade para ganhar peso, maior predisposição à obesidade e tendência ao acúmulo de gordura na região abdominal[9-14]. Esses fatores, associados às alterações no metabolismo energético e taxa metabólica de repouso presentes no nanismo[8,12,13,15], podem contribuir para o aumento do risco cardiometabólico e doenças crônicas não transmissíveis (DCNT)[16], bem como para

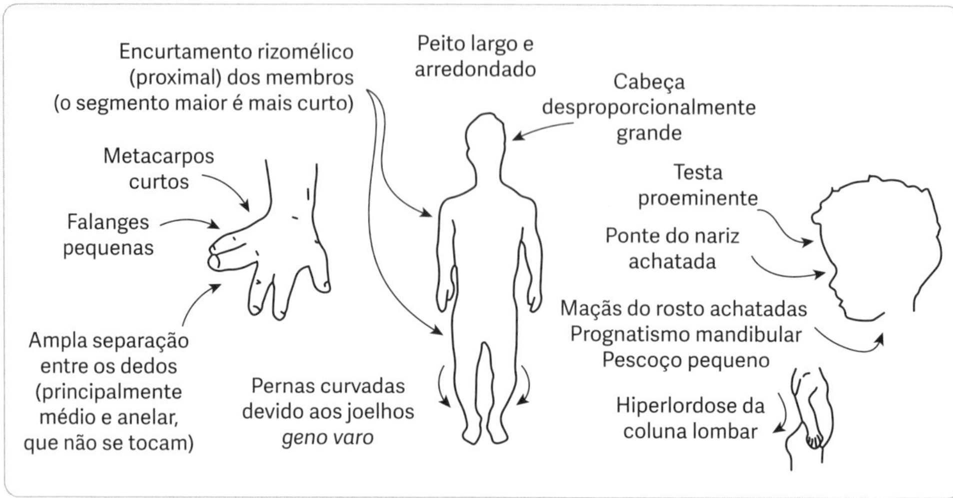

FIGURA 1 Principais características físicas das pessoas com acondroplasia.
Fonte: Daugherty[8] e Pauli[9].

QUADRO 1 Principais complicações de saúde de pessoas com nanismo acondroplásico

Crescimento e desenvolvimento	▪ Atrasos no desenvolvimento de habilidades motoras (p. ex., sentar, engatinhar e andar). ▪ Hipotonia muscular na infância. ▪ Hidrocefalia. ▪ Maturação sexual tardia.

Problemas ósseos e articulares	▪ Osteoartrite, resultando em dificuldade para praticar atividade física, caminhar e mesmo realizar atividades da vida diária.
	▪ Deformidades craniofaciais, com destaque para fenda oral.
	▪ Estenose da junção craniocervical (resulta em compressão na medula espinhal, causando dormência nos membros e/ou dor no pescoço, nas costas e pernas).
	▪ Instabilidade dos ossos do pescoço.
	▪ Hipercifose torácica, causando dor nas costas e/ou problemas respiratórios.
	▪ Hiperlordose lombar, causando dor nas costas e dificuldade de andar.
	▪ Deformidades do quadril, com rotação medial das coxas.
	▪ Menisco lateral discoide.
	▪ Hipotonia associada à instabilidade mediolateral nas articulações do joelho, que podem resultar em:
	  ▪ Deformidade lateral progressiva (*genu varum*), causando dor e dificuldade para caminhar (afeta 60-80% dos indivíduos).
	  ▪ Hiperextensão (*genu recurvatum*), que contribui para atrasos no desenvolvimento motor bruto, dor ao permanecer ereto e de andar por muito tempo
	▪ Limitação na extensão do cotovelo, causando dificuldade de comer, ir ao banheiro e outras atividades da vida diária.
	▪ Hipermobilidade e instabilidade do pulso, causando dificuldades motoras finas e fadiga (p. ex., comer, desenhar, escrever).
	▪ Dor crônica acomete a pessoa com nanismo ao longo de toda a vida e deve ser monitorada. É causada também pelo elevado nível de estresse oxidativo, causado pela própria mutação gênica.

(continua)

QUADRO 1 Principais complicações de saúde de pessoas com nanismo acondroplásico (*continuação*)

Alterações respiratórias	▪ Dificuldade respiratória devida ao estreitamento das vias aéreas. ▪ Apneia obstrutiva. ▪ Infecções de repetição.
Alterações odontológicas	▪ Mandíbula e maxilar salientes. ▪ Hipodontia. ▪ Crescimento anormal de dentes (apinhados e desalinhados). ▪ Má oclusão dentária, que resulta em problemas de mastigação.
Problemas de visão	Baixa visão.
Problemas de audição	Infecções auditivas frequentes, com risco de perda auditiva parcial ou total.

Fonte: adaptação de Horton et al.[4]; Daugherty[8]; Pauli[9]; Savarirayan et al.[67]; Rider et al.[68].

a apneia obstrutiva, atrapalhando a qualidade de vida tanto do ponto de vista físico quanto do emocional, e para a redução da mobilidade por complicações de problemas das articulações e da coluna vertebral.

Em 2022, foi proposto um *guideline* internacional com cuidados multidisciplinares em pessoas com nanismo acondroplásico. Entre essas recomendações estão o acesso a um geneticista clínico para aconselhamento genético e planejamento familiar sobre herdabilidade da acondroplasia, avaliação da compressão cervicomedular em bebês e crianças, pois sua compressão afeta diretamente o estado nutricional por causar dificuldade em engolir, apneia e baixo ganho de peso[67].

No Brasil, o dia 25 de outubro é regulamentado pela Lei n. 13.472/2017 como o Dia Nacional de Combate ao Preconceito contra Pessoas com Nanismo, visando conscientizar a sociedade para relações mais equânimes, oportunidades de trabalho com dignidade e construção de políticas públicas que assegurem a acessibilidade e a autonomia das PCN.

Estudos sobre a alimentação e nutrição de PCN são escassos em todo o mundo[13,17] e ainda não foram desenvolvidos protocolos específicos para o cuidado nutricional desse subgrupo populacional, tanto em relação à avaliação e diagnóstico nutricional quanto à intervenção e monitoramento nutricional. Visando preencher essa lacuna e municiar os profissionais de saúde, serão abordados a seguir pontos mais relevantes para a promoção da alimentação adequada e saudável dessa população no contexto da atenção primária à saúde, de modo a evitar tomadas de decisão inapropriadas que fragilizem o cuidado em nutrição das PCN.

ACOLHIMENTO

Durante o atendimento nutricional, o profissional precisa atentar à sua postura, agindo com naturalidade. Expressões faciais de espanto, curiosidade ou pena deixam as pessoas com deficiência muito desconfortáveis. Termos como "anão", "pequenino", "baixinho", "pessoa pequena" e similares são considerados pejorativos e não devem ser usados. Quando se falar com a PCN, ela deve ser chamada pelo nome, e, quando for se referir à condição física, deve-se usar o termo "pessoa com nanismo". Assim, evitam-se atitudes que possam ser consideradas capacitistas em relação à condição do indivíduo.

PCN adultas não devem ser tratadas com infantilidade pelo fato de o tamanho de seu corpo se aproximar do de uma criança (p. ex., voz infantil com entonação melodiosa, palavras no diminutivo, superarticulando palavras, expressões faciais excessivamente expressivas e/ou performáticas) nem de forma capacitista (p. ex., usando termos como "exemplo de superação", "guerreiro" ou "herói", ou fazendo piadas ou brincadeiras relacionadas ao tamanho do corpo).

Caso encontre a PCN em público, o profissional deve cumprimentá-la normalmente. Agachar-se ou ajoelhar para conversar com ela pode causar vergonha e/ou desconforto, pois acaba deixando a deficiência em evidência. Ao conversar em pé, deve-se manter certa distância, pois manter a extensão do pescoço por muito tempo traz dor e desconforto para a PCN. Ao ficar mais afastada, a PCN consegue manter o contato visual sem muito esforço, já que o ângulo de extensão do pescoço é menor (Figura 2). Em conversas prolongadas e durante as consultas, entretanto, é importante que o profissional se sente de frente para a pessoa e fique à sua altura, para que possam manter contato visual de forma confortável para ambos.

É importante disponibilizar banquetas e/ou bancos para uso na sala de espera e nos banheiros, para que a PCN possa alcançar os assentos com autonomia, conforto e segurança. Caso haja maca no consultório, tenha uma escada com 3 degraus antiderrapantes. Para garantir a acessibilidade nos banheiros, deve-se posicionar os dispensadores de sabonete, papel-toalha e álcool em gel afixados na parede em altura estabelecida pela legislação brasileira[18].

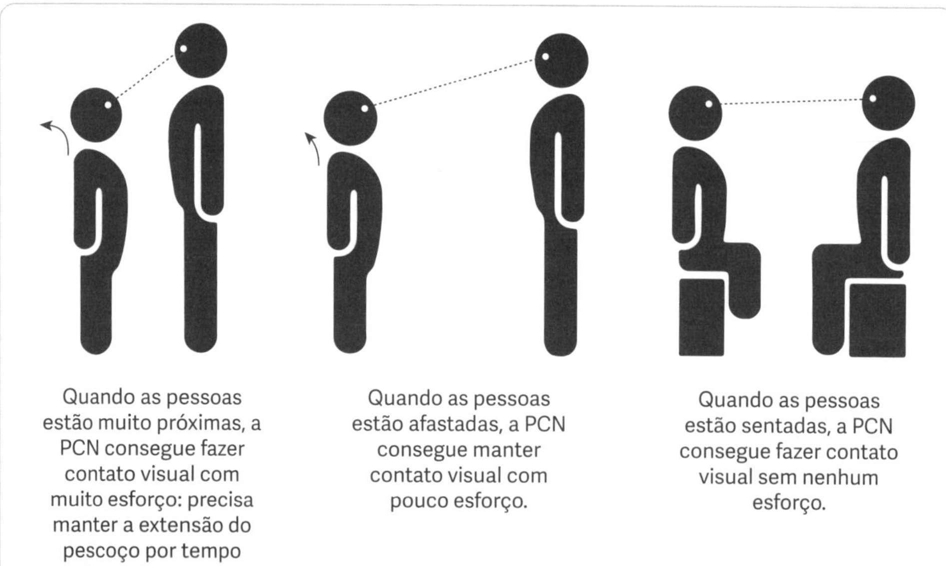

FIGURA 2 Formas de se posicionar para conversar com a pessoa com nanismo (PCN).
Fonte: elaboração das autoras.

MONITORAMENTO DO ESTADO NUTRICIONAL DA INFÂNCIA À VIDA ADULTA

Se por um lado o estado nutricional inadequado pode favorecer a progressão das complicações de saúde relacionadas ao nanismo (p. ex., dor e mobilidade reduzida decorrente do excesso de peso), por outro, complicações do nanismo também podem prejudicar a alimentação e o estado nutricional (p. ex., ganho de peso decorrente da mobilidade reduzida; dificuldade para preparar e consumir refeições pelas deformidades em membros superiores). Desse modo, monitorar o estado nutricional é essencial em todas as fases da vida das PCN[19].

O crescimento de PCN difere daquele observado em pessoas de estatura mediana, inclusive durante a puberdade, em que o estirão de crescimento é atribuído quase inteiramente ao aumento da estatura sentado (aproximadamente 2/3 daquele observado em adolescentes sem nanismo), sem aumento significativo do comprimento das pernas[20]. Por isso, durante a infância e adolescência, o monitoramento deve ser feito usando ferramentas específicas para pessoas com essa condição genética.

Em diferentes países, existem gráficos que descrevem evolução de medidas corporais de jovens com acondroplasia[21], isto é, que mostram "como é" o crescimento de determinada população com nanismo em relação a diferentes índices e indicadores antropométricos:

- Estatura para a idade[21-30].
- Peso para a idade[21,23-25,28,30,31].
- Peso para a estatura[32].
- Índice de massa corporal (IMC) para a idade[21,23-24,30,33].
- Perímetro cefálico para a idade[21-22,24-25,28,30].
- Perímetro torácico[22].
- Estatura sentado para a idade[26,30,34].
- Outras medidas e índices antropométricos[30,34].

A maioria desses gráficos apresenta evolução semelhante das medidas antropométricas[21], e, enquanto não existirem ferramentas prescritivas (isto é, que mostrem "como deve ser" a trajetória de crescimento), esses gráficos vêm sendo adotados para apontar se o crescimento de um jovem com acondroplasia se assemelha ou não ao de outros que também têm essa condição genética. Pela robustez metodológica, a recomendação atual é a de que o acompanhamento ambulatorial de jovens com nanismo seja realizado com base em curvas de crescimento provenientes de coortes de crianças e adolescentes com essa condição. As mais utilizadas têm sido aquelas geradas a partir do estudo europeu desenvolvido pelo pesquisador Lars Hagenäs e sua equipe[30,35,36].

Em PCN adultas, o controle do peso e da composição corporal deve ser alvo de grande atenção, considerando a predisposição genética à obesidade e acúmulo de gordura na região abdominal[10]. Para esse fim, a antropometria segue sendo o método mais recomendado, uma vez que o uso da bioimpedância elétrica ainda não foi suficientemente investigado em PCN[37,38].

Algumas limitações da antropometria merecem, contudo, ser pontuadas. Nem sempre pode ser possível medir usando as técnicas tradicionais para a avaliação das reservas de gordura e de massa muscular. Principalmente nas pessoas com mobilidade reduzida e/ou deformidades esqueléticas, pode haver dificuldade na identificação dos pontos anatômicos e na correta mensuração de perímetros e dobras cutâneas. Além disso, as medidas corporais devem sempre ser interpretadas usando equações validadas e parâmetros para comparação específicos para PCN, que atualmente ainda são escassos.

O IMC (IMC = peso/estatura^2) deve ser usado com cautela, pois não reflete bem a composição corporal e o risco de DCNT em PCN. Em pessoas com tronco longo e membros curtos, o IMC tende a superestimar a gordura corporal, enquanto em pessoas com tronco curto e membros longos tende a subestimar a gordura corporal[39]. Isso é particularmente problemático entre as pessoas com diferentes tipos de nanismo, desde a infância até a vida adulta, que apresentam padrão de desproporcionalidade corporal (tronco *versus* membros) muito variável entre si. Além disso, a redução expressiva do denominador estatura na equação do IMC resulta em uma razão anormalmente elevada (de causa genética, e não nutricional), e por isso o resultado não pode ser interpretado usando os pontos de corte convencionais adotados para a população geral[11,15,23,39].

Outro ponto importante é que o elevado acúmulo de gordura nas coxas e glúteos, característico do nanismo, resulta em impacto metabólico diferente daquele observado na população geral. Como o IMC não considera essa distribuição do tecido adiposo, sua associação com problemas de saúde em PCN tem se demonstrado fraca[36].

Considerando todas essas limitações que tornam complexa a interpretação do IMC no nanismo, é impreciso usá-lo como uma medida *proxi* da gordura corporal ou como um preditor de resultados de saúde em longo prazo em pessoas com displasia esquelética de baixa estatura[39]. Logo, os valores de referência recomendados para a população geral não devem ser adotados em PCN.

Nessa população, o IMC deve ser usado apenas para identificar se o peso se aproxima (ou não) daquele apresentado por outras PCN, e para monitorar se o peso na vida adulta está se mantendo estável e dentro da faixa de normalidade ao longo dos anos[10,19,36,39]. Embora existam gráficos para facilitar esse monitoramento do IMC durante a infância e adolescência, não há referências que apontem a faixa de normalidade para PCN adultas e idosas. Uma alternativa seria usar como referência a faixa de eutrofia de PCN acondroplásico aos 20 anos de idade (Quadro 2).

De maneira geral, recomenda-se que os PCN mantenham o peso estável na vida adulta. Ganho de peso progressivo, mesmo que esteja dentro da faixa de normalidade, pode ser um indício de descontrole no balanço energético e de aumento da adiposidade, devendo ser alvo de intervenção pelo nutricionista.

É importante adotar medidas que levem em consideração a distribuição do tecido

QUADRO 2 Faixa de eutrofia do índice de massa corporal (IMC) de pessoas com nanismo acondroplásico, segundo sexo e idade

Idade (anos)	Sexo masculino	Sexo feminino
0	IMC entre 12,2-17,9	IMC entre 12-17,9
1	IMC entre 15,8-21,7	IMC entre 15,4-21,8
2	IMC entre 16,9-22,8	IMC entre 16,4-22,9
6	IMC entre 17,4-24,9	IMC entre 17-24,6
9	IMC entre 17,2-27,9	IMC entre 17,3-26,8
18	IMC entre 21,9-44	IMC entre 23-41
20	IMC entre 22,6-45,3	IMC entre 23,7-43,3

Fonte: Merker et al.[36].

adiposo[36]. Por isso, dobras cutâneas e perímetros corporais podem ter papel mais relevante que o IMC na predição da gordura corporal de PCN[39].

A espessura de algumas dobras cutâneas, como tricipital, abdominal e coxa, apresenta boa correlação com a adiposidade no nanismo[15]. Enquanto não existirem tabelas de referência e pontos de corte específicos para identificar risco para sobrepeso e obesidade em PCN[36], recomenda-se que pessoas com acondroplasia mantenham suas medidas corporais abaixo de +2 escore Z ou percentil 95 da distribuição para a população geral[11].

Para o percentual de gordura calculado com base na espessura de dobras cutâneas, entretanto, os parâmetros adotados para a população geral não devem ser usados, pois podem gerar subestimativa na medida, já que o padrão de distribuição da gordura corporal total nas PCN (maior nas nádegas e membros inferiores) difere daquele observado em pessoas de estatura mediana[11,15]. Ainda não existem equações de predição ou valores de pontos de corte para classificação de pessoas com nanismo.

É importante monitorar também o perímetro da cintura (PC), considerando que PCN acondroplásico tem predisposição a obesidade atípica, com obesidade abdominal preferencial[10,36]. Contudo, ainda existem algumas limitações para seu monitoramento. Em teoria, os pontos de corte de PC recomendados para o monitoramento da população geral poderiam ser usados em PCN acondroplásico, pois muitas apresentam o tronco de tamanho semelhante ao de pessoas com estatura mediana[36]. Entretanto, em adultos com nanismo a maior adiposidade abdominal nem sempre está associada às complicações clássicas, como a elevação nos níveis de glicose e dos lipídios no sangue[10]. O grande acúmulo de gordura nas coxas e glúteos também prejudicam a interpretabilidade da relação cintura/quadril (RCQ) no nanismo, e existem evidências de que, mesmo quando a RCQ é elevada, nem sempre está associada às complicações clássicas, como o diabetes e a dislipidemia[15]. Desse modo, não há evidências de que os pontos de corte de PC e RCQ adotados pela população geral consigam predizer adequadamente o risco metabólico no nanismo.

Outras medidas que avaliam a adiposidade central também têm aplicabilidade discutível no nanismo. A relação cintura/estatura (RCE), que em teoria permitiria uma melhor avaliação do risco cardiometabólico pelo ajuste da medida da cintura pelo tamanho corporal, não possui pontos de corte específicos para essa população. O ponto de corte mais usualmente adotado, de risco relacionado à obesidade central quando a RCE é superior a 0,5, também apresenta baixa interpretabilidade no nanismo: a razão resulta em valor superestimado em decorrência do denominador (baixa estatura decorrente dos membros inferiores curtos), e não pelo valor elevado do perímetro da cintura.

Recentemente se propôs um novo índice que poderia superar esse entrave no rastreamento da obesidade central e seus riscos associados à relação cintura/estatura-sentado. Esse índice antropométrico teria a vantagem de não sofrer influência do tamanho dos membros[40], associado ao fato de que o tamanho da estatura-sentado de adultos com acondroplasia frequentemente se assemelha ao observado na população geral[34,37]. Entretanto, por se tratar de índice novo, ainda não existem pontos de corte estabelecidos para a população geral ou para pessoas com nanismo.

Uma alternativa para essas limitações seria monitorar as medidas corporais isoladas por meio de autocomparação, ou seja, comparação do indivíduo com ele mesmo. Já que o aumento progressivo de perímetros corporais e dobras cutâneas (mesmo quando o peso está estável), geralmente está associado ao aumento da gordura corporal.

As medições antropométricas devem ser realizadas com cautela. Quando a PCN apresenta lordose significativa, pressão externa pode ser usada durante a medição da estatura e da estatura-sentado para alinhar as costas o máximo possível em direção à área de suporte vertical do estadiômetro. O grau variável de capacidade de flexão dos cotovelos pode dificultar a medição da envergadura do braço. Da mesma forma, os joelhos *varum* ou *recurvatum* várus podem gerar medidas pouco fidedignas da estatura e do comprimento da perna (calculada pela diferença entre a estatura e a estatura-sentado)[30].

CUIDADOS COM A ALIMENTAÇÃO NAS DIFERENTES FASES DA VIDA

Monitorar o consumo alimentar é essencial em todas as fases da vida da PCN, visando manter adequado estado nutricional e minimizar a progressão das complicações relacionadas a essa alteração genética.

Durante a gestação, embora a necessidade de energia e nutrientes da mulher aumente, a ingestão excessiva de calorias pode trazer importantes complicações, tais como o ganho excessivo de peso, que pode agravar problemas ortopédicos como a lordose e prejudicar a mobilidade pela maior tensão nos joelhos; o desenvolvimento de diabetes gestacional e hipertensão arterial; e a macrossomia fetal, que aumenta o risco de parto prematuro e/ou com complicações. Acredita-se que o ganho de peso gestacional de mulheres com nanismo deva ser menor que o de mulheres sem nanismo, entretanto ainda não há recomendações específicas para gestantes com essa condição genética. Assim, a necessidade adicional de calorias diárias e de nutrientes, assim como as metas de ganho de peso gestacional semanal e total, devem ser individualizadas, considerando as singularidades de cada mulher com nanismo[19].

No puerpério, a alimentação equilibrada é fundamental para garantir a boa nutrição materna, manter a adequada produção de leite e favorecer a perda do peso ganho durante a gestação[41,42]. A retenção de peso pós-parto, além de aumentar as chances de obesidade e suas complicações cardiometabólicas, pode também agravar problemas respiratórios e ortopédicos das mulheres com nanismo. Assim, caso já tenha iniciado a gestação com excesso de peso, e/ou tenha tido um ganho de peso excessivo durante a gravidez, o plano alimentar da puérpera deve ser elaborado visando à perda de peso até que se atinja o IMC dentro da faixa de normalidade para pessoas com nanismo[19].

De maneira geral, não há contraindicações para que mulheres com nanismo amamentem, já que produzem leite em quantidade suficiente e com qualidade satisfatória para suprir as necessidades de bebês com ou sem nanismo. O aleitamento materno deve, portanto, ser estimulado, pois, além de promover o vínculo afetivo entre mãe e filho e de garantir um excelente alimento para o bebê, favorece a perda do peso ganho durante a gestação e reduz o risco de diabetes e câncer na mulher[41,43,44].

Algumas mulheres podem, contudo, ter dificuldade para se posicionar confortavelmente para amamentar e/ou para segurar e posicionar o bebê com segurança na posição correta, por exemplo, aquelas que apresentam braços e dedos das mãos muito curtos, ou que possuem deformidades na coluna. Nesses casos, é importante a presença de outras pessoas para dar assistência à nutriz, ajudando-a a manter seu posicionamento adequado durante as mamadas. A almofada de amamentação tem se mostrado um acessório muito útil para trazer conforto e segurança à nutriz com nanismo[19].

Em relação aos bebês com nanismo, também não há contraindicações para o aleitamento materno. Em virtude de seus problemas ósseos e articulares, a criança com nanismo precisa estar bem posicionada para mamar: o corpo da criança deve ficar voltado para o corpo da mãe, encostando "barriga com barriga"; a cabeça e o corpo da criança devem estar alinhados (a criança não pode estar com o pescoço inclinado ou rotacionado para o lado, nem com a cabeça inclinada para trás); e a cabeça, o pescoço e a coluna (principalmente na região lombar) da criança devem estar firmemente apoiados, a fim de manter o corpo alinhado e minimizar riscos de lesão na medula espinal[45]. Esse suporte pode ser realizado pela mulher usando as mãos e braços, e também travesseiros e almofadas de amamentação[19].

Embora a taxa de amamentação na população brasileira venha aumentando nos últimos anos[46], um estudo nacional revelou que a taxa de aleitamento materno exclusivo nas crianças com nanismo até os 6 meses foi quase metade daquela observada no restante da população[17]. Por isso, os profissionais de saúde devem oferecer precocemente às gestantes e puérperas de crianças com nanismo orientações adequadas e seguras para a amamentação, de forma a contribuir para a adequada saúde e estado nutricional do binômio mãe-bebê, e também minimizar riscos de lesões acidentais na medula espinal da criança durante as mamadas. Para além dos benefícios do aleitamento materno exclusivo nos primeiros 6 meses já estabelecidos na literatura[43,44], traz vantagens adicionais para as crianças com nanismo: auxilia no desenvolvimento da musculatura orofacial e favorece a dentição decídua. Além disso, o leite humano contém anticorpos e outras substâncias que protegem a criança de infecções respiratórias e de ouvido, asma e obesidade, que são problemas de saúde recorrentes nessa população.

A oferta da alimentação complementar deve ser realizada conforme proposto pelo Ministério da Saúde[44], respeitando as singularidades da criança e ajustando-se às complicações do nanismo que possam estar presentes[19]. A alimentação complementar deve sempre se iniciar com a criança sentada em cadeira reclinada. Isso porque, além de demorarem mais tempo que crianças de estatura mediana para se sentarem sozinhas, crianças com nanismo geralmente apresentam hipercifose toracolombar. A inclinação da cadeira minimiza complicações relacionadas à hipercifose, devendo ser de aproximadamente 60 graus para que a criança consiga mastigar e engolir alimentos sólidos com segurança[19,47].

Quase metade das crianças com nanismo inicia a alimentação complementar antes dos 6 meses de idade[17], diferentemente das recomendações dos órgãos de saúde[43,44]. Esse comportamento pode estar associado a dificuldades na amamentação decorrentes de fenda oral e/ou outras deformidades orofaciais comuns nessa condição[8,9]. Além do prejuízo nutricional da cessação do aleitamento materno exclusivo e da redução do consumo de leite humano na infância, a introdução alimentar precoce pode causar problemas no desenvolvimento motor-oral (p. ex., respiração, deglutição, mastigação e articulação dos sons de fala)[48], que tendem a ser mais severos em quem tem nanismo.

Por outro lado, a introdução alimentar tardia também é bastante comum em crianças com nanismo, e pode estar relacionada à demora nos sinais de prontidão para a introdução alimentar complementar, como sentar sem apoio, levar objetos à boca, sustentar a cabeça e o pescoço. Muitas crianças com nanismo também apresentam hipercifose toracolombar, que requer ajustes posturais para mastigação e deglutição de alimentos sólidos com segurança. A introdução alimentar tardia aumenta o risco de deficiências de nutrientes, levando à desaceleração do crescimento e desenvolvimento corporal, e aumentando o risco de desnutrição[49]. Logo, pode restringir ainda mais o crescimento de crianças com nanismo[17].

Assim, é fundamental orientar as famílias sobre a alimentação adequada no primeiro ano de vida em crianças com essa condição genética, a fim de evitar de reduzir os fatores de risco nutricionais que possam prejudicar a qualidade de vida dessa população. Deve-se ressaltar a contraindicação do uso de alimentos liquidificados ou muito amassados, pois essa forma de apresentação prejudica o desenvolvimento dos músculos da face responsáveis pela mastigação, dificulta a percepção dos sabores dos alimentos e pode prejudicar a capacidade da criança de desenvolver hábitos alimentares saudáveis, desenvolvendo dificuldades alimentares como ingestão insuficiente e comportamento seletivo[44].

Em algumas crianças, complicações do nanismo como fenda oral, respiração acelerada, hipotonia oromotora, dificuldade na mastigação e refluxo gastroesofágico podem dificultar a alimentação. Nesses casos, frequência, volume e consistência da dieta devem ser ajustados de forma individualizada pelo nutricionista, visando à oferta de uma alimentação nutricionalmente adequada e administrada de forma segura.

Seguindo a tendência nacional[50], grande proporção das crianças e adolescentes brasileiros com nanismo não consome regularmente frutas, legumes e verduras, pula refeições, prefere *fast-food* e alimentos com teor alto de açúcar e sódio[17]. Assim, é fundamental alertar as famílias sobre as repercussões da má nutrição na qualidade de vida, com destaque para manifestações musculoesqueléticas (p. ex., hipercifose torácica, hiperlordose lombar, instabilidade mediolateral dos joelhos) e prejuízos na mobilidade agravados pela obesidade.

Não há evidências de que as necessidades diárias de vitaminas e minerais de PCN sejam diferentes da população geral. Entretanto, apresentam alterações no metabolismo energético e na taxa metabólica de repouso[8,13,15,51], com maior custo metabólico para andar e correr, e com maior taxa metabólica de repouso por quilograma de massa livre de gordura. Por causa do tamanho corporal reduzido, a necessidade diária de calorias corresponde a 2/3 da recomendação para pessoas de estatura mediana.

Estima-se que a necessidade calórica varie de 1.000 a 1.800 kcal por dia em pessoas adultas com acondroplasia[9,15,52]. Contudo, essa necessidade pode ser influenciada por fatores específicos, como o tipo de nanismo, o tamanho e a proporção de tronco e membros, o grau de mobilidade e a presença de doenças[13,15,52].

Para facilitar a orientação de pessoas com nanismo em âmbito populacional, foi desenvolvido nos EUA um guia alimentar para pessoas adultas com acondroplasia[52], com base em estudos avaliando sua taxa metabólica de repouso, apontando o número de porções diárias a serem consumidas dos diferentes grupos alimentares (cereais; legumes, verduras, raízes, tubérculos e leguminosas; frutas frescas; laticínios; e carnes, ovos, nozes e sementes) para três faixas de recomendação de energia (Quadro 3). A ingestão de água deve ser ajustada para cada pessoa com nanismo conforme seu peso corporal, oferecendo em média 35 mL/kg de peso corporal. Vale lembrar que a necessidade hídrica diária pode variar conforme a atividade física, estado de saúde e outras características pessoais[53].

Tal qual o restante da população brasileira, pessoas adultas com nanismo também costumam apresentar hábitos alimentares não saudáveis, com baixo consumo diário

QUADRO 3 Número de porções de grupos de alimentos para alcançar a faixa de recomendação de energia diária

Grupo de alimentos	Número de porções diárias		
	1.000 kcal	1.400 kcal	1.800 kcal
Cereais	4	6	7
Legumes, verduras, raízes, tubérculos e leguminosas	2	2	4
Frutas frescas	3	3	4
Laticínios	1	2	3
Carnes, ovos, nozes e sementes	4	5	6

Fonte: adaptação de Lamb[52].

de grãos integrais, frutas e vegetais, associado a alta ingestão de alimentos ricos em gordura saturada[13]. Ademais, a praticidade de alimentos industrializados e ultraprocessados tende a ser supervalorizada por pessoas com deficiência que desejam ter maior autonomia na alimentação, desde a aquisição até o momento da refeição. Por isso é importante estimular práticas alimentares saudáveis baseadas no *Guia alimentar para a população brasileira*[19,54].

É importante que o nutricionista, além de avaliar se a ingestão está além ou aquém das necessidades nutricionais, investigue questões relacionadas à acessibilidade em locais de compra, preparo e consumo de alimentos, pois podem interferir nas escolhas alimentares. A depender da dificuldade de mobilidade e de realização das atividades da vida diária, deve-se abordar também o uso de tecnologias assistivas e dispositivos para adaptação e facilitação da alimentação.

Recomenda-se manter uma dieta anti-inflamatória[55], já que diversas manifestações musculoesqueléticas características nos vários tipos de nanismo (Quadro 1) predispõem à osteoartrite, resultando em dor ao praticar atividade física, caminhar e até mesmo realizar atividades da vida diária[32]. As dores tendem a se tornar mais presentes e intensas ao longo da vida, resultando na dor crônica em adultos e idosos com nanismo, que prejudica a saúde física, mental, e a qualidade de vida. Assim, para ajudar a minimizar esse sintoma tão presente no nanismo, deve ser recomendado o consumo de determinados alimentos, por exemplo:

- Frutas ricas em vitamina C, como laranja, acerola, abacaxi, tangerina, limão, kiwi, goiaba, maracujá, caju, mamão, melão.
- Frutas vermelhas e arroxeadas, como uva, morango, melancia, cereja, mirtilo, framboesa, romã.
- Vegetais como brócolis, couve-flor, repolho, espinafre, cenoura, abóbora e tomate.
- Temperos naturais, como açafrão, cúrcuma, gengibre, alho, orégano, tomilho, coentro, salsa, hortelã, alecrim.
- Sementes e grãos integrais como linhaça, quinoa, chia, gergelim, gérmen de trigo.
- Peixes ricos em ômega 3: atum, sardinha, cavala e salmão.
- Frutos oleaginosos, como castanha, amendoim, amêndoa.
- Azeite de oliva.

Medidas para prevenir obesidade e DCNT devem ser adotadas desde o início da infância[10,44,56]. Quando a perda de peso é necessária, por exemplo, nos casos de obesidade, agravamento dos problemas osteoarticulares e progressão da apneia obstrutiva, o planejamento dietético deve ser ajustado para que ocorra uma redução em torno de 200 a 400 kcal por dia[57]. Vale lembrar que o estômago e o apetite das pessoas com nanismo são semelhantes aos de pessoas de estatura mediana, por isso é importante adotar estratégias para o controle de fome, como o aumento da ingestão de fibras e outros alimentos que promovem saciedade[19,57].

Pessoas com nanismo apresentam problemas de saúde como obesidade acentuada, DCNT, mobilidade reduzida, problemas respiratórios e alterações odontológicas que prejudicam a mastigação, devendo receber orientação alimentar personalizada para garantir o consumo alimentar adequado e ajustado às necessidades nutricionais específicas. Nos casos de procedimentos cirúrgicos (p. ex., descompressão de estenose espinhal, correções ortopédicas, alongamento ósseo), a alimentação no período perioperatório deve garantir um aporte diário de 25 a 30 kcal/kg e 1,5 a 2 g/kg. A fim de potencializar a cicatrização de feridas, a dieta deve ser rica em vitamina C, vitaminas B, zinco, cobre. Pode-se realizar também a suplementação de glutamina e arginina[58].

Em mulheres no climatério, período de encerramento da fase reprodutiva da mulher compreendido entre 40 e 65 anos de idade[59], a alimentação pode ajudar a reduzir desconfortos e prevenir problemas de saúde[60,61]. Além da forte associação com doenças cardiovasculares, o déficit de estrogênio aumenta o risco de osteoporose devido à redução da densidade mineral óssea, que é potencialmente prejudicial para mulheres com nanismo[62,63]. Assim, recomenda-se a ingestão de alimentos ricos em isoflavonas (p. ex., soja, lentilha), lignanas (p. ex., linhaça, grão de bico, aveia, cenoura), coumestanos (p. ex., ervilha, feijão, brotos de leguminosas), em associação ao cálcio e vitamina D[61,64].

Ainda, é fundamental que a PCN utilize terapias antioxidantes como complemento ao cuidado em saúde de forma frequente pois estas são capazes de modular o estresse oxidativo e atuam assim como tratamento complementar para a redução do dano nas articulações, e principalmente atuando na redução da dor crônica[69].

PCN em todas as fases da vida, inclusive aquelas com mobilidade reduzida, devem realizar atividade física regularmente, pois, independentemente do tipo, traz vários benefícios para saúde[65,66]:

- Favorece a manutenção da massa muscular, e consequentemente força e resistência para realizar as atividades da vida diária.
- Aumenta o gasto energético, permitindo maior flexibilidade na oferta calórica diária, e maior facilidade no controle do peso.
- Melhora a circulação sanguínea e a capacidade cardiorrespiratória.
- Melhora imunidade.
- Estimula aspectos sociais, como desenvolvimento humano, autonomia, habilidade de socialização, fortalecimento de vínculos e inclusão social.

A prática de atividade física deve ser realizada conforme recomendação da Organização Mundial da Saúde (Quadro 4), sempre com as adaptações necessárias para que seja acessível às pessoas com deficiência e respeitando limites e possibilidades impostos por sua condição. Pode ser realizada como parte da recreação e lazer (brincadeiras, jogos, esportes ou exercícios planejados), educação física, transporte (usar cadeira de rodas, caminhadas e andar de bicicleta) ou tarefas domésticas, no contexto de ambientes domésticos, educacionais, ocupacionais e comunitários. Ao longo do dia, deve-se reduzir o comportamento sedentário intercalando períodos de repouso em uma mesma posição com uma atividade física

QUADRO 4 Recomendação de atividade física para pessoas com deficiência, segundo faixa etária

Faixa etária	Recomendação
0-1 ano	Pelo menos 30 minutos por dia (podendo ser distribuídos ao longo do dia) de barriga para baixo.
1-2 anos	Pelo menos 180 minutos por dia (podendo ser distribuídos ao longo do dia) de atividades físicas de qualquer intensidade.
3-5 anos	Pelo menos 180 minutos por dia (podendo ser distribuídos ao longo do dia) de atividades físicas de qualquer intensidade, sendo, no mínimo, 1 hora de intensidade moderada a vigorosa.
6-17 anos	Pelo menos 60 minutos por dia de atividades físicas de intensidade moderada a vigorosa. Em pelo menos 3 dias na semana, tais atividades devem ser de intensidade vigorosa (aeróbicas ou voltadas ao fortalecimento muscular).
Adultos	Pelo menos 150 minutos por semana de atividades físicas de intensidade moderada (aeróbicas). Em 2 dias da semana ou mais, devem ser realizadas atividades de fortalecimento muscular de intensidade moderada a vigorosa. OU Pelo menos 75 minutos por semana de atividades físicas de intensidade vigorosa (aeróbicas). Em 2 dias da semana ou mais, devem ser realizadas atividades de fortalecimento muscular de intensidade moderada a vigorosa. OU Combinação equivalente de atividades físicas de intensidade moderada ou vigorosa.
Idosos	Pelo menos 150 minutos por semana de atividades físicas de intensidade moderada (aeróbicas). Em 3 dias da semana ou mais, devem ser realizadas atividades de fortalecimento muscular de intensidade moderada a vigorosa. OU Pelo menos 75 minutos por semana de atividades físicas de intensidade vigorosa (aeróbicas). Em 3 dias da semana ou mais, devem ser realizadas atividades de fortalecimento muscular de intensidade moderada a vigorosa. OU Combinação equivalente de atividades físicas de intensidade moderada ou vigorosa.

Fonte: adaptação de WHO[65]; Brasil[66].

leve. Recomenda-se que a cada 1 hora de comportamento sedentário (p. ex., assistindo televisão; usando computador, *tablet* ou celular) a pessoa se movimente por pelo menos 5 minutos (p. ex., se deslocar dentro de casa de um lugar para outro; movimentar os membros; dançar)[65,66].

REFERÊNCIAS

1. Horton WA. Molecular genetic basis of the human chondrodysplasias. Endocrinol Metab Clin North Am. 1996;25(3):683-97.
2. Spranger JW, et al. Bone dysplasias: an atlas of genetic disorders of skeletal development. New York; 2002.
3. Richter T, Nestler-Parr S, Babela R, et al. International Society for Pharmacoeconomics and Outcomes Research Rare Disease Special Interest Group. Rare diseases terminology and definitions – a systematic global review: report of the Ispor Rare Disease Special Interest Group. Value Health. 2015;18:906-14.
4. Horton WA, Hall JG, Hecht JT, et al. Achondroplasia. Lancet. 2007;370:162-72.
5. Orioli IM, Castilla EE, Barbosa-Neto JG. The birth prevalence rates for the skeletal dysplasias. J Med Genet. 1986;23(4):328-32.

6. Stoll C, Dott B, Roth MP, Alembik Y. Birth prevalence rates of skeletal dysplasias. Clin Genet. 1989;35(2):88-92.
7. Barbosa-Buck CO, Orioli IM, Dutra MG, et al. Clinical epidemiology of skeletal dysplasias in South America. Am J Med Genet A. 2012;158A:1038-45.
8. Daugherty A. Achondroplasia: etiology, clinical presentation, and management. Neonatal Network. 2017;36(6):337-42.
9. Pauli RM. Achondroplasia: a comprehensive clinical review. Orphanet J Rare Dis. 2019;14(1):1.
10. Saint-Laurent C, Garcia S, Sarrazy V, et al. Early postnatal soluble FGFR3 therapy prevents the atypical development of obesity in achondroplasia. PLoS One. 2018;13(4):e0195876.
11. Hecht JT, Hood OJ, Schwartz RJ, et al. Obesity in achondroplasia. Am J Med Genet. 1988;31(3):597-602.
12. Sims D, Onambele-Pearson G, Burden A, et al. Whole-body and segmental analysis of body composition in adult males with achondroplasia using dual X-ray absorptiometry. PLoS One. 2019;19;14(3):e0213806.
13. Madsen A, Fredwall SO, Maanum G, et al. Anthropometrics, diet, and resting energy expenditure in Norwegian adults with achondroplasia Am J Med Genet A. 2019;179(9):1745-55.
14. Fredwall SO, Linge J, Leinhard OD, et al. Cardiovascular risk factors and body composition in adults with achondroplasia. Genet Med. 2021;23(4):732-9.
15. Owen OE, Smalley KJ, D'Alessio DA, et al. Resting metabolic rate and body composition of achondroplastic dwarfs. Medicine (Baltimore). 1990;69(1):56-67.
16. Wynn J, King TM, Gambello MJ, Waller DK. Mortality in achondroplasia study: a 42-year follow-up. Am J Med Genet. Part A, 2007;143A:2502-11.
17. Chaves BL. Perfil alimentar e nutricional de crianças e adolescentes com nanismo no Brasil [trabalho de conclusão de curso]. Niterói: Universidade Federal Fluminense; 2021.
18. Associação Brasileira de Normas Técnicas (ABNT). Norma Técnica ABNT NBR 9050. Acessibilidade a edificações, mobiliário, espaços e equipamentos urbanos. Rio de Janeiro: ABNT; 2015.
19. Bagni UV (org.). Alimentação saudável para pessoas com nanismo. Natal: Universidade Federal do Rio Grande do Norte; 2021.
20. Cole TJ, Del Pino M, Adamo P, Fano V. Pubertal growth in height, sitting height and leg length in achondroplasia. Annals of Human Biology. 2021;48(1):8-14.
21. Merker A. Auxological tools for following growth in extreme short stature and for evaluating growth promoting interventions [thesis]. Stockholm, Sweden; 2018.
22. Horton WA, Rotter JI, Rimoin DL, et al. Standard growth curves for achondroplasia. J Pediatr. 1978;93:435-8.
23. Hoover-Fong J, et al. A height-for-age growth reference for children with achondroplasia: Expanded applications and comparison with original reference data. Am J Med Genet A. 2017;173A:1226-30.
24. Tofts L, Das S, Collins F, et al. Growth charts for Australian children with achondroplasia. Am J Med Genet A. 2017;173(8):2189-200.
25. Pino M, Fano V, Lejarraga H. Growth references for height, weight, and head circumference for Argentine children with achondroplasia. Eur J Pediatr. 2011;170:453-9.
26. Pino M, Fano V, Adamo P. Growth velocity and biological variables during puberty in achondroplasia. J Pediatr Endocrinol Metab. 2018;31(4):421-8(A).
27. Pino M, Fano V, Adamo P. Height growth velocity during infancy and childhood in achondroplasia. Am J Med Genet. 2019;179(6):1001-9.
28. Ismail S, et al. Growth charts for Egyptian children with achondroplasia. Journal of Clinical and Diagnostic Research. 2019;13(5):GC01-GC05.
29. Tachibana K, et al. A study on the height of children with achondroplasia based on a nationwide survey [in Japanese]. Shounikashinryo (Journal of Pediatrics). 1997;60:1363-9.
30. Neumeyer L, Merker A, Hagenas L. Clinical charts for surveillance of growth and body proportion development in achondroplasia and examples of their use. Am J Med Genet. 2021;185A:401-12.
31. Hoover-Fong JE, et al. Weight for age charts for children with achondroplasia. Am J Med Genet A. 2007;143A:2227-35.
32. Hunter AG, Hecht JT, Scott Jr CI. Standard weight for height curves in achondroplasia. Am J Med Genet. 1996;62:255-61.
33. Hoover-Fong, Schulze KJ, McGready J, et al. Age-appropriate body mass index in children with achondroplasia: interpretation in relation to indexes of height. Am J Clin Nutr. 2008;88:364-71.
34. Pino M, Mejía RR, Fano V. Leg length, sitting height, and body proportions references for achondroplasia: new tools for monitoring growth. Am J Med Genet A. 2018;176(4):896-906.
35. Merker A, Neumeyer L, Hertel NT, et al. Development of body proportions in achondroplasia: sit-

ting height, leg length, arm span, and foot length. American Journal of Medical Genetics. 2018;Part A(176(9)):1819-29.
36. Merker A, Neumeyer L, Hertel NT, et al. Growth in achondroplasia: development of height, weight, head circumference, and body mass index in a European cohort. American Journal of Medical Genetics. 2018;176(8)(Part A):1723-34.
37. Schulze K, Onambele-Pearson G, Burden A, et al. Body composition in achondroplasia. Faseb Journal. 2012;26(S1):809.5-809.5.
38. Nakano Y, Kitaoka T, Takeyari S, et al. Assessment of obesity in children with achondroplasia and hypochondroplasia. Espe Abstracts. 2018;89:P3-166.
39. Schulze KJ, Alade YA, McGready J, et al. Body mass index (BMI): the case for condition-specific cut-offs for overweight and obesity in skeletal dysplasias. Am J Med Genet A. 2013;161A(8):2110-2.
40. Zhang Y, Zhao J-S, Chu Z-H. Waist to sitting height ratio may be a new useful index for screening obesity and related health risk. International Journal of Cardiology. 2015;187:126-7.
41. Accioly E, et al. Nutrição em obstetrícia e pediatria. 2.ed. Rio de Janeiro: Guanabara Koogan; 2009.
42. Academy of Nutrition and Dietetics. Position of the Academy of Nutrition and Dietetics: obesity, reproduction, and pregnancy outcomes. J Acad Nutr Diet. 2016;116:677-91.
43. Brasil. Ministério da Saúde. Aleitamento materno e alimentação complementar. Brasília: Ministério da Saúde; 2015.
44. Brasil. Ministério da Saúde. Guia alimentar para crianças brasileiras menores de 2 anos. Brasília: Ministério da Saúde; 2019.
45. Sydney Children's Hospitals Network. Positioning and handling of babies with Achondroplasia. Sydney; 2017.
46. Universidade Federal do Rio de Janeiro. Aleitamento materno: prevalência e práticas de aleitamento materno em crianças brasileiras menores de 2 anos 4: Enani 2019. Rio de Janeiro: UFRJ; 2021.
47. Sydney Children's Hospitals Network. Positioning and handling of babies with Achondroplasia. Sydney; 2017.
48. Neiva FCB, Cattoni DM, Ramos JLA, et al. Desmame precoce: implicações para o desenvolvimento motor-oral. J Pediatr. 2003;79(1):7-12.
49. Euclydes MP. Nutrição do lactente: base científica para uma alimentação saudável. 3.ed. Viçosa: UFV; 2005.
50. Alves MA, Souza AM, Barufaldi LA, et al. Padrões alimentares de adolescentes brasileiros por regiões geográficas: análise do Estudo de riscos cardiovasculares em adolescentes (Erica). Cadernos de Saúde Pública. 2019;35(6).
51. Sims DT, Onanbele-Pearson G, Burden A, et al. The oxygen consumption and metabolic cost of walking and running in adults with achondroplasia. Front Physiol. 2018;18(9):410.
52. Lamb KE. Development of food guide pyramid for individuals with achondroplasia. University of Carbondale: Southern Illinois; 2012.
53. Vivanti AP. Origins for the estimations of water requirements in adults. European Journal of Clinical Nutrition. 2012;66:1282-9.
54. Brasil. Ministério da Saúde. Guia alimentar para a população. 2.ed. Brasília: Ministério da Saúde; 2014.
55. Schönenberger KA, Schupfer A-C, Gloy VL, et al. Effect of anti-inflammatory diets on pain in rheumatoid arthritis: a systematic review and meta-analysis. Nutrients. 2021;13(12):4221.
56. Takken T, van Bergen MWM, Sakkers RJB, et al. Cardiopulmonary exercise capacity, muscle strength, and physical activity in children and adolescents with achondroplasia. J Pediatr. 2007;150:26-30.
57. Hall JG. Nutrition and the little person. Little People of America. 2021.
58. Oliveira AM, Silva FM (orgs.). Dietoterapia nas doenças do adulto. Rio de Janeiro: Rubio; 2018.
59. World Health Organization (WHO). Women, ageing and health: a framework for action focus on gender women. [S.l: s.n.]; 2007.
60. Soares C, Souza DC, Santos MS, et al. Alimentação e nutrição no período do climatério: revisão de literatura. Research, Society and Development. 2022;11(6):e44111629411.
61. Pereira JCN, Prado DSV, Caputo LRG, et al. Efeitos da alimentação no climatério. Revista Científica Online. 2020;12(2).
62. Brasil. Ministério da Saúde. Manual de atenção à mulher no climatério/menopausa. Brasília, DF: Ministério da Saúde; 2008.
63. Federação Brasileira das Associações de Ginecologia e Obstetrícia (Febrasgo). Manual orientação climatério. São Paulo: Febrasgo; 2010.
64. Machado TC, Sabóia RS, Rocha MS, et al. Fitoestrógenos no climatério: proposição de um cardápio rico em fitoestrógenos para mulheres climatéricas. Estud Interdiscipl Envelhec. 2021;26(2):59-84.

65. World Health Organization (WHO). WHO guidelines on physical activity and sedentary behaviour. Geneva: World Health Organization; 2020.
66. Brasil. Ministério da Saúde. Guia de atividade física para a população brasileira. Brasília, DF: Ministério da Saúde; 2021.
67. Savarirayan, R., Ireland, P., Irving, M. et al. International Consensus Statement on the diagnosis, multidisciplinary management and lifelong care of individuals with achondroplasia. Nat Rev Endocrinol 18, 173–189 (2022).
68. Rider SM, Mizuno S, Kang JD. Molecular Mechanisms of Intervertebral Disc Degeneration. Spine Surg Relat Res. 2018 Apr 7;3(1):1-11.
69. Ponist S, Zloh M, Bauerova K. Impact of oxidative stress on inflammation in rheumatoid and adjuvant arthritis: damage to lipids, proteins, and enzymatic antioxidant defense in plasma and different tissues. Animal Models in Medicine and Biology. IntechOpen; 2020.

12

Cuidado em nutrição de pessoas com fissuras orais

Laís de Oliveira Batista Lourenço
Thaís Lima Dias Borges
Ursula Viana Bagni

Fissura oral (FO) é um termo amplo para designar as malformações congênitas da região orofacial que ocorrem durante o desenvolvimento embrionário[1-3]. De acordo com o local de comprometimento, podem ser classificadas em três tipos[4,5]:

- Fissura labial (FL), quando afeta apenas o lábio superior.
- Fissura palatina (FP), quando acomete somente o palato duro e/ou mole.
- Fissura labiopalatina (FLP), quando atinge tanto o lábio superior quanto o palato duro e/ou mole.

Cerca de 70% das FO ocorrem de forma isolada (isto é, são não sindrômicas), geralmente decorrem de fatores ambientais (Quadro 1). As FO podem também ser sindrômicas, ocorrendo juntamente com anomalias genéticas que predispõem a essa condição (p. ex., síndrome de Van der Woude; holoprosencefalia)[6,7].

Ao longo da história, as FO já receberam diversas categorizações com base em seu ponto anatômico de referência. Desde a década de 1970, adota-se para esse fim o forame incisivo presente na sutura intermaxilar[8,9] (Figura 1).

QUADRO 1 Fatores ambientais associados à ocorrência de fendas orais

- Consanguinidade entre genitores.
- Alteração morfológica no útero que resulta em fluxo sanguíneo para o feto.
- Exposição à radiação ionizante durante a gestação.
- Exposição ocupacional a compostos químicos durante a gestação (p. ex., solventes halogênicos alifáticos, detergentes, desinfetantes, agrotóxicos, herbicidas).
- Uso abusivo e/ou indevido de certas medicações durante a gestação (p. ex., anticonvulsivantes, ansiolíticos, antipsicóticos, antitumorais, antieméticos).
- Uso abusivo de cigarro, álcool e outras drogas na gestação.
- Doenças durante a gestação, como infecções (p. ex., citomegalovírus, rubéola, varíola, herpes-zóster, toxoplasmose), diabetes, hipertensão arterial, epilepsia.
- Distúrbios nutricionais (p. ex., deficiência de B12, folato e tiamina; hipervitaminose A).

Fonte: Silva et al.[7]; Costa et al.[10]; Poerner[11]; Ribeiro et al.[12].

No Brasil, as FO são usualmente classificadas considerando-se o comprometimento do forame incisivo (pré-forame; transforame; pós-forame) e a lateralidade (unilateral; bilateral; mediana)[8,15-19] (Figura 2).

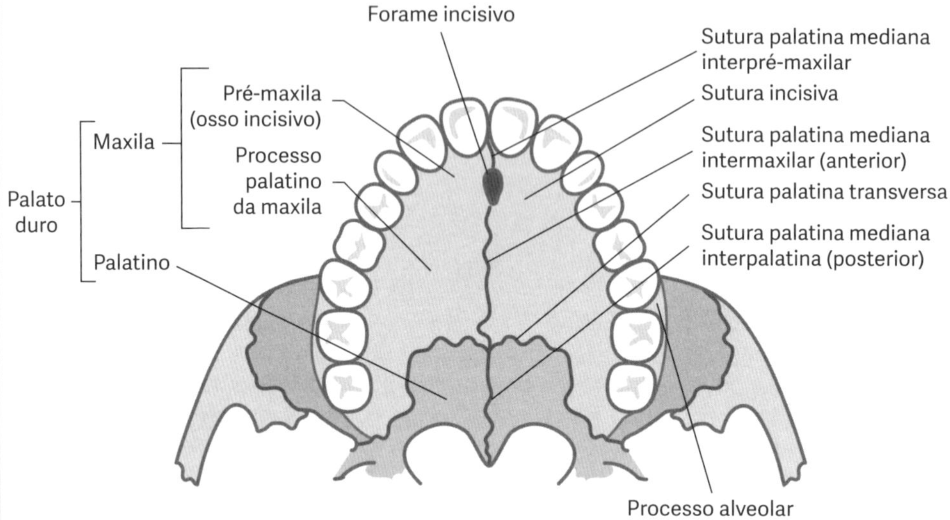

FIGURA 1 Vista inferior do teto da cavidade oral.

Fonte: adaptação de Sobotta[13]; Netter[14].

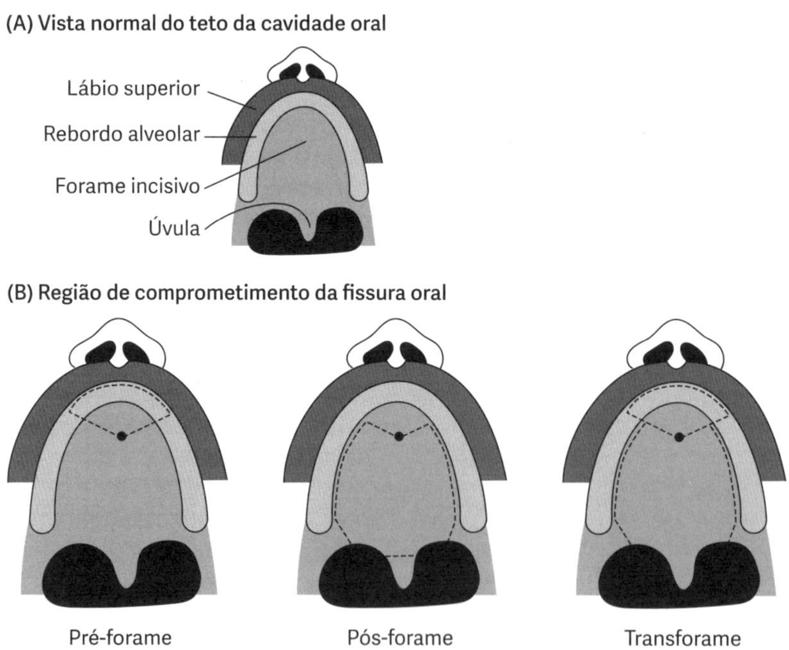

FIGURA 2 Fissuras orais segundo região de comprometimento e lateralidade. (*continua*)

Fonte: adaptação de Silva et al.[7]; Spina et al.[8]; Costa et al.[10]; Miranda et al.[15]; Ninno et al.[16]; Martelli et al.[17]; Cymrot et al.[18]; Silva Filho et al.[19].

(C) Classificação das fissuras orais

Grupo I: Fissuras pré-forame incisivo (fissura labial)
Resultam no rompimento do lábio. Ocorrem pela falta de fusão dos processos pré-maxilares com os processos nasais medianos. De acordo com a extensão, podem ser consideradas incompletas (envolvem apenas o lábio) ou completas (podem envolver o rebordo alveolar e o assoalho nasal, finalizando na parte anterior ao forame incisivo).

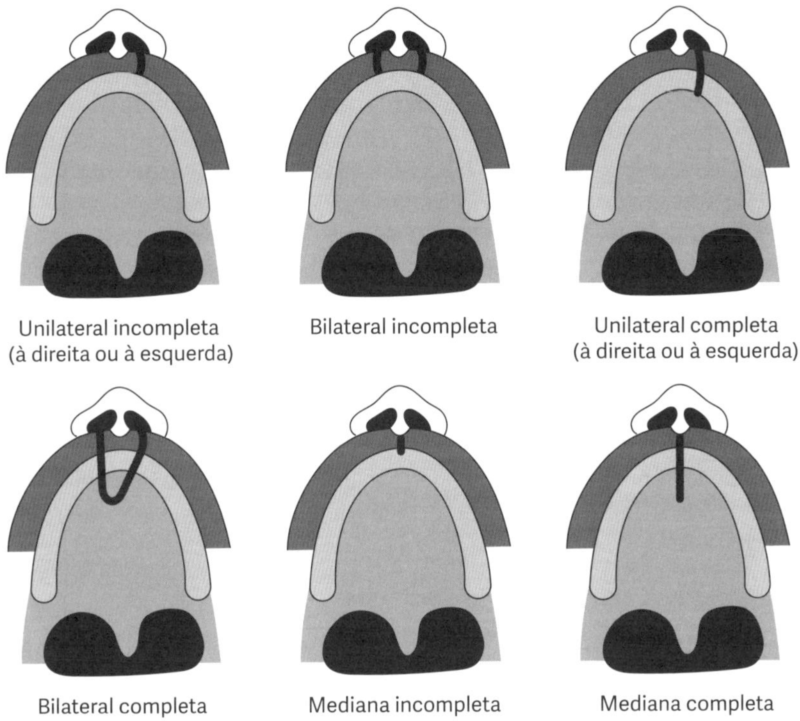

Grupo II: Fissuras transforame incisivo (fissura labiopalatina)
Resultam no rompimento do lábio, do rebordo alveolar, do palato duro, do palato mole e da úvula. Ocorrem pela falta de fusão dos processos palatinos com o segmento intermaxilar e o septo nasal.

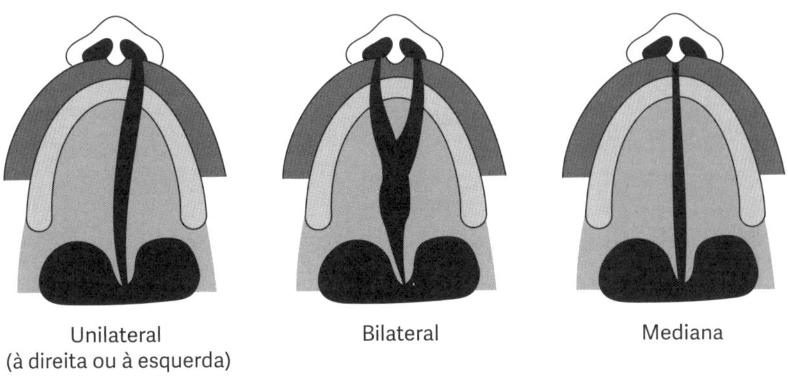

FIGURA 2 (*continuação*) Fissuras orais segundo região de comprometimento e lateralidade. (*continua*)

Fonte: adaptação de Silva et al.[7]; Spina et al.[8]; Costa et al.[10]; Miranda et al.[15]; Ninno et al.[16]; Martelli et al.[17]; Cymrot et al.[18]; Silva Filho et al.[19].

Grupo III: Fissuras pós-forame incisivo (fissura palatina)
Resultam em fendas palatinas medianas, pela falta de fusão dos processos palatinos entre si e com o septo nasal. Não afetam a estrutura peribucal. Podem ser incompletas (apenas úvula; palato mole e úvula) ou completas (úvula, palato mole e palato duro).

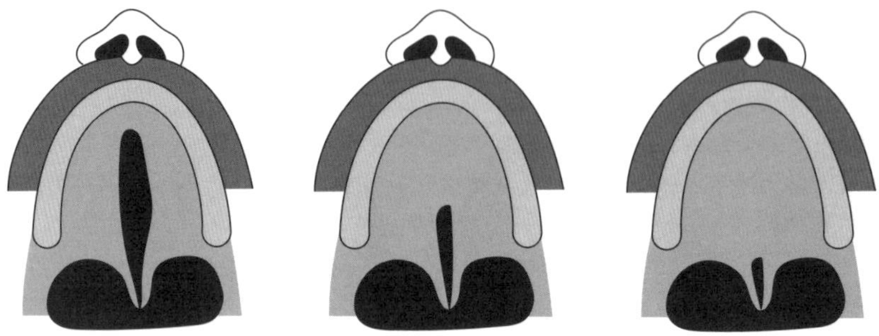

Completa Incompleta Incompleta

Grupo IV: Fissuras raras da face
Grandes fissuras transversas ou oblíquas, que, além de lábios e/ou palato, podem atingir outras estruturas faciais, como nariz, olhos e mandíbula. Consideradas faciais quando localizadas abaixo da órbita, e cranianas quando localizadas acima da órbita.

FIGURA 2 (*continuação*) Fissuras orais segundo região de comprometimento e lateralidade.
Fonte: adaptação de Silva et al.[7]; Spina et al.[8]; Costa et al.[10]; Miranda et al.[15]; Ninno et al.[16]; Martelli et al.[17]; Cymrot et al.[18]; Silva Filho et al.[19].

Na Classificação Internacional de Doenças (CID-11), as FL são chamadas de "lábio leporino" (como são conhecidas popularmente) e classificadas em fenda labial unilateral (LA40.0), fenda labial bilateral (LA40.1), fenda labial mediana (LA40.2), fenda labial e alveolar unilateral (LA41.0) e fenda labial e alveolar bilateral (LA41.1). As FP são divididas em fenda do palato duro (LA42.0), fenda do palato mole (LA42.1) e úvula fendida ou bífida (LA42.2)[20].

PERFIL CLÍNICO, NUTRICIONAL E EPIDEMIOLÓGICO

No mundo, nascem aproximadamente 348 mil bebês por ano com FO[21], representando de 1 a cada 650 a 750 nascidos vivos (NV)[22]. A ocorrência varia de acordo com a área geográfica, sendo 94% dos casos em países em desenvolvimento[23]. Em países desenvolvidos, a incidência é de 1 a 2 a cada mil NV[24]. Para as fissuras sindrômicas existem poucas informações acerca de sua relação com a ancestralidade. Já para aquelas não sindrômicas (com ou sem fissuras palatinas), atingem 1 a cada 500 NV com descendência ameríndia e asiática; 1 a cada mil NV com ascendência europeia; e 1 a cada 2.500 NV com ascendência africana[3,6]. No Brasil, as FO vêm aumentando expressivamente nas últimas décadas, registrando-se atualmente 1,54 caso para cada mil nascidos vivos[7,25].

A maioria das FO pode ser diagnosticada nas primeiras 24 semanas de gestação por meio de ultrassonografia, principalmente as FL e as FLP. As FP dificilmente são identificadas. O diagnóstico precoce é fundamental, pois as intervenções devem ser iniciadas logo após o nascimento do bebê para melhor adaptar a cavidade oral a todas as necessidades funcionais.

As alterações mais comuns geradas pelas FO estão relacionadas à deglutição, mastigação, audição, respiração e vocalização. Ocasionam também problemas estéticos e psíquicos, que precisam ser alvo de intervenção desde a infância para garantir o bem-estar da pessoa ao longo da vida. O processo de reabilitação deve ser, portanto, realizado por equipe multidisciplinar especializada (odontologia, ortodontia, pediatria, cirurgia plástica, otorrinolaringologia, nutrição, fonoaudiologia, enfermagem, psicologia, entre outros), visando garantir um cuidado biopsicossocial completo à pessoa com FO e sua família[7].

Entre os cuidados essenciais para pessoas com FO estão a alimentação adequada às características da fissura e o monitoramento do estado nutricional, já que os comprometimentos anatômicos e fisiológicos podem prejudicar os mecanismos de sucção, mastigação e deglutição[26] (Quadro 2). As dificuldades na ingestão alimentar se iniciam no pós-parto imediato, podendo influenciar negativamente o crescimento e desenvolvimento infantil e trazer repercussões indesejadas na vida adulta.

ASSISTÊNCIA NUTRICIONAL DE CRIANÇAS

A avaliação do estado nutricional das crianças com FO é semelhante à realizada na população geral[32]. Na entrevista clínica, entretanto, é importante ter maior atenção ao peso e comprimento ao nascer, à idade gestacional do nascimento e às intercorrências perinatais, já que a FO pode ter sido resultante de crescimento intrauterino restrito, distúrbios nutricionais ou outros problemas de saúde durante a gestação[32]. Em casos de FO sindrômicas, é importante conhecer melhor a condição de base, já que pode afetar de forma diferenciada a ingestão alimentar e o estado nutricional, favorecer a presença de outras malformações que demandem intervenção nutricional diferenciada e requerer o uso regular de medicação.

A avaliação do consumo alimentar deve ser criteriosa, já que crianças com FO apresentam dificuldades variadas na sucção, mastigação e deglutição. Ainda assim, a amamentação deve ser sempre estimulada desde o nascimento, deixando clara sua importância para a saúde do bebê e da pessoa que amamenta. O leite humano é capaz de suprir as necessidades nutricionais dos bebês até os 6 meses, promovendo a saúde, o crescimento e o desenvolvimento adequados da criança e a criação de vínculos afetivos entre lactante e lactente[33].

Observar a amamentação é essencial para verificar se é realizada de forma adequada e suficiente. O profissional deve solicitar à pessoa que amamente a criança durante a consulta, para observar a posição da criança e a pega da mama. Nesse momento já podem ser esclarecidas dúvidas e desfeitos mitos sobre a amamentação de crianças com FO. Caso sejam identificados problemas durante a mamada, devem ser oferecidas também orientações sobre o melhor posicionamento para facilitar a sucção e a deglutição, sobre "manobras" na alimentação para evitar acidentes como engasgos e regurgitação nasal (em casos de FP ou FLP) e sobre as estratégias mais adequadas para garantir a adequada ingestão de leite ao longo do dia[29].

Apesar da reconhecida importância da amamentação da infância, um estudo realizado com lactentes brasileiros com FO concluiu que 93,8% não tiveram aleitamento materno exclusivo durante os 6 primeiros meses de vida. Cerca de 80% recebeu leite materno apenas durante os 2 primeiros meses, sendo a interrupção precoce decorrente das dificuldades na pega correta,

QUADRO 2 Dificuldades relacionadas à alimentação e nutrição em pessoas com fenda oral

Dificuldades	Fissura labial (pré-forame incisivo)	Fissura palatina (pós-forame incisivo)	Fissura labiopalatina (transforame incisivo)
Sucção inadequada, decorrente de pressão negativa baixa ou inexistente na cavidade oral	E	P	P
Tempo de mamada prolongada, decorrente da dificuldade de sucção	E	P	P
Cansaço ao mamar, decorrente do maior gasto de energia para fazer a pega da mama e a sucção	E	P	P
Cansaço ao mamar, decorrente da respiração bucal e de problemas nasais	A	P	P
Problemas na mastigação, decorrentes de problemas odontológicos (p. ex., alteração no formato da arcada dentária; ausência de dentes; dentes com defeitos congênitos; dentes com posicionamento inadequado; maior suscetibilidade a cárie e doença periodontal)	E	P	P
Dificuldades para organizar a mastigação e a deglutição, decorrentes da comunicação entre as cavidades oral e nasal	A	E	P
Escape de alimento pela boca	P	A	P
Regurgitação nasal de alimento	A	E	P
Refluxo de alimento na nasofaringe	A	P	P
Engasgos	A	E	P
Excessiva deglutição de ar durante a alimentação, resultando em desconforto gastrintestinal (p. ex., eructação, cólica, flatulência)	E	P	P
Perda de acuidade auditiva, decorrente de otites médias recorrentes causadas pelo refluxo de alimentos nas tubas auditivas	A	P	P
Dificuldade de ganho de peso e outros problemas nutricionais, decorrente da alimentação insuficiente e maior gasto de energia para se alimentar	E	P	P

A: dificuldade ausente; E: dificuldade presente apenas nas fissuras de grande extensão; P: dificuldade presente.
Fonte: Silva et al.[7]; Ribeiro et al.[12]; Duarte et al.[26]; Redford-Badwal et al.[27]; Reid et al.[28]; Monléo et al.[29]; Pini e Peres[30]; Lourenço[31].

sucção, regurgitação nasal, cansaço, entre outras razões[31].

As FL não sindrômicas são as que causam menos dificuldades na amamentação[31], tendo em vista seu menor comprometimento anatômico[28,30,34]. As maiores dificuldades são relacionadas ao abocanhamento do bico, à estabilização do bico na cavidade oral e ao escape de leite pela fissura. Essas intercorrências podem ser minimizadas ou contornadas com o posicionamento adequado do bebê, de modo que a pega do seio facilite a vedação da fissura.

As posições mais indicadas para amamentar são aquelas em que a própria mama vede a fenda (p. ex., inclinada, cavaleiro). É possível também amamentar em outras posições, desde que o bebê esteja sentado ou inclinado em um ângulo de no mínimo 45 graus, a fim de evitar engasgos (Quadro 3). Pode-se utilizar os dedos para ajudar a

QUADRO 3 Posições de amamentação para bebês com fissuras orais.

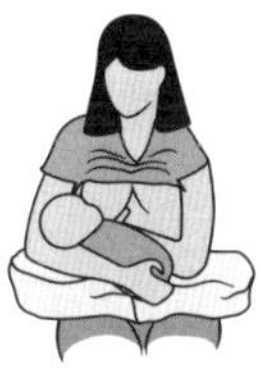	**Sentada tradicional (*cradle hold*), com adaptação da posição do bebê** A pessoa fica sentada, com o corpo do bebê posicionado à frente de seu tronco, transversalmente num ângulo de no mínimo 45 graus, encostando "barriga com barriga". O braço do lado da mama que é oferecida sustenta a cabeça e o tronco do bebê, exercendo leve pressão contra a mama para vedar a fenda. A outra mão deve sustentar a mama de modo a formar um "C" com o polegar e os outros dedos, para facilitar a pega.
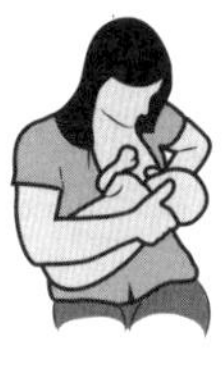	**Sentada tradicional invertida (*cross-cradle hold*), com adaptação da posição do bebê** A pessoa fica sentada, com o corpo do bebê posicionado à frente de seu tronco, transversalmente num ângulo de, no mínimo 45 graus, encostando "barriga com barriga". O braço do lado da mama que é oferecida sustenta a mama de modo a formar um "C" com o polegar e os outros dedos, para facilitar a pega. A outra mão deve sustentar a cabeça e o tronco do bebê, exercendo leve pressão contra a mama para vedar a fenda.
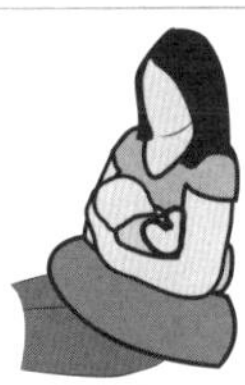	**Sentada invertida (*football hold*), com adaptação da posição do bebê** A pessoa fica sentada, com o corpo do bebê posicionado ao lado de seu tronco, no lado do seio em que está mamando. O bebê deve estar sentado ou inclinado (no mínimo 45 graus), com o auxílio de um travesseiro ou almofada de amamentação.
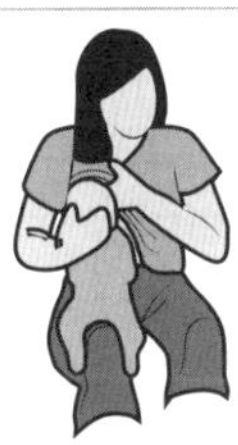	**Sentada cavaleiro/cavalinho (*upright hold; koala hold; Australian hold*)** A pessoa fica sentada, com o corpo do bebê verticalmente à sua frente, encostando "barriga com barriga", sentado sobre suas pernas ou sobre almofada de amamentação. Uma mão deve sustentar o tronco e a cabeça da criança, exercendo leve pressão contra a mama para vedar a fenda. A outra mão deve estar sustentando a mama de modo a formar um "C" com o polegar e os outros dedos, para facilitar a pega.
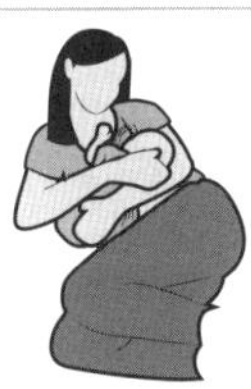	**Recostada (*side laying cradle hold*)** A pessoa fica recostada em um travesseiro ou almofada de amamentação, com o tronco apoiado sobre um dos cotovelos. O bebê é posicionado transversalmente à frente do tronco da pessoa, sentado ou inclinado (no mínimo 45 graus), com a parte inferior do corpo apoiada sobre a superfície.
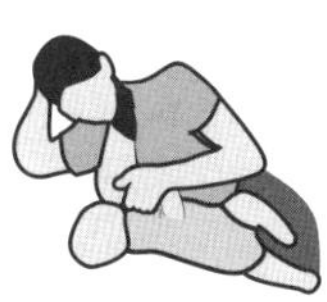	**Inclinada (*dangle feeding*), com adaptação da posição do bebê** O bebê deve estar deitado de barriga para cima, com o tronco posicionado a no mínimo 45 graus. A pessoa inclina seu corpo sobre o bebê, encostando levemente "barriga com barriga" e deixando a mama repousar sobre sua boca. Nessa posição, a ação da gravidade permite que o bico e a aréola penetrem com mais facilidade na cavidade oral, proporcionando maior vedação da fenda, melhor escoamento do leite para a orofaringe e esôfago, reduzindo a fadiga e a energia gasta durante a mamada.

Fonte: Monlleó[29]; Jindal e Khan[35]; Secretaria de Saúde de São Paulo[36].

fechar o lábio da criança, melhorando ainda mais a vedação da FL unilateral durante a mamada. Nas fendas bilaterais, pode-se apertar levemente as bochechas nas laterais para aproximar os lábios e ajudar a ocluir a fenda, usando a posição popularmente denominada *dancer hand*[29,35]. A pessoa deve apoiar a parte inferior da mama com os dedos médio, anelar e mínimo e formar um "U" com os dedos polegar e o indicador para guiar o queixo do bebê até a mama, ajudando-o a pressionar o mamilo e a aréola entre as gengivas (Figura 3)[35].

Sempre que o leite escapar pela fissura ou o bebê apresentar sinais de cansaço, sua posição deve ser ajustada para melhorar a pega. Caso o cansaço seja persistente e as mamadas prolongadas em bebês com ganho de peso inadequado, deve-se prontamente reavaliar a estratégia de alimentação pela equipe multiprofissional. Recomenda-se manter um registro do tempo de duração de cada mamada e das intercorrências observadas, a fim de facilitar esse monitoramento da evolução da criança[29].

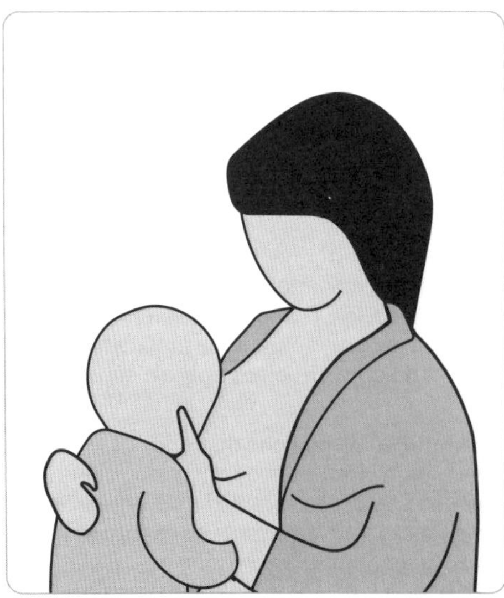

FIGURA 3 Posição *dancer-hand* para facilitar a amamentação de crianças com fenda oral.

Na FP ou FLP, em que há baixa ou nenhuma pressão negativa na cavidade oral, também é necessário adotar posições que favoreçam a sucção da mama (Quadro 3). Obliterar a fenda com os dedos ou com pressão nas bochechas também pode ser útil para melhorar a vedação na FLP[12]. Placas de acrílico para obliteração do palato e manutenção da pressão aérea oral durante a mamada também podem ser adotadas[31,12]. O fonoaudiólogo é o profissional habilitado para apontar a estratégia mais efetiva e segura para cada caso.

Quando a amamentação é realizada de maneira exclusiva, em todos os tipos de FO deve-se estar atento à quantidade de mamadas diárias, à duração de cada mamada, e se há o adequado esvaziamento e alternância das mamas.

Caso a criança não consiga mamar no seio, deve-se orientar e esclarecer sobre a ordenha e oferta do leite materno, considerando seus múltiplos benefícios para o crescimento e desenvolvimento infantil. Nessas situações, o fonoaudiólogo deverá indicar o(s) utensílio(s) que deve(m) ser adotado(s) em cada caso (Quadro 4). Destacam-se os bicos de mamadeira do tipo chuquinha e especiais para fissura de lábio e de palato, cujo uso expressivo já foi relatado em crianças brasileiras com FO[31].

Quando o uso do leite materno no seio ou obtido por ordenha não for possível ou for insuficiente, deve-se estabelecer a fórmula artificial mais apropriada à criança[29]. É importante ter atenção à diluição da fórmula e aos utensílios usados na alimentação (Quadro 4)[32], a fim de garantir o crescimento e desenvolvimento infantil.

Em situações especiais, pode haver necessidade de terapia nutricional enteral, por exemplo, quando há falência em estabelecer adequado ganho de peso e crescimento e já se esgotaram as demais alternativas para atingir o volume de leite necessário por via

QUADRO 4 Utensílios para ofertar leite a lactentes com fissura oral

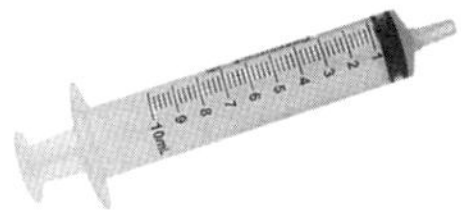

Seringa
Usada para gotejar lentamente o leite na língua do bebê. Geralmente usada em prematuros que já têm coordenação da deglutição, e nas situações em que há necessidade de ofertar a alimentação em pequenos volumes em velocidade controlada. A graduação da seringa permite monitorar a quantidade oferecida.

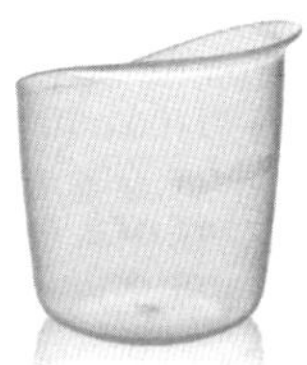

Copo para alimentação
Sua borda tem um encaixe para a boca do bebê, facilitando a ingestão do líquido. Possui graduação que permite avaliar com precisão a quantidade ingerida.

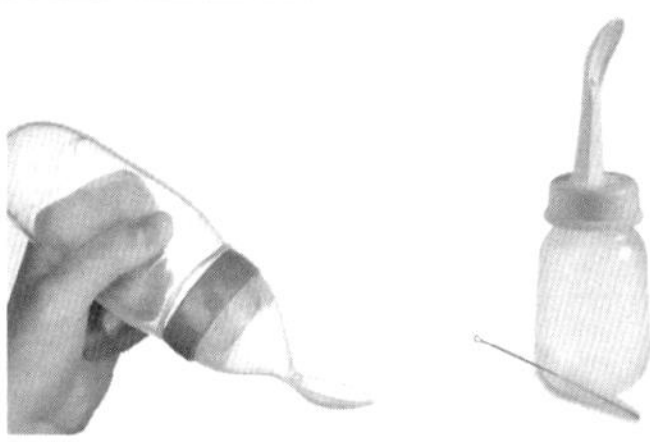

Colher dosadora tradicional
O alimento desliza pelo bico e recai sobre ponta curva maleável em formato de colher. A quantidade ofertada é controlada pela pressão no corpo maleável, que tem alta capacidade de armazenamento. Não permite avaliar com precisão a quantidade ingerida.

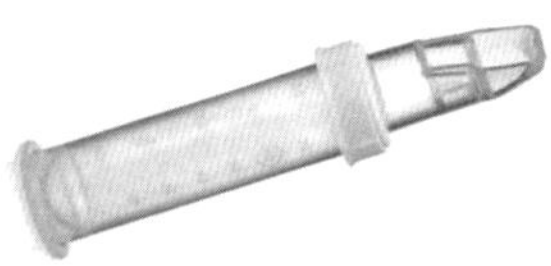

Colher dosadora para necessidades alimentares especiais
O alimento desliza pelo bico e recai sobre ponta maleável curva em formato de colher. A quantidade ofertada é controlada pela pressão no corpo maleável, que tem baixa capacidade de armazenamento. Apresenta graduação que permite avaliar com precisão a quantidade ingerida.

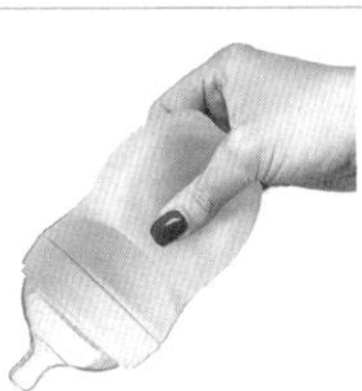

Mamadeira com corpo maleável
Por serem feitas com material macio, são mais eficientes para ajudar o leite a entrar na boca que os modelos tradicionais, já que podem ser delicadamente apertadas pela pessoa enquanto o bebê suga. Tem alta capacidade de armazenamento. Não permite avaliar com precisão a quantidade ingerida.

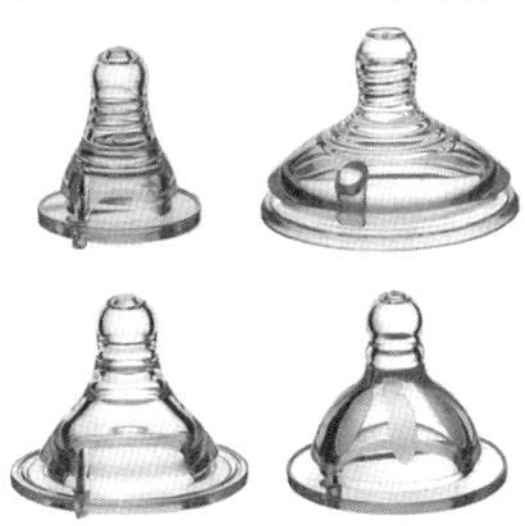

Bico de mamadeira comum
Existem modelos de diversos materiais (látex, silicone), tamanhos de bases (largas, estreitas) e comprimento do corpo (curto, longo). A escolha do tipo dependerá das características da fenda oral. De maneira geral, as bases mais largas ajudam a vedar melhor a fenda do lábio durante a mamada. O bico longo facilita a ida do leite para a garganta, sendo útil quando há fenda no palato.

(continua)

QUADRO 4 Utensílios para ofertar leite a lactentes com fissura oral (*continuação*)

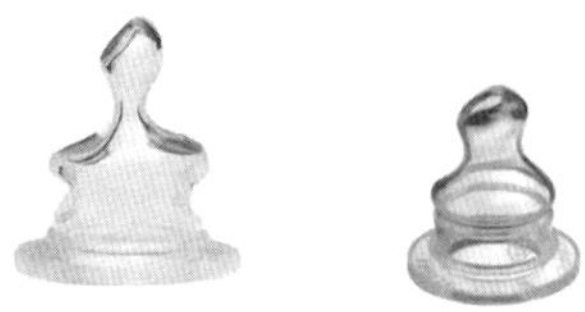	**Bico de mamadeira ortodôntico** Seu formato favorece o movimento de sucção, pois se assemelha ao formato que o bico do seio adquire quando é achatado na cavidade oral. Alguns modelos têm um sistema que previne o colabamento do bico e a deglutição de ar durante a alimentação.
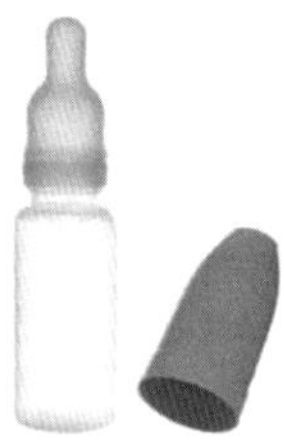	**Bico de mamadeira do tipo "chuquinha"** Por ser menor e de maior maleabilidade em comparação aos bicos convencionais, é bem-aceito por bebês com diferentes tipos de fissura oral. Além disso, apresenta baixo custo e é amplamente comercializado.
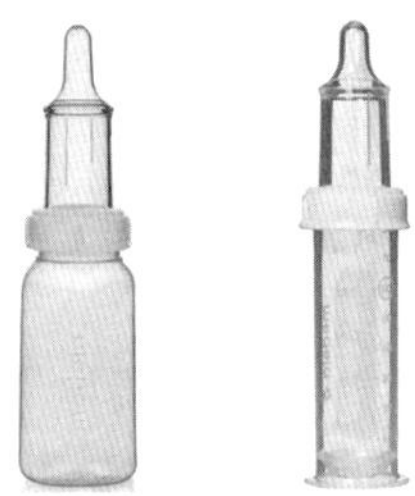	**Bico de mamadeira do tipo "chuquinha" especial para fissura palatina** Tem formato diferenciado, com o corpo mais alongado que os bicos do tipo chuquinha tradicionais. Possui mecanismo para regulação do fluxo de saída do leite, para se ajustar às necessidades do bebê. Pode ser acoplado a mamadeira ou tubo de alimentação com graduação, caso seja necessário monitorar a quantidade ofertada. Apresenta custo elevado e não é amplamente comercializado.
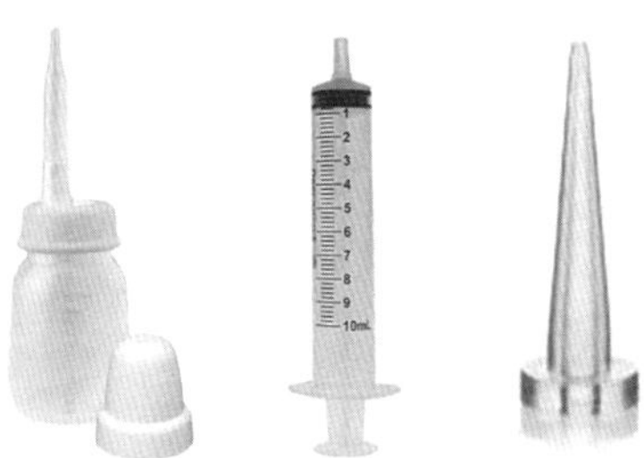	**Ponta flexível para alimentação** Uma ponta longa de silicone macio em formato de pipeta é acoplada a uma seringa ou mamadeira, permitindo que o leite seja liberado próximo à região do palato. Geralmente é introduzida na boca do bebê juntamente com o dedo do cuidador, para ajudar a reforçar os reflexos de sucção naturais do bebê. Indicada para situações em que há necessidade de ofertar a alimentação em pequenos volumes e/ou em velocidade controlada. A graduação da seringa permite monitorar a quantidade oferecida. O modelo acoplado à mamadeira apresenta custo mais elevado, e não é tão amplamente comercializado. A ponta longa de silicone macio que acopla a seringa tem venda restrita a hospitais.
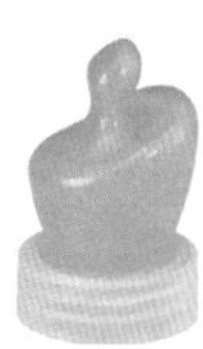	**Bico de mamadeira especial para fissural labial** Tem formato diferenciado, com base larga e protuberância na parte frontal para cobrir a área externa da fissura, auxiliando na vedação do lábio e evitando o escape de leite. Pode ser usado em fissuras labiais unilaterais e bilaterais. Apresenta custo mais elevado, e não é tão amplamente comercializado.

(continua)

QUADRO 4 Utensílios para ofertar leite a lactentes com fissura oral (*continuação*)

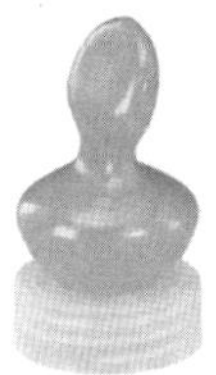	**Bico de mamadeira especial para fissura palatina** Apresenta corpo alongado para facilitar a chegada dos alimentos líquidos até a garganta da criança. O formato da parte superior do bico é diferenciado para selar a fenda palatina toda vez que o bebê engole, evitando que o alimento transpasse pelas vias respiratórias. Este bico não vem perfurado, e o orifício é feito pelo médico ou fonoaudiólogo de acordo com a necessidade individual do bebê. O furo deve ser feito na lateral direita ou esquerda na parte inferior do bico, jamais na ponta ou na parte superior. Apresenta custo mais elevado, e não é tão amplamente comercializado.

Nota: O tamanho do orifício do bico da mamadeira deve ser orientado pelo fonoaudiólogo, considerando fatores como o controle de leite na boca, o volume de leite usualmente ingerido, o tempo usual de mamada e a presença de sinais de fadiga. Um orifício aumentado permite o fluxo mais rápido de leite e menor gasto energético na mamada. Entretanto, pode favorecer a regurgitação e prejudicar a coordenação das funções orais.
Fonte: adaptação de Monlléo[29]; Lourenço[31]; Jindal e Khan[35].

oral; quando há risco evidente de aspiração ao alimentar a criança; quando o padrão de sucção e de deglutição está demasiadamente prejudicado[29].

Após o nascimento da criança, recomenda-se o seguimento semanal com pediatra ou enfermeiro até o estabelecimento de uma estratégia eficiente de alimentação, monitorando-se rigorosamente o ganho de peso, o crescimento e o desenvolvimento.

A introdução de novos alimentos na rotina do bebê pode variar de acordo com a condição clínica da criança. A técnica adotada, os utensílios usados e a idade em que vai ser realizada são variáveis conforme o grau de comprometimento e complexidade da FO[31]. Na maioria das vezes, é possível seguir a recomendação do Ministério da Saúde de manter a ingestão exclusiva de leite materno durante os primeiros 6 meses de vida, com o início da introdução alimentar somente após esse período[33]. Entretanto, a oferta de outros alimentos fora do período correto em crianças com FO já foi relatada por diferentes autores[30,31].

A recomendação de energia, nutrientes e água de crianças com FO geralmente é semelhante à da população geral[31], principalmente no caso de FO não sindrômicas[27]. Deve ser incentivado o consumo de alimentos *in natura* e minimamente processados e contraindicada a oferta de alimentos ultraprocessados e açúcar até pelo menos 24 meses de idade[33,37].

Quanto à consistência, os alimentos podem ser líquidos, pastosos ou sólidos, conforme as características da fenda. De maneira geral, alimentos sólidos causam as maiores dificuldades no consumo, devendo ser modificados para se adequar à realidade da criança e evitar exclusões da rotina alimentar (p. ex., cortar em pedaços muito pequenos, amassar com o garfo, passar na peneira, triturar com liquidificador)[31].

Para avaliar o consumo alimentar nessa fase da vida, a aplicação do recordatório de 24 horas pode ser uma boa estratégia para conhecer os alimentos consumidos e suas quantidades. Para conhecer melhor a rotina alimentar e mudanças ao longo do tempo, a história alimentar é a melhor alternativa.

A ocorrência de carências nutricionais decorrentes da FO pode ser prevista ao investigar os utensílios usados, os alimentos, grupos de alimentos e/ou preparações que geram dificuldades de mastigação e deglutição, e aqueles que são excluídos porque não conseguem ser consumidos de forma alguma. Questionários estruturados podem ser adotados para esse fim (Quadros 5, 6 e 7).

Estudo pioneiro desenvolvido no Brasil com crianças com FO durante a introdução alimentar identificou que os grupos alimentares mais consumidos diariamente foram os compostos lácteos, os legumes e verduras e os alimentos à base de cereais industrializados[31], que são ultraprocessados com elevado teor de açúcar e não deveriam ser ofertados para crianças menores de 2 anos[33,37]. A dificuldade de ingestão de alimentos líquidos, pastosos ou sólidos foi inexistente nas crianças com FL. Entretanto, foi expressiva para líquidos naquelas com FP (42,9%) e para sólidos em quem tinha FLP (71,4%). Os alimentos com maior mais dificuldade de consumo foram as leguminosas, os grãos, os cereais, alimentos cárneos e algumas frutas[31], em decorrência da consistência e/ou da textura. Outro aspecto observado foi que alimentos que deixam resíduos na FP ou FLP (p. ex., gema de ovo, bagaço de laranja, pedaços de maçã) podem dificultar a higiene oral, gerando desestímulo para seu consumo regular[31].

Dentre as estratégias adotadas pelas famílias de crianças com FO para superar as dificuldades no período de introdução alimentar, Lourenço[31] identificou:

- Oferta lenta da refeição.
- Oferta da refeição em posição sentada.
- Uso de colher ou copo dosador para reduzir engasgos e facilitar a quantificação da oferta[31].
- Uso de bicos de mamadeira específicos para FO.
- Uso de fita adesiva microporosa para fechar a parte externa do lábio.
- Mudança na consistência do alimento pelo uso de liquidificador ou peneira.
- Oferta preferencial de alimentos pastosos.

Entretanto, essas e outras estratégias devem ser adotadas apenas quando recomendadas pela equipe multiprofissional com base na extensão e complexidade da fissura, a fim de garantir a segurança da criança e também prevenir prejuízos nutricionais.

Deve-se ter em mente também que a alimentação deve ir para além do ato de alimentar-se em si, devendo-se permitir à criança, dentro de suas possibilidades, interagir com os diferentes grupos de alimentos durante a introdução alimentar, visando estabelecer uma relação positiva com o comer e a comida desde a infância[33].

QUADRO 5 Questionário para investigação de dificuldades na introdução alimentar de crianças com fissura oral

A criança apresenta	Não	Sim
Dificuldade de sucção		
Dificuldade de mastigação		
Dificuldade de deglutição		
Engasgos		
Escapes de alimentos pelo nariz		
Escapes de alimentos pela boca		
Regurgitação nasal		
A criança apresenta dificuldade para ingestão de	**Não**	**Sim**
Alimentos líquidos		
Alimentos pastosos		
Alimentos sólidos		
A ingestão de alimentos é feita pela criança	**Não**	**Sim**
Com o auxílio de utensílios de alimentação		
Sem nenhum auxílio (técnica *Baby-Led Weaning* – BLW)		

Fonte: elaboração das autoras.

QUADRO 6 Questionário para investigação dos utensílios de alimentação utilizados na introdução alimentar de crianças com fissura oral

A criança utiliza o utensílio de alimentação?	Não	Sim, em algumas refeições, sem dificuldade	Sim, em algumas refeições, com dificuldade	Sim, em todas as refeições, sem dificuldade	Sim, em todas as refeições, com dificuldade
Seringa					
Mamadeira com bico convencional					
Mamadeira com bico ortodôntico					
Mamadeira com bico de chuquinha					
Mamadeira com bico para fissura labial					
Mamadeira com bico para fissura palatina					
Copo dosador					
Copo comum					
Copo com canudo					
Copo com bico de silicone perfurado					
Copo com bico de plástico rígido perfurado					
Colher de metal					
Colher de plástico rígido					
Colher de silicone macio					
Colher dosadora					
Cadeira de alimentação					

Fonte: elaboração das autoras.

QUADRO 7 Questionário para investigação de exclusão de alimentos da rotina alimentar em crianças com fissura oral

Existem alimentos dos grupos abaixo que são excluídos da rotina alimentar da criança?	Não	Sim	Qual(is)?
Grãos			
Raízes e tubérculos			
Leguminosas			
Nozes e sementes			
Cereais			
Frutas			
Legumes			
Verduras			
Carnes			
Lacticínios			

Fonte: elaboração das autoras.

Logo, mesmo que não consuma alimentos em determinadas consistências, é importante que a criança tenha momentos para pegar nos utensílios de alimentação, tocar a comida e sentir as diferentes texturas, cheirar e até lamber os alimentos, a fim de conhecer os diferentes sabores[33].

O acompanhamento do ganho de peso segundo as curvas de crescimento ajuda a monitorar o sucesso da introdução alimentar. Além disso, permite a intervenção precoce das crianças em preparação para cirurgia de correção da FO. Nesses casos, a triagem de risco nutricional pode ser realizada por meio da ferramenta StrongKids[38] (Quadro 8).

A idade em que deve ocorrer a reparação cirúrgica não é consensual[39], tendo em vista as individualidades de cada criança e do centro de reabilitação. Existem, entretanto, recomendações gerais baseadas em aspectos como prontidão e tempo de recuperação:

QUADRO 8 Ferramenta para triagem de risco nutricional em crianças *"Strong Kids" – Screening Tool for Risk on Nutritional Status and Growth*

Parte 1: Perguntas a serem respondidas pelo profissional de saúde	Pontuação
Há alguma doença subjacente com risco de desnutrição ou cirurgia de grande porte esperada?	Sim = 2 pontos Não = 0 ponto
O paciente está em depleção nutricional, a julgar pela avaliação clínica subjetiva?	Sim = 1 ponto Não = 0 ponto
Parte 2: Perguntas a serem questionadas ao cuidador da criança	**Pontuação**
Algum item abaixo está presente? (1) Diarreia excessiva > 5 vezes/dia. (2) Redução do consumo nos últimos dias. (3) Intervenção nutricional preexistente. (4) Ingestão inadequada nutricional decorrente de dor.	Sim = 1 ponto Não = 0 ponto
Há perda de peso ou não ganho de peso (crianças com menos de 1 ano) durante as últimas semanas/meses?	Sim = 1 ponto Não = 0 ponto
Escore total = _______. **Classificação** – ( ) alto risco: 4-5 pontos. ( ) médio risco: 1-3 pontos. ( ) baixo risco: 0 ponto.	
Conduta **Alto risco: 4-5 pontos.** ▪ Consultar especialista ou médico para diagnóstico clínico. ▪ Consultar médico e nutricionista para aconselhamento nutricional e acompanhamento. ▪ Avaliar prescrição de suplemento oral ou adequação da dieta via oral ou por outra via. ▪ Atendimento integral. **Médio risco: 1-3 pontos.** ▪ Considerar intervenção nutricional. ▪ Pesagem 2 vezes por semana e avaliar risco nutricional 1 vez por semana. ▪ Se necessário, consultar médico ou especialista para diagnóstico. ▪ Atendimento integral. **Alto risco: 0 ponto.** ▪ Nenhuma intervenção nutricional é necessária. ▪ Checar peso regularmente e avaliar risco nutricional semanalmente (ou de acordo com o protocolo hospitalar). ▪ Atendimento de vigilância.	

Fonte: Hulst et al.[38].

entre 2 e 6 meses de idade para correção da FL, e entre 6 e 18 meses de idade para correção da FP[34].

No período pós-operatório imediato, deve-se ofertar dieta líquida clara. Entre o 1º ao 10º-15º dia, a dieta deve ser líquida sem lactose e hipercalórica; do 16º ao 30º dia deve ser livre pastosa ou branda, ainda sem lactose; e após 30 dias a dieta é livre[40]. No entanto, essa recomendação pode ser ajustada em casos específicos ou com complicações no pós-operatório.

Após a cirurgia, deve-se acompanhar com atenção o desenvolvimento neuropsicomotor e cognitivo da criança até os 5 anos. A partir dessa idade, é importante observar também o rendimento escolar e as interações sociais, tendo em vista que a criança pode ainda ter dificuldades fonoaudiológicas e/ou sofrer preconceito em decorrência de alterações na fisionomia, a depender do tipo de fissura[41]. Essas questões sociais, por sua vez, podem prejudicar o consumo alimentar da criança e sua relação com o comer e a comida.

ASSISTÊNCIA NUTRICIONAL DE ADULTOS

Embora a correção cirúrgica das FO seja recomendada já nos primeiros meses de vida, muitas pessoas chegam à fase adulta ainda com essa malformação, geralmente decorrente da dificuldade de acesso aos serviços de saúde, ausência de informações sobre os tratamentos disponíveis, abandono do tratamento, dentre outros. Assim, a reparação da fenda oral pode ser realizada tardiamente ou mesmo nunca ser feita.

As implicações estéticas causam grandes repercussões emocionais, que tendem a ser proporcionais à dimensão da FO. Merecem destaque a baixa autoestima, depressão, ansiedade, isolamento social e sentimentos negativos (desânimo, irritação, ressentimento, frustração, desespero, autodestruição), que podem ser observados na relação da pessoa consigo mesma, com a comunidade, com a família e até mesmo com os profissionais de saúde[12].

Embora sejam escassos os estudos sobre alimentação e nutrição de adultos com FO, as dificuldades alimentares tendem a acompanhar esses indivíduos por toda a vida. Logo, podem repercutir negativamente em seu estado nutricional, variando desde o déficit de energia e nutrientes até o excesso de peso. É comum também a exclusão de alimentos da rotina sem orientação de nutricionista, a monotonia e a seletividade alimentares. Resistem à variedade de texturas, consistências e sabores, atrapalhando a relação com o comer e a comida. Há preferência por alimentos ultraprocessados que exigem menor tempo de mastigação, resultando em uma dieta com altos teores de calorias, açúcares e gorduras e possíveis carências de micronutrientes. A avaliação do consumo alimentar é, portanto, o ponto-chave no atendimento de adultos com FO.

Nesse sentido, as orientações nutricionais devem ser ajustadas a cada pessoa (consistência, volume, utensílio utilizado), visando diminuir as dificuldades na ingestão alimentar e seus prejuízos nutricionais. Quando presente, a seletividade alimentar precisa ser abordada de forma contundente, com apoio de equipe multiprofissional. É importante que o profissional também busque desconstruir a relação conflituosa com a alimentação que muitas vezes acompanha os sujeitos ao longo da vida, não somente por questões fisiológicas, mas também pelo trauma, medo ou desconforto de comer determinados alimentos, pela presença de insatisfação com a imagem corporal e/ou pela vergonha de comer em público.

Quando as cirurgias de correção ocorrem na vida adulta, podem interferir no consumo alimentar pela via oral. No período pós-cirúrgico, deve-se dar preferência a alimentos pouco ácidos e condimentados, de consistência líquida e pastosa, e em temperatura ambiente. Mas, dependendo da extensão das cirurgias, a escolha da melhor estratégia de alimentação deve envolver, além do nutricionista, outros profissionais, como fonoaudiólogo, psicólogo, ortodontista, cirurgião, dentre outros. Quanto mais prolongado for o período vivenciando intervenções cirúrgicas, maior a chance de monotonia e/ou seletividade alimentar.

REFERÊNCIAS

1. Huqh MZU, Abdulah JY, Wong LS, et al. Clinical applications of artificial intelligence and machine learning in children with cleft lip and palate: a systematic review. Int J Environ Res Public Health. 2022;19(17):10860.
2. Rahimov F, Jugessur A, Murray JC. Genetics of nonsyndromic orofacial clefts. Cleft Palate Craniofac J. 2012;49(1):73-91.
3. Leslie EJ, Marazita ML. Genetics of cleft lip and cleft palate. Am J Med Genet C Semin Med Genet. 2013;163C(4):246-58.
4. Wu W, Sun J, Liu H, et al. Physical growth status and feeding methods of Chinese infants with cleft lip with or without cleft palate under 1 year of age. Front Pediatr. 2020;8(194).
5. Marazita ML. The evolution of human genetic studies of cleft lip and cleft palate. Annu Rev Genomics Hum Genet. 2012;13:263-83.
6. Dixon MJ, Marazita ML, Beaty TH, et al. Cleft lip and palate: understanding genetic and environmental influences. Nature Rev Genet. 2011;12(3):167-78.
7. Silva LHC, et al. Fissura labiopalatina: revisão literária. Rev Saúde Mult. 2021;9(1):58-70.
8. Spina V, et al. Classificação das fissuras labiopalatinas. Rev Hosp Clin Fac Med. 1972;27:5-6.
9. Júnior BJN. Anatomia humana sistemática básica. Petrolina: Univasf; 2020.
10. Costa VCR, Silva RC, Oliveira IF, et al. Aspectos etiológicos e clínicos das fissuras labiopalatinas. Rev Med e Saúde de Brasília. 2018;7(2):258-68.
11. Poerner F. Classificação, epidemiologia e etiologia das fissuras labiopalatais: uma revisão. Curitiba: Universidade Federal do Paraná; 1996.
12. Ribeiro TR, et al. Fissuras labiopalatais: abordagem multiprofissional. Brasília Med. 2011;48(3):290-5.
13. Sobotta J. Atlas de anatomia humana. 21.ed. Rio de Janeiro: Guanabara Koogan; 2000.
14. Netter FH. Anatomia humana. 4.ed. Rio de Janeiro: Elsevier; 2008.
15. Miranda GE, Magalhães CS, Lorentz TCM, et al. Caracterização dos pacientes acometidos por fissura labiopalatina atendidos por um projeto de extensão da FO-UFMG. J Bras Ortodon Ortop Facial. 2010;9(52).
16. Ninno CQMSD, Moura D, Raciff R, et al. Aleitamento materno exclusivo em bebês com fissura de lábio e/ou palato. Rev Soc Bras Fonoaudiol. 2011;16:417-21.
17. Martelli DRB, Machado RA, Swerts MSO, et al. Fissuras labiopalatinas não sindrômicas: relação entre o sexo e a extensão clínica. Braz J Otorhinolaryngol. 2012;78:116-20.
18. Cymrot M, Sales FCD, Teixeira FAA, et al. Prevalência dos tipos de fissura em pacientes com fissuras labiopalatinas atendidos em um Hospital Pediátrico do Nordeste brasileiro. Rev Bras Cir Plast. 2010;25:648-51.
19. Silva Filho OG, Ferrari Junior FM, Rocha DL, et al. Classificação das fissuras labiopalatais: breve histórico, considerações clínicas e sugestão de modificação. Rev Bras Cir. 1992;82(2):59-65.
20. Classificação Internacional das Doenças (CID) – 11 para estatísticas de mortalidade e morbidade. Organização Mundial da Saúde. Versão: maio de 2021.
21. McKinney CM, Chowchuen B, Pitiphat W, et al. Micronutrients and oral clefts: a case-control study. J Dent Res. 2013;92(12):1089-94.
22. Ysunza PA, Pamplona MC, Repetto G. Cleft palate, interdisciplinary diagnosis, and treatment. Biomed Res Int. 2015. 2015:701850.
23. Christianson A, Howsen CP, Modell B. March of Dimes: global report on birth defects: the hidden toll of dying and disabled children. New York: March of Dimes Birth Defects Foundation; 2006.
24. Watkins SE, Meyers RE, Strauss RP, et al. Classification, epidemiology, and genetics of orofacial clefts. Clin Plast Surg. 2014;41(2):149-63.
25. Loffredo LCM, Freitas JAS, Grigolli AAG. Prevalência de fissuras orais de 1975 a 1994. Rev Saúde Pública. 2001;35:571-5.
26. Duarte GA, Ramos RB, Cardoso MCAF. Feeding methods for children with cleft lip and/or palate: a systematic review. Braz J Otorhinolaryngol. 2016;82:602-9.

27. Redford-Badwal DA, Mabry K, Frassinelli JD. Impact of cleft lip and/or palate on nutritional health and oral-motor development. Dent Clin North Am. 2003;47(2):305-17.
28. Reid J, Reilly S, Kilpatrick N. Sucking performance of babies with cleft conditions. Cleft Palate Craniofac J. 2007;44(3):312-20.
29. Monlleó IL, Mendes LGA, Gil-da-Silva-Lopes VL. Manual de cuidados de saúde e alimentação da criança com fenda oral. Projeto Crânio-Face Brasil. Maceió: Edufal; 2017.
30. Pini JG, Peres SPBA. Alimentação do lactente portador de lesão labiopalatal: aleitamento e introdução alimentar. Rev Nutr. 2001;14:95-9.
31. Lourenço LOB. Práticas alimentares de crianças com fissuras orais: da amamentação à introdução alimentar. Natal: Universidade Federal do Rio Grande do Norte; 2022.
32. Sociedade Brasileira de Pediatria (SBP). Avaliação nutricional da criança e do adolescente: manual de orientação. 2.ed. São Paulo: SBP; 2021.
33. Brasil. Ministério da Saúde. Guia alimentar para crianças brasileiras menores de 2 anos. Brasília: Ministério da Saúde; 2019.
34. Monlleó IL, et al. Manual de cuidados de saúde e alimentação da criança com fenda oral. Projeto Crânio-Face Brasil. Maceió: Edufal; 2017.
35. Jindal MK, Khan SY. How to feed cleft patient? Int J Clin Pediatr Dent. 2013,6(2):100-3.
36. Secretaria da Saúde de São Paulo. Manual de cuidados básicos aos portadores de fissuras labiopalatinas. São Paulo: SMS; 2012.
37. Brasil. Ministério da Saúde. Guia alimentar para a população brasileira. 2.ed. Brasília: Ministério da Saúde; 2014.
38. Hulst JM, Zwart H, Hop WC, et al. Dutch national survey to test the StrongKids nutritional risk screening tool in hospitalized children. Clin Nutr. 2010;29(1):106-11.
39. Abulezz TA. Cleft lip and palate: an experience of a developing center in Egypt. J Craniofac Surg. 2017;28(8):e731-e734.
40. Dornelles CTL, et al. Fissuras labiopalatais: a alimentação e nutrição. In: Bosco SMD. Terapia nutricional em pediatria. São Paulo: Atheneu; 2010.
41. Kramer FJ, Gruber R, Fialka F, et al. Quality of life in school-age children with orofacial clefts and their families. J Craniofac Surg. 2009;20(6):2061-6.

13

Cuidado em nutrição de pessoas com síndrome de Down

Janaina Beserra de Lima
Kaline Coelho Dantas Morais
Priscila Kelly da Silva Bezerra do Nascimento

A síndrome de Down (SD) foi descrita pela primeira vez em 1865 por John Langdon Down, e sua origem cromossômica foi descoberta em 1958 por Jérôme Lejeune e Pat Jacobs[1]. A alteração genética pode ocorrer de três formas[2]:

- Pela presença de um cromossomo 21 extra, resultando na presença de 47 cromossomos na célula, também conhecida como trissomia do 21 ou trissomia simples (95% dos casos).
- Pela translocação, quando há o conteúdo de 2 cromossomos no 46º cromossomo (1 a 2% dos casos).
- Pela presença de algumas células com 46 cromossomos e outras com 47, em uma espécie de tentativa do corpo de "corrigir" o erro da divisão celular, chamada de mosaicismo (3 a 4% dos casos).

Por muitos anos a SD esteve inserida na Classificação Internacional de Doenças (CID-10) dentro do código Q- 90, que trata das malformações, deformidades e anomalias cromossômicas. Atualmente, recebe no CID-11 a codificação LD40.0, estando dentro do grupo Trissomias completas dos autossomos[3]. A Classificação Internacional de Funcionalidade, Incapacidade e Saúde (CIF) complementa a classificação da SD pelo profissional de saúde[2], oferecendo um modelo de compreensão dos componentes da saúde a partir dos aspectos biopsicossociais que envolvem a pessoa, permitindo melhor compreensão do contexto em que está inserida e as relações dinâmicas entre os domínios[4,5].

A incidência de SD no mundo é estimada em 1 a cada mil nascidos vivos. No Brasil, nasce aproximadamente 1 criança com SD a cada 600 a 800 partos, totalizando cerca de 270 mil brasileiros[6]. Independentemente da forma da SD, ela está presente em ambos os sexos e em todas as raças e etnias. Os fatores de risco ainda não são conhecidos em sua totalidade, mas a literatura aponta a idade materna como um aspecto relevante.

A probabilidade de maior ocorrência é em mães a partir dos 35 anos de idade[2], embora existam evidências de que também ocorre em grande proporção em mães com idade mais jovem[7]. Mulheres com SD têm probabilidade de 50% de seu feto também ter SD, todavia muitas gestações evoluem com abortamento espontâneo. Os homens com SD são inférteis, exceto aqueles com mosaicismo[1,2,6].

O diagnóstico da SD é médico e baseado na avaliação das características fenotípicas específicas da síndrome e no teste genético (cariótipo)[2]. Durante a gestação é possível realizar exames para investigar alterações cromossômicas no bebê, por exemplo, a ultrassonografia pré-natal, que, com base na maior translucência nucal, pode fornecer o diagnóstico da SD[2]. Outra possibilidade é a triagem sérica materna no final do primeiro trimestre de gestação, visando identificar alteração nos níveis plasmáticos da proteína A, da alfafetoproteína, da beta-hCG, do estriol não conjugado e da inibina[6].

Recentemente, a triagem pré-natal não invasiva (TPNI) tornou-se uma opção de triagem da trissomia 21, em que se testa o DNA fetal obtido da circulação materna. Os métodos de confirmação fetais incluem amostragem do vilo coriônico (após 9 semanas de gravidez), e/ou amniocentese (após 14 semanas de gravidez) com testes por análise do cariótipo, cordocentese (após 18 semanas de gravidez) e/ou análise cromossômica por microarranjo[6].

Ao nascer, a criança apresenta sinais cardinais de Hall: perfil facial achatado, reflexo de Moro diminuído, hipotonia, hiperflexibilidade das articulações, fendas palpebrais oblíquas, pele redundante na nuca, displasia da pelve observada pelo raio x, displasia da falange média do quinto quirodáctilo, orelhas pequenas e arredondadas, prega palmar única[1,2]. A segurança do diagnóstico clínico aumenta quanto mais características fenotípicas específicas da SD forem identificadas nas crianças[2,8] (Quadro 1).

Vale ressaltar que não é preciso que todos os sinais estejam presentes para que o diagnóstico seja confirmado. Da mesma forma, a presença de apenas um deles pode não ser indicativo da SD[9]. Os profissionais da saúde que verifiquem esses sinais em pessoas ainda sem diagnóstico devem encaminhá-las para uma avaliação específica com geneticista, uma vez que o diagnóstico e a intervenção precoce são fundamentais para uma melhor qualidade de vida e participação da pessoa na sociedade.

É importante destacar que, apesar de a SD ser catalogada pela CID, não é considerada uma doença e sim uma condição humana geneticamente determinada. Dessa forma, não tem tratamento ou cura, embora seja necessário monitorar e tratar as comorbidades comumente presentes desde o nascimento, inclusive aquelas que estão relacionadas à alimentação e nutrição.

FISIOPATOLOGIA, ASPECTOS CLÍNICOS E NUTRICIONAIS

Como na maioria das situações em que há desequilíbrio cromossômico, a SD afeta múltiplos sistemas e provoca alterações estruturais e funcionais. Todavia, nem todos esses distúrbios estão presentes concomitantemente nas pessoas com SD. A maioria apresenta algum grau de deficiência cognitiva, variando de grave (quociente de inteligência de 20 a 35) a leve (quociente de inteligência de 50 a 75), sem relação entre esse grau de comprometimento intelectual e as características físicas[1,2,3,6].

Além do atraso no desenvolvimento, outros problemas de saúde podem ocorrer na pessoa com SD: alterações auditivas, visuais, ortodônticas, endocrinológicas, neurológicas, hematológicas, do aparelho locomotor, do sistema digestório, além de cardiopatias congênitas[10] (Quadro 2), exigindo maior atenção do profissional de saúde para sua identificação e monitoramento.

Em relação ao crescimento linear, a altura é frequentemente reduzida e há o risco maior de sobrepeso e obesidade que pode ser decorrente das alterações cromossômicas e/ou pelo fato de esses indivíduos apresentarem uma diminuição da taxa de

QUADRO 1 Características físicas e clínicas para o diagnóstico da síndrome de Down

Exame segmentar		Sinais e sintomas
Cabeça	Olhos	Epicanto
		Fenda palpebral oblíqua
		Sinófris
	Nariz	Ponte nasal plana Nariz pequeno
	Boca	Palato alto
		Hipodontia
		Protrusão lingual
	Forma	Braquicefalia
	Cabelo	Fino, liso e de implantação baixa
	Orelha	Pequena com lobo delicado
		Implantação baixa
Pescoço	Tecidos conectivos	Excesso de tecido adiposo no dorso do pescoço
		Excesso de pele no pescoço
Tórax	Coração	Cardiopatia
Abdome	Parede abdominal	Diástase do músculo reto abdominal
	Cicatriz umbilical	Hérnia umbilical
Sistema locomotor	Superior	Prega palmar única
		Clinodactilia do 5º dedo da mão
	Inferior	Distância entre o 1º e o 2º dedo do pé
	Tônus	Hipotonia
		Frouxidão ligamentar
Desenvolvimento global		Déficit ponderoestatural
		Déficit psicomotor
		Déficit intelectual

Fonte: Brasil[2]; Nóbrega[8].

metabolismo basal, como consequência, redução do gasto energético[2,7,11]. A elevada prevalência de hipotireoidismo, a ingestão alimentar inadequada e o sedentarismo são apontados como alguns dos possíveis fatores etiológicos desse aumento de peso, que também está associado a maior risco para incidência de alguns tipos de neoplasias, cálculos biliares, esteatose hepática, asma, catarata, entre outros[6,7].

Já as dislipidemias encontram-se indissoluvelmente vinculadas a fatores de risco para doenças ateroscleróticas e o desenvolvimento de doenças cardiovasculares prematuras na vida adulta. Vale ressaltar que na população com SD existe um risco quatro vezes maior de desenvolver diabetes melito se comparado com outras pessoas sem a síndrome[2,9,11].

Um aspecto importante na fisiopatologia na SD é o estresse oxidativo persistente, que estimula o surgimento de processos carcinogênicos, o envelhecimento precoce e diversas doenças associadas ao sistema circulatório, respiratório, neuroendócrino, urogenital etc.[7]. Segundo Revilla e Martínez-Cué[12],

QUADRO 2 Prevalência de patologias em pessoas com síndrome de Down

Sistemas	Patologia	Prevalência
Aparelho da visão	Catarata	15%
	Pseudoestenose do ducto lacrimal	85%
	Vício de refração	50%
Aparelho auditivo	Perda auditiva	75%
	Otite de repetição	50-70%
Sistema cardiovascular	CIA	40-50%
	CIV	
	DSAV	
Sistema digestório	Atresia de esôfago	12%
	Estenose/atresia de duodeno	12%
	Megacólon aganglionar/doença de Hirschsprung	1%
	Doença celíaca	5%
Sistema nervoso	Síndrome de West	1-13%
	Autismo	1%
Sistema endócrino	Hipotireoidismo	4-18%
Sistema locomotor	Subluxação cervical sem lesão	14%
	Subluxação cervical com lesão medular	1-2%
	Luxação de quadril	6%
	Instabilidade das articulações em algum grau	100%
Sistema hematológico	Leucemia	1%
	Anemia	3%

Fonte: Brasil[2].

na síndrome de Down ocorrem alterações no sistema antioxidante enzimático, sendo a principal delas a hiperexpressão da superóxido dismutase 1 (SOD1) e a redução dos níveis de glutationa.

Na SD também é possível observar ocorrência de baixo peso, sendo comum principalmente na primeira infância, tendo como principal causa a má absorção de nutrientes em decorrência de constipação intestinal. Esta pode ser oriunda de alterações anatômicas e estruturais no intestino ocasionadas pela síndrome, como a hipotonia muscular geral, que dificulta o movimento peristáltico; outras patologias ou constipação intestinal funcional, decorrente de uma alimentação inadequada; refluxo gastroesofágico, que apresenta alta prevalência nessa população[6,7,12].

De acordo com Nisihara et al.[13], intolerância à lactose e alergias alimentares aparecem frequentemente na infância e adolescência, assim como outras doenças, como a Hirschsprung e doença celíaca. Além disso, cerca de 40 a 50% dos lactentes diagnosticados com a SD apresentam cardiopatias congênitas[6,7].

Em outro contexto, crianças com SD podem apresentar comportamento sugestivo de déficit de atenção/hiperatividade, bem como a incidência de manifestações de características do transtorno do espectro autista, sendo este maior nas crianças com déficit intelectual profundo[14].

Também são comuns obesidade e envelhecimento precoce, além de maior risco de desenvolver doença de Alzheimer precocemente[2,7]. Em relação à expectativa de vida, nos dias atuais cada vez mais as pessoas com SD estão chegando à velhice. Alguns estudos afirmam que a expectativa de vida cresceu no mínimo 3,75 vezes nos últimos 40 anos. Atualmente ela gira em torno dos 65 anos. Dados mostram que mais de 60% desta população viverá mais que 50 anos, 44% chegarão aos 60 anos e 14% aos 68 anos[7,9].

AVALIAÇÃO NUTRICIONAL

Por meio da avaliação nutricional é possível identificar alterações no estado nutricional dos indivíduos, bem como fazer um acompanhamento mais fidedigno de sua evolução. Na SD, a avaliação dietética, quando correlacionada aos dados antropométricos, aos exames físicos e bioquímicos, bem como a avaliação da capacidade funcional, englobam o conjunto de indicadores que devem nortear o acompanhamento do estado nutricional desses indivíduos[7,8].

Acolhimento e anamnese nutricional

Após a confirmação do diagnóstico, os pais/mães/responsáveis passam por um processo de adaptação à nova situação, que envolve, entre outros aspectos, a busca por apoio e informações seguras. Assim, cada família apresenta vivências individuais, que podem ser marcadas por experiências boas ou ruins a depender da presença/ausência de rede de apoio, bem como da disponibilidade de serviços de saúde e da relação criada com os diferentes profissionais que aparecem nessa trajetória do cuidado[15].

Nesse contexto, é importante que o profissional nutricionista consiga acompanhar as famílias desde o período gestacional ou do nascimento da criança, quando se tem o diagnóstico da SD, até o envelhecimento do indivíduo. Ressalta-se que o acompanhamento nutricional visa promover melhor qualidade de vida e tratar as comorbidades que são comuns na SD.

Na prática clínica, é comum que durante o atendimento as perguntas sejam respondidas pelos responsáveis pela pessoa com a síndrome. Porém, é possível e indicado que o profissional direcione as perguntas para o próprio paciente e estabeleça o diálogo conforme sua fase de vida.

Para realizar um atendimento humanizado e acolhedor, é necessário praticar a empatia e colocar-se no lugar do cliente e de sua família. Dessa forma, a postura profissional passa a ser mais natural, favorecendo a espontaneidade, o que vai fazer o cliente se sentir mais à vontade para colaborar. O ambiente deve ser calmo e o profissional deve falar uma linguagem acessível para família, de forma clara e objetiva. É preciso procurar transparecer sinceridade, olhando nos olhos da pessoa. Evitar julgamentos e comentários negativos é fundamental para o encorajamento do prosseguimento da consulta.

Além disso, praticar a escuta da família, deixar que a pessoa conclua sua fala, considerar os anseios e expectativas são premissas da nutrição inclusiva, que requer um olhar atento e acolhedor às singularidades dos sujeitos, sem discriminação[16].

É importante destacar também que, em pessoas com deficiência intelectual leve e moderada (manifestação inerente à SD), a autoimagem negativa e a baixa autoestima podem ser características comuns. Somado a isso, as dificuldades de comunicação podem aumentar ainda mais sentimentos de inaptidão e frustração, provocando atitudes de isolamento por sensação de inadequação. Tais fatores têm sido associados a sentimentos de ansiedade, raiva, disforia, irritabilidade e frequentemente depressão, na qual muitas vezes a alimentação se torna a única fonte de prazer[13].

Portanto, conhecer essas especificidades relacionadas à SD auxilia o nutricionista na condução inclusiva do processo de cuidado nutricional nessa população. O atendimento deve ser singularizado conforme o ciclo vital. Em cada ciclo, o acompanhamento visa à manutenção da saúde com vistas ao melhor desenvolvimento das potencialidades da pessoa com SD, contribuindo para melhor qualidade de vida e inserção social e econômica desses sujeitos[6-8].

A condução da anamnese nutricional para pacientes com SD será equivalente à de pessoas sem a síndrome. Entretanto, o nutricionista deve lembrar da investigação minuciosa dos aspectos clínicos e nutricionais específicos na SD, citados anteriormente.

Avaliação do consumo alimentar

Nota-se que as principais implicações nutricionais na SD são advindas das alterações anatômico-estruturais, como boca pequena, língua protrusa, dificuldades de deglutição, hipotonia, afecções gengivais e periodontais, o que pode levar a constipação intestinal, baixa ingestão de nutrientes e comprometimento do estado nutricional. Vale destacar que, apesar de apresentar dificuldades alimentares que podem contribuir para o déficit nutricional, as pessoas com SD frequentemente apresentam sobrepeso e obesidade, fator de risco para o surgimento de doenças crônicas não transmissíveis (DCNT). Assim, torna-se essencial a investigação do consumo alimentar para o diagnóstico dessas condições e intervenção nutricional específica[2,13]. Para tanto, é importante que a escolha do método de avaliação do consumo alimentar seja feita cuidadosamente. Os métodos que parecem ser mais adequados são o recordatório de 24 horas e a história alimentar[8].

Giaretta e Ghiorzi[9] afirmam que os cuidadores de pessoas com SD geralmente satisfazem grande parte das vontades de seus filhos como forma compensatória, inclusive na questão alimentar, oferecendo alimentos de maior densidade calórica e promovendo hábitos alimentares inadequados, o que representa forte contribuição para o surgimento do excesso de peso e outras DCNT.

Sabe-se também que o consumo de alimentos pode ser elevado por causa da dificuldade em se sentirem saciados, muitas vezes por disfunção do hormônio leptina, como também provocado pela hipotonia muscular facial, frequentemente associada a hábitos alimentares inadequados, o que acarreta ainda mais prejuízo à saúde.

Alguns hábitos alimentares são relacionados com frequência na SD, como recusa em comer alimentos que não são peneirados; dificuldade para mastigar, uma vez que muitas vezes eles sugam o alimento para ser amassado no céu da boca até ser engolido; dificuldade de ingerir carnes e alimentos de grupos específicos, como leite e vegetais[7,8,11]. Além disso, podem apresentar seletividade alimentar, sendo importante investigar com a equipe multiprofissional se essas alterações são de base sensorial, motora ou nutricional.

Estimativa do gasto energético total

Em relação ao cálculo do gasto energético de pessoas com SD, é comum a superestimação das necessidades calóricas pelas equações disponíveis para pessoas sem a síndrome, por causa da baixa estatura associada ao sobrepeso.

Para crianças, o nutricionista pode elaborar um plano alimentar baseado em kcal/cm. Para criança de 5 a 11 anos de idade, recomenda-se utilizar 14,3 kcal/cm para meninas e 16,1 kcal/cm para meninos[17]. Para adultos, até o momento não existem recomendações específicas, podendo ser utilizadas as mesmas equações preditivas do gasto energético total para a população geral. Caraveo[18] desenvolveu os primeiros algoritmos projetados para população adulta com SD, que permitem estimar o gasto energético em repouso semelhante a calorimetria indireta.

Avaliação antropométrica

Na avaliação antropométrica de pessoas com SD são recomendadas curvas específicas, uma vez que elas têm déficit de crescimento e desenvolvimento e continuam a ser pequenas na vida futura[19]. Aquelas propostas por Cronk et al.[20] com base em dados de crianças americanas são as mais referidas na literatura e contêm as distribuições de peso, estatura e perímetro cefálico por idade (PC/I), segundo o sexo, compreendendo a faixa etária de 2 a 18 anos.

No Brasil, no início dos anos 2000, Mustacchi[21] propôs curvas padrão para a população brasileira com SD. Tais medidas são mostradas em percentil de peso por idade (P/I), comprimento por idade (C/I) e estatura por idade (E/I) e indicam o estado nutricional desde o primeiro mês até os 18 anos de vida. Para a avaliação do perímetro cefálico existem as curvas de Mustacchi[21], para crianças de 0 a 24 meses, ou as curvas de Palmer et al.[21], para crianças de 0 a 36 meses.

Posteriormente, Bertapelli et al.[22] realizaram um estudo com jovens brasileiros com SD com idade entre 0 e 20 anos, a fim de elaborar curvas de crescimento mais atualizadas para esse público. Em outro estudo[23], os autores desenvolveram as primeiras curvas brasileiras específicas de índice de massa corporal (IMC) para a idade, em percentis, para jovens com SD com idade entre 2 e 18 anos. Para tornar mais precisa a predição dos níveis de gordura nos indivíduos adultos com SD, sugeriram a utilização do IMC, juntamente com a circunferência da cintura (CC) e da relação cintura-quadril (RCQ), mesmo ainda não estando totalmente comprovada a relação desses indicadores com a gordura corporal nesses indivíduos[23].

Embora não haja um documento do Ministério da Saúde recomendando oficialmente seu uso, as novas curvas de Bertapelli et al.[22-24] podem ser consideradas as mais apropriadas para avaliar crianças e adolescentes brasileiros com SD, e têm sido cada vez mais difundidas na prática clínica e na atenção primária em saúde.

Vale salientar que não há muitos métodos específicos para a avaliação da distribuição e quantidade de gordura corporal em pessoas com SD, inexistindo pontos de corte específicos para dobras cutâneas, perímetros e outras medidas corporais. De maneira geral, as equações que envolvem medidas de espessura de dobras cutâneas específicas para crianças são os métodos mais empregados para avaliar a reserva adiposa[24]. De acordo com a literatura, a equação de Slaughter et al. parece ser, até o momento, a mais precisa para estimar a gordura corporal em crianças e adolescentes com SD[8,23].

Cabe ressaltar que alguns indivíduos apresentam alterações sensoriais, como a sensibilidade tátil, que podem dificultar a aferição dessas medidas, necessitando de um olhar abrangente e sensível do profissional e de ajuda da equipe multiprofissional.

Avaliação bioquímica

As alterações metabólicas são comumente encontradas em indivíduos com SD, por isso a avaliação de exames laboratoriais ao nascer e rotineiramente nas consultas ambulatoriais torna-se extremamente necessária para garantir a intervenção nutricional específica. O principal exame bioquímico na SD que permite identificar alterações no estado nutricional é o hemograma, que deve ser repetido semestralmente nos 2 primeiros anos de vida, e depois anualmente, a fim de observar possíveis alterações hematológicas[6,11].

Deve-se realizar ainda a dosagem do hormônio estimulador da tireoide (TSH) e dos hormônios tireoidianos (tri-iodotironina – T3 – e tiroxina – T4). TSH e T4 livre devem ser avaliados pós-nascimento, aos 6 meses, aos 12 meses e depois anualmente. Nos casos de obesidade, incluem-se glicemia de jejum, triglicerídeos e lipidograma. Além desses, devem ser solicitados exame de cariótipo (caso não tenha sido feito, para confirmar o diagnóstico da SD) e ecocardiograma[2].

Para as crianças de 2 a 10 anos e os adolescentes (10 a 19 anos) com SD, são necessários hemograma, dosagem do TSH e dos hormônios tireoidianos. No caso de obesidade nos adolescentes, também devem ser solicitados glicemia de jejum, lipidograma e triglicerídeos, juntamente com a avaliação do IMC[2,7].

Já para o cuidado com a saúde do adulto e do idoso com SD, são necessários os seguintes exames básicos: hemograma e dosagem do TSH e dos hormônios tireoidianos, devendo ser solicitados, conjuntamente, glicemia de jejum, triglicerídeos e lipidograma, função renal, anualmente; acuidade visual e auditiva a cada 2 anos[2].

Em relação à doença celíaca, que está presente em parte das pessoas com SD, recomenda-se a triagem inicial aos 2 anos de idade. Caso haja suspeita clínica ou positividade do HLA-DQ8 e/ou HLA-HQ2, orienta-se coleta bianual de IgA total e anticorpo antiendomísio[7,13].

Por fim, cabe destacar que não existem classificações e pontos de corte específicos para a avaliação de exames bioquímicos em pessoas com SD. Assim, o acompanhamento ocorre da mesma forma que para a população sem a síndrome, conforme o ciclo de vida.

RECOMENDAÇÕES NUTRICIONAIS

A alimentação tem importância indiscutível já nos primeiros 2 anos de vida da criança com síndrome de Down, visto que deficiências nutricionais ou condutas alimentares inadequadas podem gerar prejuízos imediatos na saúde, elevando a morbimortalidade infantil, comprometendo o crescimento ponderal e linear e provocando atraso escolar e o desenvolvimento de DCNT no futuro. Assim, o estabelecimento de práticas alimentares saudáveis é fortemente recomendado desde cedo[8].

Nesse contexto, até os 2 anos de idade o aleitamento materno é considerado particularmente importante em crianças com SD por diversos fatores, como proteção imunológica, estimulação precoce da musculatura bucal e facial, bem como pelo favorecimento e desenvolvimento do apego e vínculo entre mãe e filho.

Contudo, a amamentação nessas crianças nem sempre ocorre naturalmente, e muitas vezes, infelizmente, ela não acontece. Diante das dificuldades que podem culminar no insucesso da amamentação, alternativas como o uso de fórmulas infantis estão indicadas e são consideradas os melhores substitutos nesses casos. Contudo, devem ser prescritas conforme a idade da criança e a presença de patologias associadas[2,25,26].

A introdução alimentar de crianças com SD deve ocorrer seguindo as mesmas recomendações para esse ciclo de vida. Contudo, cabe ressaltar que é necessária uma atenção especial à introdução da comida sólida para pessoas com SD. É preferível que aconteça com acompanhamento por uma equipe multidisciplinar, considerando que a introdução tardia de alimentos sólidos pode ser deletéria ao desenvolvimento da função motora oral[8,25,26].

Por causa da maior predisposição ao excesso de peso, alimentos ultraprocessados como doces, refrigerantes, macarrão instantâneo, bebidas lácteas, farináceos, embutidos, entre outros, devem ser restringidos. Em contrapartida, alimentos *in natura* e minimamente processados devem ser incentivados e priorizados como estratégia de alimentação saudável na SD. A oferta de pratos coloridos contribui para maior variedade de nutrientes, incluindo os antioxidantes, necessários para diminuir o estresse oxidativo, comum nos pacientes com SD. O consumo de frutas e/ou sucos ácidos também pode ser recomendado, pois torna a urina mais ácida, dificultando o surgimento de doenças como infecções urinárias, problema frequente em virtude da hipotonia dos músculos[16], além de auxiliar como estratégia antioxidade.

Dieta rica em fibras é indicada para promover a saciedade, melhorando o controle da quantidade ingerida, bem como para auxiliar no trânsito intestinal. Deve ser acompanhada de um aporte hídrico adequado, observando sempre aspectos como a existência do refluxo gastroesofágico, que nesse caso seguirá com orientações específicas para esse quadro clínico[8,27].

Ressalta-se também a contribuição da nutrigenômica, ciência emergente que estuda a maneira como nutrientes e compostos bioativos influenciam o estado de saúde e doença por meio da modulação da expressão gênica. Assim, quanto mais saudável for a alimentação da pessoa com SD, mais respostas positivas poderão ocorrer em diferentes rotas metabólicas, contribuindo para controle e/ou diminuição de comorbidades associadas à SD.

De acordo com Gómez-Pinilla[28], pode-se priorizar no hábito alimentar de pessoas com SD alimentos com ação antioxidante como romã, mirtilo, uva, cereja, açaí, uvas vermelhas e roxas, cacau, amendoim (ricos em resveratrol), chá verde, cúrcuma, entre outros. Dentre as vitaminas de destaque na SD tem-se a vitamina D, presente no óleo de peixe, cogumelos, leite de soja, grãos de cereais; a vitamina E, encontrada em boa quantidade no aspargo, abacate, castanhas, amendoim, azeitona, espinafre, óleo vegetal e gérmen de trigo. Também são muito importantes alimentos que apresentem efeito na função cerebral, envolvida na melhora da neuroinflamação, como gema de ovo, bife de soja, carnes, fígado de peru, alface e farelo de trigo (ricos em colina), e peixes como salmão e atum (fontes de ômega 3)[28].

Suplementação nutricional

A suplementação nutricional é um tema ainda controverso na literatura e necessita de mais elucidações da ciência, uma vez que não existem parâmetros específicos para a SD. Esta deve ser utilizada como estratégia nutricional individualizada e se houver deficiências nutricionais. No geral, o uso de antioxidantes e probióticos pode apresentar benefícios.

Um ensaio clínico randomizado, duplo cego, controlado por placebo, avaliou a suplementação oral diária de antioxidantes (900 UI de alfa-tocoferol, 200 mg de ácido ascórbico e 600 mg de ácido alfa-lipoico) em pessoas adultas, com mais de 40 anos, diagnosticadas com SD e demência do tipo Alzheimer. O estudo não encontrou resultados significativos na melhora do desempenho cognitivo[29]. Nesse sentido, Revilla e Martínez-Cué[12] afirmaram que o uso de antioxidantes não apresenta efeitos sobre o déficit cognitivo na SD, mas pode melhorar os marcadores de estresse oxidativo.

O EGCG (epigalocatequina-3-galato) é um polifenol antioxidante presente no chá verde que atua diminuindo a ação do gene DYRK1A, que está superexpresso na SD e pode levar a alterações na neurogênese[30]. Visando evitar os efeitos indesejados da cafeína presente no chá verde nos indivíduos com SD, é preferível oferecer essa suplementação manipulada em farmácia.

Diante desse contexto, pode-se pensar na utilização de nutrientes antioxidantes com o objetivo de diminuir o estresse oxidativo e, consequentemente, reduzir a incidência de comorbidades na pessoa com SD.

Os probióticos, por sua vez, produzem substâncias antifúngicas, melhoram o sistema imune, sintetizam vitaminas, auxiliam a digestão, absorção e metabolização de nutrientes. Lima e Torres[31] sugerem uma composição composta por 6 cepas de probióticos que favorecem a integridade cerebral e o equilíbrio emocional, contendo 15,8 bilhões de UFC, adicionadas de fibras prebióticas (como Fruto-oligossacarídeos – FOS), que facilitam a colonização intestinal por lactobacilos e bifidobactérias.

CONSIDERAÇÕES FINAIS

O profissional nutricionista que atua no cuidado de pessoas com síndrome de Down deve levar em consideração as premissas da nutrição inclusiva, como o acolhimento, o respeito à diversidade, a acessibilidade e o estímulo à autonomia do indivíduo, uma vez que o olhar direcionado para a singularidade do sujeito e a percepção global de suas necessidades promoverá a verdadeira inclusão, a promoção da saúde e da segurança alimentar e nutricional em todos os ciclos de vida.

Levando em consideração todos os aspectos mencionados neste capítulo, fica claro que as pessoas com síndrome de Down precisam de suporte familiar e profissional. O acompanhamento nutricional, por sua vez, deverá ser focado no manejo de sinais e sintomas e comorbidades existentes e no estímulo à alimentação saudável como estratégia não somente para a melhora da qualidade de vida, mas também para progressos terapêuticos nas outras áreas da saúde.

REFERÊNCIAS

1. American Psychiatric Association (APA). DSM-V: Manual Diagnóstico e Estatístico de Transtornos Mentais. Porto Alegre: Artmed; 2014.
2. Brasil. Diretrizes de atenção à pessoa com síndrome de Down. Brasília: Ministério da Saúde; 2013.
3. World Health Organization (OMS). International Statistical Classification of Diseases and Health Problems related (11th revision). 2018.
4. World Health Organization (WHO). Organização Mundial da Saúde, CIF: Classificação Internacional de Funcionalidade, Incapacidade e Saúde Centro Colaborador da Organização Mundial da Saúde para a Família de Classificações Internacionais. 2020.
5. Di N, Ventura HB, Buchalla CM. O papel das classificações da OMS-CID e CIF nas definições de deficiência e incapacidade. Rev Bras Epidemiol. 2008;11:324-35.
6. Franceschini SCC, et al. Nutrição e saúde da criança. Rio de Janeiro: Rubio; 2018.
7. Tempski P, Miyahara KL, Almeida MD, et al. Protocolo de cuidado à saúde da pessoa com síndrome de Down-IMREA/HCFMUSP. Acta Fisiátrica. 2011;18(4):175-86.
8. Nóbrega PA. Aspectos clínicos e nutricionais de pessoas com síndrome de Down: uma revisão de literatura. Universidade Federal do Rio Grande do Norte, 2017.
9. Giaretta A, Ghiorzi AR. Eating act and people with Down syndrome. Rev Bras Enferm. 2009;62(3):480-4.

10. American Academy of Pediatrics Committee on Communications. Children, adolescents, and television. Pediatrics. 1995;96(4 Pt 1):786-7.
11. Mustacchi Z, Peres S. Genética baseada em evidências: síndromes e heranças. In: Muscacchi, et al. Genética baseada em evidências: síndromes e heranças. São Paulo: CID Editora; 2000.
12. Revilla RN, Martínez-Cué C. Antioxidants in down syndrome: from preclinical studies to clinical trials. Antioxidants. 2020;9(8):692.
13. Nisihara RM, Kotze LMS, Utiyama SRR, et al. Celiac disease in children and adolescents with Down syndrome. J Pediatr (Rio J). 2005;81(5):373-6.
14. Amato CAH, et al. Distúrbios do desenvolvimento: estudos interdisciplinares. São Paulo: Memnon; 2018. p.64-75.
15. Lopes IM. Famílias de crianças com síndrome de Down: experiências de cuidado. Universidade de Brasília; 2019.
16. Bagni UV, Borges TLD, Ferreira AA. Nutrição inclusiva: (re)conhecendo os caminhos da inclusão na prática do nutricionista. Demetra. 2023;18:66037.
17. Lucas BL, Feucht SA, Grieger L. Children with special health care needs: nutrition care handbook. American Dietetic Association; 2004.
18. Caraveo G, et al. Composición corporal y gasto energético en reposo en adultos de 18 a 40 años con síndrome de Down. Universidad de Sonora; 2016.
19. Bertapelli F, Gorla JI, Silva FF, et al. Prevalência da obesidade e topografia corporal em crianças e adolescentes com síndrome de Down [Prevalence of obesity and the body fat topography in children and teenagers with Down syndrome]. 2013;23(1):65-70.
20. Cronk C, Crocker AC, Pueschel SM, et al. Growth charts for children with Down syndrome: 1 month to 18 years of age. Pediatrics. 1988;81:102-10.
21. Mustacchi Z. Curvas de padrão ponderoestatural de portadores de síndrome de Down procedentes da região urbana da cidade de São Paulo. São Paulo; 2002.
22. Bertapelli F, Agiovlasitis S, Machado MR, et al. Growth charts for Brazilian children with Down syndrome: birth to 20 years of age. J Epidemiol. 2017;27(6):265-73.
23. Bertapelli F, Machado MR, Roso RV, et al. Body mass index reference charts for the individuals with Down syndrome aged 2-18 years. J Pediatr (Versão em port. 2017;93(1):94-9).
24. Bagni UV. Vade mecum de avaliação nutricional: equações preditivas, referências para comparação e parâmetros de classificação. Niterói: Observatório Multidimensional de Nutrição Inclusiva; 2023.
25. Galdina AP. A importância do cuidado nutricional na síndrome de Down. Criciúma; 2012.
26. Haack A, et al. Lactentes e síndrome de Down: aspectos nutricionais. Brasília, DF: JRG; 2020.
27. Moura AB, Mendes A, Peri A, et al. Aspectos nutricionais em portadores da síndrome de Down. Cad Esc da Saúde. 2009;02:1-11.
28. Gómez-Pinilla F. The effects of nutrients on brain function. Nature Reviews. Neuroscience. 2008;9:568-78.
29. Ira TL, Doran E, Nguyen VQ, et al. Down syndrome and dementia: a randomized, controlled trial of antioxidant supplementation. Am J Med Genet A. 2011;155A(8):1939-48.
30. Gama JFE. Guia de abordagem transdisciplinar na síndrome de Down (T21). IEPSIS – Inst Educ e Pesqui em Saúde e Inclusão Soc. 2018.
31. Lima A, Torres. Importância do intestino saudável na síndrome de Down. Rev Int Reabil. 2017;106:2-3.

14

Cuidado em nutrição de pessoas com transtorno do espectro autista

Priscila Kelly da Silva Bezerra do Nascimento
Janaina Beserra de Lima
Kaline Coelho Dantas Morais

Os primeiros relatos de casos de transtorno do espectro autista (TEA) datam de 1911, feitos pelo psiquiatra suíço Eugen Bleuer, que descreveu pacientes que na época preenchiam os critérios de um distúrbio psicótico denominado *Dementia Praecox*[1].

Atualmente, o TEA é descrito no Manual Diagnóstico e Estatístico de Transtornos Mentais (DSM-V) da Associação Americana de Psiquiatria (APA) como um transtorno do neurodesenvolvimento, dentre os transtornos mentais da infância, que é classificado em diferentes graus de severidade e níveis de necessidade de suporte: leve (nível 1), moderado (nível 2) e severo (nível 3)[2].

Outro documento utilizado para a classificação e diagnóstico do TEA é a Classificação Estatística Internacional de Doenças e Problemas Relacionados à Saúde (CID-11), que traz uma classificação mais voltada às capacidades de comunicação e cognitivas, em relação à presença de transtorno do desenvolvimento intelectual e grau de comprometimento da linguagem funcional[3].

Atualmente, tem-se observado um aumento expressivo na prevalência do TEA. No ano de 2020, a estimativa era de que 1 em cada 36 crianças tivessem TEA, ocorrendo em todos os grupos raciais, étnicos e socioeconômicos, sendo 4 vezes mais comum entre os meninos do que entre as meninas[4].

O diagnóstico do TEA ainda é clínico, ou seja, a avaliação é feita por observação do comportamento e análise de informações coletadas por pais ou cuidadores, utilizando ferramentas de auxílio (questionários, escalas de desenvolvimento). Atualmente a consolidação do diagnóstico requer a avaliação multi e interdisciplinar por meio de uma avaliação global do indivíduo, que é amplamente utilizada nos serviços de saúde, sendo o neurologista e o psiquiatra os profissionais habilitados para a definição do diagnóstico.

Em relação aos sintomas, de modo geral, um indivíduo com TEA apresenta padrões repetitivos e disruptivos de comportamento tais como:

- Não manter contato visual.
- Alinhar objetos, muitas vezes classificá-los por cor, tamanho ou categoria.
- Não atender pelo nome quando são chamados.
- Dificuldade de interação social.
- Rigidez com rotinas.
- Movimentos e emissão de sons ou palavras (ecolalia) de forma repetitiva sem função aparente.

- Dificuldade na comunicação verbal e não verbal.
- Interesses restritos.
- Hiperfoco.

O desenvolvimento de no mínimo três desses sintomas já é passível de avaliação por neuropediatra ou psiquiatra da infância e da juventude[5].

Os fatores etiológicos envolvidos no TEA ainda não estão esclarecidos. Fatores ambientais, como toxicidade de metais pesados, deficiência de oligoelementos e alterações genéticas, são descritos como fatores de risco. A toxicidade de metais pesados e sua relação com o TEA é amplamente evidenciada. Recentemente foi observada uma associação positiva e significativa do alumínio e do mercúrio com o risco de TEA[6].

Um estudo publicado pelo *JAMA Psychiatry*, em 2019, confirmou que 81% dos casos de autismo têm causa genética hereditária. Os autores sugeriram ainda que de 18 a 20% dos casos têm causa genética somática (não hereditária) e aproximadamente 1 a 3% devem ter causas ambientais, pela exposição de agentes intrauterinos como drogas, infecções e trauma durante a gestação[7].

FATORES CLÍNICOS E NUTRICIONAIS

De modo geral, pessoas com TEA apresentam não só desordem neurológica. O que se observa é uma desordem sistêmica que engloba alterações no metabolismo, sistema imune e digestivo desses indivíduos, envolvendo disbiose, deficiência enzimática, má absorção e consequente inflamação do trato gastrintestinal.

Indivíduos com TEA geralmente apresentam alterações metabólicas como estresse oxidativo, disfunção mitocondrial e danos ao DNA. Essas alterações se devem em grande parte aos mecanismos detoxificantes deficientes nesses indivíduos. Aliado a esses fatores, alguns pacientes apresentam alergias e/ou intolerâncias alimentares.

Fatores nutricionais têm sido relacionados ao risco de TEA, como o estado nutricional da mãe antes mesmo da gestação, que pode trazer impactos positivos ou negativos ao desenvolvimento do feto. O *status* de alguns nutrientes essenciais ao desenvolvimento durante a gravidez pode ser fator de risco para o TEA, como vitamina D, ferro e ácidos graxos[8].

O consumo elevado de gordura de baixa qualidade na gestação contribui para a ativação de citocinas inflamatórias. A qualidade da gordura ingerida também tem sido associada ao risco de TEA, uma vez que dietas pobres em ômega 3 durante a gestação contribuem para uma baixa qualidade do tecido nervoso, tendo em vista que este é composto em sua maior parte por gordura.

Alguns fatores podem influenciar no estado nutricional de indivíduos com TEA, os quais devem ser acompanhados cuidadosamente na conduta terapêutica nutricional. Dentre esses fatores podemos citar os transtornos de ordem sensorial que levam a alterações no comportamento alimentar, como fobias, compulsões, aversões, hiper/hipofagia e seletividade. Aliado a isso, padrões alimentares restritivos refletem em uma diminuição ou excesso na oferta de alguns nutrientes essenciais ao desenvolvimento, o que pode agravar ainda mais os sintomas e a severidade do transtorno. Patologias ocasionadas pela ingestão inadequada de alguns nutrientes, como vitamina A, tiamina, vitamina B12, vitamina C e vitamina D, foram observadas em indivíduos com TEA mais comumente de grau severo e com restrições alimentares[9].

Baixas concentrações de oligoelementos como zinco, manganês, molibdênio e selênio estão significativamente ligadas ao

TEA. Dentre esses elementos, os que mais se mostram deficientes são o zinco (92%), o manganês (55%) e o selênio (38%)[9,10].

A literatura evidencia, em muitos estudos, a relação da deficiência de zinco ao TEA, o que reforça as hipóteses da importância desse oligoelemento no desenvolvimento do transtorno. A deficiência de zinco também foi relacionada a alterações no crescimento do cérebro de indivíduos com TEA, o que parece um importante aspecto da patogênese no neurodesenvolvimento em crianças[10].

Outro fato importante a ser considerado é que a terapia medicamentosa influencia em alterações no perfil bioquímico, daí a necessidade de monitoramento pelo profissional de saúde. Medicamentos como a risperidona causam alterações no perfil lipídico e glicêmico desses pacientes[11]. Além disso, efeitos colaterais como aumento de apetite podem ocasionar evolução para sobrepeso/obesidade. Crianças com TEA têm alto risco de desenvolver sobrepeso ou obesidade[11], o que leva a maior necessidade de suporte no controle de peso, de forma individualizada, dada a complexidade do perfil metabólico desses indivíduos.

A epilepsia é uma das comorbidades que acometem indivíduos com TEA, sendo a principal causa de morte nesses pacientes[12]. Estudos demonstram que pacientes no início da fase adulta com TEA apresentam prevalência média de 11 a 38% de epilepsia[12]. O padrão alimentar e o estado nutricional têm grande influência na frequência das crises epilépticas, e a terapia nutricional apresenta importante contribuição na melhora e resposta ao tratamento.

AVALIAÇÃO NUTRICIONAL

Indivíduos com TEA necessitam de avaliação nutricional especializada pautada na investigação criteriosa em relação a aspectos clínicos, psicossociais e dietéticos que vão influenciar diretamente na fisiologia do transtorno e consequentemente em aspectos comportamentais, que, somados aos parâmetros bioquímicos e antropométricos, irão possibilitar o diagnóstico nutricional, proporcionando norteamento para o planejamento e orientação de dieta individualizada[13].

Diante das evidências que envolvem o perfil clínico nutricional, a terapia nutricional tem como objetivos principais:

- Redução de sintomas.
- Recuperação/manutenção do peso.
- Introdução alimentar/reeducação alimentar.

Além disso, considerando as questões metabólicas envolvidas, priorizar uma conduta que vise a um planejamento alimentar com função anti-inflamatória, antioxidante, imunomoduladora e detoxificante se faz necessário.

Acolhimento e anamnese nutricional

O primeiro contato com o paciente com TEA é sempre uma caixa de surpresas. Pais e cuidadores geralmente preferem ir ao primeiro encontro sem o paciente, para melhor esclarecer suas dúvidas e apresentar com mais tranquilidade a situação clínica que ele apresenta. Uma imensidão de dúvidas e informações, muitas vezes desconexas com a realidade do indivíduo com TEA, sobrecarrega pais e cuidadores. O nutricionista deve estar preparado e consciente de que esse primeiro momento deve estar pautado em um atendimento humanizado, com escuta qualificada, tentando se colocar no lugar do outro e trabalhando aspectos integrais envolvidos.

O ambiente de consulta deve ser minimamente estimulador, com cores suaves, som ambiente brando e sem objetos com risco de acidentes. No primeiro contato com o paciente com TEA, o nutricionista deve ser acolhedor e paciente buscando, de acordo com a aceitação, envolvê-lo nos procedimentos de avaliação.

No momento da anamnese o nutricionista deve atentar para aspectos não só clínicos mas também de socialização, padrões familiares, tempo de terapias e atividade física. Do ponto de vista clínico, alguns desses aspectos impactam diretamente o estado nutricional de indivíduos com TEA, tais como dificuldades alimentares, uso de medicamentos, hipotonia muscular, presença de convulsões e alterações do trato gastrintestinal (Quadro 1).

Indivíduos com TEA geralmente apresentam rotina exaustiva de terapias e atividades diárias, bem como a presença ou não de atividade física e fase escolar, o que demanda um suporte nutricional individualizado e, como consequência, a necessidade de uma avaliação criteriosa, para que o aporte nutricional tanto de micro quanto de macronutrientes seja efetivo na manutenção ou recuperação do estado nutricional. Questões que envolvem padrão de sono e hiperatividade também requerem atenção especial, pois têm impacto direto no *status* de alguns micronutrientes e qualidade de vida.

Como forma de otimizar o atendimento, o nutricionista pode elaborar um questionário pré-consulta a fim de conhecer previamente os aspectos clínicos do paciente, o que dá mais segurança e eficiência na hora do atendimento presencial.

Outro fator importante no atendimento nutricional no TEA é a observação dos aspectos inclusivos, evitando condutas capacitistas, a fim de promover acolhimento e humanização no atendimento. O nutricionista deve evitar comentários como: "Mas ele não tem cara de autista", "Ele é um anjo", "Mãe, você é uma guerreira", "Deus só dá o fardo que podemos carregar", "Ele estuda?". Evite tom de voz alto, e, se o paciente não responder: não insista. Tente estabelecer uma comunicação alternativa utilizando formas lúdicas. Comunique-se com o paciente sempre direcionando o olhar, tentando deixar os pais ou cuidadores o mais confortável e seguros possível.

QUADRO 1 Aspectos importantes para entrevista clínica em indivíduos com TEA

Aspectos clínicos
Idade de diagnóstico
Grau de severidade: leve (nível 1), moderado (nível 2) e severo (nível 3)
Uso de medicação/suplementação/fitoterápicos
Alterações gastrintestinais
Alterações do sono/qualidade do sono
Outras comorbidades
Alterações sensoriais (texturas, cores, sabores, cheiros, temperatura de alimentos)
Infecções recorrentes
Alergias e/ou intolerâncias
Hiperatividade
Perda/ganho de peso
Já realizou rastreamento genético/metabólico
Consultas nutricionais anteriores
Aspectos sociais
Comportamentos alimentares (comer social, necessidade de suporte, local de refeições, uso de tecnologias assistivas para alimentação como utensílios adaptados)
Atividade física e terapias (tipo, horário, duração, faz refeição no local)
Frequenta a escola (horário, refeições na escola, professora auxiliar)
Atividades de lazer

TEA: transtorno do espectro autista.
Fonte: elaboração das autoras.

Avaliação do consumo alimentar

Para realizar a coleta de dados do consumo alimentar de indivíduos com TEA, geralmente são utilizados, dependendo das especificidades, o recordatório de 24 horas, o diário alimentar e o questionário de frequência de consumo. É comum os pais ou responsáveis responderem quando o indivíduo com TEA não é capaz de fazê-lo[13].

Em paralelo aos instrumentos de avaliação de consumo, o nutricionista deve estar atento a avaliar os aspectos do comportamento alimentar envolvidos, tais como seletividade alimentar, neofobia alimentar, rigidez, alterações sensoriais, preferência por alimentos específicos (marca, cor, textura, cheiro, forma, temperatura), o ambiente em que são realizadas as refeições, se o indivíduo se alimenta em pé ou sentado, se faz as refeições com a família ou sozinho, se utiliza distrações eletrônicas na hora da refeição, se prefere mais alimentos calóricos (*fast-foods*), se utiliza utensílios ou come com o uso das mãos. Tais aspectos são imprescindíveis para um planejamento mais adequado às especificidades de cada paciente.

Para os cálculos de adequação, de acordo com o sexo e a idade do indivíduo e valores de referência, sugere-se a verificação das necessidades nutricionais diárias preconizadas pela Food and Drug Organization of United Nations/Organização Mundial de Saúde (FAO/OMS, 1985), *Dietary References Intakes* (DRI, 2002/2005) e Shofield (1985) para crianças e adolescentes[13].

Avaliação antropométrica

Antes de aferir as medidas antropométricas é importante que o nutricionista, sempre que possível, solicite o apoio dos cuidadores para esse momento. No que diz respeito às crianças, pode-se utilizar de estratégias lúdicas, tais como TV com desenhos infantis, balança ornamentada com desenhos e brinquedos, bonecos de representação, equipamentos de proteção individual (EPI) coloridos (evitar a síndrome do jaleco branco). Caso haja recusa ao toque, o profissional deve repensar sua avaliação antropométrica, escolhendo as medidas estritamente necessárias para cada caso, de forma a não proporcionar desconforto e/ou o surgimento de crises sensoriais.

Quanto aos protocolos e técnicas antropométricas, não existe nada específico para o autismo. Portanto, utilizam-se as recomendações usuais para indivíduos sem TEA, caso o indivíduo não apresente condições específicas tais como deficiência motora, síndrome de Down, nanismo e paralisia cerebral. Dessa forma, são recomendados os protocolos específicos para essas condições.

No caso de crianças e adolescentes com TEA são recomendados os protocolos de aferição preconizados pela Sociedade Brasileira de Pediatria (SBP), como peso, estatura/comprimento, perímetro cefálico (até 2 anos), perímetros e dobras cutâneas, índice de massa corporal (IMC) e percentual de gordura. Os índices antropométricos como estatura para idade, peso para a idade (estes apenas até os 10 anos) e IMC para a idade, referentes a ambos os sexos, podem ser avaliados considerando as curvas adotadas para a população geral[14].

Para adultos, idosos e gestantes com TEA, são utilizados os protocolos e índices para indivíduos sem o transtorno, caso não haja nenhuma deficiência associada, podendo ser realizados os protocolos preconizados pelo Sisvan (Quadro 2)[15].

A aferição de dobras cutâneas, perímetros e demais exames complementares irá depender da conduta do nutricionista e do objetivo da terapia nutricional, o que engloba estratégias para emagrecimento, hipertrofia,

QUADRO 2 Índices antropométricos adotados para vigilância nutricional

Fase da vida	Índices e parâmetros
Adultos	IMC Perímetro da cintura
Idosos	IMC
Gestantes	IMC por semana gestacional Ganho de peso gestacional

IMC: índice de massa corporal.
Fonte: Sisvan[15].

desempenho físico para atletas, força muscular nos casos de hipotonia, entre outros.

A utilização de bioimpedância elétrica pode ser uma boa estratégia para a avaliação da composição corporal, por ser uma técnica que exige pouco contato físico com o paciente. Em alguns casos é inviável a medição das circunferências e dobras nesses indivíduos. Entretanto, é necessário o seguimento das recomendações para que não haja interferência do nível de hidratação no resultado da avaliação. Portanto, a escolha do método dependerá de cada caso e deverá levar em consideração as particularidades de cada indivíduo.

Avaliação bioquímica

A solicitação de exames laboratoriais para indivíduos com TEA deve ter como objetivo principal, além do estado nutricional, aspectos inerentes ao metabolismo, perfil inflamatório, toxicidade por metais, comorbidades, alergias e intolerâncias, imunidade, deficiência de nutrientes, estresse oxidativo.

A solicitação de exames laboratoriais como hemograma completo, ferritina, ferro, magnésio, vitamina D, vitamina B12, perfil lipídico, colesterol total, colesterol HDL (*high density lipoprotein*), LDL (*low density lipoprotein*) e triglicerídeos, proteínas totais, glicemia e insulinemia é importante para uma interpretação correta do quadro nutricional[16]. Outros exames complementares, e não menos importantes, podem ser solicitados, tais como urina (EAS), parasitológico de fezes, testes de tolerância (glicose, lactose, frutose), ácido úrico, mineralograma (para verificação de metais tóxicos), IGE total e específicos para determinado alimento.

A seleção e a prescrição dos exames devem ser feitas com cautela, de acordo com a necessidade do indivíduo, de modo a não sobrecarregar o paciente com intervenções desnecessárias. Muitos laboratórios são capacitados para fazer esse tipo de intervenção com pacientes com TEA, de modo a utilizar técnicas mais confortáveis, como a coleta em domicílio, a coleta de saliva etc., devendo o nutricionista estar atualizado e capacitado a indicar este tipo de serviço.

Outro aspecto importante é que não existem pontos de corte estabelecidos para esses parâmetros bioquímicos para indivíduos com TEA. Dessa forma, a classificação se dará da mesma forma que para a população sem o transtorno.

INTERVENÇÃO NUTRICIONAL

A ciência da nutrição se tornou um grande potencial na contribuição para a qualidade de vida, tornando-se essencial na terapia do TEA, com o objetivo de promover uma melhora do estado nutricional, assim como prevenir o aparecimento de sintomas gastrintestinais, reduzindo os comprometimentos comportamentais e favorecendo a saúde como um todo.

Para tanto, a literatura tem apontado que as condutas nutricionais consistem fundamentalmente em retirar/reduzir o consumo de alimentos industrializados, tratamento da disbiose intestinal, redução da exposição xenobiótica e suprimento das carências nutricionais. Assim, a intervenção nutricional tem sido proposta como uma das alternativas de tratamento dos sinais clínicos desse transtorno[17].

Cabe destacar a dificuldade para implementação de mudanças dietéticas considerando características como seletividade, recusa e indisciplina que podem ser apresentadas por pessoas com TEA, bem como a comparação de estudos com grandes amostras e diferentes metodologias, que trazem controvérsias e lacunas em relação a esse tema.

ESTRATÉGIAS NUTRICIONAIS

A literatura traz algumas dietas utilizadas em casos de TEA, como a dieta cetogênica[18]. Trata-se de uma abordagem nutricional que envolve o consumo baixíssimo de carboidratos, moderado em proteínas e elevado em gordura. Essa estratégia tem o objetivo de promover a elevação da produção de corpos cetônicos no organismo, estado chamado de cetose, que parece beneficiar indivíduos com TEA que apresentam episódios de crises epilépticas. A dieta cetogênica diminui a frequência das crises, entretanto tem alguns efeitos colaterais, como deficiências nutricionais, dislipidemia e aumento de peso nesses indivíduos. Por isso é de extrema importância o acompanhamento pela equipe multiprofissional.

Outra abordagem que pode ser utilizada é a dieta GAPS (*gut and psychology syndrome*), sugerida no tratamento da doença intestinal inflamatória, autismo, transtorno do déficit de atenção e hiperatividade (TDAH), depressão, ansiedade e doença autoimune. Essa dieta foi originalmente inspirada na dieta específica de carboidratos (SCD), na qual os grãos, os vegetais de amido e os carboidratos refinados são eliminados da dieta e substituídos por alimentos densos em nutrientes fáceis de digerir. O profissional elabora um plano de refeições da dieta GAPS em seis estágios, com o estágio GAPS da dieta 1 sendo o mais restritivo. Posteriormente, à medida que a dieta progride, mais alimentos são adicionados de volta à lista de alimentos da dieta GAPS[19].

Já a dieta de Feingold leva o nome de seu criador, um pediatra e alergista que começou a recomendar a dieta a seus pacientes para aliviar os sintomas de alergias, como urticária. Alguns deles relataram uma melhora nos sintomas comportamentais após seguir o plano. A dieta envolve a eliminação de certas substâncias sintéticas que foram associadas a distúrbios comportamentais. Trata-se de eliminar os alimentos que contêm substâncias alergênicas para verificar se os sintomas melhoram. Após um tempo, os alimentos são reintroduzidos um de cada vez para testar o retorno dos sintomas[18].

Nesse mesmo contexto, a dieta de rotação é voltada para pessoas que têm alergia alimentar, mas pode ser utilizada em indivíduos com TEA, uma vez que estudos mostram que há elevada prevalência de alergia no TEA. Ela consiste na ingestão de determinado alimento em um dia, e apenas após um período o indivíduo pode ingeri-lo novamente. Por exemplo: o paciente ingere milho no dia 1 e apenas depois de 4 dias vai ingerir novamente (ou seja, no quinto dia de dieta). Todas as mudanças de comportamento diante de determinado alimento devem ser anotadas. São alguns alimentos que comumente causam alergia alimentar: leite, trigo, milho, soja, ovo[20].

Outra proposta de dieta que ganhou bastante notoriedade no TEA foi a dieta FODMAP, que consiste na retirada de alimentos que contêm frutose, lactose, fructo e galacto-oligossacarídeos e álcoois de açúcar, como cenoura, beterraba, maçã, manga e mel, por exemplo, da dieta diária. A alegação é que esses alimentos, por serem mal absorvidos no intestino delgado, uma vez que são bastante fermentados por bactérias da flora intestinal, provocam sintomas como má digestão, excesso de gases e diarreia, que podem se alternar com períodos de obstipação, inflamação abdominal e cólica[21].

Já a dieta paleolítica propõe a volta da alimentação como na época de nossos ancestrais, ou seja, baseada em alimentos *in natura*, como carne, frutas, legumes e sementes. A justificativa da dieta paleolítica é que foi esse tipo de alimentação para a qual nosso organismo foi moldado há milhões de anos. Dessa forma, a dieta paleolítica elimina o consumo de alimentos industrializados em geral, que contêm glúten, lactose, açúcares, gorduras ruins e aditivos alimentares, uma vez que o consumo desses alimentos pode estar associado ao ganho de peso, ao surgimento de inflamações, distúrbios endócrinos e metabólicos[22].

Outra estratégia nutricional é a dieta *gluten free* (sem glúten) and *casein free* (sem caseína) (GFCF), que consiste em excluir as proteínas de glúten (encontrado na maioria das vezes em trigo, cevada e centeio) e de caseína (encontrada mais frequentemente no leite e derivados)[20]. Esse tipo de dieta se fundamenta na teoria de excesso de opioides, segundo a qual os peptídeos derivados da proteína do glúten (gluteomorfina) e da caseína (caseomorfina) realizam ação opioide no sistema nervoso central (SNC) e por consequência promovem várias sintomatologias do transtorno. A formação dessas exorfinas dietéticas pode estar relacionada com o aumento da permeabilidade intestinal ou com a alteração enzimática de dipeptidil peptidase-4 (DPP-4)[20].

Outra estratégia utilizada é a restauração da permeabilidade intestinal com o programa dos 4R[23]. Esse programa conta com quatro etapas: a primeira consiste na remoção de patógenos, alimentos desfavoráveis, eliminação de parasitas, protozoários, fungos e bactérias patológicas. A segunda etapa compreende a adequação do ácido clorídrico e enzimas digestivas para restabelecer o pH estomacal, tratar disbiose intestinal e inflamação das microvilosidades. As enzimas digestivas podem ser provenientes de fontes naturais, ou seja, obtidas a partir de alimentos (p. ex., a papaína, encontrada no mamão e a bromelina no abacaxi); de forma industrializada (*pool* de enzimas pronto e comercializado) ou enzimas manipuladas em farmácias (algumas mais utilizadas são betaína, pepsina, bromelina e papaína). Estudos demonstram que crianças que receberam terapia com enzimas digestivas por 3 meses apresentam boas respostas a questões emocionais, nos sintomas gastrintestinais e no comportamento geral[24].

A terceira etapa, chamada de inoculação, consiste em repovoar a microbiota intestinal com probióticos, que podem ser eficazes em casos de alergias alimentares; de infecções por *Streptococcus, Clostridium* e *Candida*; desintoxicação de metais; quebra de exorfinas do glúten; entre outros casos. Contudo, é importante salientar que cada caso deve ser bem avaliado, pois o tratamento com essa suplementação pode apresentar efeitos adversos. Os probióticos, manipulados em farmácias especializadas, mais utilizados na prática clínica são: *Lactobacillus reuterii, Bifidobacterium breve* e alguns *pools* de múltiplas cepas já prontos, geralmente importados.

A quarta e última etapa do programa 4R visa à reparação da mucosa intestinal, onde é realizada a suplementação de micronutrientes como zinco, vitamina A, vitamina D, ácido gama linoleico (GLA), quercitina, magnésio, vitamina B12, ômega 3, entre outros.

Vale ressaltar que a vitamina D desempenha papel importante na imunidade inata, na neuroinflamação, na neurogênese e no comportamento, sendo, por isso, ótima estratégia de suplementação em mães que já têm filhos autistas, diminuindo a prevalência de TEA no segundo filho de 20 para 5%[25]. A vitamina A também exerce um papel importante sobre o desenvolvimento cerebral e o reforço imunológico na mucosa e barreira intestinal[26].

Por fim, a suplementação com ômega 3 tem se mostrado eficaz no tratamento de comorbidades como controle motor, hiperatividade, transtorno opositor, impulsividade e desordem de leitura. Além disso, contribui para o aumento da fluidez da membrana celular, atingindo neurotransmissores de dopamina e serotonina e repercutindo em uma importante evolução em quadros de distúrbios mentais[27].

A eficácia de suplementação de nutrientes, nutracêuticos e fitoterápicos na redução de sintomas tem sido evidenciada[28], o que reforça a importância de estratégias de suplementação individualizadas e direcionadas às necessidades de cada indivíduo. Um resumo dos principais sintomas e suplementação que mostram eficácia na redução de sintomas está descrito no Quadro 3.

ORIENTAÇÃO NUTRICIONAL

Algumas orientações são de suma importância na prática clínica do nutricionista que acompanha pacientes com TEA[17,20]:

- Acolher e escutar a família.

QUADRO 3 Eficácia de nutracêuticos na redução de sintomas do TEA

Sintomas	Nutracêuticos
Benefício geral	Concentrado de frutas/vegetais em pó, potássio, ômega 6, vitamina C, vitamina D, CoQ10, ácido folínico em alta dose, cromo, vitamina E, iodo, glutationa geral, dose moderada de ácido folínico, multivitamínico de alta dose, ácido fólico, vitamina B1, vitamina A (exceto óleo de fígado de bacalhau), multivitamínico de alta dose para crianças/adultos com TEA, vitamina B2, vitamina B3, mistura de aminoácidos, cálcio, vitamina A (como óleo de fígado de bacalhau), zinco, multivitamínico genérico infantil/adulto, ômega 3, selênio, vitamina B5, ferro, cardo-mariano, magnésio, óleo de krill, vitamina K, PSP, vitamina B12 oral, óleo de prímula, glutationa oral, lítio, biotina, óleo de fígado de bacalhau, óleo de semente de linho, vitamina B6 em dose média, NAC oral, óleo de peixe, carnitina, vitamina B12 injetável, taurina, 5-HTP, glutationa transdérmica, sal de Epsom, DMG, Gaba.
Qualidade do sono	Melatonina, 5-HTP, triptofano, raiz de valeriana, magnésio.
Cognição	Ácido folínico em alta dose, ômega 6, óleo de fígado de bacalhau, ômega 3, vitamina B12 injetável, vitamina B12 oral, óleo de peixe, multivitamínico em alta dose para crianças/adultos com TEA, CoQ10, multivitamínico de alta dose, lítio, óleo de krill, ácido folínico de dose moderada.
Agressão/agitação	Sal de Epsom, lítio, magnésio.
Atenção	Ácido folínico de alta dose, ômega 6, sal de Epsom, multivitamínico de alta dose para crianças/adultos com TEA, óleo de fígado de bacalhau, ômega 3, óleo de prímula, PSP, vitamina B12 oral, óleo de peixe.

(continua)

QUADRO 3 Eficácia de nutracêuticos na redução de sintomas do TEA (*continuação*)

Sintomas	Nutracêuticos
Linguagem/ comunicação	Ácido folínico em alta dose, vitamina B12 injetável, ácido folínico em dose moderada, ômega 6, glutationa geral, vitamina B12 oral, óleo de fígado de bacalhau, ômega 3, sal de Epsom, multivitamínico de alta dose, multivitamínico de alta dose para crianças/adultos com TEA, óleo de peixe, TMG.
Constipação	Concentrado em frutas/vegetais em pó, magnésio, vitamina C.
Saúde (menos doenças e/ou doenças menos graves)	Concentrado de frutas/vegetais em pó, vitamina C, multivitamínico de alta dose, vitamina D, potássio, zinco, multivitamínico de alta dose para crianças/adultos com TEA, vitamina E.
Ansiedade	Lítio, magnésio, PSP, Gaba, triptofano, multivitamínico de alta dose para crianças/adultos com TEA.
Interação social e compreensão	Ácido folínico de alta dose, glutationa geral, ácido folínico de dose moderada, multivitamínico de alta dose para crianças/adultos com TEA, vitamina B12 injetável, multivitamínico de alta dose, vitamina B12 oral.
Irritabilidade	Ácido folínico de alta dose, magnésio, sal de Epsom, multivitamínico de alta dose para crianças/adultos com TEA.
Sensibilidade sensorial	Multivitamínico de alta dose para crianças/adultos com TEA, lítio, vitamina B12 injetável.
Depressão	Sal Epsom, triptofano, vitamina D.
Letargia	Carnitina, cromo, vitamina B12 injetável.
Hiperatividade	Ácido folínico de alta dose, multivitamínico de alta dose para crianças/adultos com TEA, magnésio.
Stimming/perseverança/ desejo de igualdade	Óleo de prímula, multivitamínico de alta dose para crianças/ adultos com TEA, triptofano.
TOC	PSP, vitamina B3, ácido folínico em alta dose.
Movimentos involuntários	Triptofano, potássio, multivitamínico de alta dose.
Convulsões	Ácido folínico em alta dose, ácido folínico em dose moderada, vitamina B12 oral.
Comportamentos autolesivos	Ácido folínico de alta dose, glutationa oral, multivitamínico de alta dose para crianças/adultos com TEA.

CoQ10: coenzima Q10 ou ubiquinona; DMG: dimetilglicina; 5-HTP: 5 hidroxitriptofano; NAC: N-acetilcisteína; PSP: *physique stimulating pre-workout*; TEA: transtorno do espectro autista; TMG: trimetilglicina; TOC: transtorno obsessivo-compulsivo.
Fonte: adaptação de Adams et al.[28].

- Analisar o comportamento alimentar/ seletividade/hábitos.
- Verificar a prevalência de sintomas gastrintestinais, iniciando terapia nutricional específica.
- Verificar a necessidade do uso de fórmula infantil, dieta de exclusão, dieta de rotação e/ou uso suplementação.
- Fornecer opções de receitas para substitutos alimentares, quando necessário.
- Promover educação nutricional com os cuidadores e/ou responsáveis.

Nesse contexto, o nutricionista deve auxiliar pais e cuidadores ao encorajamento para que eles se sintam seguros e sejam protagonistas nesse processo. Inserir novos alimentos e comportamentos em relação ao alimento nem sempre é tarefa fácil. As orientações nutricionais precisam respeitar as individualidades de cada família e indivíduo dentro de seu contexto social, cultural e econômico.

De maneira geral, as orientações devem priorizar aspectos como:

- O não oferecimento de alimentos de forma compensatória.
- A oferta contínua de alimento recusado.
- A utilização da estratégia de disfarçar os alimentos para garantir as necessidades nutricionais até a aceitação plena.
- Aproximar o alimento recusado em pequenos pedaços no prato até que a criança permita aproximação (manusear, cheirar e futuramente comer o alimento).

Incentivar as refeições em família para estímulo diário (Figura 1).

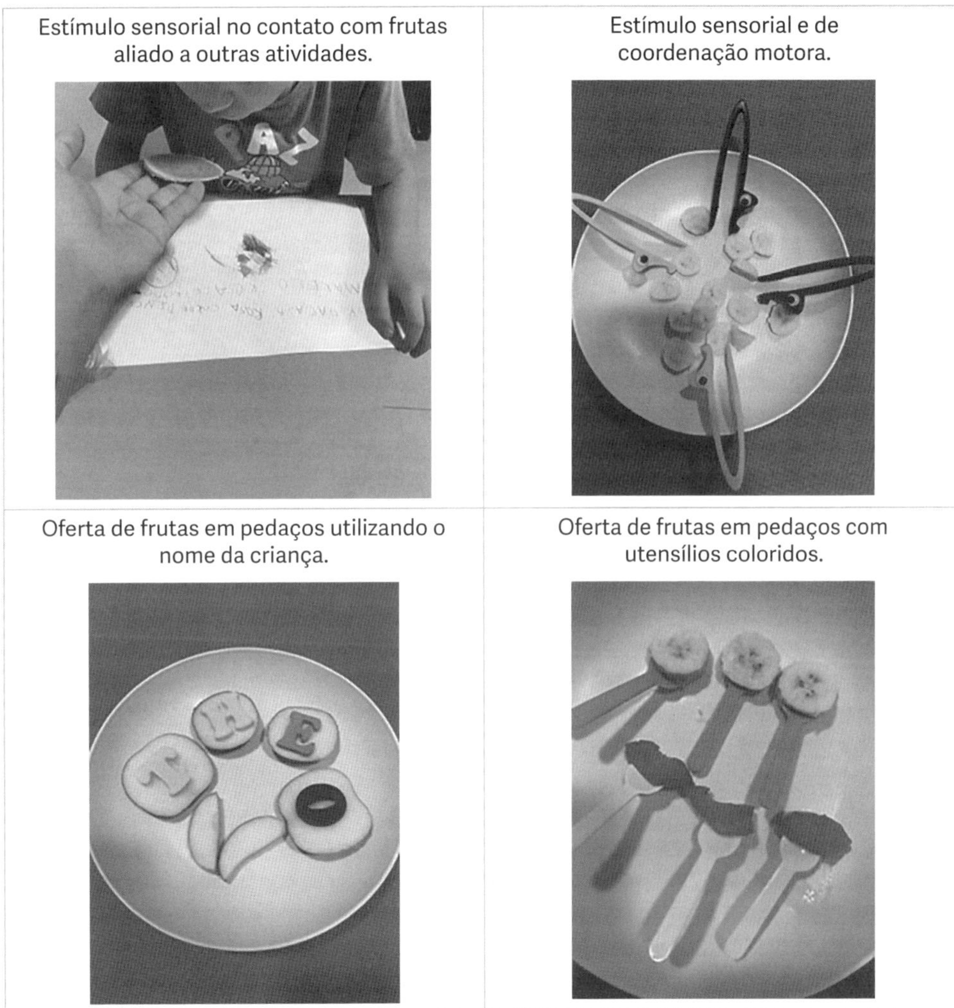

FIGURA 1 Estratégias para melhorar a aceitação dos alimentos por crianças com TEA.
TEA: transtorno do espectro autista.
Fonte: acervo das autoras.

Cada indivíduo com TEA é único com suas especificidades. Determinar uma terapia nutricional adequada engloba diversos aspectos que garantam um estado nutricional adequado. Não existem diretrizes, protocolos determinados para o TEA, porém cada vez mais a busca de uma alimentação mais saudável e variada, além da suplementação de nutrientes específicos ao bom funcionamento do sistema nervoso, tem sido aplicada na prática clínica.

REFERÊNCIAS

1. McGlashan TH. Eugen Bleuler: centennial anniversary of his 1911 publication of dementia praecox or the group of schizophrenias. Schizophr Bull. 2011;37(6):1101-3.
2. Associação Americana de Psiquiatria (APA). Manual diagnóstico e estatístico de transtornos mentais – DSM-5. 2014.
3. Almeida MSC, Sousa-Filho LF, Rabelo PM, Santiago BM. Classificação Internacional das Doenças – 11ª revisão: da concepção à implementação. Rev Saúde Pública. 2020;54:104.
4. Maenner MJ, Warren Z, Williams AR, et al. Prevalence and characteristics of autism spectrum disorder among children aged 8 years - autism and developmental disabilities monitoring network, 11 sites, United States, 2020. MMWR Surveill Summ. 2023;72(2):1-14.
5. Sociedade Brasileira de Pediatria (SBP). Transtorno do espectro do autismo: manual de orientação. 2019;05:24.
6. Sulaiman R, Wang M, Ren X. Exposure to aluminum, cadmium, and mercury and autism spectrum disorder in children: a systematic review and meta-analysis. Chem Res Toxicol. 2020;33(11):2699-718.
7. Bai D, Yip BHK, Windham GC, et al. Association of genetic and environmental factors with autism in a 5-country cohort. JAMA Psychiatry. 2019;76(10):1035-43.
8. Peretti S, Mariano M, Mazzocchetti C, et al. Diet: the keystone of autism spectrum disorder? Nutr Neurosci. 2019;22:825-39.
9. Tabatadze T, Zhorzholiani L, Kherkheulidze M, et al. Hair heavy metal and essential trace element concentration in children with autism spectrum disorder. Georg Med News. 2015:77-82.
10. Khalil RB. The potential role of insulin-like growth factor-1 and zinc in brain growth of autism spectrum disorder children. Autism. 2018.
11. McPherson AC, Perez A, Buchholz A, et al. "It's not a simple answer." A qualitative study to explore how healthcare providers can best support families with a child with autism spectrum disorder and overweight or obesity. Disabil Rehabil. 2021:1-7.
12. Alaimo H, Geller E, Mahalingam R, et al. Ictal EEG in patients with autistic spectrum disorder and epilepsy. Epilepsy Res. 2020;168:106482.
13. Carvalho JA, Santos CS, Carvalho MP, Souza L. Nutrição e autismo: considerações sobre a alimentação do autista. Rev Cient do ITPAC. 2012;5:3-9.
14. Grokoski KC. Composição corporal e avaliação do consumo e do comportamento alimentar em pacientes do transtorno do espectro autista. Porto Alegre; 2016.
15. Brasil. Ministério da Saúde. Secretaria de Atenção à Saúde. Departamento de Atenção Básica. Orientações para a coleta e análise de dados antropométricos em serviços de saúde: Norma Técnica do Sistema de Vigilância Alimentar e Nutricional – Sisvan / Ministério da Saúde, Secretaria de Atenção à Saúde, Departamento de Atenção Básica. Brasília, DF: Ministério da Saúde; 2011.
16. Ferreira NVR. Estado nutricional em crianças com transtorno do espectro autista. 2016. Disponível em: https://www.acervodigital.ufpr.br/handle/1884/47169.
17. Carreiro D. Abordagem nutricional na prevenção e tratamento do autismo. São Paulo; 2018.
18. Napoli E, Dueñas N, Giulivi C. Potential therapeutic use of the ketogenic diet in autismo spectrum disorders. Front Pediatr. 2014;2:69.
19. Marcelino C. Autismo, esperança pela nutrição. História de vida, lutas, conquistas e muitos ensinamentos. São Paulo: M. Books; 2010.
20. Anderle TV, Mello EDD. Autismo: aspectos nutrológicos das dietas e possível etiologia. International Journal of Nutrology. 2018;11;66-70.
21. Pereira M, Gouveia F. Modulação intestinal: fundamentos e estratégias práticas. Brasília: Trato; 2019.
22. Larocca FE. La enfermedad celíaca y la psiquiatría: Donde el cerebro y el estómago se reconcilian. 2013.
23. Institute for Functional Medicine (IFM). 2016. Disponível em: https://www.functionalmedicine.org. Acesso em: 20 dez. 2023.
24. Saad K, Eltayyeb AA, Mohamed IL, et al. A randomized, placebo-controlled trial of digestive enzymes

in children whith autism spectrum disorders. Clin Psychopharmacol Neurosci. 2015;13.2.188.

25. Khaledd S, Abdel-Rahman A, Elserogy YM, et al. Vitamin D status in autismo spectrum disorders and the efficacy of vitamin D supplementation in autistic children. Nutr Neurosci. 2016;9(8):346-51.
26. Liu J, Liu X, Xiong XQ, Yag T. Effect of vitamin a supplementation on gut microbiota in children with autismo sprectrum disorders: a pilot study. BMC Microbiol. 2017;17(1):204.
27. Gracious BL, Arnold LE. Essential fatty acids for childhood mental health disorders. Current Treatment Options in Psychiatry. 2015;2(1):1-13.
28. Adams JB, Bhargava A, Coleman DM, et al. Ratings of the effectiveness of nutraceuticals for autism spectrum disorders: results of a national survey. J Pers Med. 2021;11(9):878.

15

Cuidado em nutrição de pessoas com transtorno do déficit de atenção e hiperatividade (TDAH)

Kaline Coelho Dantas Morais
Janaina Beserra de Lima
Priscila Kelly da Silva Bezerra do Nascimento
Aline Alves Ferreira

De acordo com a quinta edição do Manual Diagnóstico e Estatístico de Transtornos Mentais (DSM-V) da Associação Americana de Psiquiatria (APA), o transtorno do déficit de atenção/hiperatividade (TDAH) é considerado uma condição do neurodesenvolvimento, caracterizada por uma tríade de sintomas envolvendo desatenção, hiperatividade e impulsividade em um nível exacerbado e disfuncional para a idade. Os sintomas iniciam na infância e podem persistir ao longo de toda a vida, provocando comprometimento de funcionalidade da pessoa em vários âmbitos[1].

A primeira descrição oficial do TDAH ocorreu em 1902 pelo pediatra inglês George Still. Ao apresentar casos clínicos de crianças com hiperatividade e outras alterações de comportamento, Still apontou que tais características deveriam ser provocadas por algum transtorno cerebral (na época, desconhecido), já que não podiam ser explicadas por falhas educacionais ou ambientais.

Contudo, um distúrbio com características do TDAH já havia sido relatado séculos antes, em 1775, pelo médico alemão Melchior Adam Weikard, em um livro didático[2].

Ao longo dos anos, foram estabelecidas diferentes denominações para essa condição, por exemplo, síndrome da criança hiperativa, lesão cerebral mínima, disfunção cerebral mínima, transtorno hipercinético, transtorno primário da atenção[1,2]. No Brasil, a nomenclatura adotada é TDAH, conforme consta no Código Internacional de Doenças (CID-11) da Organização Mundial da Saúde (OMS), como categoria diagnóstica no Grupo 6A05. Além de TDHA, pode também ser chamado de distúrbio do déficit de atenção (DDA). Na língua inglesa, adotam-se as siglas ADD (*attention deficit disorder*), ADHD (*attention deficit hyperactivity disorder*) ou AD/HD (*attention-deficit/ hyperactivity disorder*)[1].

Até pouco tempo, o TDAH era classificado em "subtipos", com predomínio de desatenção, hiperatividade-impulsividade e subtipo combinado. Com a publicação do DSM-V, passou-se a referir que o TDAH tem diferentes "apresentações". Isso porque um indivíduo que tem predomínio de desatenção em determinado momento poderá passar a ter sintomas combinados após alguns anos e vice-versa. Por isso os pesquisadores acreditam que é mais apropriado falar em "apresentação" do que em "subtipo" no TDAH.

Não há consenso sobre a etiologia do TDAH. Trata-se de um transtorno neurobiológico, heterogêneo, de origem multifatorial, integrando fatores bioquímicos, sensório-motores, fisiológicos e genéticos (com chances de 75 a 95% de ser herdado), com múltiplos genes associados[3]. Estudos mostram que pais com diagnóstico de TDAH apresentam chances 2 a 8 vezes maiores de terem filhos com TDAH[4] e um risco relativo de cerca de 5 a 10 vezes quando a pessoa tem parentes de primeiro grau com TDAH[3].

Há descrição na literatura sobre possíveis fatores de risco que podem ser relacionados ao TDAH, incluindo baixo peso ao nascer, traumatismo craniano, deficiência de ferro, apneia obstrutiva do sono, exposição ao chumbo, exposição fetal a álcool, tabaco e cocaína, entre outros. O TDAH também pode estar associado a experiências adversas na infância e evidências de lesão neurológica (aproximadamente 5% dos casos)[5].

Alguns estudos com gêmeos identificaram que os genes e a interação com o ambiente desempenham um papel substancial para o desenvolvimento do TDAH[6]. Além disso, existem teorias sugerindo que dois genes específicos podem estar ligados ao transtorno: o gene DAT, responsável pelo transporte de dopamina, e o gene DRD[4], que codifica o receptor de dopamina. A dopamina é um neurotransmissor produzido nos neurônios dopaminérgicos da região do hipotálamo, mais comumente chamada substância negra. Esse neurotransmissor é responsável pelo controle da atenção e cognição, que está afetado no TDAH, sendo também responsável por outros comandos, como a sensação de prazer e bem-estar[7].

Como em mais da metade dos casos o transtorno acompanha o indivíduo na vida adulta, entende-se que o TDAH não é secundário a fatores culturais e práticas de determinada sociedade, nem ao modo como os pais educam os filhos, tampouco um resultado de conflitos psicológicos[7,8]. Existem, porém, estudos em que a desatenção e a hiperatividade na infância foram mais comuns em famílias monoparentais, naquelas cujos pais têm baixos níveis de realização educacional ou estão desempregados e em famílias de baixa renda[9].

As estimativas de prevalência de TDAH variam em função dos métodos de averiguação, dos parâmetros de diagnóstico e da inclusão ou exclusão de critérios de limitação funcional[1,10]. Segundo a OMS, a prevalência média de TDAH em crianças e adolescentes (com menos de 18 anos) foi estimada em aproximadamente 2,2%. Já em adultos (de 18 a 44 anos) de vários países da Ásia, Europa, Américas e Oriente Médio foi relatada como 2,8%, podendo variar na população mundial de 3 a 8% a depender do sistema de classificação utilizado[11]. Já de acordo com o DSM-V, o TDAH ocorre em cerca de 5% das crianças e 2,5% dos adultos; sua prevalência em meninos é maior do que em meninas. No caso das meninas, os sintomas de desatenção são mais prevalentes[4].

O transtorno apresenta uma prevalência de 2:1 (meninos: meninas)[3], chegando em alguns estudos à relação de 1,6:1 (meninos: meninas). Em outros países, supõe-se que as meninas ainda sejam subdiagnosticadas[12].

O tipo predominantemente hiperativo/impulsivo ocorre entre 2 e 9 vezes mais nos meninos, embora o tipo predominantemente desatento ocorra com igual frequência em ambos os sexos[3].

Segundo o Protocolo clínico e diretrizes terapêuticas (PCDT) para o transtorno do déficit de atenção com hiperatividade publicado pelo Ministério da Saúde em 2022, no Brasil a prevalência do transtorno é estimada em 7,6% em crianças e adolescentes com idade entre 6 e 17 anos; e cerca de 2 milhões em adultos, sendo 5,2% nos indivíduos entre 18 e 44 anos e 6,1% nos indivíduos maiores de 44 anos apresentando sintomas de TDAH[1].

No Brasil, a Lei n. 14.420, de 20 de julho de 2022, instituiu a Semana Nacional de Conscientização sobre o Transtorno do Déficit de Atenção com Hiperatividade (TDAH), a ser realizada no período que abrange o dia 1º de agosto de cada ano, como forma de conscientizar a população sobre a importância do diagnóstico e tratamento precoces do transtorno. Porém, em 13 de julho é comemorado o Dia Mundial do Transtorno de Déficit de Atenção/Hiperatividade.

FISIOPATOLOGIA E DIAGNÓSTICO

Estudos científicos mostram que pessoas com TDAH apresentam alterações na região frontal do córtex cerebral, a amígdala, bem como em suas conexões. Essa região é responsável pela inibição do comportamento, pela capacidade de atenção, memória, autocontrole, organização e planejamento.

O mecanismo de transmissão de neurotransmissores (principalmente dopamina e noradrenalina) parece estar alterado nessa região cerebral no TDAH[9,12].

Os neurotransmissores dopamina e norepinefrina exercem um papel importante na atenção e concentração, bem como em funções cognitivas como motivação, interesse e aprendizado de tarefas. Embora a dopamina e a norepinefrina sejam os principais neurotransmissores estudados na fisiopatologia do TDAH, outras vias estão envolvidas na disfunção inerente ao transtorno, como as da serotonina (5-HT), acetilcolina (ACH), opioides e glutamato, levando a prejuízos na função executiva, memória operativa, regulação emocional e processamento de recompensas[12].

As características gerais da história da criança com TDAH evoluem conforme a faixa etária (Quadro 1). Em adultos, os sintomas incluem:

- Dificuldade de concentração.
- Dificuldade de concluir tarefas (comprometimento da função executiva).
- Oscilações de humor.
- Impaciência.
- Dificuldade de manter relacionamentos.

A hiperatividade em adultos geralmente se manifesta como agitação e inquietação, no lugar da clara hiperatividade motora, que ocorre em crianças pequenas[5].

QUADRO 1 Evolução clínica clássica do transtorno de déficit de atenção/hiperatividade

Faixa etária	Característica
Lactente	"Bebê difícil", insaciável, irritado e de difícil consolo, com maior prevalência de cólicas, dificuldades de alimentação e sono.
Pré-escolar	Atividade aumentada em relação às outras crianças, dificuldades de ajustamento, teimosia, irritação, extremamente difícil de satisfazer
Escolar	Incapacidade de colocar foco, distração, impulsivo, desempenho inconsistente; presença ou não de hiperatividade
Adolescente	Inquieto e com desempenho inconsistente, sem foco, dificuldade de memória na escola, uso de substâncias ilícitas, acidentes

Fonte: adaptação de Rohde e Halpern[12].

Durante muito tempo o TDAH não esteve incluído no CID. O diagnóstico, até então, era feito por meio de uma adaptação nos transtornos hipercinéticos; porém, pela fragmentação excessiva da categorização, a pessoa poderia se enquadrar em mais de uma categoria. Atualmente, no CID-11 foi

QUADRO 2 Subdivisões do TDAH segundo o CID-11 e características clínicas dos sintomas de desatenção e hiperatividade/impulsividade do TDAH

6A05 – Transtorno do déficit de atenção e hiperatividade
6A05.0 – Transtorno do déficit de atenção e hiperatividade predominantemente desatento
6A.05.1 – Transtorno do déficit de atenção e hiperatividade predominantemente hiperativo-impulsivo
6A05.2 – Transtorno do déficit de atenção e hiperatividade, apresentação combinada
6A05.Y – Transtorno do déficit de atenção e hiperatividade, outra forma de apresentação
6A05.Z – Transtorno do déficit de atenção e hiperatividade, apresentação não especificada

TDAH: transtorno do déficit de atenção e hiperatividade.
Fonte: adaptação de WHO[15].

QUADRO 3 Características predominantes em pessoas com TDAH, segundo a forma de apresentação

Desatenção	Hiperatividade/impulsividade
1. Frequentemente deixa de prestar atenção a detalhes ou comete erros por descuido em atividades escolares, de trabalho ou outras. 2. Com frequência tem dificuldade para manter a atenção em tarefas ou atividades lúdicas. 3. Com frequência parece não escutar quando lhe dirigem a palavra. 4. Quase sempre não segue instruções e não termina seus deveres escolares, tarefas domésticas ou deveres profissionais (não por comportamento de oposição ou incapacidade de compreender instruções). 5. Costuma ter dificuldade para organizar tarefas e atividades. 6. Com frequência evita, antipatiza ou reluta em se envolver em tarefas que exijam esforço mental constante (como tarefas escolares ou deveres de casa). 7. Costuma perder coisas necessárias para tarefas ou atividades (p. ex., brinquedos, tarefas escolares, lápis, livros ou outros materiais). 8. É facilmente distraído por estímulos alheios à tarefa. 9. Muitas vezes apresenta esquecimento em atividades diárias.	1. Costuma agitar as mãos ou os pés ou se remexer na cadeira. 2. Abandona, com frequência, sua cadeira em sala de aula ou outras situações nas quais se espera que permaneça sentado. 3. Costuma correr ou escalar com demasia, em situações nas quais isso é inapropriado (em adolescentes e adultos, pode estar limitado a sensações subjetivas de inquietação). 4. Com frequência tem dificuldade para brincar ou se envolver silenciosamente em atividades de lazer. 5. Está quase sempre "a mil" ou muitas vezes age como se estivesse "a todo vapor". 6. Costuma falar em demasia. 7. Muitas vezes dá respostas precipitadas antes de as perguntas serem completadas. 8. Quase sempre tem dificuldade para aguardar sua vez. 9. Frequentemente interrompe ou se mete em assuntos dos outros (p. ex., intromete-se em conversas ou brincadeiras).

TDAH: transtorno do déficit de atenção e hiperatividade.
Fonte: adaptação de Marcon et al.[13]; WHO[14].

criada uma categoria específica, com "apresentações" relacionadas à predominância dos prejuízos encontrados (Quadros 2 e 3).

O diagnóstico de TDAH é realizado por um médico psiquiatra, pediatra ou outro profissional de saúde (p. ex., neurologista, neuropediatra) devidamente qualificado, com treinamento e experiência nesse transtorno. Cabe ressaltar que, para sua adequada avaliação e gerenciamento, é fundamental o envolvimento de equipe multidisciplinar.

Deve-se realizar uma avaliação clínica e psicossocial completa, considerando as informações advindas da família/cuidadores/responsáveis e da escola, no caso de indivíduos em idade escolar[5,10].

A confirmação do diagnóstico, tanto em crianças como em adultos, pode ser baseada em 18 sintomas indicativos de desatenção excessiva, hiperatividade e impulsividade e critérios de documentos classificatórios como o DSM e o CID-11, com o auxílio de exames neurológicos. O diagnóstico requer o preenchimento dos seguintes critérios[1,10]:

- Presença de níveis inadequados de desenvolvimento de sintomas hiperativo-impulsivos e/ou desatentos por pelo menos 6 meses.
- Sintomas ocorrendo em diferentes ambientes (p. ex., em casa e na escola).
- Sintomas que causam prejuízos na vida.
- Alguns dos sintomas e deficiências ocorreram pela primeira vez no início e meio da infância.
- Nenhum outro transtorno explica melhor os sintomas.

No Brasil, o instrumento validado como ferramenta de diagnóstico é o Snap-IV. Ele pode ser utilizado para se obter maior rigor na prática profissional, podendo ser aplicado também por familiares e professores, como uma forma de rastreamento do transtorno[7]. Existem ainda outras escalas de avaliação específicas do TDAH, como a *Vanderbilt Assessment Scale* e a *Conners Comprehensive Behavior Rating Scale*. Importante ressaltar que essas escalas não devem ser usadas isoladamente para fazer um diagnóstico[14].

Um aspecto importante a ser destacado no tratamento são as possíveis comorbidades associadas, já que pessoas com TDAH podem manifestar transtornos psiquiátricos e de desenvolvimento. Estima-se que 50 a 75% das crianças com TDAH também apresentam sintomas de desregulação emocional, quais sejam, comportamentos agressivos e de oposição (raiva, irritabilidade, baixa tolerância à frustração e explosões) e expressão de emoções positivas inapropriadas, como ansiedade, baixa autoestima, transtornos de tiques, problemas motores, deficiências de aprendizagem e de linguagem. Além disso, são comuns as alterações no sono, como a enurese (micção noturna), e perturbações respiratórias durante o sono, um problema potencialmente corrigível que pode estar relacionado ao alto nível de desatenção[6-7,10].

O nível de disfunção global em crianças com TDAH aumenta com o número de transtornos concomitantes. Estes aumentam a probabilidade para o desenvolvimento de outras dificuldades na adolescência e no início da vida adulta[7]. Estima-se que 50 a 90% das crianças com TDAH têm pelo menos uma condição comórbida; aproximadamente 50% das crianças com TDAH têm pelo menos duas comorbidades; e 85% dos adultos com TDAH atendem aos critérios de comorbidade[10].

Pessoas com TDAH também apresentam maiores riscos de terem excesso de peso, asma, alergias, diabetes melito, hipertensão, psoríase, epilepsia, infecções sexualmente transmissíveis, anormalidades oculares, distúrbios imunológicos e metabólicos[5,7]. Ainda não está claro se a associação entre obesidade e TDAH pode ser bidirecional, isto é, não apenas problemas comportamentais podem levar à obesidade, mas a obesidade pode ser um fator de risco para o desenvolvimento de problemas comportamentais e no desenvolvimento[15].

O diagnóstico e o tratamento precoces do TDAH previnem severos prejuízos no aprendizado à integração social, familiar e ocupacional, bem como a drogadição, principalmente quando associado, neste último caso, a transtorno de conduta.

AVALIAÇÃO ALIMENTAR E NUTRICIONAL

Essa etapa é fundamental para monitorar o estado nutricional em si, como também para propiciar o conhecimento dos fatores determinantes de agravos nutricionais e suas consequências. Em comparação com a população em geral ou controles clínicos, o TDAH demanda maior uso dos serviços de saúde mental e está associado a outras condições de saúde, problemas familiares e escolares, por isso a terapêutica nutricional requer o uso de estratégias individualizadas, pautadas na perspectiva da educação alimentar e nutricional[5,10]. O PCDT para o TDAH[16] enfatiza que o acompanhamento de pessoas com o transtorno em tratamento, o monitoramento dos efeitos das medidas terapêuticas instituídas e a vigilância das condições de saúde associadas são fundamentais e, portanto, necessitam de um cuidado multidisciplinar.

O acolhimento é outro ponto importante apontado pelo PCDT, que recomenda que o profissional de saúde proporcione uma discussão estruturada com a pessoa (na presença de seus familiares ou cuidadores, conforme apropriado) sobre como o TDAH pode afetar sua vida. Esclarecer sobre os impactos positivos de receber um diagnóstico, melhorar a compreensão dos sintomas, identificando e construindo pontos fortes individuais, e orientar sobre os impactos negativos de receber um diagnóstico, como estigma e rotulagem, são alguns dos pontos para serem abordados[16].

O envolvimento dos familiares na avaliação nutricional é muito importante. É recomendado também perguntar aos parentes ou cuidadores de pessoas com TDAH como isso os afeta diretamente e discutir quaisquer preocupações decorrentes dessa reflexão. Além disso, pode-se incentivar os familiares ou cuidadores de indivíduos com TDAH a buscar uma avaliação de suas necessidades pessoais, sociais e de saúde mental e a ingressar em grupos de autoajuda e apoio, se apropriado. Quando possível, realizar uma avaliação nutricional no ambiente em que a pessoa vive pode ajudar o profissional de saúde a perceber características ou detalhes não abordados no ambiente ambulatorial.

É importante destacar que os indivíduos com diagnóstico de TDAH têm grande risco de serem rotulados pela sociedade[2,16]. Por esse motivo, a Liga Canadense para a Pesquisa do TDAH (Canadian ADHD Resource Alliance), orienta que os estereótipos e mitos acerca dessa condição sejam explorados na consulta com o paciente e sua família, na tentativa de obter esclarecimentos, a fim de evitar prejuízos e tratamentos inadequados[18].

Não existe, até o momento, um protocolo de atendimento nutricional específico para pessoas com TDAH. Porém, acolhimento humanizado se faz necessário, recebendo o usuário de forma respeitosa, utilizando termos corretos e oferecendo escuta à família. Esse cuidado mental humanizado inicia na acolhida e se estende até a reintegração social e plena da pessoa, tendo como objetivo o restabelecimento da autonomia do ser humano, a reinserção social e a convivência com a família e com a comunidade.

O PCDT recomenda que o tratamento medicamentoso, prescrito por médico, seja iniciado precocemente, com frequência semanal a ser periodicamente avaliada para melhor controle dos sintomas (isto é, há necessidade de consultas mais próximas no início do tratamento). O ideal é que as primeiras consultas não ocorram com intervalos superiores a 30 dias, podendo se ampliar para a cada 3 ou 4 meses, se o caso tiver boa evolução[16].

Algumas estratégias podem ser adotadas para facilitar o primeiro encontro entre a pessoa com características de hiperatividade e o profissional de saúde, tais como conversar com os outros profissionais de saúde que já acompanhem o paciente, realizar uma anamnese pré-consulta e sugerir que estejam presentes na consulta outras pessoas.

O nutricionista deve utilizar linguagem acessível, conversar sobre a importância do atendimento multiprofissional e explicar de forma objetiva e clara o diagnóstico nutricional, as metas e os objetivos do acompanhamento nutricional.

Em relação à anamnese nutricional, certas questões clínicas devem ser registradas em prontuário. Assim se poderá ter mais detalhes para um melhor acompanhamento do indivíduo, investigando situações e contextos como[17]:

- Motivo da procura pelo atendimento (p. ex., desvio nutricional, como baixo peso, baixa estatura ou excesso de peso; alteração no apetite; doenças relacionadas a mudança alimentar, como anemia e/ou outras carências nutricionais) e expectativas sobre o tratamento.
- História clínica e nutricional (p. ex., há quanto tempo tem o diagnóstico de TDAH, frequência e horário de uso dos medicamentos, mudanças de peso e de consumo alimentar após o início da utilização do medicamento).
- Doenças associadas e antecedentes familiares.
- História de TDAH na família.
- Diagnóstico concomitante de outros transtornos (p. ex., transtorno do espectro autista, transtorno desafiador de oposição ou transtorno de conduta, ansiedade, depressão).
- Presença de episódios de epilepsia.
- Histórico de uso indevido de substâncias psicoativas.
- Atividades que realiza durante o dia e a semana, incluindo horários.
- Função gastrintestinal e diurese.
- Hábitos de sono.
- Terapia medicamentosa.
- Alterações nos exames laboratoriais.

Não há nenhum instrumento específico para avaliação do consumo alimentar de pessoas com TDAH. Portanto, a orientação é utilizar o mais propício para o contexto sociocultural e a forma de apresentação do TDAH de cada pessoa.

O recordatório alimentar de 24 horas é o instrumento mais adotado na prática clínica, com o intuito de saber informações como quantidade consumida (medidas caseiras e unidades) e tipo de preparação e/ou produtos, locais onde realiza as refeições, horários, se a refeição é supervisionada e/ou acompanhada, preferências e aversões alimentares. Contudo, a desatenção durante as refeições geralmente traz dificuldades de relato. O registro alimentar e o questionário de frequência alimentar (QFA) podem auxiliar na avaliação dietética, mas tendem a ser menos "precisos" no TDAH para algumas das possíveis investigações necessárias. Independentemente da estratégia adotada, alguns pontos relacionados ao consumo alimentar precisam ser bem explorados[17]:

- Características socioeconômicas e ambientais do indivíduo.
- Expectativas e conhecimentos da pessoa e familiares sobre alimentação.

- Aspectos comportamentais da alimentação do indivíduo e da família.
- Dinâmica familiar e/ou pessoal no horário das refeições.
- Grau de ansiedade durante as refeições.
- Presença de falta de apetite e/ou alimentação seletiva e/ou tendências ao consumo repetitivo de determinado tipo de alimento.
- Quantidades de alimento inadequadas (podem estar relacionadas a recusas/inapetência ou excesso/impulsividade).
- Alteração no processamento sensorial (aversão a cheiros, texturas, sabores, barulhos).
- Presença de transtornos alimentares, por exemplo, compulsão alimentar.
- Sentimentos relacionados à alimentação.
- Interações medicamentosas e efeitos colaterais de remédios (p. ex., insônia e outros distúrbios do sono, cefaleia, taquicardia, elevação da pressão arterial e da frequência cardíaca, dor de estômago, perda de apetite).

Alguns medicamentos muito utilizados no tratamento de TDAH, por exemplo, a Ritalina®, apresentam forte relação com a perda de peso e/ou de apetite, especialmente nos horários de pico de ação do medicamento[18]. Os efeitos adversos tendem a aumentar conforme há necessidade de aumento da dose[19], embora a forma como atuam no sistema nervoso central e sua relação com o apetite ainda não sejam claras[20]. Assim, é fundamental investigar se após iniciar o uso do medicamento houve mudança de peso ou alteração da percepção da fome ou ausência de vontade de comer.

Por outro lado, pesquisadores têm sinalizado relações entre o sobrepeso e obesidade e TDAH que ainda não estão muito bem explicadas, especialmente em crianças e adolescentes[21]. Pode existir uma relação entre a obesidade e a programação fetal, assim como ocorre no TDAH e possíveis associações com o peso ao nascer[5]. Por isso, deve-se investir em medidas e índices antropométricos direcionados à avaliação da composição corporal para além do índice de massa corporal (IMC) nas diferentes fases da vida (p. ex., perímetro da cintura, perímetro do pescoço, relação cintura-altura, dobras cutâneas). A bioimpedância elétrica (BIA) também pode ser útil na prática clínica para monitorar a composição corporal em face das alterações no peso corporal associadas à doença.

Escalas de silhuetas validadas para a população brasileira podem ser usadas para avaliar a autoimagem corporal, investigar a relação da pessoa com o corpo e a obesidade. Essa avaliação é importante, pois há uma conexão entre transtorno da compulsão alimentar e TDAH, com possível sobreposição entre as duas condições.

Há também no TDAH a tendência a alergias e intolerâncias alimentares, e ainda hipersensibilidade a alguns componentes ou aditivos alimentares, incluindo corantes e conservantes usualmente utilizados na indústria alimentícia. O prejuízo do consumo de determinados aditivos no TDAH parece ser mais frequente em crianças[22], e podem ter relação com determinados padrões alimentares ou dietas típicas de certas regiões[22,23].

Logo, a avaliação do consumo de alimentos processados e ultraprocessados é útil para investigar a exposição a aditivos alimentares ou outros componentes, podendo ser adotados como método de triagem os marcadores de consumo alimentar recomendados pelo Ministério da Saúde para a vigilância alimentar e nutricional.

A investigação dos exames laboratoriais de rotina em pessoas com TDAH tem o objetivo de excluir patologias preexistentes ou detectar anormalidades laboratoriais clinicamente significativas que possam auxiliar na terapêutica nutricional[5,7]. Embora não existam exames específicos recomendados para o TDAH, a prática clínica demonstra que o hemograma e a ferritina são bastante úteis na rotina de atenção nutricional no TDAH. A deficiência de ferro, assim como a de zinco e cobre, pode estar associada a diversos transtornos neurológicos, recomendando-se sua avaliação regular.

Sempre que possível, deve-se avaliar também a glicemia, lipidograma, transaminase glutâmico oxalacética (TGO), transaminase glutâmico-pirúvica (TGP), fosfatase alcalina, gamaglutamiltransferase (gama-GT), bilirrubinas, creatinina e ureia. Além desses, recomenda-se o acompanhamento dos hormônios da tireoide (tiroxina – T4 livre –, hormônio tireoestimulante – TSH), urinálise, exame parasitológico de fezes e coprológico funcional de fezes.

CONDUTAS NUTRICIONAIS

As diretrizes propostas pelo National Institute for Health and Care Excellence (Nice) preconizam que, no plano de tratamento, os profissionais devem enfatizar o valor de uma dieta equilibrada, da boa nutrição e do exercício físico regular para crianças, jovens e adultos com TDAH[16]. Na ausência de um protocolo terapêutico nutricional uniforme, recomenda-se promover uma alimentação saudável, equilibrada e variada com a presença de nutrientes com efeitos protetores como ferro, zinco e ácidos graxos poli-insaturados, visando suprir ou evitar possíveis carências nutricionais. Devido a fatores inerentes ao comportamento alimentar, pessoas com TDAH podem apresentar risco para deficiências nutricionais. Aliado a isso, pode-se ter efeitos inibidores de apetite da terapia medicamentosa, sendo importante analisar a associação entre esses fatores e a qualidade da dieta, níveis de atividade física e comportamentos sedentários.

Há maior tendência de pessoas com TDAH a consumir ultraprocessados e *fast-food*, especialmente pela questão da palatabilidade e do ambiente alimentar propício pelo sistema alimentar hegemônico globalizado que temos. Com isso, há chance de aumento de peso e/ou dificuldade de manutenção de peso. As consequências podem girar em torno de comportamentos de compulsão alimentar, comportamentos bulímicos, entre outros.

O *Guia alimentar para a população brasileira* deve ser o principal documento norteador na conduta nutricional, desencorajando-se o consumo de alimentos ultraprocessados ricos em aditivos alimentares sintéticos (p. ex., corantes alimentares, conservantes) e açúcar, uma vez que existem evidências de que estes interagem negativamente com os sintomas do TDAH[7,16].

Vários estudos mostram que a modificação da composição dietética pode influenciar na redução de sintomas e pode ser um suporte para a terapia medicamentosa. Entre as principais condutas utilizadas no tratamento do TDAH, algumas abordagens dietoterápicas têm sido propostas, como dietas de eliminação de aditivos alimentares, glúten e caseína, suplementação de micronutrientes e o incentivo ao consumo de alimentos específicos fontes de micronutrientes[24]. Porém, cabe ressaltar que são necessários mais estudos para validação dessas abordagens.

A dieta Feingold tem sido direcionada a crianças com TDAH predispostas a alergia. Basicamente, o mecanismo de ação da dieta visa à eliminação total de alimentos ricos em aditivos e salicilatos, pois se acredita que evitar esses ingredientes, assim como vários outros alimentos, melhora o foco e o comportamento. Diversos alimentos são excluídos ou evitados nesse tipo de plano alimentar, tais como alimentos fontes de salicilatos (maçãs, uvas), alimentos ricos em conservantes e aditivos químicos (carnes processadas, pães, salsicha), aromatizantes artificiais, entre outros. Os alimentos permitidos são laranjas, peras, carne de cordeiro e ovos. Contudo, essa estratégia é bastante polêmica e contestada.

A dieta cetogênica, que foi inicialmente indicada para o tratamento de epilepsia, também vem sendo adotada em alguns casos, já que as crianças com essa doença comumente apresentam sinais e sintomas de TDAH. A dieta é baseada em uma alimentação rica em gordura e pobre em carboidratos, e o mecanismo de ação fisiológico ainda é incerto no TDAH.

Uma abordagem nutricional para indivíduos com TDAH que tem mostrado bons resultados é a *Few-Foods Diet*, que consiste em verificar e retirar da dieta os alimentos "causadores de sintomas" do TDAH e em seguida reintroduzi-los, a fim de avaliar quais alimentos realmente estão associados à sintomatologia para que, em seguida, o nutricionista possa elaborar uma dieta personalizada.

Sabe-se que as manifestações do TDAH podem ser potencializadas ou reduzidas de acordo com o *status* de alguns micronutrientes, como deficiência de magnésio, zinco, cobre e ferro, além dos ácidos graxos poli-insaturados (Pufa), que, em níveis deficitários na dieta e no organismo humano, contribuem, por exemplo, para distúrbios do sistema nervoso e desempenho cerebral[7,21,25]. A suplementação de zinco em indivíduos com TDAH tem se mostrado eficaz na redução dos sintomas de desatenção.

A associação do TDAH com uma dieta rica em nutrientes essenciais como iodo, ferro, zinco, colina, vitaminas do complexo B, ácido fólico e vitamina D e fármacos vem demonstrando importância no desenvolvimento e melhora cognitiva no transtorno[25]. Segundo Millichap e Yee[23], a estratégia nutricional para indivíduos com TDAH deve começar com uma alimentação equilibrada, livre de alergênicos (p. ex., milho, leite, amendoim, soja, trigo), aditivos alimentares e açúcares refinados. Tal recomendação se justifica pelo fato de que crianças com alergias ou sensibilidade a esses componentes tornam-se mais irritadas e agitadas com seu consumo. O planejamento alimentar deve ser feito por um nutricionista devidamente habilitado e experiente sobre o transtorno.

A relação entre a concentração dos ácidos graxos poli-insaturados, nomeadamente o ômega 3 e o ômega 6, e o TDAH parece não ser clara. Todavia, um consenso elaborado por oito peritos internacionais concluiu que sua suplementação, especialmente a de ômega 3, proporciona diminuição nos sintomas do TDAH[21]. Vale ressaltar que pais de crianças com TDAH frequentemente relatam piora da hiperatividade após a ingestão excessiva de doces ou refrigerantes *diet*. No entanto, estudos concluíram que o açúcar, na maioria das vezes, não afeta o comportamento cognitivo ou o desempenho das crianças, mas certo efeito em subconjuntos de crianças não pode ser descartado. Portanto, deve haver cautela no consumo de alimentos ricos em açúcares.

A adoção rica em alimentos ultraprocessados, com muito açúcar de adição e gorduras, pode contribuir para a acentuação dos sintomas, segundo alguns autores[25,26]. Acredita-se que o metabolismo cerebral depende de fatores inerentes a uma boa oferta de nutrientes para que a produção de neurotransmissores e de mecanismos de sinapse aconteça de maneira eficiente.

Em relação à suplementação nutricional, os tipos mais testados em ensaios clínicos foram:

- Ácidos graxos essenciais (Pufa).
- Peptídeos e aminoácidos derivados (acetil-L-carnitina, L-carnosina).
- Zinco ou vitamina D.

- *Mix* de micronutrientes e fitoterápicos como *Ginkgo biloba*, ginseng vermelho coreano, xarope de amêndoa doce.
- Probióticos.

Foi destacado também que a suplementação com ácidos graxos livres traz reduções pequenas, mas significativas, nos sintomas do TDAH. Assim como a suplementação com vitamina D e magnésio em crianças com TDAH mostrou-se eficaz em alguns sintomas como problemas de conduta, problemas sociais e escores de ansiedade/timidez[27].

POLÍTICAS PÚBLICAS E ATENÇÃO PRIMÁRIA À SAÚDE: POSSÍVEIS CAMINHOS NO CUIDADO NUTRICIONAL

No âmbito da atenção primária à saúde (APS), os usuários com diagnóstico de TDAH devem ser acompanhados, principalmente pela equipe de saúde mental. Porém, a condução do cuidado nutricional deve ocorrer sob uma perspectiva multidisciplinar, com articulação entre diferentes saberes e equipes, incluindo a nutrição. Assim, as estratégias para intervenção devem levar em consideração o território em que o indivíduo vive e incluir o cuidado integral e longitudinal, além de orientações e cuidados individuais e coletivos (especialmente para a família).

Conforme já sinalizado, o envolvimento da família no cuidado nutricional de indivíduos com TDAH é fundamental. Na APS, a abordagem familiar deve visar à compreensão das relações familiares com o usuário com TDAH. Podem ser utilizadas ferramentas como genograma e ecomapa, sendo este último um instrumento gráfico de apoio ao primeiro. A realização de entrevistas individuais também é uma prática fundamental para identificar possíveis intervenções que podem ser aplicadas de modo eficiente em um primeiro momento do cuidado nutricional.

Deve existir ainda uma importante articulação com os Centros de Atenção Psicossocial (CAPS) no manejo clínico e na atenção nutricional, principalmente quando há necessidade de maior frequência no atendimento e acesso nas unidades básica de saúde. A assistência social também pode ajudar nos casos de problemas familiares ou rede de apoio.

No âmbito das políticas públicas em saúde não existem políticas específicas para o transtorno, mas há associações que militam na área, como a Associação Brasileira de Déficit de Atenção (https://tdah.org.br/). A própria lei que garante o diagnóstico, o tratamento e os recursos didáticos específicos e/ou adequados à aprendizagem do aluno com TDAH na educação básica ainda é recente (Lei n. 14.254/2021).

Contudo, há um projeto de lei tramitando nas diferentes instâncias desde 2021 (PL 2.630/2021). Trata-se de uma política nacional de proteção dos direitos da pessoa com TDAH que está em discussão. O objetivo principal seria garantir a quem tem TDAH os mesmos direitos das pessoas com transtorno do espectro autista, a fim de incentivar políticas, ações e programas, em âmbitos mais locais ou regionais, direcionados às pessoas com TDAH.

Enquanto não houver investimento em políticas públicas de saúde contemplando essa população, o cuidado nutricional seguirá ocorrendo de forma fragmentada e pouco acessível para a maioria, em virtude dos gastos elevados que normalmente acompanham o tratamento.

REFERÊNCIAS

1. American Psychiatric Association (APA). Manual Diagnóstico e Estatístico de Transtornos Mentais. 5.ed. Arlington; 2013.

2. Taylor E. Background to ADHD: a historical account of diagnostic concepts. Atten Defic Hyperact Disord. 2011;3:69-75.
3. Biederman J. Transtorno de déficit de atenção/hiperatividade: uma visão seletiva. Biol Psiquiatria. 2005;57(11):1215-20.
4. Faraone SV, Biederman J. Neurobiology of attention-deficit/hyperactivity disorder. Biol Psychiatry. 1998;44:951-8.
5. Sulkes SB. Transtorno de déficit de atenção/hiperatividade (TDA, TDAH). Manuais MSD para profissionais. 2018.
6. Faraone SV, Larsson H. Genetics of attention deficit hyperactivity disorder. Mol Psychiatry. 2019;24(4):562-75.
7. Faraone SV, Banaschewski T, Coghil D, et al. The World Federation of ADHD International Consensus Statement: 208 evidence-based conclusions about the disorder. Neurosci Biobehav Rev. 2021;128:789-818.
8. Muszkat M, Miranda MC, Rizzutti S. Transtorno de déficit de atenção e hiperatividade. São Paulo: Cortez; 2017.
9. Yi Z, et al. Prevention and treatment guidelines for attention deficit hyperactivity disorder. Peking University Medical Press; 2015.
10. Schulz E, et al. A double-blind, randomized, placebo/active controlled crossover evaluation of the efficacy and safety of Ritalin® la in children with attention-deficit/hyperactivity disorder in a laboratory classroom setting. J Child Adolesc Psychopharmacol. 2010;20(5):377-85.
11. ADHD Institut. Epidemiology. 2021. Disponível em: https://adhd-institute.com/burden-of-adhd/epidemiology/. Acesso em: 20 jul. 2021.
12. Rohde LA, Halpern R. Transtorno de déficit de atenção/hiperatividade: atualização. J Pediatr (Rio J). 2004;80(2):61-70.
13. Marcon GTG, Sardagna HV, Schussler D. O questionário Snap-IV como auxiliar psicopedagógico no diagnóstico preliminar do transtorno de déficit de atenção e hiperatividade (TDAH). Constr Psicopedag. 2016;24(25).
14. World Health Organization (WHO). ICD-11 for mortality and morbidity statistics. Version: 2019 April. Geneva: WHO; 2019. Disponível em: https://icd.who.int/browse11/l-m/en. Acesso em: 20 dez. 2023.
15. Kummer A, Barbosa IG, Rodrigues DH, et al. Frequency of overweight and obesity in children and adolescents with autism and attention deficit/hyperactivity disorder. Rev Paul Pediatr. 2016;34(1):71-7.
16. Brasil. Ministério da Saúde. Protocolo clínico e diretrizes terapêuticas para o transtorno do déficit de atenção com hiperatividade (TDAH). Brasília, DF; 2022.
17. Kachani AT, Córdas TA. Psiquiatria e nutrição. In Clínica psiquiátrica: os fundamentos da psiquiatria [2. ed., ampl. e atual.]. Santana de Parnaíba: Manole; 2021.
18. Canadian ADHD Resource Alliance (Caddra): Canadian ADHD practice guidelines. 4.ed. Toronto; 2018.
19. Stein MA, Sarampote CS, Waldman ID, et al. A dose-response study of Oros methylphenidate in children with attention-deficit/hyperactivity disorder. Pediatrics. 2003;112:e404.
20. Sahin S, Yuce M, Alacam H, et al. Effect of methylphenidate treatment on appetite and levels of leptin, ghrelin, adiponectin, and brain-derived neurotrophic factor in children and adolescents with attention deficit and hyperactivity disorder. Int J Psychiatry Clin Pract. 2014;18(4):280-7.
21. Kummer A, Barbosa IG, Rodrigues DH, et al. Frequency of overweight and obesity in children and adolescents with autism and attention deficit/hyperactivity disorder. Rev Paul Pediatr. 2016;34(1):71-7.
22. Kraemer MVS, Fernandes AC, Chaddad MCC, et al. Aditivos alimentares na infância: uma revisão sobre consumo e consequências à saúde. Rev Saude Publica. 2022;56:32.
23. Millichap JG, Yee MM. The diet factor in attention-deficit/hyperactivity disorder. Pediatrics. 2012;129(2):330-7.
24. Rojo-Marticella M, Arija V, Alda JA, et al. Do children with attention-deficit/hyperactivity disorder follow a different dietary pattern than that of their control peers? Nutrients. 2022;14(6):1131.
25. Ryu S, Choi Y-J, An H, et al. Associations between dietary intake and attention deficit hyperactivity disorder (ADHD) scores by repeated measurements in school-age children. Nutrients. 2022;14:2919.
26. Curado HTAM, et al. As implicações da alimentação e seus distúrbios no TDAH em crianças. Revista Educação em Saúde. 2019;7(Suppl 1):83-7.
27. European ADHD Guidelines Group. Sonuga-Barke EJ, Brandeis D, Cortese S. Non-pharmacological interventions for ADHD: systematic review and meta-analyses of randomized controlled trials of dietary and psychological treatments. Am J Psychiatry. 2013;170 (03):275-89.

16

Cuidado em nutrição de pessoas com síndrome de infecção congênita pelo vírus Zika

Márcia Marília Gomes Dantas Lopes
Isabella Advíncula Campos Silva
Letícia Karla Cunha dos Santos

O vírus Zika é um arbovírus do gênero flavivírus e pertencente à família *Flaviviridae*. Ele tem em seu genoma uma molécula de ácido ribonucleico (RNA), de cadeia simples e sentido positivo. É transmitido pelo mosquito *Aedes aegypti*, e este, por sua vez, é encontrado principalmente em áreas tropicais e subtropicais na América, Pacífico, Ásia e África, sendo responsável também pela transmissão de outras doenças, como Chikungunya, dengue e febre amarela[1-3].

No Brasil, a infecção pelo vírus Zika foi confirmada no início de 2015, após análise de amostras de sangue oriundas de indivíduos enfermos de vários estados do Nordeste. Apresentava-se como uma doença exantemática, com presença de prurido e febre. Ainda no mesmo ano, foi observado um aumento significativo no número de casos de recém-nascidos com microcefalia nessa região do país, que foi o primeiro a identificar a possível relação entre essa condição o vírus Zika. Posteriormente, constatou-se que os casos de microcefalia associados à infecção pelo vírus Zika no período gestacional também cursavam com outras alterações cerebrais e neurológicas[1,4-6].

O conjunto de anomalias congênitas que ocorrem em indivíduos (embriões ou fetos) expostos à infecção por esse vírus durante a gestação denomina-se síndrome de infecção congênita pelo vírus Zika (SCZ). Essa síndrome engloba alterações cerebrais, oftalmológicas, articulares, ataxia, convulsões e microcefalia[7,8].

A microcefalia é a condição neurológica na qual o perímetro cefálico (PC) do feto ou recém-nascido não se desenvolve completamente, ou seja, trata-se de uma anormalidade craniana observada desde o nascimento na qual o PC está abaixo de -2 desvios-padrão para a idade e o sexo segundo as curvas de referência[9,10]. Essa condição pode ser classificada como primária ou secundária. A primária (ou microcefalia congênita) tem sua origem genética, cromossômica ou ambiental. Nessa condição, o cérebro não consegue desenvolver-se normalmente no período pré-natal ou no nascimento. Já a secundária corresponde a uma condição na qual o cérebro completou seu desenvolvimento normal, ou seja, o PC encontra-se adequado, todavia sofreu algum dano que comprometeu seu crescimento no período posterior ao nascimento[11,12].

Para a detecção da microcefalia em recém-nascidos, o Ministério da Saúde vem adotando desde 2016 o uso de uma definição padrão internacional, endossada pela Organização Mundial da Saúde (OMS) (Quadro 1).

FISIOPATOLOGIA, PERFIL CLÍNICO E EPIDEMIOLÓGICO

O mecanismo de ação do vírus Zika no sistema nervoso ainda não foi totalmente elucidado, entretanto existe a hipótese de que o vírus possa alterar a expressão de mais de 500 genes das células hospedeiras, afetando e acarretando danos à capacidade das células progenitoras do SN de progredir no ciclo celular e de se diferenciar em neurônios, assim como também levar à morte dos progenitores mediada por caspase. A possível explicação para a redução do volume encefálico pode ser atribuída à morte neuronal prosseguida de fagocitose celular (neuronofagia)[15,16].

Assim, essa infecção pode influenciar significativamente o desenvolvimento neurológico da criança, que é significativamente menor do que o normal nas crianças expostas ao vírus nas primeiras semanas da gestação em comparação àquelas expostas nas últimas semanas[7,8].

A microcefalia é a complicação neurológica mais séria e irreversível causada pelo vírus Zika, mas não é a única. Além dessa desordem, outras manifestações da SCZ possíveis são calcificações intracranianas, ventriculomegalia, hidranencefalia, lesões na fossa posterior e edema. Pode acarretar também diversas alterações, como epilepsia, deficiência intelectual, paralisia cerebral, dificuldade de deglutição, anomalias visuais e auditivas, distúrbios de comportamento (transtorno do déficit de atenção com hiperatividade e autismo), hiperexcitabilidade, hipertonia, irritabilidade, artrogripose, atraso no desenvolvimento motor e de linguagem, estrabismo, desordens cardíacas e renais[12,13,17,18].

De acordo com o Sistema de Informações sobre Nascidos Vivos (Sinasc), entre 2010 e 2019 foram registrados 6.267 casos de microcefalia no Brasil, com uma prevalência de 2,15/10 mil nascidos vivos (NV) nesse espaço de tempo. Destes, 4.595 casos de microcefalia pelo vírus Zika foram notificados entre 2015 e 2017. Vale ressaltar que entre 2010 e 2014 a prevalência da microcefalia era menor que 1/10 mil NV, e já entre 2015 e 2016 aumentou drasticamente para 6 a 8/10 mil NV[9,19].

Análises de dados nacionais brasileiros mostraram que a taxa de mortalidade até os 3 anos de idade foi 11 vezes maior em NV com SCZ do que NV sem SCZ em geral. Condições classificadas como malformações congênitas, doenças do sistema nervoso e doenças infecciosas foram as causas mais comuns das mortes[20].

QUADRO 1 Critérios utilizados na identificação de recém-nascidos com microcefalia

Método	Nascimento	Sexo feminino	Sexo masculino
Antropometria	A termo	PC ≤ 31,5 cm	PC ≤ 31,9 cm
	Pré-termo	Critério Intergrowth-21 para sexo e idade	
Exames de imagem	A termo Pré-termo	Ultrassonografia da transfontanela Tomografia computadorizada do crânio Ressonância magnética	

PC: perímetro cefálico.
Fonte: Brasil[10]; Eickmann et al.[13]; Brasil[14].

PERFIL NUTRICIONAL DE CRIANÇAS COM SÍNDROME CONGÊNITA PELO ZIKA VÍRUS

Estudos têm registrado alterações nos indicadores antropométricos de peso para a idade (P/I), índice de massa corporal para a idade (IMC/I), peso para a estatura (P/E) e estatura para a idade (E/I) em crianças com microcefalia. O escore Z do indicador de E/I tende a diminuir com o passar do tempo, demonstrando tendência para classificação de baixa E/I entre 12 e 23 meses quando comparado ao nascimento. Além da alta frequência de crescimento inadequado, há presença de baixo P/I, mostrando um possível agravamento do estado nutricional ao longo do tempo. Entre 25 e 36 meses de idade, mais de 50% das crianças com SCZ estão abaixo dos limites de P/I e E/I. No terceiro ao quarto ano de vida, observa-se redução na proporção de crianças com estatura adequada. Ou seja, os índices antropométricos são afetados em crianças com SCZ durante os primeiros 4 anos de vida e parecem ser potencializados ao longo do tempo. Esse fato pode estar relacionado com a alimentação, o desmame precoce, distúrbios gastrintestinais e baixa variabilidade alimentar[21-24].

Por outro lado, o risco de sobrepeso também é um desvio nutricional encontrado em crianças com microcefalia. Estudos demonstram valores elevados nos escores Z para os indicadores IMC/I e P/E. Esse desvio associa-se ao consumo elevado de alimentos ultraprocessados e baixos percentuais de aleitamento materno[25-27].

Em relação ao PC, a diminuição do escore Z em crianças com SCZ nos primeiros 3 meses demonstrou um potencial reduzido de crescimento e desenvolvimento do sistema nervoso central dessas crianças. O prognóstico do crescimento cefálico nos primeiros 3 anos de vida é pior quando a infecção materna ocorre no primeiro trimestre gestacional e em crianças que apresentam atrofia grave do parênquima cerebral[28].

É comum a presença de diversos tipos de crises convulsivas, problemas musculoesqueléticos secundários, rigidez articular, deslocamento de quadril e deformidade na coluna que estão relacionados ao crescimento físico e à espasticidade muscular. Os distúrbios sensoriais, perceptivos e cognitivos associados podem envolver a visão, a audição, o tato e a capacidade de interpretar as informações sensoriais e/ou cognitivas. Por conseguinte, a comunicação expressiva, receptiva e a habilidade de interação social podem estar afetadas.

Em geral, crianças com comprometimento neurológico apresentam risco elevado de desnutrição por fatores diversos, dentre eles a ingestão alimentar insuficiente por causa das consequências de sua condição fisiopatológica, muitas vezes relacionadas à disfagia; a constipação intestinal, causando desconfortos abdominais; e o refluxo gastroesofágico (RGE), levando a uma ingestão alimentar insuficiente[29,30]. Esses fatores estão intimamente relacionados aos desvios antropométricos nutricionais de baixo P/I e baixa E/I[31].

A disfagia é um dos agravos mais presentes nessa população. Por ser um processo complexo sensório-motor, a deglutição depende de informações advindas do sistema nervoso central e periférico. Assim, para a execução sensório-motora, é necessário o funcionamento adequado e a conexão das vias entre as regiões de planejamento motor cortical extrapiramidal, centros que controlam o tronco cerebral e os nervos cranianos, e neurônios motores inferiores. Com a funcionalidade cortical adequada e intacta, as crianças conseguem estabelecer a fase oral logo na primeira infância, o que pode não ocorrer em crianças com SCZ, uma vez que estas apresentam comprometimento neuromotor.

As crianças com microcefalia pela SCZ tendem a apresentar grau de disfagia diretamente proporcional ao comprometimento neurológico. Após o primeiro trimestre, visualiza-se comumente a presença de disfagia grave, e essa condição pode acarretar maior risco de aspiração, uma vez que ocorre com a presença de movimentos distônicos da língua e falta de sensibilidade faríngea. Essas alterações podem afetar diretamente a alimentação desde o nascimento com a sucção, na amamentação, causando tosses e alterações respiratórias, má evolução nas consistências alimentares, ganho de peso deficitário, que pode levar a desnutrição, e outras consequências que podem comprometer a qualidade de vida dessas crianças[31].

Em virtude da baixa mobilidade corporal e da motilidade intestinal, a constipação intestinal acomete grande parte das crianças com distúrbios neurológicos, e, associado a esse fato, tem-se como agravante a ingestão hídrica inadequada. O peristaltismo geralmente se torna mais lento, haja vista que o abdome está com a musculatura sempre rígida, ocasionando ressecamento fecal. Além disso, pode estar associada a fatores como baixa ingestão de fibras e líquidos, atividade física reduzida e uso de medicamentos antiácidos e antiepilépticos[32-34].

Outro agravo associado à alimentação é o RGE, definido pelo retorno involuntário e repetitivo do conteúdo do estômago para o esôfago, comumente encontrado em crianças com distúrbios neurológicos, que apresentam com frequência má coordenação motriz-oral. Essa condição apresenta-se como um desafio desde o processo de amamentação e é um dos motivos que levam as mães a desistirem de amamentar, ocasionando o desmame precoce, uma vez que, aparentemente, o bebê se sente desconfortável ou até mesmo apresenta refluxo do leite pelas narinas e engasgos. O RGE estende-se frequentemente durante a vida da pessoa com microcefalia, estando diretamente relacionado com ganho de peso insuficiente, desnutrição e taxa de crescimento abaixo do esperado para a idade[27,35-38].

Ademais, achados de adiposidade e alterações do metabolismo (dislipidemia e hipertrigliceridemia) foram observados precocemente em crianças com SCZ, mesmo na ausência de excesso de peso e adiposidade central, sugerindo que a infecção intraútero pelo vírus pode estar associada à adipogênese e a alterações precoces do metabolismo[39].

AVALIAÇÃO DOS ASPECTOS SOCIOECONÔMICOS E DEMOGRÁFICOS

A maior incidência de microcefalia no Brasil ocorreu de outubro a dezembro de 2015, no estado de Pernambuco. Contudo, a SCZ ocorreu de forma desproporcional nessa região, evidenciando a desigualdade social existente: a maior incidência ocorreu em áreas de baixo Índice de Desenvolvimento Humano (IDH) e em mães com menor escolaridade[40]. Estudo demonstrou que 68% das famílias de crianças com microcefalia pela SCZ residem em regiões periféricas, e 48% das mães têm o ensino médio completo, 16% o ensino médio incompleto e 16% o ensino fundamental incompleto[41]. Acredita-se que esse seja perfil sociodemográfico característico em todo o país para esse subgrupo populacional: provenientes de famílias de baixa renda e de estratos sociais mais vulneráveis.

Essas crianças têm direito ao Benefício de Prestação Continuada (BPC), que é oferecido pelo Sistema Único de Assistência Social para famílias de pessoas com deficiência cuja renda *per capita* é menor do que um quarto do salário-mínimo vigente. Assim, o recebimento desse e de outros benefícios sociais é uma importante questão a ser abordada durante a entrevista clínica, visando monitorar os fatores socioeconômicos que podem estar associados à insegurança alimentar dessas crianças.

AVALIAÇÃO SEMIOLÓGICA

Esta etapa é fundamental para avaliar os sinais e sintomas clínicos de problemas em nutrição do indivíduo, visando contribuir para sua terapêutica[42]. Na criança com SCZ, deve-se registrar a impressão sobre o estado geral mediante observação e do relato do acompanhante. Funcionalidade, estado de consciência e movimentos corporais também devem ser observados. A microcefalia é marcada pela acentuada desproporção craniofacial, excesso de pele e/ou dobras de pele no escalpo, protuberância óssea occipital e hérnia umbilical. Deficiência motora, hipertonia, displasia do quadril e artrogripose se destacam ao longo do desenvolvimento dessas crianças[43,44].

O exame físico nutricional deve ser realizado de forma sistemática e progressiva, a partir da cabeça até a região plantar. Nos indivíduos com microcefalia, deve-se priorizar a inspeção do cabelo, seguido dos olhos, face, boca (lábios, dentes, língua), tórax (abdome), membros superiores (unhas, região palmar) e inferiores (quadríceps e tornozelo), pele, reservas adiposa e muscular, funcionamento dos sistemas nervoso e gastrintestinal e condição hídrica (desidratação, edema)[42].

AVALIAÇÃO ANTROPOMÉTRICA E DE COMPOSIÇÃO CORPORAL

Embora ainda não haja curvas e parâmetros específicos para esse grupo populacional, o Ministério da Saúde aconselha que o acompanhamento do crescimento de crianças com microcefalia seja feito com base nas curvas do Consórcio Internacional de Crescimento Fetal e Neonatal para o Século 21 (*Intergrowth 21st*) para os recém-nascidos pré-termo até 64 semanas, com idade gestacional corrigida, e nas curvas de crescimento da OMS para crianças termo e pós-termo[30]. Vale salientar que os padrões de crescimento dessas crianças podem ser notavelmente diferentes daquelas com desenvolvimento típico, e que o crescimento nesse subconjunto de crianças é influenciado pela gravidade funcional e pela capacidade alimentar.

A avaliação dos parâmetros antropométricos é um procedimento crucial na avaliação clínica pediátrica. No entanto, nem sempre é fácil de ser realizada em crianças com microcefalia pela SCZ. Sempre que possível, o peso corporal deve ser obtido por uma balança digital. Bebês devem ser pesados nus, enquanto crianças mais velhas podem usar roupas leves e devem retirar calçados e acessórios. Se a criança não conseguir ficar em pé, o uso de uma balança de cadeira de rodas é aconselhável, procedendo-se posteriormente à subtração de seu peso. A avaliação da estatura é ainda mais desafiadora. Geralmente é possível mensurar o comprimento deitado em crianças pequenas, com o auxílio de uma régua antropométrica. Entretanto, em crianças maiores, quando a estatura em pé não puder ser obtida, medidas de segmentos corporais podem ser utilizadas para estimar a estatura.

Ainda não existem equações de estimativas específicas para essa população, porém a equação que utiliza o comprimento da tíbia, proposta por Stevenson[45] para crianças com paralisia cerebral que não deambulam, é uma alternativa que pode ser utilizada em crianças com microcefalia por sua similaridade fenotípica, e pela melhor aplicabilidade nos indivíduos com limitações na articulação do joelho.

Em relação à composição corporal, apesar de a bioimpedância já ter sido utilizada em alguns estudos em indivíduos com microcefalia[46,47], as anormalidades articulares, ortopédicas e posturais prejudicam a fidedignidade dos resultados nessas crianças, principalmente com o passar da idade.

Entretanto, medidas como circunferência do braço (CB), dobra cutânea tricipital (DCT) e dobra cutânea subescapular (DCSE) são comumente utilizadas para avaliação e acompanhamento do perfil antropométrico e de composição corporal[48,49]. A European Society for Paediatric Gastroenterology Hepatology and Nutrition (ESPGHAN) recomenda que a rotina de avaliação do estado nutricional em crianças com comprometimento neurológico não seja baseada apenas em medidas de peso e altura, mas também em avaliação da gordura corporal por dobras cutâneas[50].

A CB, realizada com o auxílio de uma fita antropométrica inelástica, é uma maneira complementar de avaliar a massa corporal total e a possível existência de déficits ou excessos nutricionais nessa população[49], e pode ser avaliada com base nas tabelas de referência da OMS[51] para crianças menores de 5 anos de idade, e a de Frisancho[52] para pessoas com mais de 6 anos.

Quando o objetivo é avaliar a gordura corporal, a medição de dobras cutâneas é uma das mais utilizadas, por apresentar grande correlação com a gordura corporal total. Como a disposição da gordura localizada no tecido subcutâneo não se apresenta de maneira uniforme por todo o corpo, as medidas de espessura das dobras cutâneas devem ser realizadas em várias regiões do corpo (tronco e membros), permitindo assim a obtenção de uma visão mais clara sobre sua disposição corporal. As medidas mais utilizadas para esse fim em crianças e adolescentes são as dobras cutâneas tricipital e subescapular[49]. A avaliação isolada pode se dar por meio da classificação em percentil, com base nas tabelas de referência da OMS para crianças menores de 5 anos[51], e de Frisancho[52] para pessoas acima de 6 anos. Pode-se também calcular a área gordurosa do braço (AGB) para avaliar o grau de adiposidade corporal[48,49].

Para a classificação do PB, DCT, DCSE e AGB, consideram-se como baixo peso os valores inferiores ao percentil 5, e como excesso de peso os valores superiores ao percentil 95[48,49,52]. Para o monitoramento das crianças menores de 5 anos por meio dos gráficos da OMS, consideram-se como faixa de normalidade os valores entre –2 e +2 escores Z[49,51].

A avaliação do perímetro muscular do braço (PMB) e da área muscular do braço com correção da área óssea (AMBc) também é indicada para essa população, para determinar a reserva de tecido muscular. São considerados com reserva muscular adequada aqueles com valores a partir do percentil 15, sendo considerados como apresentando depleção leve/moderada aqueles entre percentis 5 e 15, e como tendo depleção grave aqueles abaixo do percentil 5[49,53].

O acompanhamento antropométrico de crianças com comprometimento neurológico deve ser realizado pelo menos a cada 6 meses. Para lactentes, recomenda-se avaliar o crescimento a cada 1 a 3 meses, e em crianças mais velhas a frequência da avaliação pode variar de acordo com seu estado nutricional e de saúde. Não há dados sobre o cronograma de acompanhamento ideal de composição corporal; dependerá de fatores de risco e da avaliação inicial. No entanto, é importante usar o mesmo método para que se tenham valores comparáveis[50].

AVALIAÇÃO DO CONSUMO ALIMENTAR

O recordatório de 24 horas (R24h), a história alimentar e o questionário de frequência alimentar (QFA) são os instrumentos mais utilizados na prática clínica e nos estudos com essa população[54,55]. A história alimentar é rotineiramente utilizada na primeira consulta, pois permite que o nutricionista conheça os hábitos alimentares atuais e pregressos, assim como está geralmente vinculada às informações sobre a história clínica e psicossocial, estilo de vida e exames físico e bioquímico[48]. O R24h e o QFA podem fazer parte da história alimentar, porém vale salientar que, para que o QFA avalie a dieta da forma mais acurada possível, deve ser desenvolvido e validado para a população atendida, e a lista de alimentos deve conter os itens que são mais comumente consumidos por essa população.

É imprescindível a presença de um acompanhante ou responsável que conheça a rotina e os hábitos alimentares da criança. Fatores como memória, alfabetização e a capacidade de descrever a comida e estimar porções do acompanhante são limitações que devem ser levadas em consideração no momento da avaliação do consumo alimentar, necessitando muitas vezes de adaptações na abordagem, na linguagem, e do auxílio de materiais fotográficos.

Estudos avaliando a alimentação de crianças com microcefalia pela SCZ identificaram que a grande maioria não consegue manter a amamentação exclusiva até o sexto mês de vida[56]. Mediante a aplicação do R24h e questionários de hábitos alimentares nas mães dessas crianças, Santos et al.[22] constataram, desde o período da introdução alimentar, baixa diversidade alimentar, presença de açúcar e alimentos ultraprocessados, predomínio de laticínios e farináceos e baixa variedade de frutas e legumes. Como consequência, essa população apresenta baixo consumo de lipídios e fibras e deficiência importante na ingestão de alimentos ricos em ferro, cálcio, selênio, vitaminas C, D, E e zinco. Além disso, é comum que a dieta seja predominantemente pastosa, baixa em calorias, havendo também importante desequilíbrio entre os macronutrientes[17,25,27,37].

Considerando as várias complicações inerentes ao comprometimento neurológico, é comum a necessidade de terapia nutricional oral e/ou enteral[23,57]. Portanto, esforços devem ser investidos para garantir que o atendimento a essas crianças seja prestado por uma equipe de profissionais interdisciplinares, sendo fundamental a presença do nutricionista para orientar a alimentação adequada à idade e minimizar os déficits nutricionais, considerando as limitações dessa população[22].

PRINCIPAIS ORIENTAÇÕES NUTRICIONAIS

A diversidade de alterações nutricionais está relacionada aos aspectos sociais, nutricionais e clínicos da microcefalia pelo SCZ, que engloba um grupo heterogêneo de sinais clínicos e severidade de comprometimentos, sendo associada às limitações das atividades e à presença de comorbidades.

Diante disso, há necessidade de orientações e prescrições nutricionais voltadas às principais questões envolvidas dentro desse grupo, e que favoreçam o entendimento e a autonomia da criança e/ou cuidador/acompanhante. Dentre elas, destaca-se a higienização de mãos, superfícies e alimentos; anemia; constipação intestinal; disfagia; desnutrição; e terapia nutricional enteral via sonda (Quadros 2 a 6).

Visando facilitar a compreensão, tais orientações devem ser acessíveis. Para isso, devem-se usar imagens, objetos, ilustrações, figuras, infográficos, *podcasts*, vídeos de curta duração, a depender do nível de autonomia das crianças e da memória, envolvimento e grau de alfabetização do cuidador/acompanhante.

Com o intuito de favorecer a autonomia do sujeito durante o atendimento, deve-se respeitar suas preferências e aversões. O contexto socioeconômico não pode ser ignorado, pois um grande desafio é o acesso aos alimentos e/ou suplementos que são prescritos, além de ter uma boa comunicação com o acompanhante.

ESTRATÉGIAS PARA PROMOVER INCLUSÃO E ACESSIBILIDADE NAS AÇÕES DE EDUCAÇÃO ALIMENTAR E NUTRICIONAL

Ao pensar em estratégias de inclusão e acessibilidade nas ações de educação alimentar e nutricional (EAN), é imprescindível considerar seus princípios:

- Valorização da cultura alimentar local.
- Valorização da culinária enquanto prática emancipatória.
- Promoção de autocuidado.
- O sistema alimentar e sua integralidade.
- Diversidade de cenários de prática.
- Sustentabilidade social, ambiental e econômica.
- Intersetorialidade.
- Participação ativa e informada dos sujeitos.
- Planejamento, avaliação e monitoramento[57].

QUADRO 2 Exemplo de orientação para anemia

- Se lactente: a prática do aleitamento materno deve ser exclusiva até os 6 meses e complementar até os 2 anos de idade ou mais.
- Ofertar alimentos fontes de ferro de mais fácil absorção, como carnes, peixes e aves (triturados, liquidificados ou conforme textura que a criança aceite).
- Ofertar alimentos vegetais fonte de ferro, como vegetais verde-escuros (brócolis, couve, alface, rúcula), feijão, lentilha, grão-de-bico (triturados, liquidificados ou conforme textura que a criança aceite).
- Incluir alimentos ricos em vitamina C, conforme textura que a criança aceite, para facilitar a absorção do ferro, como laranja, limão, acerola, caju, mamão, melancia, kiwi, morango, tangerina e abacaxi.
- Durante ou logo após o almoço e jantar, evite oferecer chá, café, banana, leite e derivados, pois estes podem reduzir a absorção do ferro.

Fonte: elaboração das autoras.

QUADRO 3 Exemplo de orientação para constipação intestinal

- Ofertar água a cada hora. Se necessário, use o espessante conforme orientação do profissional.
- Evitar alimentos que pioram a prisão de ventre, como banana-maçã, goiaba, caju, cenoura cozida, inhame, pães brancos, arroz branco e amido de milho.
- Ofertar frutas que possuem efeito laxativo, como mamão, abacate, laranja com bagaço, acerola, manga, uva, abacaxi, melancia, tangerina, ameixa, na textura que a criança aceitar.
- Ofertar frequentemente alimentos como feijão, ervilha, lentilha, grão-de-bico na textura que a criança aceitar, castanhas e nozes triturados no suco ou na vitamina, verduras amassadas ou liquidificadas no almoço e no jantar, principalmente cruas, frutas com casca, semente e bagaço sempre que possível.
- Ofertar alimentos integrais (pão integral, arroz e macarrão integral, aveia) (triturados, liquidificados ou conforme textura que a criança aceitar).
- Incluir aveia, chia, linhaça, gergelim, granola sem açúcar para aumentar o consumo de fibras. Podem ser adicionados triturados em frutas amassadas, iogurtes, vitaminas, sopas, mingaus.

Fonte: elaboração das autoras.

QUADRO 4 Exemplo de orientação para disfagia

- Se possível, realizar acompanhamento fonoaudiológico e consumir apenas a consistência orientada pelo profissional.
- Na hora das refeições, a criança deve permanecer sentada ou, caso seja acamada, com a cabeceira da cama elevada em ângulo de 30 a 45 graus. Não realizar refeições na posição deitada.
- Não oferecer alimentos caso a criança esteja sonolenta.
- Estimular o consumo de pequenas refeições, porém mais frequentes (8 refeições por dia) para que a criança possa consumir quantidades adequadas ao longo do dia.
- Certifique-se de que a criança já engoliu todo o alimento presente na boca antes de oferecer a próxima colherada.
- Não utilizar líquidos para ajudar o alimento a descer. Oferecer a dieta na consistência adequada evita o acúmulo de alimentos na boca.
- Evitar o consumo de líquido ralo sem espessante.
- Preferir alimentos macios, com consistência semissólida, homogêneos ou purês, como frutas macias, legumes cozidos, carne moída, massas bem cozidas com molho.
- Oferecer sopas batidas no liquidificador, caldo de feijão, cremes, peixes sem espinha, carnes com molho.
- Amassar alimentos com o garfo quando necessário, como frutas, feijão, arroz, vegetais cozidos.
- Evitar alimentos que se desintegram facilmente na boca, como biscoitos, chocolates, pães, torradas, cereais secos.
- Evitar o consumo de massas secas, tortas, farinhas, farofas, ovos muito cozidos, queijos secos e derretidos, sopas muito líquidas.
- Estimular a mastigação e o uso de utensílios como garfo e faca ao longo do crescimento da criança.
- Caso o uso de espessantes seja recomendado, realizar a diluição adequada e lembrar de adicionar a todos os líquidos, inclusive água.

Fonte: elaboração das autoras.

QUADRO 5 Exemplo de orientação para desnutrição

- Oferecer as quantidades recomendadas de alimentos e bebidas para atingir as necessidades nutricionais.
- Se possível, realizar refeições 5 a 6 vezes por dia: café da manhã, lanche, almoço, lanche da tarde, jantar e ceia.
- Evitar passar longos períodos sem ofertar algum tipo de alimento.
- Evitar trocar a oferta de refeições por beliscadas em lanches ao longo do dia.
- Evitar ofertar líquidos durante as refeições para não atrapalhar a aceitação dos demais alimentos.
- Colorir e diversificar os pratos sempre que possível.
- Incluir alimentos ricos em proteínas em todas as refeições, como frango, carne, peixe, ovo, leite, iogurte, queijo.
- Preferir o uso de leites integrais. Evitar desnatado ou semidesnatado.
- Oferecer frutas com adição de leite, iogurte natural ou suplemento alimentar caso faça uso.
- Adicionar azeites/óleos no almoço e no jantar.
- Sempre que possível, consumir frango, carne ou peixe no almoço e jantar.
- Inserir castanhas e nozes triturados no preparo da alimentação.
- Fazer uso do suplemento prescrito conforme orientação do nutricionista.

Fonte: elaboração das autoras.

QUADRO 6 Exemplo de orientação para terapia nutricional enteral via sonda

A dieta enteral é aquela administrada por uma sonda que leva o alimento diretamente ao estômago ou intestino do indivíduo, na impossibilidade da alimentação via oral. Ela pode ser caseira, ou seja, preparada com os alimentos na sua forma original (*in natura*), ou industrializada, quando já vem pronta, podendo ser líquida ou em pó (necessitando da diluição em água).

Quais cuidados são necessários?

A pessoa que irá preparar a dieta deve estar com cabelos protegidos, roupas limpas, unhas curtas, lavar as mãos e antebraços com água e sabão antes do preparo da dieta.

- Preparar a dieta conforme orientação do nutricionista.
- Administrar a dieta lentamente, para evitar transtornos gastrintestinais.
- Após a administração de cada dieta, injetar 20 mL de água com a seringa na sonda para lavá-la.
- Em caso de indivíduos acamados, elevar a cabeceira da cama de 30 a 45 graus durante a administração da dieta e permanecer assim por pelo menos 30 minutos após o término. Se receber nutrição enteral de forma contínua, manter sempre a cabeceira elevada.
- Se o indivíduo não estiver acamado, mantê-lo sentado durante toda a administração da dieta e pelo menos 30 minutos depois.

Para dieta caseira:

- A água utilizada na dieta enteral deverá ser mineral, filtrada ou fervida por 15 minutos.
- Higienizar adequadamente frutas e vegetais, inicialmente em água corrente, em seguida deixando em solução clorada por 15 minutos e finalizando em água corrente novamente.
- Liquidificar as preparações e coar para oferecer ao paciente através da sonda.
- Oferecer a refeição sempre em temperatura ambiente, portanto preparar a dieta pelo menos 30 minutos antes de ser oferecida.
- Consumir a dieta no mesmo dia ou em até no máximo 24 horas depois.
- Caso a dieta seja guardada para uso posterior, colocar em recipiente com tampa e armazenar na geladeira, preferencialmente na primeira prateleira e nunca na porta.
- Os utensílios utilizados para preparo da dieta enteral (liquidificador, faca, colher, peneira) devem ser de uso exclusivo para esse fim.
- Não congelar a dieta.
- Não esquentar em banho-maria ou micro-ondas.
- Deverá ser descartada se sobrar. Não utilizar para o outro dia.

Para dieta industrializada:

- Atentar-se as recomendações do fabricante se for o caso de fórmulas enterais industrializadas.
- Ler o rótulo e o passo a passo.
- Nunca utilizar produtos com data de validade vencida.

Fonte: elaboração das autoras.

Experiências como, por exemplo, estímulo às famílias, e às próprias crianças, à criação de hortas; criação de preparações com alimentos saudáveis mais consumidos na família, elaboração de livro de receitas com preparações, com consistências e teor nutricional, com ênfase naqueles que são mais deficientes nessas crianças (energia, lipídios, fibras, zinco, ferro e vitamina A); rodas de conversa sobre alimentação; passeios; e oficinas culinárias são estratégias que auxiliam na inclusão e na educação alimentar e nutricional para esse grupo populacional[57].

Para a comunicação com a criança com microcefalia pela SCZ, pode-se utilizar sistemas de comunicação alternativa. A depender do grau de comprometimento neurológico, o profissional pode utilizar as formas de intervenção na comunicação nas quais o usuário utiliza de seu próprio corpo: os gestos; o apontar; o sorrir; o piscar de olhos; as vocalizações; a escrita. Outra forma de incluir as crianças no processo é a utilização de recursos externos ou meios auxiliares: recursos de baixa tecnologia (objetos; retratos; sistemas gráficos; palavras e frases); e recursos de alta tecnologia (gravador; computador; *tablets*) para produção e demonstração de *podcasts*, vídeos e ilustrações[58].

Todas essas estratégias devem considerar as 6 dimensões da acessibilidade, como suportes à realização de todos as ações com pessoas com necessidades específicas[59]:

1. Arquitetônica (sem barreiras físicas).
2. Comunicacional (sem barreiras na comunicação entre pessoas).
3. Metodológica (sem barreiras nos métodos e técnicas de lazer, trabalho, educação).
4. Instrumental (sem barreiras nos instrumentos, ferramentas, utensílios).
5. Programática (sem barreiras embutidas em políticas públicas, legislações, normas).
6. Atitudinal (sem preconceitos, estereótipos, estigmas e discriminações nos comportamentos da sociedade para com pessoas que têm necessidades específicas).

REFERÊNCIAS

1. Luz KG, Santos CIV, Vieira RM. Febre pelo vírus Zika. Epidemiol Serv Saúde. 2015;24;4:785-8.
2. Oliveira BCC. A microcefalia no Brasil e os fatores recorrentes a doença. 2016.
3. Sampaio GS. Dispersão, prevalência e dinâmica da transmissão do vírus Zika, de 1947 a 2018. 2019.
4. Garcia LP. Epidemia do vírus Zika e microcefalia no Brasil: emergência, evolução e enfrentamento. Texto para Discussão. 2018.
5. Salge AKM, Castral TC, Sousa MC, et al. Infecção pelo vírus Zika na gestação e microcefalia em recém-nascidos: revisão integrativa de literatura. Rev Eletr Enferm. 2016;18:e1137.
6. Oliveira CS, Vasconcelos PFC. Microcefalia e vírus Zika. J Pediatr (Rio J). 2016,92(2):103-5.
7. Teixeira GA, Dantas DNA, Carvalho GAF, et al. Análise do conceito síndrome congênita pelo Zika vírus. Cienc Saúde Coletiva. 2020:25:567-74.
8. Mocelin HJS, Prado TN, Freitas PSS, et al. Variação na detecção da síndrome congênita do Zika em função de alterações em protocolos. Rev Panam Salud Publica. 2019;43:e79.
9. Brasil. Ministério da Saúde. Orientações integradas de vigilância e atenção à saúde no âmbito da Emergência de Saúde Pública de Importância Nacional: procedimentos para o monitoramento das alterações no crescimento e desenvolvimento a partir da gestação até a primeira infância, relacionadas à infecção pelo vírus Zika e outras etiologias infeciosas dentro da capacidade operacional do SUS. Brasília, DF: Ministério da Saúde; 2017.
10. Brasil. Ministério da Saúde. Protocolo de vigilância e resposta à ocorrência de microcefalia relacionada à infecção pelo vírus Zika. Brasília, DF: Ministério da Saúde; 2015.
11. Devakumar D, Bamford A, Ferreira MU, et al. Infectious causes of microcephaly: epidemiology, pathogenesis, diagnosis, and management. Lancet Infect Dis. 2018;18:e1-e13.
12. Arroyo HA. Microcefalia. Revista Medicina; 2018.
13. Eickmann SH, Carvalho MDDG, Ramos RCF, et al. Síndrome da infecção congênita pelo vírus Zika. Cadernos de Saúde Pública. 2016;32:e00047716.
14. Brasil. Ministério da Saúde. Vírus Zika no Brasil: a resposta do SUS. Brasília, DF: Ministério da Saúde; 2017.
15. Garcez PP, Nascimento JN, Vasconcelos JM, et al. Combined proteome and transcriptome analyses reveal that Zika virus circulating in Brazil alters cell cycle and neurogenic programmes in human neurospheres. Peer J Preprints. 2016.
16. Brito MN. Vírus Zika e o sistema nervoso central: uma revisão de literatura. Cadernos de Graduação: Ciências Biológicas e da Saúde. 2017;3(1).
17. Santos DSS, Mercês MO, Souza RL, Santana AL. Cuidados à criança com síndrome congênita do Zika: revisão sistemática. Revista Brasileira de Saúde Funcional. 2018;6(1):81-81.
18. Silva LRC, Souza AM. Zika virus: what do we know about the viral structure, mechanisms of transmission, and neurological outcomes? Revista da Sociedade Brasileira de Medicina Tropical. 2016;49(3):267-73.
19. Brasil. Ministério da Saúde. Anomalias congênitas no Brasil, 2010 a 2019: análise de um grupo prioritário para a vigilância ao nascimento. Boletim 6, v.56. 2021.
20. Paixão ES, Cardim LL, Costa MCN, et al. Congenital Zika syndrome: nationwide cohort study in Brazil, 2015-2018. N Engl J Med. 2022;386(8):757-67.

21. Silva AAM, Ganz JSS, Sousa PS, et al. Early growth and neurologic outcomes of infants with probable congenital Zika virus syndrome. Emerg Infect Dis. 2016;22(11):1953.
22. Santos SFM, Soares FVM, Abranches AD, et al. Infants with microcephaly due to Zika virus exposure: nutritional status and food practices. Nutr J. 2019;18(1):4.
23. Aguiar EB, Pone SM, Gomes Jr SCS, et al. Anthropometric parameters of children with congenital Zika virus exposure in the first three years of life. Viruses. 2022;14(5):876.
24. Tavares JS, Gama GL, Pinheiro HCG, et al. Growth in children with congenital Zika syndrome: a 4-years longitudinal cohort study. Early Child Development and Care. 2022:1-12.
25. Nascimento Junior EN, Almeida LMS, Ramos CV, et al. Perfil antropométrico e consumo alimentar de crianças com microcefalia. Revista Interdisciplinar. 2018;11(3):75-83.
26. Paula GL. Motilidade gástrica, intolerância à dieta e estado nutricional em pré-escolares com microcefalia por síndrome de Zika congênita. Universidade Federal de Pernambuco; 2019.
27. Nobrega NR. Padrão alimentar de crianças nascidas com microcefalia no Estado do Ceará. Universidade Federal do Ceará; 2018.
28. Takahashi EHM, Alves MTSSB, Ribeiro MRC, et al. Decline in head circumference growth and associated factors in congenital Zika syndrome. Cad Saúde Pública. 2022;38.
29. Penagini F, Mameli C, Fabiano V, et al. Dietary intakes and nutritional issues in neurologically impaired children. Nutrients. 2015;7(11):9400-15.
30. Prata-Barbosa A, Martins MM, Guastavino AB, et al. Effects of Zika infection on growth. J Pediatr (Rio J). 2019;95:30-41.
31. Leal MC, van der Linden V, Bezerra TP, et al. Characteristics of dysphagia in infants with microcephaly caused by congenital Zika virus infection, Brazil, 2015. Emerg Infect Dis. 2017;23(8):1253.
32. Paz Junior AC, et al. Neuromuscular affecttions in children. In: Duthie RB, et al. Mercer's orthopaedic surgery. 9.ed. London: Arnold; 1996.
33. Santos Júnior JCM. Constipação intestinal. Rev Bras Coloproct. 2005;25(1).
34. Lopes PAC, Amancio OMS, Araújo RFC, et al. Food pattern and nutritional status of children with cerebral palsy. Revista Paulista de Pediatria. 2013;31(3):344-9.
35. Brasil. Biblioteca Virtual em Saúde. Ministério da Saúde. Refluxo gastroesofágico. 2018.
36. Sá FE, Andrade MMG, Nogueira EMC, et al. Produção de sentidos parentais no cuidado de crianças com microcefalia por vírus Zika. 2017.
37. Santos JLB. Avaliação do estado nutricional infantil na síndrome congênita associada à infecção pelo Zika vírus: uma revisão integrativa. Natal: Universidade Federal do Rio Grande do Norte; 2021.
38. Brasil. Ministério da Saúde. Secretaria de Atenção à Saúde. Diretrizes de estimulação precoce: crianças de zero a 3 anos com atraso no desenvolvimento neuropsicomotor. Brasília, DF: Ministério da Saúde; 2016.
39. Calheiros KSPRV. Adiposidade e alterações metabólicas em crianças com microcefalia pela síndrome da Zika congênita. Universidade Federal de Pernambuco; 2020.
40. Souza AI, Siqueira MT, Ferreira ALCG, et al. Geography of microcephaly in the Zika era: a study of newborn distribution and socio-environmental indicators in Recife, Brazil, 2015-2016. Public Health Reports. 2018;133(4):461-71.
41. Freitas PSS, Soares GB, Mocelin HJS, et al. Síndrome congênita do vírus Zika: perfil sociodemográfico das mães. Rev Panam Salud Publica. 2019;43.
42. Sampaio LR (org.). Semiologia nutricional. In: Sampaio LR. Avaliação nutricional Salvador: EDUFBA; 2012. p.23-47.
43. Guimarães CP, Macedo MS, Barbosa MA, et al. Clinical findings in congenital infection by Zika virus: a retrospective study in a reference hospital in Central-West Brazil. BMC Pediatrics. 2019;19(1):1-5.
44. Pomar L, Musso D, Malinger G, et al. Zika virus during pregnancy: from maternal exposure to congenital Zika virus syndrome. Prenatal Diagnosis. 2019;39(6):420-30.
45. Stevenson RD. Use of segmental measures to estimate stature in children with cerebral palsy. Arch Pediatr Adolesc Med. 1995;149(6):658-62.
46. Soares F, Abranches AD, Villela L, et al. Zika virus infection in pregnancy and infant growth, body composition in the first three months of life: a cohort study. Scientific Reports. 2019;9(1):1-6.
47. Martins OSS. Consumo alimentar, antropometria e composição corporal: um estudo em crianças com microcefalia por síndrome da Zika congênita. Universidade Federal de Pernambuco; 2020.
48. Rossi L, Caruso L, Galante AP. Avaliação nutricional: novas perspectivas. 2.ed. Rio de Janeiro: Guanabara Koogan; 2017.

49. Bagni UV. Vade mecum de avaliação nutricional: equações preditivas, referências para comparação e parâmetros de classificação. Niterói: Observatório Multidimensional de Nutrição Inclusiva; 2023.
50. Rombeau JL. Atlas of nutritional support techniques. Boston: Little Brown; 1989.
51. World Health Organization (WHO). WHO child growth standards: head circumference-for-age, arm circumference-for-age, triceps skinfold-for-age and subscapular skinfold-for-age: methods and development. Geneva: WHO; 2007.
52. Frisancho AR. Anthropometric standards for the assessment of growth and nutritional status. University of Michigan Press, 1990.
53. Frisancho AR. New norms of upper limb fat and muscle areas for assessment of nutritional status. Am J Clin Nutr. 1981;34(11):2540-5.
54. Masson DF. Acompanhamento nutricional de cuidadores e pacientes com deficiências múltiplas. Secretaria do Estado da Saúde de São Paulo, 2016.
55. Lopes V. Estado nutricional de crianças e adolescentes com necessidades especiais e deficiências múltiplas. Secretaria do Estado da Saúde de São Paulo, 2017.
56. Santos FS, Silva AOB, Lima AS, et al. Aleitamento materno de crianças com microcefalia no contexto do Zika vírus. Cogitare Enfermagem. 2021;26.
57. Brasil. Ministério do Desenvolvimento Social. Princípios e práticas para educação alimentar e nutricional. Brasília, DF: MDS; Secretaria Nacional de Segurança Alimentar e Nutricional; 2018.
58. Friche AAL, Araújo MRN, Reis NMM, Bonolo PF. Uso terapêutico de tecnologias assistivas: direitos das pessoas com deficiência e ampliação da comunicação. Belo Horizonte. Nescon/UFMG; 2015.
59. Sassak RK. Inclusão: acessibilidade no lazer, trabalho e educação. Revista Nacional de Reabilitação (Reação). 2009(ano XII); p.10-6.

PARTE 3

NUTRIÇÃO INCLUSIVA JUNTO A GRUPOS SOCIALMENTE VULNERÁVEIS E HISTORICAMENTE INVISIBILIZADOS

17

Cuidado em nutrição da população LGBTQIA+

Felipe de Souza Cardoso
Vivian dos Santos Neves
Paulo Rogério Melo Rodrigues
Raquel de Souza Mezzavilla
Quin von Kouh Quintal
Gabs Andrade Cruz Queiroz

LGBTQIA+ é a sigla (dentre suas muitas versões) que se refere ao grupo de pessoas que apresentam diversidade em relação ao sexo biológico, identidade de gênero, expressão de gênero e/ou orientação afetivo-sexual.

O sexo biológico se refere à caracterização da pessoa segundo seus órgãos sexuais de nascimento, caracteres secundários, hormônios e cromossomos. Quando nascem com o sexo biológico que se encaixa na definição usual de homem (pênis, testículos, XY) ou mulher (vagina, ovários, XX), são denominados endossexo. Aqueles que não podem ser clinicamente classificados como totalmente homem ou mulher são denominados intersexo.

A identidade de gênero é a maneira como a pessoa se enxerga, o gênero do qual psiquicamente se sente parte, tendo como base a construção social e cultural de como cada gênero deve ser e se comportar. Nesse contexto, a pessoa pode entender-se como do gênero masculino (atribuído ao homem), do gênero feminino (atribuído à mulher) ou agênero (nem do gênero masculino nem do feminino). Quando a identidade de gênero que lhe foi atribuída ao nascer está alinhada com seu sexo biológico, trata-se de uma pessoa cisgênero*. Quando é divergente, trata-se de uma pessoa transgênero. A transgeneridade abarca tanto pessoas binárias (homens transexuais, mulheres transexuais ou travestis) quanto não binárias (gênero neutro; gênero fluido, bigênero, demigênero, pangênero, dentre outras identidades).

A expressão (ou papel) de gênero é a maneira como a pessoa expressa o seu gênero, por meio de roupas, acessórios e linguagem corporal. Pode ser masculina (geralmente atribuída ao homem), feminina (geralmente atribuída à mulher) ou andrógina.

A orientação afetivo-sexual indica por quem a pessoa sente atração, para qual lado sua sexualidade está direcionada: para pessoas de sexo e/ou gênero oposto (heterossexual**), de sexo e/ou gênero semelhante (homossexual), para pessoas de sexo e/ou gênero oposto ou semelhante (bissexual), para pessoas de sexo e/ou gênero oposto ou

* O prefixo "cis" tem origem no latim e significa "do mesmo lado de".

** O prefixo "hétero" tem origem do grego e significa "diferente de".

semelhante e pessoas não binárias (pansexual) ou para nenhuma pessoa (assexual).

Uma vez que o ato de nomear é uma maneira de "fazer existir"[1], essa sigla (e suas variações) descreve identidades plurais com vivências dissidentes que fogem ao que é biologicamente, socialmente e culturalmente considerado como padrão: indivíduos endossexo, cisgênero e heterossexuais (endocis-heteronormatividade) (Quadro 1). A atualização constante dessa sigla está em consonância com o propósito de um movimento em comunidade que luta por sua existência e visibilidade.

A Política Nacional de Saúde Integral LGBTI[2] determina que todas as pessoas integrantes dessa comunidade tenham acesso aos serviços do Sistema Único de Saúde (SUS), com qualidade e resolução de suas demandas e necessidades. Assim, a responsabilização por esse cuidado capacitado perpassa todas as categorias profissionais da saúde. Os fluxos referentes se iniciam na identificação no território e cadastramento por agente comunitário de saúde, o chamado acolhimento extramuros. Nesse sentido, o acolhimento de pessoas gênero-diversas por meio de visitas domiciliares é uma oportunidade para promover seu cuidado integral.

Todavia, é comum que não busquem os serviços de saúde, principalmente no caso de pessoas trans, travestis e não binárias. Afastando-se das Unidades Básicas de Saúde (UBS), as demandas de pessoas gênero-diversas acabam por se agravar e complexificar, sinalizando uma falha da atenção primária. Dentre esses fatores de afastamento, podem-se citar:

QUADRO 1 Grupos populacionais que fazem parte da sigla LGBTQIA+*

L	Lésbicas	Mulheres que se relacionam sexual, afetiva e/ou romanticamente com mulheres
G	Gays	Homens que se relacionam sexual, afetiva e/ou romanticamente com homens
B	Bissexuais	Pessoas que se relacionam sexual, afetiva e/ou romanticamente com mais de um gênero
T	Transgênero	Pessoas que se identificam como um gênero diferente daquele designado ao nascimento
Q	*Queer*	Termo que se refere, de forma ampla, às pessoas que não seguem o padrão de cis-hetero-normatividade adotado socialmente
I	Intersexo	Pessoas com características sexuais congênitas que não se enquadram no estabelecido pelo padrão médico e social como corpos femininos ou masculinos
A	Assexuais	Pessoas que não experienciam atração sexual
P	Pansexuais	Pessoas que se relacionam afetiva e/ou sexualmente de maneira independente do gênero da(s) outra(s) pessoa(s)
N	Não binárias	Pessoas que se identificam com gêneros outros que não masculino ou feminino
+	Outras	Outras orientações afetivo-sexuais, identidades e expressões de gênero ainda não representadas na sigla, mas que estão em dissidência em relação à cis-heteronorma

* Uma vez que versam sobre experiências diversas e que são contextualizadas histórica, política e socialmente, as definições aqui apresentadas estão em constante evolução e podem não abarcar completamente a vivência de indivíduos que assim se identificam.
Fonte: elaboração dos autores.

- O constrangimento ao expor-se aos demais membros da comunidade.
- A impossibilidade de comparecer aos serviços de saúde em seu horário de funcionamento por causa de empregos precários.
- A não compreensão, o estigma e o preconceito pelos profissionais de saúde.
- A resistência de profissionais ao uso de pronomes corretos e do nome social.
- A patologização da transexualidade pelos profissionais.
- A concentração regional do processo transexualizador no Sul e Sudeste do país.
- O tempo de espera excessivo para acesso aos serviços de saúde especializados.

Esse evitamento torna ainda mais importante a oportunização de momentos de comparecimento de pessoas trans, travestis e não binárias nas UBS em demanda espontânea, seja ela relacionada ao processo transexualizador ou não, para oferta de cuidados específicos relacionados à vivência gênero-diversa, avaliação de vulnerabilidades individuais, oferta de agendamentos, oferecimento de cuidados gerais (como a vacinação, testes rápidos e rastreamentos) e solicitação de exames, de acordo com a categoria profissional que fez o acolhimento.

A área da saúde carece de preparo para atender essa população, já que o tema é pouco abordado nos cursos de graduação e pós-graduação, que se limitam, na maioria das vezes, aos padrões "cisgênero", "heteronormativos" e "binários". A subnotificação dessa população por órgãos oficiais promove um apagamento institucional e simbólico, visto que grupos que não existem estatisticamente não possuem necessidades e/ou demandas. Nessa direção, este capítulo pretende apresentar elementos importantes para a avaliação e intervenção nutricional nesse subgrupo populacional, com destaque para as pessoas transgênero, com disforia de gênero e em hormonização.

ENTREVISTA CLÍNICA

Durante uma anamnese, deve-se atentar para o preenchimento do nome de registro e do sexo biológico, havendo necessidade de naturalização do nome social e de consideração do gênero, independentemente do corpo físico e dos cromossomos. Assim, o trabalho passa ao acolhimento, com respeito à diversidade e à pluralidade, desconstruindo os "rótulos". Nesse sentido, sugere-se que os formulários do estabelecimento de saúde possibilitem que a própria pessoa refira seu gênero.

A população LGBTQIAP+ está em um grupo populacional vulnerável, frequentemente marginalizado, e apresenta traumas externos, estigmas e discriminação. O grupo pode apresentar, também, complicações nutricionais, tais como aumento do risco para doenças cardiovasculares, problemas com a imagem corporal e insegurança alimentar, principalmente transgênero e travestis, em hormonização[3]. Dessa forma, profissionais de saúde, incluindo nutricionistas, precisam conhecer melhor essas demandas de saúde, no sentido de melhor orientar e estabelecer condutas, com os cuidados mais adequados.

RELAÇÃO COM O PRÓPRIO CORPO

É muito comum que pessoas que pertencem à comunidade LGBTQIA+ tenham uma relação conflituosa com o próprio corpo. Embora ainda não existam instrumentos validados para essa população, é importante buscar avaliar a insatisfação e/ou distorção da imagem corporal, tanto no que se refere aos componentes perceptivos (tamanho, formato) quanto atitudinais (grau de satisfação, emoções e sentimentos que emergem ao olhar ou pensar sobre o corpo, pensamentos e crenças sobre a própria aparência, comportamentos relacionados à imagem corporal).

O profissional de saúde deve estar atento também às possíveis repercussões das dificuldades em lidar com o próprio corpo, com destaque para a forma como a pessoa se relaciona com a comida, para a prática de atividade física e para comportamentos purgativos ou compensatórios. Essas características podem ser uma maneira de manipular o corpo, gerando uma leitura social mais consonante com o desejo do indivíduo.

Em pessoas transgênero e não binárias, a relação conflituosa com o próprio corpo muitas vezes está relacionada à disforia de gênero, ainda que não necessariamente se restrinja a essa causa. A 5ª edição do Manual Diagnóstico e Estatístico de Transtornos Mentais (DSM-V) define a disforia de gênero como um desconforto e sofrimento associado à incongruência entre a identidade de gênero de um indivíduo e o gênero designado ao seu nascimento, durante no mínimo 6 meses. Entre as manifestações figuram a dissonância entre a experiência de gênero e as características sexuais secundárias em um indivíduo (ou aquelas antecipadas, em casos de pré-puberdade), o desejo de remover alguma(s) dessas características, o desejo por características sexuais secundárias de outro gênero, o desejo de ser de outro gênero, de ser tratado como outro gênero e a convicção de que se têm sentimentos e reações típicos de outro gênero, todas essas em relação ao gênero designado ao nascimento.

Visando minimizar essa relação conflituosa, as pessoas podem utilizar-se de uma série de estratégias voltadas para a leitura de seu corpo no meio social, promovendo não só maior validação externa da sua experiência como também maior segurança em alguns espaços de convivência. Pessoas transmasculinas podem usar roupas mais largas, acessórios para compressão das mamas (p. ex., coletes ou *binders*, faixas, fitas autoadesivas), dispositivos para aumentar o volume na região pubiana (p. ex., enchimentos, próteses penianas ou *packers*). Pessoas transfemininas podem utilizar roupa íntima com enchimento, cintas modeladoras, calcinhas de aquendar, entre outras transtecnologias.

Há também o desejo de mulheres transgênero em hormonização pelo aumento da gordura corporal e da celulite, para se aproximar do corpo físico que é visto socialmente como feminino. Alguns homens transgênero ou pessoas não binárias que possuem disforia relacionada às mamas muitas vezes também buscam o ganho de peso e o aumento da circunferência abdominal como estratégia para disfarçar o volume mamário. Uma vez que essas metas podem trazer riscos à saúde, o profissional de saúde deve ter sensibilidade e cautela ao conversar com as pessoas sobre sua composição corporal.

HORMONIZAÇÃO*

O uso de hormônios para modificação corporal é uma escolha pessoal, e motivada por inúmeros fatores entre as pessoas que fazem parte da comunidade LGBTQIA+. Embora seja muito comum entre pessoas

* Transtecnologia referida na literatura internacional como "terapia hormonal". Em face da perspectiva medicalizadora à qual o termo "terapia" é associado, neste capítulo optou-se por adotar a palavra "hormonização", que é preferida pela população trans. Buscando uma linguagem biomédica mais inclusiva, respeitando experiências diversas que podem não estar associadas a ideias de masculinidade ou feminilidade tradicionais, foram adotadas também as denominações hormonização "à base de testosterona" (em vez de hormonização "masculinizante" ou "andrógena") e hormonização "à base de estrogênio" (em vez de "hormonização feminilizante") como forma de dissociar os caracteres sexuais secundários de um ou outro sexo específico.

transgênero, existem aquelas que não podem ou não querem passar por esse processo, seja por desejo íntimo, pelo estado de saúde, por momento de vida ou pela situação social em que estão inseridas. Cabe ao profissional de saúde acolher e respeitar essa decisão, utilizando-se do nome e dos pronomes escolhidos durante os atendimentos e dando assistência para garantir a melhor qualidade de vida possível a essas pessoas.

O Ministério da Saúde não possui um protocolo específico para a hormonização no Brasil. Inicialmente, no Processo Transexualizador do SUS, a hormonização se restringia a serviços especializados[75]. No entanto, a partir de experiências e protocolos nacionais e internacionais, tornou-se possível sua realização nas UBS, visto que se insere em uma rede e há apoio de serviços secundários e terciários, além de disponibilidade de uma equipe multiprofissional. O acompanhamento pela Atenção Primária em Saúde também é defendido pelo fato de esta ser pautada na integralidade e longitudinalidade, que possibilitam a vigilância em saúde, e sua orientação familiar e comunitária, oportunizando a atuação junto aos equipamentos sociais locais.

No Processo Transexualizador pelo SUS, a idade mínima para início da hormonização é de 18 anos, enquanto o Conselho Federal de Medicina (CFM) aborda a possibilidade de início aos 16 anos. Dessa forma, pessoas trans, travestis e não binárias que buscam a hormonização para modificação corporal, quando não apresentarem contraindicações clínicas relativas ou absolutas para isso, podem ser acompanhadas na UBS de seu território, salvo quando a equipe compreenda que é necessário encaminhamento para um serviço de especialidade. Nesse caso é feito encaminhamento para hormonização em guia entregue ao setor de regulação da UBS.

A hormonização à base de testosterona (Quadro 2) geralmente é utilizada por pessoas designadas como mulher ao nascimento, tais como os homens transsexuais e as pessoas transmasculinas e não binárias. Visa desenvolver caracteres sexuais secundários como crescimento de pelos faciais e corporais, crescimento da cartilagem tireoide e mudança da voz para uma tonalidade mais grave, aumento da massa muscular e da força, dentre outras características[4].

Pode existir associação com método de progestagênio isolado específico para promoção da amenorreia nos meses iniciais, caso seja detectada a disforia relacionada à menstruação ou para controle do padrão de sangramento menstrual.

QUADRO 2 Principais fármacos utilizados na hormonização à base de testosterona

Fármaco	Posologia	Dose habitual
Undecanoato (ou undecilato) de testosterona (250 mg/mL)	1.000 mg (1 ampola de 4 mL) a cada 120 a 90 dias, via IM	1.000 mg (1 ampola) a cada 90 dias
Cipionato de testosterona (100 mg/mL)	200 mg (1 ampola de 2 mL) a cada 28 a 14 dias, via IM	200 mg (1 ampola) a cada 14 ou 21 dias
Decanoato + fempropionato + propionato + isocaproato de testosterona (250 mg/mL)	250 mg (1 ampola de 1 mL) a cada 28 a 14 dias, via IM	250 mg (1 ampola) a cada 21 dias
Testosterona em gel (a 1% ou 5%)	25 a 100 mg (2,5 a 10 g da formulação 1%) ao dia, via tópica	50 mg (1 sachê de 5 g da formulação 1%) ao dia

IM: intramuscular.
Fonte: Secretaria Municipal da Saúde de São Paulo[5].

Contraceptivos combinados (que também incluem hormônios estrógenos) podem ser administrados para manejar possíveis efeitos indesejados da hormonização à base de testosterona, como para controle do padrão de sangramento, acne ou queda de cabelo. No entanto, algumas pessoas podem ter resistência a essa conduta, já que o uso de contraceptivos orais pode remeter ao corpo e cuidado femininos ou ao desenvolvimento de caracteres indesejados, causando menor adesão. Os contraceptivos orais também podem ser utilizados para a própria contracepção, visto que a infertilidade não é garantida pela hormonização à base de testosterona.

A hormonização à base de estrogênio (Quadro 3), que pode ser acompanhada ou não de antiandrógenos (Quadro 4), é utilizada por pessoas designadas como homem ao nascer, tais como mulheres transexuais, travestis e pessoas transfemininas e não binárias. Visa ao crescimento mamário, mudança da voz para uma tonalidade menos grave, diminuição no crescimento dos pelos corporais, cessação das ereções, dentre outras características[4].

Para além dos efeitos desejados, pessoas em hormonização com estrogênio têm maior predisposição ao desenvolvimento de doença tromboembólica, macroprolactinoma, câncer de mama, doença arterial coronariana, doença cerebrovascular, colelitíase e hipertrigliceridemia[4], osteoporose, aumento da gordura corporal, obesidade, resistência à insulina e redução da massa muscular somática[6]. Já aquelas em hormonização com testosterona podem ser mais suscetíveis para eritrocitose, disfunção hepática grave, câncer de mama ou útero, doença arterial coronariana, doença cerebrovascular e hipertensão arterial[4]. Nesse sentido, deve

QUADRO 3 Principais fármacos utilizados na hormonização à base de estrogênio

Fármaco	Posologia	Dose habitual
17-beta estradiol (ou estradiol – bioidêntico)	1-6 mg ao dia, VO	4 mg (quando não associado com antiandrógeno) 2-4 mg (com uso de antiandrógeno)
Valerato de estradiol	1-6 mg ao dia, VO	4 mg (quando não associado com antiandrógeno) 2-4 mg (com uso de antiandrógeno)
Estradiol hemi-hidratado em gel (0,6 mg/g)	1-2 doses (régua) de 1,5 mg ao dia, uso tópico 2-4 doses (*pumps*) de 0,75 mg ao dia, uso tópico	2 doses (régua) 4 doses (*pumps*)
17-beta estradiol em gel (0,5 ou 1 mg/sachê)	0,5-2 mg ao dia, uso tópico	1 mg
Valerato de estradiol injetável (10 mg/mL)	10 mg a cada 4, 2 ou 1 semanas, via IM	20 mg a cada 4 semanas (quando não associado com antiandrógeno)
Enantato de estradiol injetável (10 mg/mL)	10 mg a cada 2 ou 1 semanas, via IM	10 mg a cada 2 semanas

IM: intramuscular; VO: via oral.
Fonte: Secretaria Municipal da Saúde de São Paulo[5].

QUADRO 4 Principais fármacos utilizados como antiandrógenos

Fármaco	Posologia	Dose habitual
Espironolactona (comprimido de 25 ou 100 mg)	50-200 mg ao dia, VO	100 mg ao dia
Acetato de ciproterona (comprimido de 50 mg)	25-100 mg ao dia, VO	50 mg ao dia
Acetato de medroxiprogesterona (comprimido de 10 mg)	2,5-10 mg ao dia, VO	10 mg ao dia
Di-hidrogesterona	10 mg ao dia, VO	10 mg ao dia
Dienogeste	2 mg ao dia, VO	2 mg ao dia
Dienogeste associado a valerato de estradiol (cartela com 28 comprimidos)	2 mg (5 dias) e 3 mg (17 dias) ao dia, VO	2 ou 3 mg ao dia (associação com valerato de estradiol 3/2/1 mg)
Acetato de di-hidrogesterona ou algestona acetofenida (150 mg/mL)	150 mg (1 ampola com 1 mL) a cada 30 ou 15 dias, via IM	150 mg a cada 30 dias
Finasterida	5 mg ao dia, VO	5 mg ao dia
Agonistas GnRH	Leuprorelina 3,75-7,5 mg a cada 30 dias, via IM ou SC Histerelina: implante de 50 mg anualmente	Variável (mensal ou anual)

IM: intramuscular; SC: subcutâneo; VO: via oral.
Fonte: Secretaria Municipal da Saúde de São Paulo[5].

haver um acompanhamento mais próximo do estado de saúde, em função da prevalência aumentada de doenças crônicas não transmissíveis, como na população em geral.

EFEITOS DA HORMONIZAÇÃO SOBRE A COMPOSIÇÃO CORPORAL

A hormonização, tanto à base de testosterona quanto de estrogênio, resulta em modificações na composição corporal que devem ser monitoradas pelo profissional de saúde[6] (Quadro 5).

Uma recente metanálise com 10 estudos prospectivos revelou os efeitos da hormonização durante 12 meses sobre a massa corporal total, gordura corporal e massa muscular, entre homens e mulheres transgênero. Entre mulheres transgênero verificou-se, em média, aumento de 1,8 kg na massa corporal total, 3 kg da massa de gordura corporal (correspondendo a 25%) e redução de 2,4 kg na massa muscular. Para homens transgênero, observou-se, em média, aumento de 1,7 kg na massa corporal total, redução de 2,6 kg da massa de gordura corporal (equivalente a 10,5%) e aumento de 3,9 kg na massa muscular[7].

A literatura indica alguns dos mecanismos pelos quais os hormônios sexuais agem no tecido adiposo. Os esteroides sexuais podem ter efeitos diretos e indiretos sobre a gordura corporal e sobre a massa corporal magra, por meio da ligação dos estrogênios aos receptores, estimulando a proliferação pré-adipocitária e a atividade da lipase lipoproteica, que promove o armazenamento de gordura corporal. A ligação da testosterona aos receptores de andrógenos inibe a

QUADRO 5 Alterações na composição corporal decorrentes da hormonização

	Hormonização à base de testosterona			Hormonização à base de estrogênio		
	Efeitos	Início esperado	Máximo efeito esperado	Efeitos	Início esperado	Máximo efeito esperado
Massa corporal total e IMC	Aumento	3-6 meses	2-5 anos	Aumento	3-6 meses	2-5 anos
Tecido mamário	Sem alteração	–	–	Aumento	3-6 meses	2-5 anos
Deposição da gordura corporal no tronco, pernas e quadril	Redução	1-6 meses	2-5 anos	Aumento	3-6 meses	2-5 anos
Massa muscular/ força	Aumento	6-12 meses	2-5 anos	Redução	3-6 meses	1-2 anos
Massa gorda	Redução			Aumento		
Massa óssea	Sem alteração			Redução		

IMC: índice de massa corporal.
Fonte: Hembree et al.[4]; Klaver et al.[7]; Hembree et al.[8]; Singh-Ospina et al.[13]; Klaver et al.[15]; Deutsch et al.[16]; Van Caenegem et al.[17].

atividade da lipase lipoproteica e aumenta a lipólise do tecido adiposo. Se o objetivo for o emagrecimento, será necessário contribuir, energeticamente, com o "balanço energético negativo", juntamente com o exercício físico, para que a beta-oxidação complemente a lipólise, indicada anteriormente[7-10].

Com relação à saúde óssea, os efeitos da hormonização ainda são controversos. Estudos conduzidos em um período curto, geralmente menor que 2 anos, verificaram aumento da massa óssea após hormonização com estrogênio. Em longo prazo, todavia, há elevada prevalência de osteoporose e osteopenia entre as mulheres transgênero[6]. Esses resultados podem ser potencializados também pela redução da massa muscular somática ao longo de um tempo.

Em um estudo com 50 mulheres belgas e transgênero, após 3 anos de hormonização com estrogênio e 1 ano após cirurgia de transgenitalização, os autores observaram que 26% apresentavam massa óssea reduzida, na coluna lombar, e 2% no osso do quadril[11]. Entre 50 mulheres holandesas e transgênero, após 10 anos de hormonização com estrogênio, Wierckx et al. verificaram prevalência de osteoporose de 25,5% avaliando o osso rádio esquerdo, 23,4% avaliando a coluna lombar, 8,7% após avaliação do colo femoral e 2,1% considerando o osso do quadril[9]. Ao investigar 45 mulheres holandesas e transgênero após 15 anos de hormonização com estrogênio, Valentini et al. verificaram que 75% indicaram osteopenia[12].

Singh-Ospina et al. reforçam essa influência dos esteroides sexuais na saúde óssea de indivíduos transgênero[13]. Delgado-Ruiz et al.[14] também analisaram os efeitos, em longo prazo, da terapia farmacológica sobre marcadores ósseos e densidade mineral óssea de pacientes transgênero. Os tratamentos das mulheres trans (n = 921) eram baseados em antiandrogênios, estrogênios, novos fármacos e cirurgia de transgenitalização, enquanto para os homens trans (n = 719) os tratamentos eram baseados na administração de várias formas de testosterona e cirurgia de transgenitalização. As concentrações sanguíneas de cálcio, fosfato, fosfatase alcalina e osteocalcina permaneceram estáveis. O procolágeno sérico tipo 1 aumentou em mulheres trans e homens trans, enquanto o colágeno do tipo 1 indicou concentrações contraditórias entre as mulheres e os homens trans. Houve redução da densidade mineral óssea entre pacientes transexuais que fizeram a hormonização, durante um período prolongado[14]. Uma importante questão desse estudo é a faixa etária considerada nos ensaios clínicos de base. Esse dado poderia justificar os resultados indicados pela densidade mineral óssea, que terá mais tendência ao catabolismo após os 30 anos, por exemplo.

Considerando os desdobramentos da hormonização sobre a composição corporal, o profissional de saúde deve buscar as ferramentas mais adequadas para avaliar cada pessoa, tendo entendimento de que a maioria delas foi elaborada sob a ótica binária cisnormativa. Contudo, existem múltiplos desafios que devem ser alvo de reflexão. O primeiro está relacionado à escolha das equações de predição, valores de referência e pontos de corte para comparação das medidas, índices e indicadores de composição corporal, já que têm como base o sexo designado ao nascer. Logo, enquadrar como "adequados" ou "não adequados" os efeitos e mudanças ocorridos ao longo de cada etapa da hormonização torna-se uma tarefa muito complexa.

De maneira geral, as pessoas transgênero que realizam hormonização conforme protocolos internacionais e que alcançaram o início do período do efeito máximo das alterações corporais já podem ser avaliadas e classificadas segundo as referências binárias tradicionais do gênero com o qual se identificam. Entretanto, essa não é uma possibilidade para pessoas que realizam esquemas alternativos de hormonização ou para pessoas não binárias, ignorando-se uma infinidade de corpos plurais forjados ao longo da vida pela vivência de gênero de cada um.

Ao longo da hormonização, um cuidado holístico e humanizado, considerando todos os possíveis parâmetros da avaliação, deve ser considerado: antropometria, composição corporal, elementos físicos e dados laboratoriais. Assim, aumenta a chance de uma interpretação mais madura e respeitosa para qualquer paciente, sobre estar com saúde ou não, para o contexto clínico completo indicado. Portanto, deve-se ter cautela ao empregar equações que consideram a variável gênero (homem e mulher cisgênero) para avaliar a composição corporal, por exemplo, de homens e mulheres transgênero, em hormonização. Essa prática parece imprecisa, devendo ser observada com um cuidado especial.

Questões de composição corporal e *performance* física de pessoas transgênero no esporte também ainda são escassas. Segundo Jones et al.[18], é uma questão amplamente contestada na literatura, entre organizações esportivas, outros competidores e espectadores. Muitas das questões estão pautadas na afirmação de que existe vantagem atlética (principalmente considerando mulheres transgênero), e algumas organizações esportivas exigem a cirurgia de transgenitalização dos potenciais competidores transgênero, reforçando o sentimento de discriminação. Os pesquisadores indicam, nessa publicação, a carência de ambientes inclusivos, respeitosos e confortáveis como principal complicador. Segundo os resultados do trabalho, não há pesquisa direta ou consistente sugerindo que transgêneros tenham alguma vantagem atlética em qualquer estágio de sua transição, como na hormonização e na cirurgia de transgenitalização.

EXAME FÍSICO COM ÊNFASE NOS EFEITOS DA HORMONIZAÇÃO

O exame físico é parte importante da avaliação nutricional, por refletir deficiências nutricionais, patologias, estilo de vida ou mudanças fisiológicas pelo uso de medicamentos. Assim, é necessária a avaliação criteriosa de cabelo, pele, unha, olhos, mucosa, língua, dentição, volume de órgãos, massa muscular e gordura corporal, para não confundir os efeitos da hormonização com sinais e/ou sintomas de má nutrição.

Na hormonização com testosterona, podem surgir efeitos indesejados juntamente com o desenvolvimento dos caracteres sexuais secundários, sendo os mais comumente citados a acne e a alopecia. A alteração da textura da pele e o aparecimento de lesões elementares acneiformes (comedões abertos, fechados, pápulas e pústulas) podem ser abordados farmacologicamente por meio do uso de retinoides tópicos (p. ex., isotretinoína) ou, em casos mais graves, antibióticos. A isotretinoína pode acentuar a alopecia. Já o tratamento com antibióticos pode levar a diversos efeitos adversos e comprometimentos nutricionais do organismo, como disbiose intestinal, redução sanguínea de cobalamina, ácido fólico e alfa-tocoferol, resistência a outros antibióticos, xerose, queilite, alopecias, onicopatias e ressecamento da pele.

Nesse contexto, estudar esses anexos cutâneos e fazer uma avaliação que embase as estratégias nutricionais é uma necessidade. A nutrição vem indicando possíveis interações benéficas junto aos medicamentos alopáticos sintéticos, e efeitos diretos, também, sobre as lesões indicadas no quadro clínico[19-21].

Alguns estudos trabalham com extrato seco da *Camellia sinensis* (epigalocatequinas), frutos vermelhos (taninos e flavonoides), probióticos, óleo de peixe (ácidos eicosapentaenoicos e docosa-hexaenoicos), entre outros[22-25]. É importante atentar para o fato de que algumas pessoas em hormonização à base de testosterona podem desejar esse aspecto da pele, considerando-o uma forma de afirmação de gênero. Logo, a abordagem deve ser individualizada.

Considerando a mulher transgênero em hormonização com estrogênio e/ou progesterona, há alterações importantes no aspecto da pele, que passa a ser mais fina, com fragilização dos pelos faciais, que ficam mais finos e/ou caem. Esse é um problema, já que geralmente esse grupo tem uma expectativa em relação à saúde dos cabelos e das unhas, com foco no crescimento e na espessura.

Há evidências crescentes de que os fatores ambientais, como estado nutricional, podem afetar alguns tipos de alopecias, mediante influências sobre o folículo piloso, bem como nas atividades de várias células mediadoras de lesão autoimune/inflamatória. Entretanto, mesmo sabendo que existem influências nutricionais sobre a atividade da enzima 5 alfa-redutase, que converte a testosterona em di-hidrotestosterona, não existem evidências que sustentem essa conduta para benefícios clinicamente relevantes.

Questões de origem alimentar e nutricional podem atuar sobre a estrutura e o ciclo de vida dos cabelos em diversos outros contextos. Um estado nutricional comprometido, anemias, alcoolismo, dietas radicais, carência em zinco, entre outras, podem prejudicar o ciclo de vida de um fio de cabelo, resultando em estruturas mais finas e frágeis, com crescimento mais lento e, às vezes, queda capilar precoce. A suplementação alimentar tem se mostrado um bom adjuvante nesse processo, quando ajustada às necessidades individuais.

A nutrição se coloca como ciência explorada, tanto do ponto de vista da saúde e da doença quanto do estético. Os principais "nutrientes" explorados em pesquisas, atualmente, para esse fim são: aminoácidos (lisina, hidroxiprolina, metionina, cistina e cisteína), zinco, selênio, silício, cálcio, ferro, magnésio, piridoxina, vitamina A, vitamina D etc. Alguns nutrientes seguem as necessidades gerais, dentro das *Dietary Reference Intakes* (DRI), e alguns outros seguem recomendações específicas[26-29].

O selênio é um mineral bem explorado para a saúde e a estética das unhas e dos cabelos, e, dentro da variedade alimentar do brasileiro, não é difícil atingir a recomendação diária para adultos (55 mcg) consumindo suas fontes, principalmente a castanha-do-brasil, que contempla o indicado em uma unidade média, otimizando sua biodisponibilidade.

Um dos grandes benefícios no consumo desse mineral, em quantidades adequadas, é a funcionalidade dos hormônios tireoidianos, que fazem parte da estrutura química das desiodases e permitem a conversão de tetraiodotironina (T4) em triodotironina (T3). Estas, responsáveis pelo metabolismo geral do organismo, promovem alterações morfofisiológicas dentro do sistema tegumentar, refletindo diretamente sobre as alopecias. O seu consumo insuficiente ou exagerado, então, poderia contribuir com essas alterações. Na ausência ou carência faltará estímulo metabólico e no excesso existirá uma "competição" com o enxofre, dentro da estrutura dos aminoácidos "L-cisteína", tendendo a ocupar o mesmo sítio e alterando a síntese da queratina fisiológica[30-33].

Wickett et al.[34] evidenciaram que a suplementação de silício, diariamente, na forma de ácido silícico estabilizado em colina, poderia melhorar a estrutura capilar, pois resultou em maior espessura morfológica e, consequentemente, maior resistência à tração após a suplementação. Além disso, em um estudo randomizado, duplo-cego e controlado por placebo, 50 mulheres com pele facial fotodanificada receberam, via oral, durante 20 semanas, 10 mg de silício por dia, com resultados significativos. A fragilidade dos cabelos foi analisada e a concentração sérica de silício foi significativamente maior após as 20 semanas de suplementação, com um efeito positivo significativo sobre as propriedades biomecânicas e a fragilidade dos cabelos. Para a alopecia, há também indicações de uso de extrato dos frutos da planta medicinal *Berberis vulgaris*.

A vitamina A também é um micronutriente com possíveis relações, classicamente comprovadas, junto às estruturas tegumentares, que atua estimulando a proliferação celular em tecidos epiteliais, tanto de revestimento quanto glandulares, induzindo certa "exaustão glandular" em peles classificadas como oleosas[35]. Atenção especial deve ser dada aos homens transgênero que estão em hormonização, pois já é comum terem acne e alopecia, estando, também, em terapia com isotretinoína para tratamento da acne vulgar (medicamento que tem base química na vitamina A e pode causar alopecia).

Em alguns casos, homens transgênero gostam do aspecto físico da pele acneica e da alopecia. O profissional deve compreender o melhor para o paciente, fisicamente: ter a pele lisa, sem lesões inflamatórias de acne vulgar e/ou cicatrizes profundas, assim como não ter calvície, podem não deixar o paciente satisfeito e feliz com seu físico. Isso pode, inclusive, ser a demanda dele. Escutar os pacientes é fundamental.

Os tratamentos clássicos para acne vulgar são diversos, incluindo, principalmente, antibióticos e redutores da produção sebácea (orais e tópicos). Estes são eficientes, mas também permitem recidiva, além de poderem causar diversos efeitos adversos e comprometimentos nutricionais ao organismo, como disbiose intestinal, redução sanguínea de cobalamina, ácido fólico e alfa-tocoferol, resistência a outros antibióticos, xerose, queilite, alopecias, onicopatias, ressecamento geral da pele, entre outros. Nesse contexto, a nutrição vem indicando possíveis interações benéficas junto aos medicamentos alopáticos sintéticos e efeitos diretos, também, sobre as lesões indicadas no quadro clínico[19-21].

As evidências relacionando nutrição e dermatologia são escassas ainda, mas já indicam algumas possíveis reflexões sobre intervenções clínicas. Alguns estudos trabalham com extrato seco da *Camellia sinensis* (epigalocatequinas), frutos vermelhos (taninos e flavonoides), probióticos, óleo de peixe (ácidos eicosapentaenoicos e docosa-hexaenoicos), entre outros[22-25].

É importante lembrar que os hormônios sexuais podem modular o comportamento também. Esse contexto foi estudado por Rowniak et al.[36], que pensaram nas alterações possíveis na qualidade de vida, influenciando a suscetibilidade para depressão e ansiedade das pessoas trans. Tanto as alterações comportamentais, diretamente, como os desfechos delas (p. ex., redução da imunidade) poderiam se correlacionar com alterações da microbiota vaginal, por exemplo. Essa hipótese foi estudada de forma experimental por Kaufmann et al.[37], avaliando a capacidade de uma preparação com lactobacilos melhorar a qualidade da microbiota vaginal em mulheres e homens transexuais.

EFEITOS DA HORMONIZAÇÃO SOBRE OS EXAMES LABORATORIAIS

A hormonização causa diversas alterações nos exames laboratoriais (Quadro 6), por isso os parâmetros sanguíneos devem ser monitorados regularmente pelos profissionais de saúde (Quadros 7 e 8). De acordo com Boekhout-Berends et al.[38], as

QUADRO 6 Alterações nos exames laboratoriais decorrentes da hormonização

Indicadores laboratoriais	Hormonização à base de estrogênio	Hormonização à base de testosterona
Hemácias	↓	↑
Hematócrito	↓	↑
Hemoglobina	↓	↑
Glicemia de jejum	Sem alteração	↓
LDL	Sem alteração	↑
HDL	Sem alteração	↓
Creatinina sérica	↓	↑
Prolactina	↑	↓

HDL: lipoproteína de alta densidade; LDL: lipoproteína de baixa densidade.
Fonte: Velho et al.[10]; Deutsch et al.[16]; Defreyne et al.[39]; Vita et al.[40].

pessoas transgênero que realizam hormonização conforme protocolos internacionais já podem usar como valor de referência aqueles definidos para o gênero com o qual se identificam.

Uma metanálise realizada por Klaver et al.[7] aponta que homem transgênero recebendo testosterona mostra aumento da lipoproteína de baixa densidade (LDL) e redução da lipoproteína de alta densidade (HDL); tempo de protrombina atrasado, aumento da hemoglobina, hematócrito e concentrações sanguíneas de creatinina. Um possível aumento do risco para hiperlipidemia mista, doença cardiovascular, hipertensão e diabetes melito tipo 2 pode existir, quando outros fatores de risco estão presentes. Mulheres transgênero recebendo estrogênio podem apresentar, por sua vez, mudanças nas concentrações sanguíneas da lipoproteína de alta densidade (HDL) e da lipoproteína de baixa densidade (LDL), dependendo da via de administração e

QUADRO 7 Indicadores laboratoriais complementares para pessoas transmasculinas em hormonização

Exames	Antes do início	1º mês	3º mês	6º mês	Anualmente
Hemograma	X	X	X	X	X
Glicemia de jejum/hemoglobina glicada	X				X
Perfil lipídico	X				X
TGO/TGP	X	X	X	X	X
Testosterona total*	X	X	X	X	X
Beta-HCG	X				
LH (após gonadectomia)	X				X

HCG: hormônio gonadotrofina coriônica humana; LH: hormônio luteinizante; TGO: transaminase glutâmico-oxalacética; TGP: transaminase glutâmico-pirúvica.
* Depende da testosterona utilizada. Em uso de undecanoato de testosterona (formulações que estabilizam as concentrações sanguíneas), dosar imediatamente antes da próxima dose. Valor esperado de testosterona total: > 400 ng/dL. Em uso de cipionato de testosterona (formulações que geram picos séricos) – dosar na metade do tempo entre duas doses. Valor esperado de testosterona total: 400-700 ng/dL. Em uso de testosterona transdérmica, dosar após uma semana de uso, pelo menos, e 2 horas após aplicação diária. Valor esperado de testosterona total: 400-700 ng/dL.
Fonte: Secretaria Municipal da Saúde de São Paulo[5].

QUADRO 8 Indicadores laboratoriais complementares para pessoas transfemininas em hormonização

Exames	Antes do início	3º mês	6º mês	Anualmente
Hemograma	X	X	X	X
Glicemia de jejum	X			X
Hemoglobina glicada	X			X
Perfil lipídico	X			X
Creatinina/ureia	X	X	X	X
Potássio (se em uso de espironolactona)	X	X	X	X
TGO/TGP	X	X	X	X
Testosterona total/livre*	X	X	X	X
Estradiol**	X	X	X	X
Prolactina	X			X
LH***	X			X

TGO: transaminase glutâmico-oxalacética; TGP: transaminase glutâmico-pirúvica.
* Alvo da testosterona total: < 50 ng/dL; ** Alvo do estradiol: não exceder o pico fisiológico (200 pg/mL); *** Usado como marcador de concentrações sanguíneas adequadas de hormônios esteroides, para manutenção da densidade óssea.
Fonte: Secretaria Municipal da Saúde de São Paulo[5].

redução das concentrações sanguíneas de creatinina. Há risco, provavelmente aumentado, para doença tromboembólica venosa, hipertrigliceridemia isolada, hipertensão arterial sistêmica e diabetes melito tipo 2, quando outros fatores de risco estão presentes.

Em uma revisão sistemática da literatura sobre os efeitos da testosterona no índice de massa corporal (IMC), pressão arterial, hematócrito, hemoglobina, perfil lipídico e enzimas hepáticas, em homens transgênero, aumentos leves, mas significativos, foram indicados em relação ao IMC (de 1,3 para 11,4%)[10].

Impactos da terapia hormonal foram observados, também, nos parâmetros laboratoriais. A utilização da testosterona exógena por homens transgênero foi associada com aumento modesto, no sangue, da hemoglobina, hematócrito e LDL, com redução nas concentrações sanguíneas de HDL[10].

Khan et al.[41] indicam uma preocupação com o maior risco trombótico venoso entre mulheres transexuais submetidas a terapia com estrogênio. De fato, os esteroides sexuais indicam, em outros estudos, uma possível correspondência com resultados cardiovasculares entre indivíduos transgênero, tal como na publicação de Maraka et al.[42].

Khan et al.[41] se propuseram a compreender melhor o risco trombótico em mulheres transexuais quando recebem terapia com estrogênio. Esse estudo estimou a taxa de incidência de tromboembolismo venoso entre mulheres transgênero passando por hormonização. Entretanto, em virtude da heterogeneidade, essa estimativa não pode ser aplicada de forma confiável. Não existem informações suficientes na literatura, considerando controle para uso de tabaco, idade, obesidade, diferentes formulações estrogênicas e combinadas, assim como via de administração, por exemplo, que seriam limitações importantes. Tudo isso seria necessário, ainda, para confirmar esse risco trombótico e esclarecer uma terapêutica mais adequada.

Defreyne et al.[39] estudaram os efeitos dos hormônios sobre biomarcadores sanguíneos: lipídicos, metabólicos e cardíacos. Consideraram, também, a qualidade de vida, satisfação e bem-estar psicológico quando homens e mulheres trans fazem terapia de afirmação de gênero. No entanto, consideraram a maior incidência de morbidade e mortalidade cardiometabólica entre homens cisgênero quando comparados com mulheres cisgênero. Isso está muito associado com o risco cardiometabólico após terapia com andrógenos. Os resultados indicaram que a maior parte da literatura disponível sobre transgênero que aderem aos regimes de tratamento padrão consiste em estudos de coorte retrospectivos, com duração insuficiente e número amostral reduzido. Isso se reflete ao avaliarem os marcadores de risco cardiometabólico, indicando dados inconclusivos.

AVALIAÇÃO DA ALIMENTAÇÃO

O nutricionista deve avaliar se o consumo alimentar está aquém ou além das necessidades nutricionais, considerando as características hormonais (p. ex., realização de hormonização, retirada de gônadas), a composição corporal no momento da avaliação e o nível de atividade física.

Os inquéritos dietéticos podem ser utilizados de forma mais direcionada às demandas específicas de cada público. Quando se requer mais precisão na avaliação quantitativa, ou no caso de pacientes com demandas nutricionais específicas, pode-se usar métodos como o recordatório de 24 horas e o registro alimentar. Quando se busca compreender os hábitos e padrões alimentares, as melhores ferramentas são o questionário de frequência alimentar e a história dietética.

Considerando a realidade social da pessoa, pode ser importante também avaliar o grau de segurança alimentar e nutricional no domicílio, adotando-se o instrumento de triagem para insegurança alimentar proposto pelo Ministério da Saúde[74].

O comer transtornado e os transtornos alimentares devem ser alvo de atenção ao investigar a alimentação, já que podem estar ligados à disforia de gênero na forma de polifagia, restrições alimentares e/ou comportamentos compensatórios. Existem evidências de que a insatisfação com características corporais, a baixa autopercepção e autoaceitação de gênero e a transfobia internalizada figuram como fatores preditores do desenvolvimento de transtornos alimentares em pessoas trans e não binárias.

Dessa forma, ao abordar um caso de comer transtornado em pessoas gênero-diversas, deve-se considerar explorar os desdobramentos da disforia de gênero para a manifestação desse sintoma. O compartilhamento do cuidado com o indivíduo pode auxiliar na construção de uma intervenção que toca, também, nesse seu desconforto corporal. A abordagem culturalmente competente traz maior adesão ao plano de cuidado e cultiva o vínculo com o profissional de saúde.

PROCEDIMENTOS CIRÚRGICOS DE MODIFICAÇÃO CORPORAL

Pessoas transgênero e travestis que não se identificam com o gênero designado ao nascimento podem manifestar o desejo de realizar modificações corporais para se aproximar de papéis de gênero construídos culturalmente. Essas modificações corporais podem ser conquistadas mediante procedimentos cirúrgicos (Quadro 9), estéticos e hormonais, realizados na rede pública ou privada de saúde[43].

QUADRO 9 Principais procedimentos cirúrgicos de modificação corporal de pessoas transgênero

Cirurgia	Disponível pelo SUS?
Cirurgias de transgenitalização em mulheres trans, pessoas transfemininas, travestis e pessoas não binárias que assim desejarem	Sim
Cirurgias de transgenitalização em homens trans, pessoas transmasculinas e não binárias que assim desejarem	Sim*
Mamoplastia masculinizadora	Sim
Histerectomia com anexectomia e colpectomia	Sim
Plástica mamária bilateral	Sim
Tireoplastia	Sim
"Feminização facial"	Não
Implante capilar	Não
Lipoaspiração corporal	Não
Próteses de silicone ou enxerto de gordura em regiões específicas	Não

* Em caráter experimental, realizadas sob protocolo de pesquisa.
SUS: Sistema Único de Saúde.
Fonte: elaboração dos autores.

No SUS, o Processo Transexualizador dispõe que, para que uma pessoa trans, travesti ou não binária possa realizar algum dos procedimentos cirúrgicos de modificação corporal, é necessária idade mínima de 21 anos e no mínimo 2 anos de acompanhamento com equipe multiprofissional. Na Resolução do CFM n. 2.265/2019, esses procedimentos são uma possibilidade a partir dos 18 anos, após o mínimo de 1 ano de acompanhamento por equipe multiprofissional.

Caso a pessoa não seja acompanhada no próprio serviço em que realizará a cirurgia, demandam-se relatórios de profissionais que o tenham feito. O número de serviços que disponibilizam esse tipo de procedimento no Brasil ainda é muito limitado, e, caso o usuário seja de uma cidade que não os disponibiliza, é necessário iniciar o fluxo de Tratamento Fora de Domicílio. O acesso é oferecido por intermédio das UBS, que no SUS funcionam como coordenadoras do cuidado.

A cirurgia de contorno do tórax é geralmente a primeira entre homens transgênero, já que estimula a assimilação da masculinidade e reduz a disforia. Requer ajuste do volume mamário, colocação adequada do complexo areolopapilar e abolição do sulco inframamário[44].

Nas cirurgias de transgenitalização, o acompanhamento perioperatório é realizado de forma multidisciplinar, com equipe composta por profissionais habilitados para esse tipo de assistência. A capacitação da equipe é fundamental, dado o histórico de constrangimentos, falta de conhecimento e violência, que afastam essas pessoas das unidades de saúde. A forma como a pessoa prefere ser chamada precisa ser respeitada, e os protocolos de assistência utilizados não devem se limitar a "homem" e "mulher", perpetuando o padrão cisnormativo do cuidado. Desde a internação no ambiente hospitalar até a acomodação do paciente em enfermaria, deve-se respeitar a identidade de gênero da pessoa, contribuindo com o acolhimento e a recuperação[43].

Independentemente da técnica de escolha, a transgenitalização é um procedimento complexo que desencadeia respostas biológicas, e eleva os parâmetros de resposta orgânica ao estresse. Nas primeiras 24 a 48 horas do pós-operatório inicia-se uma resposta imediata ao trauma, por meio da qual o organismo busca restabelecer sua homeostase. Essa primeira resposta caracteriza-se por uma redução do gasto energético, hipometabolismo, instabilidade hemodinâmica, redução do débito cardíaco e perfusão tecidual deficiente. Uma vez restabelecido o equilíbrio, inicia-se uma nova fase, marcada pelo hipermetabolismo, elevação da taxa metabólica basal, aumento da temperatura corpórea, produção aumentada de glicose, catabolismo proteico acentuado, débito cardíaco elevado e extremidades perfundidas[45,46].

Logo, deve-se dar atenção ao estado nutricional do paciente cirúrgico. Naqueles desnutridos ou em risco para desnutrição, a resposta orgânica ao trauma tem maiores repercussões e influencia negativamente os desfechos pós-operatórios. Por esse motivo, recomenda-se o rastreamento nutricional nas primeiras 24 horas da internação, assim como a repetição semanal de ferramentas de triagem para pacientes sem risco nutricional na internação. Além da triagem nutricional clássica (*Nutritional Risk Screening* – NRS), a avaliação antropométrica e de composição corporal, assim como a laboratorial e a dietética, compõem o diagnóstico nutricional pré-operatório, todas devendo também ser realizadas no pré-operatório[47].

Diferentes diretrizes nacionais e internacionais vêm discutindo novos protocolos, com o objetivo de minimizar o estresse e facilitar o retorno das funções orgânicas no pós-operatório. Entre as discussões estão incluídos jejum pré-operatório, preparo mecânico de cólon, realimentação no pós-operatório, hidratação venosa, anestesia e analgesia pós-operatória[48,49].

O jejum noturno no pré-operatório foi instituído com o intuito de prevenir complicações pulmonares, associadas aos possíveis vômitos e aspiração de conteúdo gástrico, no momento da indução anestésica. Recentemente essa rotina vem sendo refutada, não havendo evidências consistentes de que o regime convencional seja superior aos protocolos com abreviação do tempo de jejum. O fornecimento de carboidratos no pré-operatório parece reduzir a sede, auxiliar na manutenção da massa corporal magra e da força muscular, assim como restaurar a função intestinal precoce. É importante ressaltar que os procedimentos cirúrgicos podem sofrer atrasos por diversos motivos, corroborando períodos de jejum mais prolongados. Além de propiciar estresse metabólico, o jejum prolongado implica redução da sensibilidade à insulina e hiperglicemia no pós-operatório, que se correlacionam com o tempo de estadia hospitalar, que por sua vez pode levar a uma série de complicações infecciosas. Pacientes em pré-operatório de cirurgia de transgenitalização, na prática clínica, ainda vêm realizando jejum noturno pré-operatório[48,49].

O preparo mecânico de cólon é cirúrgico-dependente. Ainda que, de forma geral, a diretriz do manejo perioperatório, em cirurgias eletivas retais/pélvicas, não recomende o preparo mecânico de cólon, o que se observa na prática, e em alguns trabalhos científicos, é a realização de preparo intestinal com dieta líquida, com redução de resíduos, em associação ao fosfato de sódio ou manitol, por administração oral ou retal, na véspera do procedimento cirúrgico[50].

Tradicionalmente, a realimentação era evitada até o retorno da função intestinal, no período pós-operatório. No entanto, recentemente essa prática tem sido questionada e o retorno precoce da alimentação é recomendado para diversas especialidades cirúrgicas. Na prática, o que se observa, no pós-operatório de cirurgias de transgenitalização, é a reintrodução da alimentação, por via oral, no primeiro dia após a cirurgia, na consistência líquida e restrita em resíduos. A evolução da consistência ocorre de forma gradual e de acordo com a tolerância individual. Já os resíduos costumam ser reintroduzidos após a troca do curativo compressivo, pela equipe médica.

A literatura científica tem indicado pesquisas e publicações dentro dessa temática. No entanto, mais estudos são necessários para melhor compreensão do impacto dessas cirurgias no estado nutricional dos pacientes, assim como o inverso, permitindo o aprimoramento da abordagem nutricional do paciente no perioperatório.

TRANSIÇÃO DE CRIANÇAS E ADOLESCENTES TRANSGÊNERO

O desenvolvimento da identidade de gênero faz parte do processo de desenvolvimento global da criança e do adolescente. Assim, os serviços de saúde de referência são responsáveis pelo acolhimento e acompanhamento multiprofissional e intersetorial das demandas que surgirem, tanto pessoais quanto de familiares de crianças e adolescentes com variabilidade de gênero. O CFM recomenda que o acompanhamento de adolescentes seja realizado em centro dotado de estrutura que possibilite o cuidado adequado e a integralidade da atenção de excelência, que garanta segurança, habilidades técnico-científicas multiprofissionais e suporte adequado de seguimento[51].

Alguns jovens podem indicar a necessidade de uma transição social para o gênero com o qual se identificam (p. ex., prenome, pronomes, vestimentas). Outros podem experimentar ansiedade e certos graus de sofrimento em relação à puberdade, quando as alterações físicas do período podem ser consideradas insuportáveis. Nesses casos, pode ser apropriado intervir com o bloqueio da puberdade e, posteriormente, com a hormonização para desenvolvimento de características corporais desejadas[4]. Essa assistência deve ocorrer o mais precocemente possível, e é extremamente recomendável a supressão da puberdade antes do desenvolvimento irreversível das características sexuais secundárias[51].

Na fase pré-puberal (estágio de desenvolvimento puberal Tanner 1) não há nenhuma intervenção médica a ser realizada. A partir do início da puberdade (estágio 2 de Tanner), a supressão puberal com análogos de hormônio liberador de gonadotrofina (GnRH) impede a formação de tecido reprodutivo funcionante, reduzindo a possibilidade de sofrimento disfórico com suas transformações puberais.

GESTAÇÃO DE HOMENS TRANSGÊNERO

Homens transgênero podem engravidar. Estudos indicam a possibilidade biológica de gravidez, desde que não tenham realizado a cirurgia de transgenitalização e que aceitem descontinuar a hormonização com testosterona[52,53]. A hormonização é contraindicada durante a gestação por causa da possibilidade de androgenização fetal, fetos com genitália atípica e câncer observado em experimentos animais. Não existem estudos que considerem doses seguras de testosterona exógena. Portanto, caso uma pessoa em uso de testosterona engravide, sua suspensão deve ser realizada o mais precocemente possível[54,55].

Embora existam estudos que relatam aumento da incidência de ovários policísticos entre homens transgênero que fizeram uso de hormonização com andrógenos[56-58], existem evidências que não confirmam esses resultados[59] ou apontam para resultados inconclusivos acerca da hormonização prolongada com testosterona exógena sobre a função ovariana, fertilidade, gravidez e desfechos neonatais[8,52,60].

Portanto, é prudente abordar possibilidade de gestação a partir das práticas sexuais de cada pessoa e considerar métodos contraceptivos. Como o desejo de ter filhos é comum entre homens trans[61-64], a discussão sobre a preservação da fertilidade antes de iniciar a hormonização com testosterona é essencial como medida preventiva[65,66].

Técnicas de estimulação hormonal ovariana e ultrassom transvaginal podem ser constrangedoras para alguns homens transgênero que apresentam disforia[67]. Nesse sentido, técnicas como a criopreservação de óvulos, embriões e de tecido ovariano continuam melhorando e permitindo uma escolha da técnica de preferência, após a apresentação de todas as opções possíveis[68].

Vale ressaltar que diversas barreiras, tais como preconceito relacionado à identidade de gênero, estigma, discriminação em instituições de saúde e na sociedade em geral, dificultam a realização desse desejo[69-72]. Visando mitigar essas iniquidades, em 2011 o Colégio Americano de Obstetras e Ginecologistas publicou um guia pioneiro para essa classe de profissionais, estimulando práticas não discriminatórias e que fornecessem cuidados adequados para transgênero[73].

Os cuidados de pré-natal habituais devem ser oferecidos à pessoa transmasculina gestante, porém é essencial o diálogo sobre múltiplas questões:

- Desconfortos em frequentar um ambiente habitualmente repleto de mulheres cisgênero.
- Disforias em relação às mudanças corporais ou em relação às vias de parto.
- Possibilidades de amamentação.
- Nível de preparo dos serviços de parto disponíveis para o atendimento acolhedor dessa pessoa.
- Possibilidades de inclusão da rede de apoio pessoal nos cuidados pré-natais e de puerpério.

Em relação ao acompanhamento pré-natal e puerperal, mais estudos são necessários para aprimorar a proposição de recomendações e orientações aos profissionais de saúde, para que apoiem, compreendam e respeitem as identidades de gênero e suas particularidades. A recomendação de ganho de peso gestacional ainda se baseia no modelo de gravidez cis-normativa, reforçando a necessidade de acompanhamento individualizado para garantir a adequada nutrição da pessoa gestante e do bebê.

REFERÊNCIAS

1. Bourdieu P. Pascalian meditations. Nice R, trad. Stanford: Stanford University Press; 1997.
2. Brasil. Ministério da Saúde. Política Nacional de Saúde Integral de Lésbicas, Gays, Bissexuais, Travestis e Transexuais – LGBT. Brasília, DF; 2011.
3. Fergusson P, Greenspan N, Maitland L, Huberdeau R. Towards providing culturally aware nutritional care for transgender people: key issues and considerations. Can J Diet Pract Res. 2018;79(2):74-9.
4. Hembree WC, Cohen-Kettenis P, Gooren LJ, et al. Endocrine treatment of gender-dysphoric/gender-incongruent persons: an Endocrine Society clinical practice guideline. J Clin Endocrinol Metab. 2017;102(11):3869-903.
5. Secretaria Municipal da Saúde de São Paulo. Protocolo para o atendimento de pessoas transexuais e travestis no município de São Paulo. Julho de 2020.
6. Fighera TM, Silva E, Lindenau JDR, Spritzer PM. Impact of cross-sex hormone therapy on bone mineral density and body composition in transwomen. Clin Endocrinol. 2018;88(6):856-62.
7. Klaver M, Dekker MJHJ, de Mutsert R, et al. Cross-sex hormone therapy in transgender persons affects total body weight, body fat and lean body mass: a meta-analysis. Andrologia. 2017;49(5):1-11.
8. Hembree WC, Cohen-Kettenis P, Delemarre-van de Waal HA, Gooren LJ, et al.; Endocrine Society. Endocrine treatment of transsexual persons: an Endocrine Society clinical practice guideline. J Clin Endocrinol Metab. 2009;94(9):3132-54.
9. Wierckx K, Mueller S, Weyers S, et al. Long-term evaluation of cross-sex hormone treatment in transexual persons. J Sex Med. 2012;9(10):2641-51.
10. Velho I, Fighera TM, Ziegelmann PK, Spritzer PM. Effects of testosterone therapy on BMI, blood pressure, and laboratory profile of transgender men: a systematic review. Andrology. 2017;5(5):881-8.
11. T'Sjoen G, Weyers S, Taes Y, et al. Prevalence of low bone mass in relation to estrogen treatment and body composition in male to female transexual persons. J Clin Densitom. 2009;12(3):306-13.
12. Valentini FM, Aversa A, Bruzziches R, et al. Characterization of bone mineral density in male-to-female transsexuals receiving treatment for reassignment surgery: 15 years of follow-up. J Men's Health. 2008;5(3):227-33.
13. Singh-Ospina N, Maraka S, Rodriguez-Gutierrez R, et al. Effect of sex steroids on the bone health of transgender individuals: a systematic review and meta-analysis. J Clin Endocrinol Metab. 2017;102(11):3904-13.
14. Delgado-Ruiz R, Swanson P, Romanos G. Systematic review of the long-term effects of transgender hormone therapy on bone markers and bone mineral density and their potential effects in implant therapy. J Clin Med. 2019; 8(6):784.
15. Klaver M, de Mutsert R, Wiepjes CM, et al. Early hormonal treatment affects body composition and body shape in young transgender adolescents. J Sex Med. 2018;15(2):251-60.
16. Deutsch MB, Bhakri V, Kubicek K. Effects of cross-sex hormone treatment on transgender women and men. Obstet Gynecol. 2015;125(3):605-610.
17. Van Caenegem E, T'Sjoen G. Bone in trans persons. Curr Opin Endocrinol Diabetes Obes. 2015;22(6):459-66.
18. Jones BA, Arcelus J, Bouman WP, Haycraft E. Sport and transgender people: a systematic review of the literature relating to sport participation and competitive sport policies. Sports Med. 2017; 47(4):701-16.
19. Goforoushan F, Azimi H, Goldust M. Efficacy of vitamin E to prevent dermal complications of isotretinoin. Pak J Biol Sci. 2013;16:548-50.
20. Fabbrocini G, Cameli N, Lorenzi S, et al. A dietary supplement to reduce side effects of oral isotretinoin therapy in acne patients. Giornale Italiano di Dermatologia e Venereologia: Organo Ufficiale, Societa Italiana di Dermatologia e Sifilografia. 2014;149(4):441-5.
21. Gökalp H, Bulur I, Gürer M. Decreased vitamin B12 and folic acid concentrations in acne patients after isotretinoin therapy: a controlled study. Indian J Dermatol. 2014;59:630.

22. Bowe WP, Logan AC. Acne vulgaris, probiotics and the gut-brain-skin axis – back to the future? Gut Pathog. 2011;31:1.
23. Fouladi RF. Aqueous extract of dried fruit of Berberis vulgaris L. in acne vulgaris, a clinical trial. J Diet Suppl. 2012;9:253-61.
24. Jung GW, Tse JE, Guiha I, Rao J. Prospective, randomized, open-label trial comparing the safety, efficacy, and tolerability of an acne treatment regimen with and without a probiotic supplement and minocycline in subjects with mild to moderate acne. J Cutan Med Surg. 2013;17:114-22.
25. Forest JM, Rafikhah N. Oral aqueous green tea extract and acne vulgaris: a placebo-controlled study. Asia J Clin Nutr. 2014;6:41-6.
26. Rushton DH. Nutritional factors and hair loss. Clin Exp Dermatol. 2002; 27:400-8.
27. Rębacz-Maron E, Baranowska-Bosiacka I, Gutowska I, et al. The content of fluoride, calcium and magnesium in the hair of young men of the bantu language group from Tanzania versus social conditioning. Biol Trace Elem Res. 2013;156:91-5.
28. Szyszkowska B, Lepecka-Klusek C, Kozłowicz K, et al. The influence of selected ingredients of dietary supplements on skin condition. Postep Derm Alergol. 2014;3:174-81.
29. Gonzalez-Reimers E, Martín-González C, Galindo-Martín L, et al. Lead, cadmium and zinc in hair samples: relationship with dietary habits and urban environment. Biol Trace Elem Res. 2014;157(3):205-10.
30. Finlev JW, Grusak MA, Keck A, et al. Bioavailability of selenium from meat and broccoli as determined by retention and distribuition of 75Se. Biol Trace Elem Res. 2004;99(1-3):191-209.
31. Fox TE, Van Den Heuvel EGHM, Atherton CA, et al. Bioavailability of selenium from fish, yeast and selenate: a comparative study in humans using stable isotope. Eur J Clin Nutr. 2004;58:2343-9.
32. Dumont E, Vanhaecke F, Cornelis R. Selenium speciation from food source to metabolites: a critical review. Anal Bioanal Chem. 2006;385(7):1304-23.
33. Cominetti C. Selênio. In: Cozzolino SMF, Cominetti C (orgs.). Bases bioquímicas e fisiológicas da nutrição nas diferentes fases da vida, na saúde e na doença. Barueri: Manole; 2013.
34. Wickett RR, Kossmann E, Barel A, et al. Effect of oral intake of choline-stabilized orthosilicic acid on hair tensile strength and morphology in women with fine hair. Arch Dermatol Res. 2007;299(10):499-505.
35. Brasil. Ministério da Saúde. Agência Nacional de Vigilância Sanitária (Anvisa). Retinoide de ação antisseborreica específica para tratamento oral da acne grave, nódulo cístico e conglobata, e quadros de acne resistentes a outras formas de tratamento. Rio de Janeiro; 2011.
36. Rowniak S, Bolt L, Sharifi C. Effect of cross-sex hormones on the quality of life, depression and anxiety of transgender individuals: a quantitative systematic review. JBI Database System Rev Implement Rep. 2019;17(9):1826-54.
37. Kaufmann U, Domig KJ, Lippitsch CI, et al. Ability of an orally administered lactobacilli preparation to improve the quality of the neovaginal microflora in male to female transsexual women. Eur J Obstet Gynecol Reprod Biol. 2014;172:102-5.
38. Boekhout-Berends ET, Wiepjes CM, Nota NM, Schotman HH, Heijboer AC, den Heijer M. Changes in laboratory results in transgender individuals on hormone therapy - a retrospective study and practical approach. Eur J Endocrinol. 2023;24:lvad052.
39. Defreyne J, Vantomme B, Van Caenegem E, et al. Prospective evaluation of hematocrit in gender-affirming hormone treatment: results from European Network for the Investigation of Gender Incongruence. Andrology. 2018;6(3):446-54.
40. Vita R, Settineri S, Liotta M, et al. Changes in hormonal and metabolic parameters in transgender subjects on cross-sex hormone therapy: A cohort study. Maturitas. 2018;107;92-96
41. Khan J, Schmidt RL, Spittal MJ, et al. Venous thrombotic risk in transgender women undergoing estrogen therapy: a systematic review and meta-analysis. Clin Chem. 2019;65(1):57-66.
42. Maraka S, Singh Ospina N, Rodriguez-Gutierrez R, et al. Sex steroids and cardiovascular outcomes in transgender individuals: a systematic review and meta-analysis. J Clin Endocrinol Metab. 2017;102(11):3914-23.
43. Lima LM, Trindade IO, Gois I, et al. Guia de cuidado e atenção nutricional à população LGBTQIA+. Brasília, DF: Conselho Regional de Nutricionistas da 1ª Região. Natal, RN: Insecta Editora; 2021.
44. Cohen WA, Shah NR, Iwanicki M, et al. Female-to-male transgender chest contouring: a systematic review of outcomes and knowledge gaps. Ann Plast Surg. 2019; 83(5):589-93.
45. Waitzberg DL. Nutrição oral, enteral e parenteral na prática clínica. 4.ed. rev. e atual. São Paulo: Atheneu; 2009.
46. Singer P, Blaser AR, Berger MM, et al. Espen guideline on clinical nutrition in the intensive care unit. Clin Nutr. 2019;38(1):48-79.

47. Toledo DO, Piovacari SMF, Horie LM, et al. Campanha "Diga não à desnutrição": 11 passos importantes para combater a desnutrição hospitalar. Braspen J. 2018;33(1):86-100.
48. Aguilar-Nascimento JE, Dias ALA, Dock-Nascimento DB, et al. Actual preoperative fasting time in Brazilian hospitals: The Bigfast multicenter study. Ther Clin Risk Manag. 2014;10(1):107-12.
49. Sung LH, Yuk, HD. Enhanced recovery after surgery of patients unfergoing radical cystectomy for bladder cancer. Transl Androl Urol. 2020;9(6):2986-96.
50. Nygren JO, Thorell A, Soop M, et al. Perioperative insulin and glucose infusion maintains normal insulin sensitivity after surgery. Am J Physiol Endocrinol Metab. 1998;275(1):140-8.
51. Silva LFG. Parecer CFM n. 8/13 – Processo-consulta CFM n. 32/12. Terapia hormonal para adolescentes travestis e transexuais Conselho Federal de Medicina, 2013.
52. Light AD, Obedin-Maliver J, Sevelius JM, Kerns JL. Transgender men who experienced pregnancy after female-to-male gender transitioning. Obstet Gynecol. 2014;124(6):1120-7.
53. Agénor M, Murchison GR, Najarro J, et al. Mapping the scientific literature on reproductive health among transgender and gender diverse people: a scoping review. Sex Reprod Health Matters. 2021;29(1):1886395.
54. Silva AE, Serakides R, Cassali GD. Carcinogênese hormonal e neoplasias hormônio-dependentes. Ciência Rural, Santa Maria. 2004;34(2):625-33. Disponível em: http://www.scielo.br/pdf/cr/v34n2/a48v34n2.pdf. Acesso em: 10 jan. 2024.
55. Castro M, Elias LL. Causas raras de pseudo-hermafroditismo feminino: quando suspeitar? Arq Bras Endocrinol Metab. 2005;49(1). Disponível em: http://www.scielo.br/pdf/abem/v49n1/a17v49n1.pdf. Acesso em: 10 jan. 2024.
56. Baba T, Endo T, Honnma H, et al. Association between polycystic ovary syndrome and female-to-male transsexuality. Hum Reprod. 2007;22(4):1011-6.
57. Vujovic S, Popovic S, Sbutega-Milosevic G, et al. Transsexualism in Serbia: a twenty-year follow-up study. J Sex Med. 2009;6(4):1018-23.
58. Baba T, Endo T, Ikeda K, et al. Distinctive features of female-to-male transsexualism and prevalence of gender identity disorder in Japan. J Sex Med. 2011;8(6):1686-93.
59. Ikeda K, Baba T, Noguchi H, et al. Excessive androgen exposure in female-to-male transsexual persons of reproductive age induces hyperplasia of the ovarian cortex and stroma but not polycystic ovary morphology. Hum Reprod. 2013;28(2):453-61.
60. Nakamura A, Watanabe M, Sugimoto M, et al. Dose-response analysis of testosterone replacement therapy in patients with female to male gender identity disorder. Endocr J. 2013;60:275-81.
61. Wierckx K, Caenegem EV, Pennings G, et al. Reproductive wish in transsexual men. Hum Reprod. 2012;27(2):483-7.
62. Tornello SL, Bos H. Parenting intentions among transgender individuals. LGBT Health. 2017;4(2):115-20.
63. Auer MK, Fuss J, Nieder TO, et al. Desire to have children among transgender people in Germany: a cross-sectional multi-center study. J Sex Med. 2018;15(5):757-67.
64. Charter R, Ussher JM, Perz J, Robinson KH. The transgender parent: experiences and constructions of pregnancy and parenthood for transgender men in Australia. Int J Transgenderism. 2018;19(1):64-77.
65. Maxwell S, Noyes N, Keefe D, et al. Pregnancy outcomes after fertility preservation in transgender men. Obstet Gynencol. 2017;129(6):1031-4.
66. Feigerlová E, Pascal V, Ganne-Devonec MO, et al. Fertility desires and reproductive needs of transgender people: challenges and considerations for clinical practice. Clin Endocrinol (Oxf). 2019;91(1):10-21.
67. Armuand G, Dhejne C, Olofsson JI, Rodriguez-Wallberg KA. Transgender men's experiences of fertility preservation: a qualitative study, Hum Reprod. 2017;32(2):383-90.
68. De Roo C, Tilleman K, T'Sjoen G, De Sutter P. Fertility options in transgender people. Int Rev Psychiatry. 2016;28(1):112-9.
69. Peitzmeier SM, Khullar K, Reisner SL, Potter J. Pap test use is lower among female-to-male patients than nontransgender women. Am J Prev Med. 2014;47(6):808-12.
70. Klein DA, Berry-Bibee EN, Baker KK, et al. Providing quality family planning services to LGBTQIA individuals: a systematic review. Contraception. 2018;97(5):378-91.
71. Agénor M, Cottrill AA, Kay E, et al. Contraceptive beliefs, decision making and care experiences among transmasculine young adults: a qualitative analysis. Perspect Sex Reprod Health. 2020;52(1):7-14.
72. Krempasky C, Harris M, Abern L, Grimstad F. Contraception across the transmasculine spectrum. Am J Obstet Gynecol. 2020;222(2):134-43.
73. American College of Obstetricians and Gynecologists. Committee Opinion No. 512. Healthca-

re for transgender individuals. Obstet Gynecol. 2011;118:1454-8.

74. Brasil. Ministério da Saúde. Secretaria de Atenção Primária à Saúde. Departamento de Promoção da Saúde. Insegurança alimentar na atenção primária à saúde: manual de identificação dos domicílios e organização da rede. Brasília, DF: Ministério da Saúde; 2022.

75. Brasil. Ministério da Saúde. Portaria Portaria Nº 2.803, de 19 de Novembro de 2013 que Redefine e amplia o Processo Transexualizador no Sistema Único de Saúde. Brasília, DF: Ministério da Saúde; 2013.

18

Cuidado em nutrição de povos e comunidades tradicionais

Aline Alves Ferreira
Deise Bresan

Falar em povos e comunidades tradicionais requer uma reflexão complexa e um reconhecimento prévio da sociodiversidade cultural, ambiental e histórica envolvida. Essa definição se refere a diversos coletivos que apresentam tanto características singulares como relações históricas distintas em relação à sociedade nacional.

Como principal ponto em comum, pode-se dizer que são grupos que vivenciam, cotidiana e historicamente, múltiplas desigualdades sociais e iniquidades em saúde. Assim, costumam ter indicadores de saúde, alimentação e nutrição muito piores do que outros brasileiros.

Logo, pensar no cuidado nutricional desse segmento populacional requer algumas reflexões prévias, que incluem a definição e a compreensão da extrema vulnerabilidade da maioria desses povos.

Compreender o estado nutricional e alimentar desses grupos, considerando as várias e constantes ameaças com que muitos convivem, especialmente nos últimos anos, com o sistemático desmonte de políticas públicas e violações de direitos humanos, é fundamental. Partimos aqui do pressuposto de que o cuidado nutricional deve estar alinhado e articulado com as políticas públicas e com a garantia dos direitos humanos.

Assim, o capítulo apresentará uma breve definição sobre povos e comunidades tradicionais, algumas das principais políticas de saúde existentes direcionadas a alguns grupos e uma também breve descrição do perfil de saúde e nutrição existente para esses povos – em que pese a escassez de informações demográficas e epidemiológicas para uma parte significativa desse segmento. Depois, serão abordados possíveis desafios e contextos que merecem destaque ao refletir sobre o cuidado nutricional. E, por fim, serão abordados caminhos e reflexões norteadoras, que são fundamentais ao pensar o cuidado nutricional de povos e comunidades tradicionais.

DEFININDO POVOS E COMUNIDADES TRADICIONAIS E INTERFACES COM AS PRINCIPAIS POLÍTICAS PÚBLICAS

Povos e comunidades tradicionais, de acordo com o Decreto n. 6.040, de 7 fevereiro de 2007, podem ser definidos como "grupos culturalmente diferenciados e que se reconhecem como tais, que possuem formas próprias de organização social, que ocupam e usam territórios e recursos naturais como condição para sua reprodução cultural, social, religiosa, ancestral e econômica, utilizando conhecimentos, inovações e práticas gerados e transmitidos pela tradição". Apesar do reconhecimento da multiculturalidade da população brasileira pela Constituição Federal de 1988, somente em 2007 inúmeras minorias étnicas conquistaram o reconhecimento oficial de sua existência e de suas singularidades.

O decreto de 2007 pode ser visto como um dos desdobramentos de amplos debates que resultaram também na construção de políticas públicas de diversas naturezas direcionadas à diminuição das desigualdades e iniquidades, incluindo a criação da Comissão Nacional de Desenvolvimento Sustentável das Comunidades Tradicionais (CNPCT), em dezembro de 2004. Assim, povos e comunidades tradicionais são considerados, segundo esse mesmo decreto, como grupos ou pessoas que se autorreconhecem como indígenas, quilombolas, ciganos, ribeirinhos, pescadores artesanais, povos do terreiro, entre muitos outros.

Pensar no cuidado nutricional e na saúde de um segmento populacional com tamanha sociodiversidade requer rever alguns conceitos importantes e alguns caminhos percorridos nas principais políticas públicas e de saúde. Primeiramente é necessário reconhecer as condições de saúde, alimentação e nutrição como social e historicamente construídas e determinadas. Ou seja, as condições socioeconômicas, culturais e ambientais em que vivem as comunidades e populações estão intimamente ligadas às condições de saúde e às inúmeras iniquidades – desigualdades consideradas injustas e evitáveis – que experienciam[1].

O reconhecimento dessa complexidade e das singularidades envolvidas é o ponto de partida comum para a maioria das políticas de saúde específicas para esses grupos desde o final da década de 1990. Existem políticas mais generalistas, concebidas e implementadas visando à diminuição das iniquidades para povos e comunidades tradicionais chamadas, em seu conjunto, Políticas de Promoção de Equidade em Saúde. Tais políticas, no âmbito do Sistema Único de Saúde (SUS), visam à diminuição das vulnerabilidades sociais que determinados subgrupos ou populações vivenciam como resultado de um conjunto de determinantes históricos, sociais, políticos, sanitários, entre outros, que estão diretamente relacionados à saúde.

Salienta-se também a Política Nacional de Saúde Integral das Populações do Campo e da Floresta (PNSIPCF – Portaria n. 2.866, de 2 de dezembro de 2011), que teve como principal objetivo contemplar as particularidades e as especificidades de populações que viviam no campo e na floresta. Fruto de debates com representantes de movimentos sociais da sociedade civil, foi aprovada na 14ª Conferência Nacional de Saúde, realizada no Distrito Federal em 2011. Pode ser considerada, assim, um marco histórico para o reconhecimento das condições e dos determinantes sociais da saúde dessas populações. A Política teve como objetivo "melhorar o nível de saúde das populações do campo e da floresta, por meio de ações e iniciativas que reconheçam as especificidades de gênero, de geração, de raça/cor, de etnia e de orientação sexual, objetivando o acesso aos serviços de saúde; a redução de riscos à saúde decorrentes dos processos de trabalho e das inovações tecnológicas agrícolas; e a melhoria dos indicadores de saúde e da sua qualidade de vida"[2].

Tal política destaca-se por ações intersetoriais das políticas públicas envolvidas, especialmente no contexto rural. Envolve povos e comunidades que têm seus modos de vida, produção e reprodução social relacionados predominantemente com a terra e a água. Trata-se de grupos que habitam ou utilizam, por exemplo, reservas extrativistas em áreas florestais ou aquáticas, comunidades quilombolas, ribeirinhas, caiçaras, ciganos, povos de terreiro, pantaneiros, marroquinos, andirobeiras, castanheiras, faxinalenses, fundo e fecho do pasto, entre tantos outros. Cabe destacar também que em 2014 a política anteriormente mencionada foi atualizada pela Portaria n. 2.311, de 23 de outubro, para a Política Nacional de Saúde Integral das Populações do Campo, da Floresta e das Águas (PNSIPCFA). Além dos povos e comunidades tradicionais já mencionados, há cerca de 30 grupos que podem ser considerados pertencentes a esse segmento populacional. E isso não é imutável, pois se trata de um processo de conquista e reconhecimento.

O debate relacionado à visibilidade das inter-relações entre saúde e ambiente, levando em consideração o contexto cultural e social de cada grupo e as inúmeras iniquidades históricas e socioeconômicas a que foram submetidos, iniciou-se mais intensamente em 2004 com a Comissão Nacional de Desenvolvimento Sustentável das Comunidades Tradicionais. A Figura 1 traz uma linha do tempo de alguns dos acontecimentos e políticas que foram importantes e precisam ser destacados para a discussão do cuidado nutricional de povos e comunidades tradicionais.

Uma das mais importantes e pioneiras políticas que subsidiaram o cuidado nutricional de um desses grupos foi a Política Nacional de Atenção à Saúde dos Povos Indígenas (Pnaspi). Essa política foi a primeira no que concerne às políticas de saúde de segmentos populacionais específicos. Ela reconhece pela primeira vez a singularidade e as especificidades nos perfis de saúde e seus determinantes entre esses povos e destaca que os indígenas não estavam sendo adequadamente contemplados no SUS. A Pnaspi foi implementada ao encontro das determinações da Lei Orgânica de Saúde e da Constituição Federal, e da criação do Subsistema de Atenção à Saúde Indígena (Lei n. 9.836, de 23 de setembro de 1999) e dos Distritos Sanitários Especiais Indígenas (DSEI). Desde a criação do Subsistema e dos DSEI, a responsabilidade da gestão da saúde indígena do Brasil cabe ao Ministério da Saúde (até 2010 pela Fundação Nacional de Saúde e, desde então, pela Secretaria Especial de Saúde Indígena – Sesai).

A PNASPI contempla também a Política Nacional de Alimentação e Nutrição (aprovada no ano de 1999 e atualizada em 2011 – Portaria n. 2.715). Portanto, também foram criadas e implementadas ações específicas para o monitoramento da situação de alimentação e nutrição dos povos indígenas, principalmente a partir de 2006. Um exemplo é o Sistema de Vigilância Alimentar e Nutricional Indígena (Sisvan-I), que, além de integrar e organizar a saúde indígena, respeitando os princípios do SUS e da Vigilância Alimentar e Nutricional, visou colocar em evidência a esse segmento e às inúmeras vulnerabilidades sociais existentes.

Também merece destaque o conjunto de políticas de promoção da igualdade racial que vem sendo debatido e construído desde o final dos anos 1980, mas que apenas na primeira década dos anos 2000 ganhou espaço nas prioridades em saúde da agenda pública. Em 2007 foi instituída a Agenda Social Quilombola. Porém, não há uma política específica direcionada à saúde quilombola ou de outro grupo específico entre os povos e comunidades tradicionais. Mas cabe destacar o Programa Brasil Quilombola, lançado em 2004, sob coordenação da então Secretaria de Políticas de Promoção da Igualdade Racial – Seppir (atual Secretaria Nacional de Políticas de Promoção da Igualdade Racial – SNPIR) e no âmbito da Política Nacional de Promoção da Igualdade Racial (PNPIR).

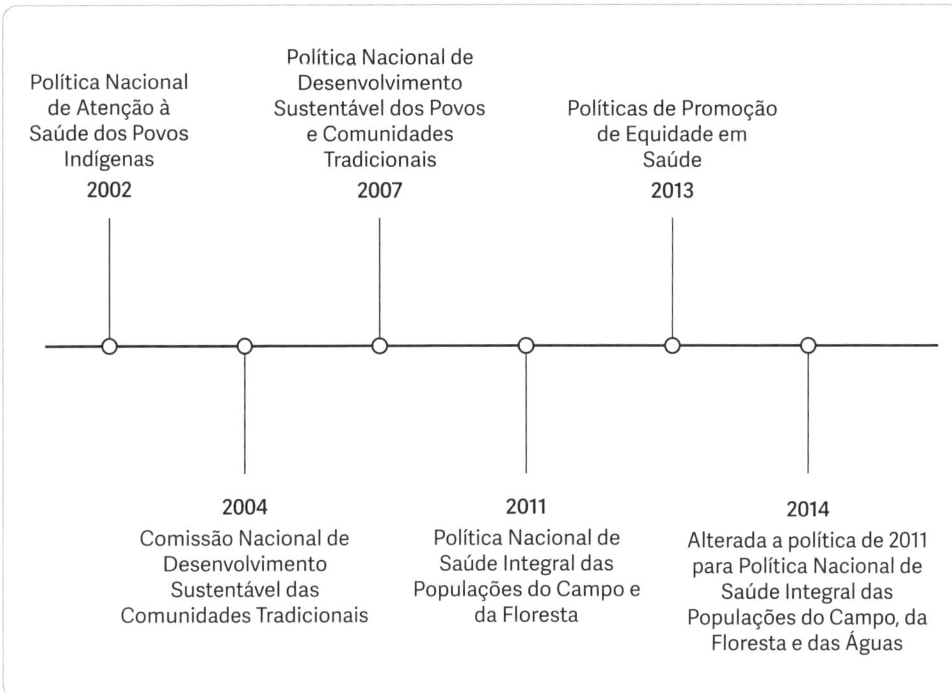

FIGURA 1 Linha do tempo de algumas das principais políticas e acontecimentos acerca da saúde de povos e comunidades tradicionais do Brasil a partir dos anos 2000.
Fonte: elaboração das autoras.

A SNPIR passou a integrar o Ministério dos Direitos Humanos a partir de 2017 e tem como objetivos a "missão de contribuir promover, articular, e assegurar os avanços das políticas de promoção da igualdade racial, para superação do racismo e consolidar uma sociedade democrática, construindo um projeto político do ponto de vista das populações quilombolas, ciganas, população negra e estrangeiros de perfil étnico-racial afetados por ações de discriminação étnico-racial e outras formas de intolerância"[3].

Por mais que tenha sido lançada a segunda edição do Guia de Orientação para a Criação e Implementação de Órgãos, Conselhos e Planos de Promoção da Igualdade Racial em 2021, como importante instrumento de divulgação e orientações do Sistema Nacional de Promoção da Igualdade Racial, parece não ter havido avanços na implementação de fato do guia. Estão previstos inúmeros desdobramentos direcionados para o acesso à terra, infraestrutura, qualidade de vida, inclusão produtiva e direitos e cidadania à população quilombola, porém ainda não foram efetivados em si. A discussão sobre titulação de terras e outras certificações foi retomada a partir de 2023, mas de modo lento.

Todas essas políticas são desafiadoras no âmbito do SUS. A consolidação de Políticas de Promoção de Equidade em Saúde e/ou de Promoção de Equidade Racial requer atenção e cuidado integrais à saúde e, principalmente, um acesso e cuidado justo, sem privilégios ou discriminação de qualquer natureza. Conhecer, reconhecer e respeitar as necessidades individuais ou coletivas enquanto resultantes de uma determinação social é essencial para o real sucesso e a implantação de qualquer política pública transversal. O cuidado nutricional deveria perpassar todas elas.

Outra dificuldade do sucesso de manutenção das políticas mencionadas refere-se ao enorme e diverso contingente populacional do Brasil. Elaborar uma única política que atinja grupos tão cultural, social e historicamente diversos em um país com dimensões continentais torna-se um desafio constante. Sem contar que se trata de minorias étnicas e populacionais que enfrentam sistematicamente o preconceito e discriminação. Constantemente são subalternizadas em meio a relações hierárquicas e racializadas, politicamente pouco representadas e com acesso restrito a bens e serviços, à terra e a recursos naturais. E ocupam também um espaço nas estatísticas demográficas e de saúde que já foi caracterizado, há mais de duas décadas, como de invisibilidade demográfica e epidemiológica[4].

Foram apresentadas e discutidas nesta seção algumas políticas que deveriam ser multissetoriais e transversais desde sua concepção até sua implementação e gestão, sendo articuladas e compartilhadas entre os diversos órgãos do Governo, Estados e Municípios e com plena participação popular. São políticas muito importantes, que subsidiam o cuidado nutricional de povos e comunidades tradicionais, mas que, especialmente entre 2016 e 2022, enfrentaram, em caráter sistemático, ataques e desmontes.

PERFIS DE SAÚDE E NUTRIÇÃO

A partir do exame de um conjunto selecionado de estudos, portanto sem pretender realizar uma revisão exaustiva dos dados existentes para um conjunto de tal modo amplo e diverso de povos e comunidades, é possível apontar elementos-chave para a garantia de um adequado cuidado nutricional para esse segmento da população brasileira. Entre outros aspectos passíveis de destaque, revela-se já de início um panorama insuficientemente conhecido. Revela-se também o caráter sistematicamente desfavorável dos indicadores de saúde e nutrição e a distância que os separa dos indicadores registrados na população brasileira como um todo. E torna-se concreta, nesses indicadores, nessas vidas e nesses corpos, a determinação histórica e social das diferenças, expressa em seus indicadores nutricionais e em sua magnitude. Isso evidencia, consequentemente, seu caráter injusto e evitável.

Os povos e comunidades que compõem esse segmento não são incluídos como categorias específicas de análise nos planos amostrais dos principais inquéritos populacionais que objetivam descrever o perfil de saúde dos brasileiros. A própria categoria raça/cor apenas recentemente foi incluída em alguns inquéritos, por exemplo, na Pesquisa de Orçamentos Familiares. Estão ausentes na maioria dos Sistemas de Informação ou entrevistas informações sobre pertencimento étnico. Consequentemente, não há representatividade de dados. Mais uma vez, as únicas exceções são para indígenas e quilombolas. Eles também concentram a quase totalidade de estudos de caso realizados e foram os únicos grupos contemplados por inquéritos de saúde e nutrição de amplitude nacional. Ainda assim, seguem ausentes dos inquéritos regularmente dedicados ao conjunto da população brasileira. No caso de povos indígenas, Kabad et al.[5] acreditam que o cenário político a partir do início dos anos 2000 e a implementação de serviços públicos de saúde indígena possam ter contribuído para um aumento do número de estudos e publicações.

Em 2008 e 2009 foi realizado o I Inquérito Nacional de Saúde e Nutrição dos

Povos Indígenas, com crianças menores de 60 meses e mulheres de 14 a 49 anos[6]. Para a população quilombola, em 2006 foi realizada a "Chamada nutricional de crianças quilombolas menores de cinco anos"[7], e em 2011 a pesquisa "Avaliação da situação de segurança alimentar e nutricional em comunidades quilombolas tituladas", que traz um panorama nacional sobre o estado nutricional de mulheres e crianças menores de 60 meses[8]. Entre os demais grupos, os estudos são pontuais, sem abrangência nacional.

Nesse quadro, só é possível esboçar uma síntese absolutamente limitada do panorama nacional dos agravos nutricionais para indígenas e quilombolas, e ainda assim somente para crianças e mulheres.

Os dados evidenciam, como mencionado, as disparidades entre a população brasileira indígena e quilombola em relação à população brasileira como um todo. Entre as crianças indígenas, a frequência de anemia é 5 vezes maior quando comparada às não indígenas; as prevalências de baixa estatura e de baixo peso para a idade também são muito superiores (Figura 2).

Para as mulheres indígenas e quilombolas se observam frequências elevadas de excesso de peso, embora menores que a

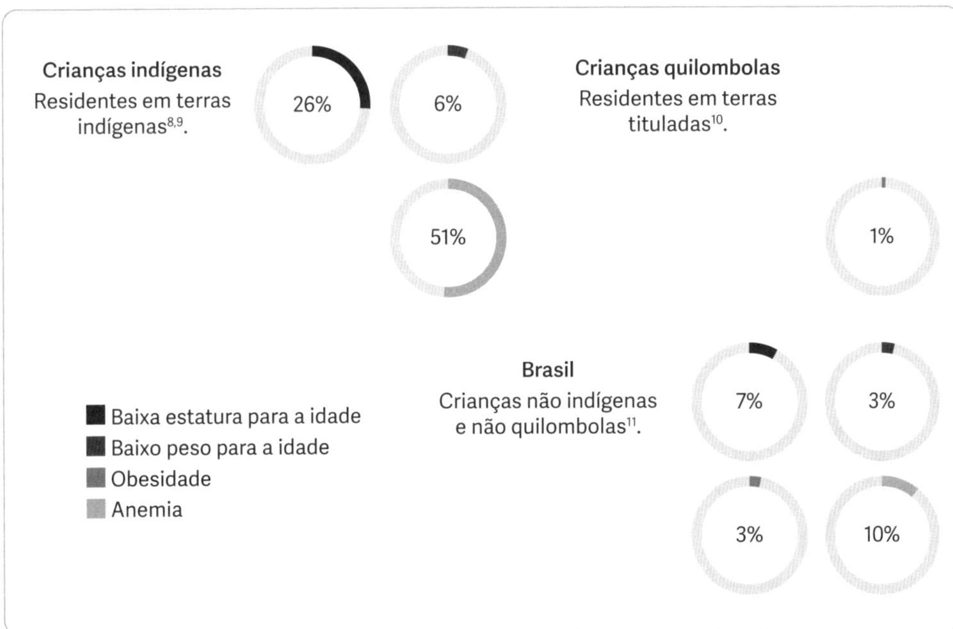

FIGURA 2 Prevalência (%) de alguns dos principais agravos nutricionais em crianças menores de 5 anos com representatividade nacional.

As prevalências de obesidade para crianças indígenas e de baixo peso para a idade e anemia para quilombolas são nulas ou não divulgadas. Obesidade (IMC para a idade): Z > 3; baixo peso para a idade: Z < -2; baixa estatura para a idade: Z < -2 e anemia: hemoglobina < 11 g/dL.

Fonte: dados oriundos dos únicos inquéritos nacionais que foram direcionados a alguns dos povos e comunidades tradicionais: I Inquérito Nacional de Saúde e Nutrição dos Povos Indígenas, realizado em 2008-2009[8,9]; Pesquisa de Avaliação da Situação de Segurança Alimentar e Nutricional de Comunidades Quilombolas Tituladas, realizada em 2011[10], e o inquérito nacional mais recente, que não inclui indígenas, quilombolas ou outros segmentos considerados povos e comunidades tradicionais em seu critério de amostragem: Estudo Nacional de Alimentação e Nutrição Infantil (Enani), 2019[11].

frequência registrada em âmbito nacional. No entanto, é importante destacar que as faixas etárias das mulheres avaliadas nas três pesquisas não são exatamente as mesmas, o que traz limitações para as comparações. Doenças como hipertensão arterial sistêmica e diabetes melito também foram observadas entre as mulheres indígenas, e a anemia atinge um terço delas (Figura 3).

No que se refere à insegurança alimentar e nutricional, salvo exceções[13], as pesquisas científicas estão mais uma vez praticamente limitadas a povos indígenas e quilombolas. Assim, os estudos que abordaram essa dimensão entre povos indígenas, de forma unânime, apontam para a violação do direito a alimentação adequada e saudável e ausência de soberania alimentar[14-17].

O único estudo de amplitude nacional dedicado à população quilombola do país, realizado em terras tituladas, registrou insegurança alimentar em 86,1% dos domicílios, sendo que 55,9% delas enfrentavam as formas mais graves de insegurança alimentar (moderada e grave)[18]. E mais da metade da população adulta avaliada (55,6%) em algum momento nos últimos 3 meses ficou o dia inteiro sem comer ou só fez uma refeição no dia porque não tinha comida em casa[10].

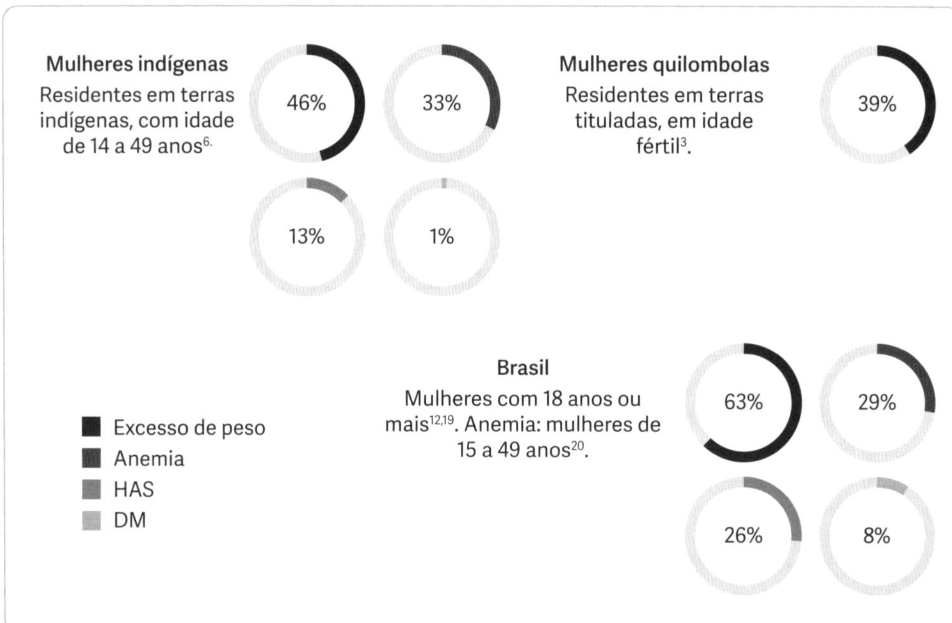

FIGURA 3 Prevalência (%) de alguns dos principais agravos nutricionais em adultos (mulheres) com representatividade nacional.

DCNT: doenças crônicas não transmissíveis; HAS: hipertensão arterial sistêmica; DM: diabetes melito. Os dados referentes a anemia, hipertensão arterial sistêmica e diabetes melito para mulheres quilombolas não estão disponíveis.

Fonte: dados oriundos dos únicos inquéritos nacionais que foram direcionados a alguns dos povos e comunidades tradicionais: I Inquérito Nacional de Saúde e Nutrição dos Povos Indígenas, realizado em 2008-2009[6]; Pesquisa de Avaliação da Situação de Segurança Alimentar e Nutricional de Comunidades Quilombolas Tituladas, realizada em 2011[10], e um dos últimos inquéritos nacionais, que não levaram em consideração povos e comunidades tradicionais em seu cálculo amostral: Pesquisa Nacional de Saúde, 2019[12,19].

Outros indicadores também merecem destaque. Cerca de um quarto das crianças indígenas avaliadas no Inquérito Nacional de Saúde e Nutrição dos Povos Indígenas haviam apresentado diarreia na semana anterior[20], mais que o dobro da frequência registrada para crianças não indígenas no país (9,4%)[21]. Cerca de 1 a cada 5 crianças haviam sido internadas no último ano, sendo as principais causas diarreia e infecções respiratórias agudas[20]. Indicadores de assistência ao pré-natal, como o número de consultas realizadas e o trimestre de início do pré-natal, mostraram-se mais desfavoráveis entre a população indígena no país, quando comparada à não indígena, reiterando assim a ocorrência de iniquidades em saúde[22]. Entre as crianças quilombolas avaliadas na Pesquisa de Avaliação da Situação de Segurança Alimentar e Nutricional de Comunidades Quilombolas Tituladas, apenas 44,2% delas viviam em domicílios com rede pública de água, e em 82,6% dos domicílios o destino dos dejetos eram valas ou o céu aberto[10].

Em termos populacionais, em sua dimensão comparativa o perfil alimentar e nutricional pode e deve ser visto como retrato e resultado das desigualdades sociais que corriqueiramente colocam povos e comunidades tradicionais em uma posição amplamente desfavorável perante o conjunto da população brasileira. Reconhecer essas desigualdades e sua determinação é fundamental para a reversão das iniquidades em saúde, que, como já sinalizado, são comuns entre esses povos.

Às desastrosas consequências do desmonte de políticas públicas observado desde 2016 somam-se, mais recentemente, os impactos da pandemia de covid-19. Relatórios e pesquisas evidenciaram o impacto devastador da covid-19 em alguns subgrupos de povos e comunidades tradicionais. As taxas de incidência e de mortalidade de covid-19 na população indígena foram mais de 100% (136 e 110%, respectivamente) maiores que as taxas médias nacionais. Além disso, a incidência do vírus esteve associada à ocorrência ilegal, nos territórios indígenas, de atividades como grilagem, desmatamento, garimpo e mineração[23]. Um pessoa pertencente a uma comunidade remanescente de quilombo teve cerca de 4 vezes mais chances de vir a óbito por covid-19[24].

A pandemia, atingindo desigualmente esse conjunto de povos e comunidades, acentuou a vulnerabilização e as iniquidades em saúde que já os atingiam previamente, agravando suas condições de saúde, alimentação e nutrição. O cuidado nutricional, irregular ou inexistente entre alguns povos, tornou-se ainda menos acessível, em parte em função das necessárias medidas de distanciamento social. Para povos e comunidades aldeadas ou que vivem em áreas rurais, houve isolamento e diminuição da circulação para os centros urbanos mais próximos. Isso afetou não apenas o acesso a serviços de saúde, mas dinâmicas essenciais para seu acesso à alimentação. Medidas emergenciais para mitigação do impacto da pandemia em alguns grupos foram importantes, mas por vezes apresentaram problemas. A título de exemplo, a distribuição de cestas básicas de alimentos não contemplou indígenas que viviam em áreas urbanas. Além disso, as cestas não eram culturalmente adequadas e incluíam alimentos ultraprocessados.

Independentemente da pandemia de covid-19, nos últimos anos, principalmente a partir de 2016, com as inúmeras crises políticas e econômicas, muitas perdas de direitos sociais e violações de direitos constitucionais afetaram diretamente a alimentação e o direito humano à alimentação adequada. A consequência foi o aumento das invasões e da grilagem dos territórios, assim como das atividades ilegais de garimpos e madeireiras, durante a pandemia. E, como já explanado anteriormente no capítulo, o território tem relação direta com o perfil nutricional desses povos.

Nesse contexto, as organizações sociais dos povos e comunidades tradicionais têm exercido um papel fundamental. Os indígenas, por exemplo, apresentaram um importante protagonismo durante a pandemia de covid-19 e desde antes já sinalizavam a centralidade da garantia de seus direitos e territórios, realizando denúncias sucessivas das violações de direitos humanos, incluindo o direito humano a uma alimentação adequada[25].

Por mais que haja necessidade de mais descrições e aprofundamentos de grupos específicos dentre os povos e comunidades tradicionais, um ponto comum a todos eles diz respeito aos significados possíveis do perfil nutricional desses indivíduos e coletividades. Este deve ser compreendido como resultante de processos de determinações mais amplas, histórica e socialmente determinados, que influenciam a vulnerabilidade social que, infelizmente, eles têm em comum. Portanto, não podem ser reduzidos a comportamentos individuais e culpabilizadores.

O CUIDADO NUTRICIONAL DE POVOS E COMUNIDADES TRADICIONAIS NA PRÁTICA: ASPECTOS FUNDAMENTAIS

O cuidado nutricional de povos e comunidades tradicionais não requer, *a priori*, instrumentos, equipamentos e protocolos específicos, se consideradas situações que envolvem boas condições de estrutura física, recursos humanos capacitados e usuários. Em outras palavras, não se trata de um conjunto de indivíduos que necessitam de medidas antropométricas específicas, ou que precisem de um instrumento de avaliação de consumo alimentar exclusivo e único.

Especialmente entre alguns grupos, as famílias e comunidades devem ser vistas como "sujeitos coletivos". Ou seja, são segmentos da população com características únicas, dinâmicas e organizações sociais diferentes, nas mais diversas e complexas situações territoriais e ambientais. Consequentemente, isso pode gerar demandas e prioridades diferenciadas no cuidado nutricional.

Como já debatido anteriormente, o conjunto que se convenciona oficialmente denominar "povos e comunidades tradicionais" envolve tamanha diversidade que qualquer tentativa de generalização pode levar a simplificações inadequadas de suas realidades e particularidades. Contudo, alguns cuidados gerais podem ser destacados, devendo ser sempre pensados e avaliados localmente. A seguir serão indicados alguns pontos que merecem destaque ao discutir o cuidado nutricional entre estas coletividades.

Respeito aos saberes tradicionais

Um dos primeiros desafios de profissionais que atuam no cuidado nutricional de povos e comunidades tradicionais é o respeito aos saberes tradicionais, não biomédicos, no cuidado integral à saúde daqueles indivíduos ou daquele grupo. Para isso é importante compreender que, ao se deparar com povos e comunidades tradicionais, o profissional provavelmente estará lidando com uma cultura diferente da sua. A maneira como cada grupo social pensa e age está relacionada com sua cultura, constituída em um código de significados e sentidos, que não nos é dado ao nascer, mas que nós aprendemos e compartilhamos ao longo da vida[26].

A partir de uma pesquisa de campo de longa duração sobre práticas elementares e a nutrição entre os Wari', povo indígena que habita o atual estado de Rondônia,

Leite[27] chama a atenção "para um aspecto aparentemente óbvio, ou que ao menos deveria sê-lo, para os profissionais da saúde que atuam nessa e em outras populações indígenas, e que apresenta desdobramentos importantes. [...] as condutas nativas, e aí incluem-se suas práticas alimentares, não resultam de mera aleatoriedade, mas seguem princípios e critérios específicos. Critérios lógicos e coerentes com suas visões de mundo"; e que "o reconhecimento da existência desse conjunto de ideias e, mais que isso, o da sua legitimidade, constituem pré-requisitos para o seu entendimento; este, por sua vez, é um passo essencial para o diálogo que qualquer tipo de atuação nessas populações inevitavelmente exige".

É muito comum ver profissionais formados pelo sistema biomédico acharem que seu entendimento sobre a saúde é o correto e único possível, acreditando que outras formas ou sistemas são irracionais ou inferiores. No entanto, o sistema biomédico é uma das formas de tratar e entender a saúde; e os saberes dos povos e comunidades tradicionais se constituem em outro sistema ou outra forma, igualmente legítima. Assim, o entendimento desses conceitos permite maior cuidado no momento do diálogo com essas pessoas, reconhecendo e respeitando as diferentes formas de vida e os diferentes caminhos utilizados para a cura, sem preconceitos.

O reconhecimento da diversidade cultural por parte dos profissionais de saúde deve evitar posturas etnocêntricas, isto é, quando o profissional julga outras culturas a partir dos valores e comportamentos vigentes em sua própria sociedade. Em outras palavras, tudo o que for diferente da cultura do observador é considerado ruim, inadequado, sem sentido ou primitivo. Nesse tipo de postura, não raro as práticas alimentares nativas são vistas como inadequadas, cheias de tabus injustificados, e os cuidados maternos com as crianças, errados ou insuficientes.

Não raro também se atribuem às mães maus hábitos de higiene, completando um tipo de perspectiva no qual a figura do civilizador/colonizador se atualiza na pessoa do profissional de saúde, que, com seus conhecimentos científicos, traz civilização e modernidade.

Portanto, ao se deparar com uma cultura distinta é importante que não se façam julgamentos de valor tomando como base o seu próprio sistema cultural, mas que se passe a olhar as outras culturas de acordo com seus próprios valores e conhecimentos[26].

Culpabilização dos indivíduos

Outro ponto que merece destaque é o caráter culpabilizador que muitos profissionais de saúde utilizam em suas orientações nutricionais. É quando o profissional atribui ao indivíduo a responsabilidade por sua condição de saúde, deixando de levar em consideração macrodeterminantes ambientais e socioeconômicos.

Uma situação muito comum é atribuir à falta de cuidados pelas mães ou responsáveis pela criança um eventual diagnóstico de desnutrição infantil, mesmo que o profissional de saúde reconheça que as condições sanitárias locais são precárias e a atenção à saúde acontece de modo irregular ou insuficiente. Em outras palavras, mesmo diante de causas que fogem ao controle dos indivíduos e comunidades, profissionais de saúde muitas vezes deduzem que o cuidado dos pais é inadequado e os responsabilizam pela situação da criança. Os povos e comunidades tradicionais enfrentam muitas dificuldades socioeconômicas no país, e, assim, é primordial que qualquer profissional de saúde conheça essa realidade ao trabalhar com essa população.

Respeito à língua nativa

O Censo de 2010 reconheceu 274 línguas diferentes entre os povos indígenas do país. Os dados do Censo 2022 sobre línguas ainda não foram divulgados até o momento, mas já foi sinalizado um aumento, com 1.693.535 de indígenas autodeclarados[28]. A plena comunicação durante a assistência nutricional é indispensável, pois a não compreensão por ambas as partes pode levar a condutas inapropriadas. A dificuldade pode ser minimizada com o auxílio de um tradutor, que deve ser considerado sempre que necessário. O agente indígena de saúde pode desenvolver esse papel, atuando não somente na tradução, mas como um mediador, auxiliando na interpretação das condutas dos profissionais e nas informações repassadas pelos indígenas.

Mesmo a tradução deve ser cercada de cuidados: por exemplo, um intérprete do sexo masculino possivelmente causará ou sofrerá algum tipo de constrangimento ao entrevistar mulheres sobre sua saúde reprodutiva. Embora nem sempre esse tipo de questão esteja envolvida no cotidiano de cuidados nutricionais, pode estar presente em levantamentos de saúde materno-infantil. Trata-se aqui apenas de um exemplo, porque o profissional deve estar atento à existência de temas sensíveis, que podem ser diferentes de um contexto para o outro.

Formação e sensibilização profissional

A constante atualização do nutricionista é necessária para seu trabalho com qualquer população. Para atuar com povos e comunidades tradicionais, essa formação e sensibilização são ainda mais imprescindíveis, além de serem fundamentais para compreender o território.

As capacitações, nesse sentido, não devem ser apenas direcionadas ao uso de técnicas que podem ser utilizadas na avaliação nutricional, mas sim à compreensão dos diferentes contextos dos povos e comunidades tradicionais no Brasil. Devem abranger também conceitos relevantes da prática da saúde para esses povos, bem como atenção diferenciada e políticas específicas.

É necessário que o profissional nutricionista compreenda também algumas relações interculturais e a maneira como a saúde é compreendida dentro desse contexto. Para muitos desses povos, a doença é um processo sociocultural, com distintas representações sociais. Portanto, um cuidado nutricional numa perspectiva da clínica ampliada, especialmente em grupos que vivem nas áreas urbanas, é fundamental.

No trabalho com povos e comunidades tradicionais também é indispensável conhecer a dinâmica daquela comunidade, e estar ciente de que se trata de outra cultura, de pessoas que têm uma visão de mundo diferente da sua, evitando posturas etnocêntricas e preconceituosas, como já dito anteriormente.

Avaliação antropométrica e avaliação do consumo alimentar

Assim como o trabalho em qualquer contexto, é necessário garantir que os equipamentos que serão utilizados para a realização da antropometria estejam funcionando adequadamente e calibrados. O local onde será realizado o atendimento deve ser, sempre que possível, reservado, com boa iluminação, garantindo a privacidade e o conforto do indivíduo e do profissional. No entanto, nas terras indígenas e comunidades ribeirinhas, por exemplo, nem sempre há uma estrutura adequada para o atendimento, e esse fato não deve impedir a realização da assistência nutricional. O atendimento pode ser realizado em qualquer local, inclusive locais abertos, com equipamentos portáteis. No entanto, é imprescindível assegurar-se de que os procedimentos de avaliação sejam considerados aceitáveis pela população local. A título de exemplo, é aceitável um profissional do sexo masculino tocar uma mulher nativa para medir sua circunferência da cintura? Um agente comunitário de saúde, um intérprete ou uma liderança local provavelmente poderá dizê-lo.

Um aspecto importante: a avaliação antropométrica, usualmente descrita na literatura como um método não invasivo, pode ainda assim gerar inúmeros desconfortos, mesmo em contextos não tradicionais. Antes da realização das medidas, é essencial explicar o que será realizado e receber o consentimento do indivíduo para prosseguir com as aferições. Do mesmo modo, é necessário reavaliar constantemente quais medidas antropométricas são realmente necessárias aos objetivos.

A avaliação do consumo alimentar também representa – como em qualquer contexto, lembremos – um desafio. O profissional deve avaliar qual método é mais apropriado para aquele contexto. Questionários de frequência alimentar validados para a população brasileira em geral podem muitas vezes não ser diretamente aplicáveis entre povos e comunidades tradicionais, pois não contemplam os alimentos localmente consumidos, e, portanto, precisam ser adaptados.

Na aplicação do recordatório de 24 horas, podem surgir dificuldades para avaliar e identificar de forma precisa as preparações consumidas, as quantidades e horários das refeições. O que, como, quando, onde, e com quem as pessoas comem pode ser diferente do que o profissional está habituado a observar em seu trabalho no meio urbano, por exemplo. As regras que regem a alimentação, os alimentos que são proibidos e permitidos em cada fase da vida, o que é considerado comida ou não, os horários em que as pessoas se alimentam, cada um desses aspectos assume nuances locais e deve ser conhecido pelo profissional. Cabe ao profissional conhecer aquela população e adaptar o método de avaliação do consumo alimentar e também eventuais orientações à realidade local, respeitando os indivíduos e evitando julgamentos.

O corpo como construção social e meio de expressão cultural

Em qualquer sociedade ou grupo, o corpo pode ser considerado uma construção social, plena de significados e expressões culturais. Ao longo de nossas vidas, modificamos intencionalmente nossos corpos com roupas, enfeites, por meio da alimentação e da atividade física, e mesmo com intervenções médicas. Furamos orelhas, colocamos brincos e *piercings*, fazemos tatuagens. O mesmo acontece em qualquer sociedade humana.

Em algumas etapas do cuidado nutricional, como na avaliação semiológica ou antropométrica, precisa ser levado em consideração que mexer ou retirar qualquer indumentária ou ornamento pode ser considerado um processo invasivo para o indivíduo ou grupo social. Como ressaltam Ferreira et al.[29]: "Alguns adornos podem e devem ser retirados, especialmente na avaliação antropométrica, porém as situações são únicas. As pinturas ou adornos podem dificultar a aferição de medidas antropométricas, mas o contexto deve ser avaliado, e considerado a possibilidade de não realizar uma medida ou outra, sem nenhum tipo de preconceito".

Também se ressalta que um corpo mais robusto, com mais tecido adiposo, pode ser considerado sinal de proteção, fertilidade e vitalidade em alguns povos, mas pode ser visto pelo profissional de saúde como um fator de risco indesejável para a ocorrência de doenças crônicas não transmissíveis. Compreender esses significados previamente à atuação, seja por meio do diálogo com integrantes das comunidades, seja em conversas prévias com outros profissionais de saúde com experiência local, é fundamental para o cuidado nutricional a ser escolhido e pactuado com o indivíduo e sua família. Por exemplo, um corpo que segundo critérios biomédicos apresenta sobrepeso pode, em uma determinada sociedade, ser desejável. Avaliar os riscos reais que o excesso de peso poderia causar, nesse exemplo fictício, seria um caminho inicial.

Na prática: passos para um diálogo intercultural respeitoso e não hierárquico

A seguir serão pontuadas algumas atitudes imprescindíveis para o trabalho junto a povos e comunidades tradicionais e, em última instância, junto a qualquer coletividade:

- Conheça a comunidade, o território e sua história. Procure saber detalhes do grupo étnico ou dos grupos ali presente, quem são as lideranças e quais línguas falam. Do que vivem, como obtêm seus alimentos, sua água e seu sustento.
- Busque conhecer, talvez com o auxílio de agentes comunitários de saúde, de especialistas nativos de saúde, de mulheres mais velhas ou de quem lhe for indicado, como localmente se entendem as eventuais questões de saúde que você irá encontrar na comunidade, como anemia, diabetes melito, hipertensão arterial. Busque saber se eles as veem como problemas ou mesmo como condições, a que causas as atribuem, suas consequências, como as tratam em seus cotidianos e suas possíveis relações com a alimentação. É fundamental entender as perspectivas locais sobre elas. Assim como é fundamental compreender como veem os tratamentos usualmente propostos pelos profissionais de saúde do sistema oficial, o que também inclui a alimentação. Pergunte, aprenda. Só assim será possível um diálogo horizontal, não hierárquico.
- Se a alimentação é um elemento fundamental em sua prática profissional, busque saber também o que localmente se considera uma alimentação saudável, boa, que faça corpos fortes e vigorosos. Pergunte o que é considerado adequado comer durante a gestação, no puerpério. O que é adequado para crianças, para jovens, para idosos. Pergunte se algo precisa mudar durante alguma fase da vida. O que comem quando adoecem, quando se ferem. O que compõe uma refeição completa. Se há tipos diferentes de refeições, em que horários comem. E sempre haverá, seguramente, uma complexa rede de princípios orientando cada um desses aspectos. Esses são apenas alguns exemplos do que é possível conhecer dos modos locais de se alimentar e dos princípios que os orientam. Insistimos: pergunte, aprenda. Só assim será possível um diálogo horizontal, não hierárquico, entre você e aqueles a quem quer direcionar seus cuidados. Ainda assim, será apenas uma aproximação: a alimentação de qualquer grupo humano é um universo, serão infinitas as perguntas possíveis. E infinitas e contextuais as respostas possíveis. Não há como construir um manual preciso das condutas, porque a cultura se manifesta na prática, depende essencialmente dos contextos, é flexível e dinâmica, apresenta muitas nuances.
- Lembre-se: as perspectivas locais sobre todos esses temas não são meras "crenças". São conhecimentos. Não os igno-

re, não os subestime, não os reduza a formas inferiores de pensamento. Veja o que Leite[27] diz sobre as perspectivas Wari', que buscou conhecer em seu convívio com esse povo: "Os Wari' sabem o que comer, e ainda como, quando e o porquê de fazê-lo. Quaisquer tentativas de intervenção no campo das práticas alimentares não podem desconsiderar a existência de um amplo e intrincado conjunto de ideias, indissociável de sua visão de mundo, a permeá-las. Ignorar ou subestimar a importância dessas ideias é o caminho mais curto para o insucesso dessas intervenções entre os Wari'".

- É importante compreender ainda que o reconhecimento desse complexo corpo de conhecimentos é, mais do que a busca de adesão ou efetividade de qualquer plano terapêutico, uma postura ética, em direção à horizontalidade dos diálogos e à recusa ao etnocentrismo e ao colonialismo nas relações entre profissionais e comunidades.
- Disponibilize tempo para o atendimento e faça-o com uma escuta atenta e respeitosa, ou seja, sabendo ouvir o que aquela pessoa tem a dizer, sem fazer julgamentos e sem interrompê-la a todo instante.
- Reconheça que existem visões de mundo diferentes daquela na qual você cresceu e foi formado profissionalmente. Reconheça que há conhecimentos locais, que você provavelmente está pouco familiarizado com eles e que, acadêmicos ou não, eles têm o mesmo valor que os seus.
- Quando houver dificuldades na comunicação por causa do idioma, busque a ajuda de alguém que possa fazer a tradução da língua portuguesa para a nativa e vice-versa. Lembre-se: se você veio de fora da comunidade e não domina o idioma local, não imponha a língua portuguesa. Busque compreender e ser compreendido.
- Para isso, utilize o menos possível os termos técnicos que aprendeu ao longo de anos de formação acadêmica, ou explique-os em linguagem acessível a seus interlocutores.
- Antes de mais nada, se você não domina o idioma local, verifique se a pessoa que você está atendendo compreende ou fala o português. Caso haja necessidade de tradução, certifique-se de que ela está entendendo o que você diz e é traduzido. Demonstre esforço e interesse para compreender seu interlocutor. Não esqueça que, durante qualquer comunicação, a postura, o olhar, a atenção ou indiferença, tudo tem valor de mensagem.
- Respeite a vontade e a autonomia do indivíduo, da família e da comunidade. Caso haja discordâncias sobre sua proposta terapêutica, não imponha a sua vontade e não seja hostil de nenhuma forma. Lembre-se, reiteramos, que não há formas de conhecimento superiores, ainda que o senso comum possa apontar nessa direção. Então, os conhecimentos nativos devem ser considerados tão legítimos como os biomédicos.
- Resista à eventual "tentação" de reduzir as causas de problemas de ordem alimentar e nutricional a comportamentos individuais inadequados do ponto de vista biomédico, passíveis de correção por meio de sua atuação profissional, deixando de considerar o papel das trajetórias históricas desses coletivos – que com grande frequência os desfavorecem amplamente e comprometem suas condições de vida e saúde.
- Reconheça o sofrimento do outro e não o menospreze; acolha o indivíduo que está sendo atendido. Tenha empatia.

Não existe um protocolo único para a operacionalização do cuidado nutricional em povos e comunidades tradicionais. E nem teria como haver, diante da enorme sociodiversidade já destacada.

Em muitos cenários, o profissional de saúde pode se sentir um pouco sem rumo ou frustrado, devido ao fato de não ter respostas concretas para determinadas situações. Exemplo: o que fazer diante de uma criança indígena com desnutrição grave e acesso remoto a unidades de saúde ou hospitais? O que fazer diante de uma recusa de realização de exame devido a questões socioculturais? Saber lidar com os inúmeros e constantes desafios existentes é um aprendizado constante, que requer paciência, escuta ativa e empatia.

Importante destacar também que a perspectiva de inclusão de povos e comunidades tradicionais requer visibilidade. Assim como outros grupos, esses coletivos são historicamente marginalizados e enfrentam cotidianamente iniquidades em saúde. Porém, pouco ainda conhecemos sobre essas realidades, tanto no âmbito rural quanto no urbano. Logo, a notificação de qualquer intercorrência ou situação ocorrida no cuidado nutricional deve ser realizada diretamente ao órgão competente. Em determinados grupos, como indígenas que vivem em aldeias, a notificação deve ser realizada diretamente no polo base e direcionada à Sesai posteriormente. Mas, além da notificação em si, deve haver a ação, respeitando sempre as questões pessoais, bem como os diversos aspectos socioculturais individuais da família e da comunidade como um todo.

DESAFIOS E CONSIDERAÇÕES FINAIS

Apesar do saldo devastador dos últimos anos, atualmente existem perspectivas e um cenário mais promissor. A partir de 2023, com a retomada do Governo Lula, ações que podem garantir o direito humano à alimentação, como a reativação do Consea (Conselho de Segurança Alimentar e Nutricional) nacional foram retomadas, além da criação do Ministério dos Povos Indígenas (MPI), com Sonia Guajajara, mulher indígena, à sua frente.

A garantia de reconhecimento e inclusão dos povos e comunidades tradicionais na organização do cuidado nutricional em toda a rede do SUS persiste como um grande desafio. Em síntese, trata-se, de um lado de garantir sua visibilidade e o conhecimento de seus perfis e necessidades, em toda a sua singularidade; de outro, de garantir a adequação do cuidado nutricional a eles dispensado. A pluralidade e a singularidade desses povos requerem ações e programas direcionados a suas especificidades socioculturais e ambientais, para além de políticas generalistas. E o nutricionista deve ter um fundamental papel articulador na transversalidade entre essas políticas públicas para o cuidado nutricional desses povos. Um desafio à parte está no acolhimento de imigrantes pertencentes a povos e comunidades tradicionais. Incorporá-los à rotina do cuidado nutricional pode ter um caráter ainda mais complexo.

O cuidado nutricional dos povos e comunidades tradicionais deve ser pensado como indissociável de uma compreensão aprofundada da dimensão histórica e social de sua determinação. Em outras palavras, sem reconhecer o papel fundamental dos processos sociais que historicamente vêm subalternizando e comprometendo as condições de vida, saúde, alimentação e nutrição desse segmento da população brasileira, o profissional nutricionista corre o risco de reproduzir em sua atuação esses mesmos processos. Seja vendo seus conhecimentos acadêmicos como superiores ou não reconhecendo sequer a existência dos conhecimentos nativos; seja recusando a agência e a autonomia de seus “pacientes”, ou responsabilizando-os por suas condições de vida e problemas de saúde e nutrição.

É preciso lembrar que, em seu conjunto, as políticas públicas em saúde são baseadas no princípio do acesso universal, integral e equitativo. Porém, em diversos grupos, como povos e comunidades tradicionais, muitas dessas políticas não são capazes de contemplar dinâmicas socioculturais e epidemiológicas locais. Portanto, somente se reconhecermos, acolhermos e respeitarmos as especificidades necessárias ao cuidado nutricional de cada povo possibilitaremos o reconhecimento dos distintos modos de vida desses povos.

REFERÊNCIAS

1. Barata RB. Como e por que as desigualdades sociais fazem mal à saúde. Rio de Janeiro: Fiocruz; 2009.
2. Brasil. Ministério da Saúde. Secretaria de Gestão Estratégica e Participativa. Departamento de Apoio à Gestão Participativa. Política Nacional de Saúde Integral das Populações do Campo e da Floresta. Brasília, DF; 2013.
3. Brasil. Ministério da Mulher, da Família e dos Direitos Humanos. Secretaria Nacional de Políticas de Promoção da Igualdade Racial. Guia de orientação para a criação e implementação de órgãos, conselhos e planos de promoção da igualdade Racial. Brasília, DF; 2021.
4. Coimbra Jr. CEA, Santos RV. Saúde, minorias e desigualdade: algumas teias de inter-relações, com ênfase nos povos indígenas no Brasil. Ciênc Saúde Coletiva. 2000;5(1):125-32.
5. Kabad JF, Pontes ALM, Monteiro S. Relações entre produção científica e políticas públicas: o caso da área da saúde dos povos indígenas no campo da saúde coletiva. Ciênc Saúde Coletiva. 2020;25(5):1653-66.
6. Coimbra Jr. CEA, Santos RV, Cardoso A, et al. The First National Survey of Indigenous People's Health and Nutrition in Brazil: rationale, methodology, and overview of results. BMC Public Health. 2013;13:1-19.
7. Brasil. Ministério do Desenvolvimento Social e Combate à Fome. Secretaria de Avaliação e Gestão da Informação. Cadernos de Estudos Desenvolvimento Social em Debate. N. 9. Brasília, DF; 2008.
8. Horta BL, Santos RV, Welch JR, et al. Nutritional status of indigenous children: findings from the First National Survey of Indigenous People's Health and Nutrition in Brazil. Int J Equity Health. 2013;12:23.
9. Leite MS, Cardoso AM, Coimbra CE Jr., et al. Prevalence of anemia and associated factors among indigenous children in Brazil: results from the First National Survey of Indigenous People's Health and Nutrition. Nutr J. 2013.28;12:69.
10. Pinto AR, Borges JC, Novo MP, et al. Quilombos do Brasil: Segurança Alimentar e Nutricional em Territórios Titulados. Cadernos de Estudos Desenvolvimento Social em Debate nº 20. Brasília, DF: Ministério do Desenvolvimento Social e Combate à Fome; 2014.
11. Universidade Federal do Rio de Janeiro (UFRJ). Estado nutricional antropométrico da criança e da mãe: prevalência de indicadores antropométrico de crianças brasileiras menores de 5 anos de idade e suas mães biológicas: Enani 2019. Rio de Janeiro: UFRJ; 2022. Disponível em: https://enani.nutricao.ufrj.br/index.php/relatorios/. Acesso em: 20 dez. 2023.
12. Instituto Brasileiro de Geografia e Estatística (IBGE). Pesquisa Nacional de Saúde 2019: percepção do estado de saúde, estilos de vida, doenças crônicas e saúde bucal: Brasil e grandes regiões. Coordenação de Trabalho e Rendimento. Rio de Janeiro: IBGE; 2020. Disponível em: https://www.pns.icict.fiocruz.br/wp-content/uploads/2021/02/liv101764.pdf. Acesso em: 20 dez. 2023.
13. Barreto MF, Freitas MCS. Segurança alimentar e nutricional e contaminação ambiental: tabu e estigma. Ciênc Saúde Coletiva. 2017;22(2):527-34.
14. Fávaro T, Ribas DLB, Zorzatto JR, et al. Segurança alimentar em famílias indígenas Teréna, Mato Grosso do Sul, Brasil. Cad Saúde Pública. 2007;23:785-93.
15. Franceschini T. O direito humano à alimentação adequada e à nutrição do povo Guarani e Kaiowá: um enfoque holístico: resumo executivo. Brasília, DF: Fian Brasil; 2016.
16. Segall-Correa AM, Marin-Leon L, Azevedo MMA, et al. The Brazilian food security scale for indigenous Guarani households: development and validation. Food Security. 2018;10:1547-59.
17. Welch JR, Ferreira AA, Souza MC, Coimbra CEA Jr. Food profiles of indigenous households in Brazil: results of the First National Survey of Indigenous People's Health and Nutrition. Ecol Food Nutr. 2021;60(1):4-24.

18. Cherol CCS, Ferreira AA, Salles-Costa R. Social inequalities and household food insecurity in quilombola communities in Brazil. Rev Nutr. 2021;34:e200173.
19. Instituto Brasileiro de Geografia e Estatística (IBGE). Pesquisa nacional de saúde: 2019: atenção primária à saúde e informações antropométricas. Coordenação de Trabalho e Rendimento. Rio de Janeiro: IBGE; 2020. Disponível em: https://biblioteca.ibge.gov.br/visualizacao/livros/liv101758.pdf. Acesso em: 20 dez. 2023.
20. Escobar AL, Coimbra Jr CEA, Welch JR, et al. Diarrhea and health inequity among Indigenous children in Brazil: results from the First National Survey of Indigenous People's Health and Nutrition. BMC Public Health. 2015;15(191):1-20.
21. Brasil. Ministério da Saúde. Pesquisa Nacional de Demografia e Saúde da Criança e da Mulher – PNDS 2006: dimensões do processo reprodutivo e da saúde da criança. Brasília, DF; 2009. Disponível em: https://bvsms.saude.gov.br/bvs/publicacoes/pnds_crianca_mulher.pdf. Acesso em: 20 dez. 2023.
22. Garnelo L, Horta BL, Escobar AL, et al. Avaliação da atenção pré-natal ofertada às mulheres indígenas no Brasil: achados do Primeiro Inquérito Nacional de Saúde e Nutrição dos Povos Indígenas. Cad Saúde Pública. 2019;35:e00181318.
23. Fellows M, Paye V, Alencar A, et al. Under-reporting of covid-19 cases among indigenous peoples in Brazil: a new expression of old inequalities. Frontiers in Psychiatry. 2021;12:1-15.
24. Evangelista AP. Covid-19 mata quatro vezes mais quilombolas do que parcela urbana e branca. Escola Politécnica Joaquim Venâncio/Fiocruz. Repórter SUS, s/d. Disponível em: https://www.epsjv.fiocruz.br/podcast/covid-19-mata-quatro-vezes-mais-quilombolas-do-que-parcela-urbana-e-branca. Acesso em: 20 dez. 2023.
25. Leite MS, Ferreira AA, Bresan D, et al. Indigenous protagonism in the context of food insecurity in times of covid-19. Rev Nutr. 2020;33:e200171.
26. Langdon EJ, Wiik FB. Anthropology, health and illness: an introduction to the concept of culture applied to the health sciences. Rev Latino-Am Enfermagem. 2010;18(3):459-66.
27. Leite MS. Transformação e persistência: antropologia da alimentação e nutrição em uma sociedade indígena amazônica. Rio de Janeiro: Fiocruz; 2007.
28. Instituto Brasileiro de Geografia e Estatística. Censo Demográfico 2022: indígenas: primeiros resultados do universo. Rio de Janeiro, RJ: Ministério do Planejamento, Orçamento e Gestão; IBGE, 2023.
29. Ferreira AA, Leite MS, Fávaro T. Avaliação nutricional em povos e comunidades tradicionais. In: Ferreira AA, Barros, DC, Bagni, UV. Avaliação nutricional na atenção básica: reflexões sobre práticas e saberes. Rio de Janeiro: Fiocruz; 2018.

19

Cuidado em nutrição de pessoas em situação de rua

Ursula Viana Bagni
Letícia de Freitas Portugal
Mariana Aguiar Navarro

A população em situação de rua (PSR) é definida na legislação brasileira como: "um grupo populacional heterogêneo que possui em comum a pobreza extrema, os vínculos familiares interrompidos ou fragilizados e a inexistência de moradia convencional regular, e que utiliza os logradouros públicos e as áreas degradadas como espaço de moradia e de sustento, de forma temporária ou permanente, bem como as unidades de acolhimento para pernoite temporário ou como moradia provisória"[1].

Historicamente, diversas expressões já foram (e muitas vezes ainda são) usadas para denominar esses cidadãos, porém o profissional de saúde deve ter em mente que seu uso é inadequado por diversos motivos[2]. Ao referir-se à pessoa como "morador de rua" ou "sem-teto", ignora-se que aquela situação pode (e deve) ser passageira, reforçando no inconsciente individual e coletivo que a rua é o "lugar" dela. A permanência na rua, entretanto, pode ser vista sob três óticas diferentes[2]:

- Pessoas que "ficam" na rua, geralmente por uma situação circunstancial de precariedade da vida (p. ex., migrantes que chegam à cidade em busca de emprego, pessoas em tratamento de saúde distante de casa, pessoas visitando parentes), e, em razão do medo da violência e da própria condição vulnerável em que se encontram, costumam passar a noite em rodoviárias, albergues ou locais públicos de movimento.
- Pessoas que "estão" na rua, que habitam esses espaços por falta de opção por já não os considerar tão ameaçadores, enxergando essa como uma estratégia de sobrevivência.
- Pessoas que "são" da rua, e que escolhem viver nesse local, especialmente pelo uso do álcool e das drogas, mas também pelo senso de liberdade.

Assim, a rua precisa ser entendida como um espaço de transitoriedade e por isso a palavra "situação" é utilizada, pois não define a condição da pessoa a um momento específico e deixa a possibilidade de mudança de cenário nítida[2]. Atualmente, essa locução é inclusive utilizada nas políticas públicas nacionais que incidem sobre indivíduos situados no espaço público, sobretudo aqueles considerados de "extrema pobreza" e como "população móvel"[3].

"Mendigo" é outro termo inadequado e que pouco se aplica a essa população, já que uma parcela mínima vive em situação de mendicância, pedindo dinheiro para sobreviver. A maior parte das PSR exerce alguma atividade informal remunerada, e generalizar a mendicância é preconceituoso e ofensivo àquelas pessoas que estão na rua por questões circunstanciais e indesejadas.

No Brasil, dados oficiais sobre o tamanho da população em situação de rua são escassos, já que a complexidade operacional de pesquisas de campo com pessoas sem endereço fixo inviabiliza a inclusão de pessoas não domiciliadas no censo demográfico decenal e outras contagens populacionais periódicas[4].

No ano de 2008 o governo federal realizou a Pesquisa Nacional sobre População em Situação de Rua[5], que foi o primeiro censo para contabilizar a PSR no Brasil. Incluiu 71 cidades e 23 capitais brasileiras[5], contabilizando 31.922 adultos em situação de rua. Contudo, não teve continuidade, e desde então os dados provêm de estimativas apontadas por órgãos ou instituições nacionais, estaduais e municipais[4,6-11].

Segundo o Instituto de Pesquisa Econômica e Aplicada (Ipea), entre os anos de 2012 e 2020, o número de pessoas em situação de rua no Brasil aumentou de 92.515 para 221.869[6]. No ano de 2022, a estimativa foi a de que essa população já alcançasse mais de 280 mil pessoas no país. A região Sudeste foi a mais populosa (151.030 pessoas), seguida das regiões Nordeste (53.525 pessoas), Sul (39.178 pessoas), Centro-Oeste (19.207 pessoas) e Norte (18.532 pessoas)[12].

A PSR tem um perfil muito heterogêneo, em decorrência dos diferentes fatores que levam esses sujeitos à situação de rua (Figura 1). Entretanto, é em sua maioria composta por homens (cerca de 80%), pretos e pardos (cerca de 70%), entre 30 e 60 anos de idade (cerca de 70 a 80%), que sabem ler e escrever (cerca de 70%). Embora não tenham moradia regular, poucos têm a mendicância como principal meio de sobrevivência (cerca de 5 a 15%), e a maioria afirma ter profissão e/ou exercer alguma atividade remunerada sem vínculo formal (p. ex., coleta de material reciclável, vendedor ambulante, flanelinha, trabalhador da construção civil ou de limpeza) (cerca de 70%)[5,7,8,10,11,13]. Dentre as crianças e adolescentes em situação de rua, a maioria é do sexo masculino, preta ou parda, entre 7 e 11 anos de idade, vive acompanhado de adulto ou outro jovem em situação de rua, frequenta a escola e também faz alguma atividade geradora de renda (p. ex., coleta de material reciclável, venda de produtos lícitos e ilícitos, flanelinha, mendicância)[10].

O perfil de saúde e nutrição das PSR também ainda é pouco estudado no Brasil. Dadas suas circunstâncias de vida adversas (Quadro 1), quase um terço das PSR afirmam ter algum problema de saúde, sendo os mais frequentes os ferimentos, fraturas ou outros traumas físicos (principalmente nas pernas e pés), infecções cutâneas, infecções sexualmente transmissíveis (em especial

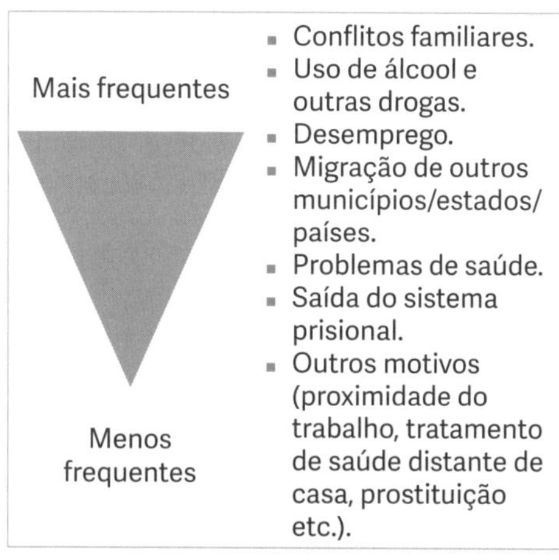
Mais frequentes
Menos frequentes
Conflitos familiares.
Uso de álcool e outras drogas.
Desemprego.
Migração de outros municípios/estados/países.
Problemas de saúde.
Saída do sistema prisional.
Outros motivos (proximidade do trabalho, tratamento de saúde distante de casa, prostituição etc.).

FIGURA 1 Principais motivos para pessoas em situação de rua estarem nesse cenário.

Fonte: Brasil[5]; Ipea[6]; Prefeitura da Cidade do Rio de Janeiro[7]; Prefeitura do Rio de Janeiro[8]; Prefeitura de São Paulo[9]; Prefeitura de São Paulo[10]; Instituto Jones dos Santos Neves[11]; Teixeira et al.[13].

HIV/Aids e sífilis), hepatites B e C, tuberculose e gravidez de alto risco. Também é comum o uso abusivo de drogas, como *crack* e álcool, diferentes tipos de violência, além de problemas de saúde mental e bucal[5,7,14]. Doenças crônicas não transmissíveis, como a hipertensão arterial, o diabetes melito e a doença pulmonar obstrutiva crônica, têm tido frequência crescente entre as PSR, com idade mais precoce que na população em geral, como consequência de suas condições e hábitos de vida (p. ex., tabagismo, alimentação inadequada, baixo autocuidado)[7,14].

Esse cenário se torna ainda mais dramático em decorrência do acompanhamento médico e nutricional precário dos estabelecimentos de saúde, que é a realidade para grande parcela das PSR no Brasil. Mesmo no Consultório na Rua (CnR), o percentual de pessoas acompanhadas ainda tem sido muito baixo (cerca de 10%)[7,9].

O CnR foi instituído em 2012 pelo Ministério da Saúde no escopo da Política Nacional para a População em Situação de Rua[16], e o cuidado prestado é compartilhado e integrado com as Unidades Básicas de Saúde (UBS), com os Centros de Atenção Psicossocial (CAPS), os Serviços de Urgência e Emergência, os Serviços de Assistência Especializada em Infecções Sexualmente Transmissíveis/Aids (SAE), Ambulatórios Especializados, serviços de pronto atendimento e outros pontos de atenção da rede de saúde[17]. Vale destacar que a responsabilidade pela atenção à saúde da PSR, assim como de qualquer outro cidadão, é de todo e qualquer profissional do Sistema Único de Saúde, mesmo que ele não seja componente de uma equipe de Consultório na Rua (eCR). Dessa forma, em municípios ou áreas em que não haja CnR, a atenção deverá ser prestada pelas demais modalidades de equipes da atenção primária à saúde, incluindo os profissionais de saúde bucal e os Núcleos de Apoio à Saúde

QUADRO 1 Dificuldades vivenciadas pelas pessoas em situação de rua

Necessidades básicas	▪ Falta de acesso a água potável e sede. ▪ Falta de acesso a comida e fome. ▪ Falta de banheiros, chuveiros e itens de higiene pessoal. ▪ Dificuldade para conseguir roupas e calçados. ▪ Perda de documentos individuais (CPF, RG, título de eleitor, Carteira de Trabalho etc.). ▪ Falta de privacidade.
Mudanças climáticas	▪ Frio. ▪ Calor. ▪ Chuva.
Questões psicossociais	▪ Preconceito. ▪ Constrangimento. ▪ Discriminação. ▪ Falta de empatia. ▪ Dificuldades para frequentar alguns espaços sociais. ▪ Violência física e sexual.
Trabalho	▪ Trabalho informal precário. ▪ Desemprego.
Saúde	▪ Dificuldade de acesso e acompanhamento nos serviços de saúde. ▪ Dificuldade de acesso aos serviços de assistência social. ▪ Vivência na rua com doenças crônicas transmissíveis e não transmissíveis. ▪ Falta de assistência hospitalar. ▪ Ausência de exames laboratoriais e de imagem. ▪ Rede multidisciplinar não integrada. ▪ Violências físicas e não físicas.

Fonte: Prefeitura de São Paulo[9]; Prefeitura de São Paulo[10]; Valle et al.[15].

da Família (Nasf) do território onde essas pessoas estão concentradas.

Dados relacionados à vigilância alimentar e nutricional não costumam ser rotineiramente coletados nos estabelecimentos da atenção primária à saúde. Contudo, a dificuldade de acesso a comida é listada como umas das principais dificuldades diárias vivenciadas pelas PSR[7,9]. Vivenciam violações de direitos como:

- Incerteza da disponibilidade do alimento (quantidade, qualidade, regularidade).
- Ausência ou escassez de renda para aquisição.
- Medo da falta das doações.
- Ausência de autonomia nas escolhas alimentares.
- Perda das questões culturais.
- Local inadequado para comer.
- Condições inadequadas de higiene.
- Impossibilidade de manter práticas alimentares promotoras de saúde[18-20].

Cerca de 80% das PSR conseguem realizar somente uma refeição durante todo o dia, e, destes, menos de um terço consegue comprar comida com seu próprio dinheiro[5].

Embora vivenciem a insegurança alimentar e nutricional no dia a dia, estudos paradoxalmente evidenciam que PSR seguem a tendência da população em geral de aumento no excesso de peso. Esse cenário pode estar associado ao ambiente obesogênico da rua, em que os alimentos mais disponíveis e acessíveis são os ultraprocessados. Doações de alimentos por pessoas que passam pelas ruas geralmente são compostas por biscoitos, salgadinhos, refrigerantes e lanches de padarias e lanchonetes, sendo poucas as doações de refeição completa e balanceada. No dia a dia, o consumo de alimentos *in natura* como frutas e hortaliças frescos é raro.

Há também dificuldade de acesso a água potável, o que aumenta a exposição a riscos à saúde, por exemplo, problemas gastrintestinais, contaminação com bactérias, vírus ou parasitas que podem prejudicar ainda mais a saúde já fragilizada das PSR. Grande parte da água ingerida no dia a dia é considerada imprópria para o consumo humano, e vem de torneiras de estabelecimentos comerciais (p. ex., postos de gasolina, lojas de rua) ou de áreas externas de residências (p. ex., torneiras para irrigação de jardim). A água também pode ter como origem chafarizes e fontes públicas, mas isso tem ocorrido com menos frequência, pois são raras as que ainda estão em funcionamento nas cidades. É difícil estimar a quantidade de água ingerida diariamente por uma PSR, mas é possível afirmar que ela é bem menor que a recomendada. É comum o relato de ingestão hídrica apenas uma vez ao dia, pela manhã ou à noite[14], e por isso muitas apresentam quadros de desidratação.

Recentemente, a pandemia de covid-19 demonstrou que as condições de alimentação da PSR, além de frágeis, são extremamente instáveis. Para além das múltiplas dificuldades para acessar as políticas públicas e equipamentos sociais de segurança alimentar e nutricional, as estratégias de acesso à alimentação da PSR ficam ainda mais escassas nesse período. O fechamento dos comércios de alimentos inviabilizou o acesso à água e sobras de alimentação da clientela; a falta de transeuntes na rua durante o isolamento social interrompeu os trabalhos informais e reduziu a doação de alimentos e refeições por voluntários; proibiu-se a circulação de doações de alimentos em diversas localidades visando minimizar o risco de propagação do vírus[18,21,22].

Outro ponto que merece ser destacado é que crianças e adolescentes em situação de rua apresentam vivências diferentes dos adultos. Essa parcela da população enfrenta outras dificuldades, desde a fragilização de vínculos, exploração, violências, até seu direito de ser criança. Para obtenção de renda, frequentemente estão inseridas no trabalho informal (p. ex., coletar recicláveis, vigiar carros, vender doces), ou até mesmo em prostituição e grupos que realizam furtos e venda de drogas[23]. Pensar em crianças em situação de rua remete a uma quebra sequencial de direitos assegurados pelo Estatuto da Criança e do Adolescente[24,25].

Aqueles que não frequentam a escola não têm acesso à alimentação fornecida pelo Programa Nacional de Alimentação Escolar, e estão mais vulneráveis à insegurança alimentar e nutricional. A participação em programas federais de alimentação já demonstrou ter influência positiva no crescimento linear em adolescentes em situação de vulnerabilidade social[26], reforçando a importância da escola para a manutenção da saúde de jovens em situação de rua.

Em estudo realizado em Goiânia com jovens em situação de rua com idade média de 13 anos, Medeiros et al.[27] identificaram que a maioria realizava apenas duas refeições por dia, sendo a primeira, geralmente o almoço, composta por arroz, feijão e carne, e a segunda composta por salgados, sanduíches ou pão com manteiga. Embora entre os jovens não seja comum passar fome como ocorre com mais frequência em adultos, a dieta é monótona e baseada em carboidratos e não conta com alimentos como frutas e verduras para garantir o equilíbrio nutricional de micronutrientes necessários para o crescimento e o desenvolvimento.

A vulnerabilidade relacionada à alimentação e nutrição se adensa ainda mais quando os jovens fazem o uso abusivo de álcool e o consumo de drogas, prática comum que favorece a anorexia e a desnutrição. Outra condição que merece muita atenção são as adolescentes gestantes, que tendem a não realizar o acompanhamento pré-natal.

O cuidado em nutrição da PSR constitui um grande desafio para os profissionais de saúde, pela multiplicidade de cenários adversos, escassez de ferramentas para a atuação do profissional e as possibilidades concretas de adesão e engajamento do indivíduo que vive no contexto da rua. A ausência do nutricionista como membro da CnR, o número limitado desses profissionais nos Nasf e nas unidades de atendimento da atenção primária à saúde, a formação e qualificação profissional insuficientes e o estigma e o preconceito dos próprios profissionais de saúde são fatores que limitam ainda mais a vigilância alimentar e nutricional dessa população, devendo ser urgentemente superados.

Ademais, as ferramentas e técnicas disponíveis aos profissionais de saúde podem ser inadequadas e/ou insuficientes para a realidade desse público, não sendo possível realizar atendimentos individuais seguindo a mesma lógica de um atendimento ambulatorial da população geral[28]. Por isso, devem ser criadas estratégias alternativas para avaliação e diagnóstico nutricional, bem como de intervenção e monitoramento do estado nutricional, com ênfase nos fatores de risco para a insegurança alimentar e nutricional e suas repercussões, e no controle das doenças crônicas.

AVALIAÇÃO E DIAGNÓSTICO NUTRICIONAL

O primeiro passo é o acolhimento e a escuta qualificada da PSR pelo profissional de saúde, buscando compreender suas formas de estar e viver na rua, e consequentemente suas condições de vida, alimentação e nutrição[28]. É importante que o profissional chame a pessoa pelo nome, mantendo uma comunicação verbal e não verbal não violenta. Ao entrar no espaço onde a PSR vive, deve-se evitar ficar analisando o ambiente (salvo o imprescindível): o profissional deve concentrar-se na pessoa[29].

Na anamnese, é importante investigar, por exemplo, se compartilha seu cotidiano com outras pessoas ou vive sozinho, se tem uma rede de apoio para o caso de situações adversas (p. ex., outras PSR, familiares e amigos fora da rua etc.), qual o seu local de repouso (p. ex., praças e logradouros, construções abandonadas, albergue etc.), como se dá a higiene pessoal (p. ex., local, frequência, estratégias adotadas), se tem alguma fonte de renda (p. ex., mendicância, realização de atividades remuneradas etc.), dentre outros.

A avaliação antropométrica na PSR é pouco aplicável no dia a dia, por vários fatores: baixa frequência às unidades de saúde; dificuldades operacionais para realizar medições no território (p. ex., ausência de equipamentos portáteis, edemas e lesões de pele). Ademais, medidas corporais isoladas têm pouca relevância para nortear as ações de saúde no contexto da rua, e podem não refletir bem a insegurança alimentar e nutricional dessa população. Estudos com PSR já evidenciaram pequena proporção de baixo peso (menor que 5%), elevada frequência de excesso de peso (cerca de 40%) e risco elevado para doenças cardiometabólicas associadas ao excesso de gordura abdominal (25%)[30,31]. Logo, o esforço do profissional em realizar essa avaliação deve se concentrar nos casos das PSR com maior risco nutricional, como gestantes de alto risco, crianças pequenas, pessoas com doenças mal tratadas que resultam em perda de peso acelerada (p. ex., tuberculose, HIV/Aids) e/ou que fazem uso abusivo de drogas como *crack* e cocaína[28].

Exames laboratoriais também raramente são realizados no território em PSR, e geralmente se restringem àqueles em que a avaliação pode ser feita com o uso de equipamentos portáteis (p. ex., medição da glicemia por glicosímetro). Quando a pessoa apresenta problemas de saúde relevantes em que os exames são fundamentais para orientar condutas terapêuticas pela equipe de saúde, pode ser necessário referenciar a pessoa para o serviço de saúde mais próximo. Essas situações geralmente demandam grande esforço da equipe tanto em relação à sensibilização da própria PSR quanto no que se refere à garantia de seu direito à realização do exame, já que a maioria não possui o cartão do SUS pela ausência de documento de identificação e/ou comprovante de residência.

A semiologia, por outro lado, é uma das ferramentas mais úteis para avaliar o estado nutricional da PSR, e o exame físico com enfoque na nutrição conforme proposto pela Sociedade Americana de Nutrição Parenteral e Enteral (Aspen)[32] é uma abordagem que pode ser facilmente adotada no contexto da rua para avaliar déficits nutricionais (Quadro 2).

A entrevista clínica nutricional por vezes é complexa, pois a pessoa pode não ser capaz de responder adequadamente a alguns questionamentos. Por exemplo: pode ter dificuldade de relatar há quanto tempo apresenta um sangramento na gengiva, já que escova os dentes com pouca frequência. Ou então pode não ser capaz de apontar se está perdendo peso, não costuma se olhar no espelho e/ou não repete o uso das roupas (é muito comum o descarte de roupas por PSR após um período de uso devido ao desgaste e à impossibilidade de lavagem). De todo modo, sempre que possível se deve investigar sintomas de carência de micronutrientes, assim como os sintomas gastrintestinais (p. ex., diarreia, vômito, náuseas, anorexia) e a saúde oral (p. ex., problemas dentários, ausência de dentes, lesões nas gengivas e mucosas), que podem estar associados à má qualidade da alimentação das PSR[28,33].

Em pessoas que fazem uso abusivo de álcool e drogas, deve-se questionar sobre alterações que podem atrapalhar a ingestão,

QUADRO 2 Investigação semiológica de problemas nutricionais

Condição investigada	Principais locais a serem examinados
Redução das reservas de gordura	▪ Ao redor dos olhos. ▪ Braços (na direção do bíceps e tríceps). ▪ Tronco (costelas, parte inferior das costas, linha axilar média, crista ilíaca). ▪ Formato do abdome (escavado).
Depleção na reserva muscular	▪ Região temporal. ▪ Tronco (clavícula, escápula, peitoral, deltoide). ▪ Coxa (na direção do quadríceps). ▪ Perna (na altura da panturrilha).
Presença de edemas	▪ Membros inferiores. ▪ Região sacral. ▪ Formato do abdome (ascítico).
Desidratação severa	▪ Língua. ▪ Antebraços. ▪ Pernas.
Carência de micronutrientes	▪ Conjuntiva, esclerótica. ▪ Característica da pele, unhas e cabelos*. ▪ Língua e mucosa oral**.

* Essa avaliação pode ser limitada e inconclusiva no contexto da rua, em decorrência das condições de higiene adversas.
** Essa avaliação pode estar limitada em pessoas que fazem uso regular de *crack*, cocaína e outras drogas, em decorrência de lesões relacionadas.
Fonte: adaptação de Silva et al.[28]; Aspen[32].

como alteração no paladar, dor na mastigação e deglutição por lesões nas mucosas (p. ex., irritação, rachadura, queimadura), estado de consciência alterado e anorexia recorrente. Essas pessoas geralmente são (ou serão em algum momento) desnutridas. Por isso, conhecer o complexo sistema formado pela interação droga-metabolismo-nutriente possibilitará ao nutricionista atendê-lo de forma mais adequada[34].

Ao investigar o consumo alimentar, o profissional de saúde deve ter em mente que existem múltiplos fatores que dificultam que a PSR atinja suas necessidades nutricionais diárias, especialmente a de micronutrientes[14,28]. O acesso irregular a quantidades suficientes de alimentos é o principal fator, e a fome geralmente é aplacada pelo consumo de alimentos doados por pessoas físicas e/ou instituições filantrópicas, de sobras de restaurantes e/ ou feiras e de restos de comida retirada do lixo. Logo, a baixa qualidade da dieta das PSR é constante, sem regularidade na ingestão de determinados nutrientes. Muitos empregam seus poucos recursos para cozinhar, utilizando materiais como latas e fogareiros improvisados. Porém, a falta de local adequado e de itens básicos para o preparo da refeição (p. ex., água de boa qualidade, acesso a espaços para cozinhar e armazenar adequadamente os alimentos, local para lavar as mãos antes de cozinhar e comer) resulta em um cardápio restrito de alimentos de baixo custo e pobre qualidade nutricional e higiênico-sanitária.

A maioria dos métodos de avaliação do consumo alimentar tem aplicabilidade limitada no contexto da rua[28]: o analfabetismo funcional é recorrente; há grande variabilidade na frequência, origem e tipo de alimentos acessados no dia a dia, trazendo grande dificuldade para recordar com precisão o que foi consumido no dia anterior (ou então informar um padrão regular de alimentação); não costumam prestar atenção a certas características da refeição (p. ex., técnica de preparo dos alimentos, tipo de carne e vegetais). Investigar a quantidade ingerida também é complexo, pois geralmente as PSR não costumam fazer uso de medidas caseiras nem porcionar seus próprios alimentos: geralmente são obtidos já na quantidade a ser consumida (p. ex., marmitas e outros alimentos doados) ou em pequenas porções (p. ex., restos de alimentos encontrados no lixo).

Assim, a história alimentar parece ser o método com melhor potencial para uso junto à PSR, tendo como ponto de partida questões norteadoras que auxiliem na compreensão da organização da vida e da alimentação da pessoa em situação de rua e, consequentemente, que indiquem caminhos para a intervenção nutricional (Quadro 3).

É importante destacar que, para além da alimentação em qualidade e quantidade insuficientes, pessoas que não têm residência fixa são privadas de muitos elementos que permeiam a comida e o comer. E, embora o *Guia alimentar para a população brasileira* aponte muitos aspectos relevantes para uma alimentação adequada e saudável[35], para essa parcela mais vulnerável de cidadãos é impossível seguir muitas de suas recomendações:

- Não conseguem comer com regularidade, nem estabelecer uma rotina alimentar em decorrência do baixo acesso aos alimentos.
- Na maioria das vezes não podem escolher o que comer, e, como dependem do que encontram no território ou de doações, não têm autonomia para ter como prioridade alimentos *in natura* em vez dos ultraprocessados.
- Não têm a possibilidade de estabelecer combinações de alimentos nutricionalmente balanceadas nas grandes e pequenas refeições.
- Têm dificuldade para comer com calma e atenção: como passam grandes períodos sem comer, geralmente comem com voracidade para matar a fome quando têm acesso aos alimentos.
- Ao terem acesso aos alimentos, é comum que comam o máximo que conseguem, ignorando os sinais de saciedade, já que muitas vezes não sabem quando farão outra refeição para dar energia ao corpo.

QUADRO 3 Questões norteadoras para compreender a alimentação das pessoas em situação de rua

Obtenção de alimentos e água	▪ Quais são as formas mais frequentes de obtenção dos alimentos (p. ex., compra com recursos próprios; recebimento de doação de marmita ou lanche; coleta de sobras de alimentos em restaurantes, feiras, supermercados e outros estabelecimentos; busca de restos de alimentos do lixo)? ▪ Quais são as formas mais frequentes de obtenção de água e outros líquidos (p. ex., compra com recursos próprios; recebimento de doação; consumo de bebedouros em locais públicos e privados; consumo de torneiras de estabelecimentos comerciais, áreas externas de residências, chafarizes e fontes públicas)?
Características da alimentação	▪ Geralmente faz quantas refeições ao longo do dia? ▪ Como é a ingestão de água e outros líquidos ao longo do dia? ▪ Quais os tipos de alimentos a que tem mais acesso no dia a dia? ▪ Quando consegue comprar ou escolher a própria comida, quais alimentos são selecionados (e por quê)?
Comensalidade	▪ Como é realizado o consumo das refeições? (p. ex., sozinho; com outras pessoas) ▪ Quais são os locais mais frequentes de consumo de alimentos (p. ex., restaurante popular, albergue)?

Fonte: adaptaçao de Silva et al.[28]

- A maior parte das refeições é realizada em ambientes inapropriados: bancos de praça, calçadas. Nesses espaços há um grande trânsito de pessoas, e não há tranquilidade, conforto ou condições de limpeza para a pessoa desfrutar da alimentação.
- A maioria não pode desenvolver e compartilhar habilidades culinárias, já que na rua as refeições são preparadas de forma improvisada e com alimentos de preparo fácil e rápido.
- A manipulação e a conservação dos alimentos são precárias, impossibilitando uma qualidade higiênico-sanitária satisfatória no contexto da situação de rua.

É importante ressaltar que o processo de investigação da alimentação da PSR deve ser feito de forma humanizada e empática, já que relatar situações adversas de aquisição e consumo de alimentos pode causar desconforto, constrangimento ou sentimento de humilhação para o indivíduo. A vida de muitas PSR é permeada pela tristeza de ter que comer na rua sob os olhares de julgamento de terceiros, pelo pesar da lembrança da comensalidade antes de estar na rua e pelo sofrimento de já ter tido que recorrer ao lixo para saciar a fome[20].

Por fim, o profissional deve sempre ponderar: qual a real necessidade ou o objetivo de realizar determinados procedimentos de avaliação do estado nutricional em âmbito individual no contexto da situação de rua? A avaliação e o diagnóstico nutricional não devem servir apenas para a classificação do sujeito com base em parâmetros de "normalidade" ou "anormalidade" corporal, mas sim para ressignificar esse corpo que merece e precisa ser cuidado, e, a partir da construção com o indivíduo de uma melhor compreensão da relação desse corpo com seus modos de vida, possibilitar que ele decida o que fazer diante de sua situação. A avaliação nutricional deve, portanto, ser utilizada para apoiar a escolha de ações de alimentação e nutrição específicas e oportunas.

INTERVENÇÃO NUTRICIONAL NO CONTEXTO DA RUA

A prescrição dietética tradicional geralmente não é factível na situação de rua. Além de ser um desafio para o nutricionista elaborar um plano alimentar considerando a baixa e irregular disponibilidade de alimentos no dia a dia, a adesão a dietas por parte dessa população pode ser difícil pela fragilidade no autocuidado em saúde, perda ou extravio da prescrição, dificuldades de leitura e de compreender as orientações ou negação dos problemas de saúde e nutrição.

O cuidado de PSR exige que os profissionais de saúde sejam flexíveis e não se sintam frustrados caso não consigam atingir algum objetivo, e o entendimento de que os caminhos para o cuidado se tornam mais evidentes quando se mantém um olhar holístico e sensível para as demandas do usuário a partir da escuta qualificada e da corresponsabilização na pessoa em seu próprio cuidado[13,33]. É importante que os atores envolvidos (profissionais e PSR) se instrumentalizem para "transformar o plano das queixas em circuito de demandas", superando queixas e pedidos historicamente formatados por uma cultura assistencialista (p. ex., "quero comer", "ajude meu filho desnutrido"; "cuide do meu diabetes") para que sejam desveladas as reais demandas desses sujeitos. Qual a principal diferença entre queixa e demanda? "Na queixa o sujeito não se coloca em posição de comprometimento diante da formulação que ele apresenta; já na demanda, há não apenas uma formulação, mas também uma inclusão do próprio sujeito a partir daquilo que endereça ao outro. [...] [Deve-se] ir às ruas não apenas para encontrar os usuários, mas para transformar queixas em demandas e, por conseguinte, abrir possibilidades de constituir com esses sujeitos um acordo pactuado: constituir processos de cuidado em saúde nos quais eles ocupem a posição de sujeitos."[13]

As ações devem buscar a construção de soluções que dialoguem com a realidade de cada pessoa, pautadas no resgate da qualidade de vida (com intervenção nos fatores que a colocam em risco) e redução de danos como ética orientadora do cuidado[13,36]. No cenário da rua, conforme definição construída por Lancetti[37], a redução de danos pode ser entendida como uma possibilidade de "ampliação de vida", por meio de informações adequadas sobre riscos, danos, práticas seguras, saúde, cidadania e direitos, criando melhores condições para que as pessoas tomem suas decisões, busquem atendimento quando necessário e se insiram em um contexto de garantias de direitos e cidadania[13].

Logo, a abordagem mais assertiva é a promoção da alimentação da forma mais saudável e segura possível, com orientações que possam ter aplicação imediata na vida da pessoa. As orientações verbais devem se basear em mensagens curtas, objetivas e em linguagem clara e acessível.

Considerando que o contato entre a PSR e o profissional poderá não se repetir, é importante estabelecer cuidadosamente as prioridades em alimentação e nutrição[28], centrando-se no direito humano à alimentação adequada e saudável (DHAA), na segurança alimentar e nutricional (SAN) e nas bases da alimentação saudável, por exemplo:

- Importância da alimentação para a manutenção da vida e da saúde, permitindo realizar as atividades da vida diária.
- Indicação de equipamentos sociais do território articulados à segurança alimentar e nutricional (p. ex., restaurantes populares, bancos de alimentos, cozinhas e hortas comunitárias, mercados municipais e centrais de abastecimento, Centros de Referência de Assistência Social - CRAS -, Centros de Referência Especializado de Assistência Social - CREAS -, centros de referência especializados para população em situação de rua - Centro POP -, albergues e casas de acolhimento para pessoas em situação de rua, centros comunitários e outras instituições de apoio social, como associações de moradores, igrejas, clubes).
- Estratégias alternativas de alimentação e nutrição no território gratuitas ou de baixo custo (p. ex., locais da região com árvores frutíferas e plantas alimentícias em área pública, pontos com água potável disponível para consumo etc.).
- Segurança higiênico-sanitária dos alimentos (p. ex., como armazenar alimentos, como preparar alimentos em cozinhas improvisadas, como saber se os alimentos encontrados no lixo estão "estragados" ou "podem fazer mal" se forem consumidos).
- Alimentação na presença de enfermidades (com destaque para as doenças crônicas e infecciosas) e estímulo à busca de atendimento regular pelo CnR e unidades de saúde do território.
- Alimentação adequada e segura de crianças menores de 2 anos.
- Estímulo à frequência regular de crianças e adolescentes à escola (se possível em tempo integral), como estratégia para minimizar a insegurança alimentar e nutricional.

É importante que o profissional de saúde tenha sempre em mente que a PSR tem suas próprias prioridades no cuidado em saúde. As necessidades de ações e serviços identificadas pelos profissionais podem não ser necessariamente aquelas demandadas pelos sujeitos[38]. Assim, para que haja adesão a qualquer orientação, é necessário que faça sentido para o sujeito naquele momento. Por exemplo: de que forma abordar os males do consumo de ultraprocessados por crianças junto a mães em situação de rua, já que é comum priorizarem a compra de biscoitos recheados e chocolates para os filhos por sentirem que é a única forma de oferecer-lhes algo que desejam e que os aproxima da realidade das outras crianças? Como orientar o controle da glicemia para uma pessoa diabética, se com frequência passa fome e/ou sua alimentação se baseia nos alimentos que encontra no lixo?

Conforme aponta Mattos[38], a pessoa não deve ser reduzida ao problema de alimentação e nutrição identificado pelo profissional; é preciso manter a perspectiva da intersubjetividade levando em conta o conhecimento (que não necessariamente o profissional tem) sobre os "modos de andar a vida" dos sujeitos, construindo com eles, a partir do diálogo e da negociação, projetos terapêuticos individualizados no contexto de cada encontro. É fundamental buscar a integralidade no cuidado, que se expressa na "apreensão ampliada das necessidades e a habilidade de reconhecer a adequação da oferta ao contexto específico da situação no qual se dá o encontro do sujeito com a equipe de saúde"[38].

Silva et al.[28] trazem aos nutricionistas reflexões nessa mesma direção, apontando que seu olhar precisa extrapolar o saber técnico aprendido na formação acadêmica e vivenciado dentro dos muros das unidades de saúde: "Comer é necessário à vida, porém o ato de comer representa muito mais que a ação de prover o corpo dos nutrientes dos alimentos. Comer está relacionado a uma representação social, à expressão de identidade de uma cultura, à formação de vínculos. As formas de aquisição dos alimentos, o preparo da própria refeição, a definição dos tipos de alimento que serão ingeridos, as razões para a escolha dos alimentos, o hábito de comer sozinho ou acompanhado são fatores que indicam os modos de organização de vida do sujeito. No caso da PSR, normalmente as opções são restritas e, diante das adversidades com que esta lida cotidianamente, os aspectos nutricionais acabam sendo secundarizados. Entretanto, não são questões menos relevantes, mas sim constitutivas da produção do cuidado integral. O permanente desenvolvimento do olhar holístico requer do profissional da saúde a sensibilidade de compreender a demanda do usuário, identificar em cada situação a sua prioridade em saúde e construir junto com ele ferramentas para autocuidado"[28].

A escuta qualificada pelo profissional de saúde é essencial nesse processo, envolvendo a PSR na definição das estratégias a serem propostas, pois é ela quem vai administrá-las no dia a dia. Deve-se buscar caminhos criativos para o autocuidado do usuário e a ampliação de sua autonomia que respeitem suas demandas, enfatizando a garantia do DHAA e da SAN.

Para o cuidado integral no contexto da rua é importante também construir redes de apoio intersetoriais que articulem os equipamentos sociais de saúde, assistência social e educação no território; identificar instituições e organizações sem fins lucrativos que desenvolvam ações sociais voltadas a PSR; e mapear as redes vivas de apoio ao usuário, como amigos e parentes mais próximos, a fim de identificar e traçar estratégias que viabilizem o cuidado nutricional[28]. Atenção especial deve ser dada àqueles mais vulneráveis, como os que têm doenças crônicas, que fazem uso abusivo de álcool e outras drogas, idosos, gestantes, puérperas e crianças. Em crianças menores de 2 anos de idade, deve-se promover o aleitamento materno exclusivo e continuado e orientar uma alimentação complementar adequada e segura no contexto da rua de forma a evitar doenças transmitidas por alimentos e garantir o bom crescimento e desenvolvimento[39].

As políticas públicas devem ser articuladas entre os diversos setores do Estado para respeitar, proteger, promover e prover o DHAA[33,40]. Esforços para melhorar a qualidade nutricional de refeições servidas em abrigos e albergues de acordo com as necessidades individuais, diminuindo a monotonia alimentar e o uso de alimentos processados e ultraprocessados em seu preparo; a ampliação do número de restaurantes populares; estratégias de incentivo à geração de renda e educação, dando à PSR alternativas para sair da insegurança alimentar, são pautas que devem ser defendidas pelo nutricionista.

É importante também buscar alternativas sustentáveis para ampliar a ingestão de frutas, legumes e verduras, tais como a articulação de mercados, feiras e hortifrútis no território para a doação regular dos alimentos considerados impróprios para a venda. Outro ponto que merece destaque é a luta pela ampliação do acesso a água potável, com ampliação dos bebedouros nas unidades de saúde e na rede socioassistencial; a instalação de bebedouros públicos com água tratada em locais estratégicos das ruas; a distribuição de água potável nos restaurantes populares; e o estímulo à doação de água potável em ações assistenciais realizadas pela sociedade civil.

No território, o desenvolvimento de ações como oficinas culinárias direcionadas à PSR, cinedebates e rodas de contação de histórias são momentos oportunos para realizar a avaliação nutricional e iniciar uma conversa sobre alimentação e cuidado vistos, em uma perspectiva transversal, como parte da vida em seu conjunto, não setorizados e não reduzidos ao estado nutricional do sujeito. Atividades que envolvam a celebração do Dia Nacional de Luta da População em Situação de Rua, que no Brasil se comemora em 19 de agosto, abrem outras possibilidades para o debate sobre o DHAA e a SAN junto a essa população. Datas comemorativas como Páscoa, São João e Natal podem ser utilizadas como oportunidade de aproximação entre os profissionais e as PSR por meio de atividades, conversas e apoio no território.

A abordagem da alimentação como direito de todos é uma postura ético-política em defesa da vida. Afirmar que a PSR tem direito à alimentação saudável, como qualquer brasileiro, é afirmar que essas vidas valem a pena. Toda ação em alimentação e nutrição para a população de rua deve ser pautada pelos princípios do SUS e da Política Nacional de Alimentação e Nutrição (Pnan), favorecendo a reflexão do indivíduo como um ser com potência de agir, transformar sua realidade e construir ferramentas para cuidar de si.

REFERÊNCIAS

1. Brasil. Decreto n. 7.053, de 23 de dezembro de 2009. Institui a Política Nacional para a População em Situação de Rua e seu Comitê Intersetorial de Acompanhamento e Monitoramento, e dá outras providências.
2. Direção Executiva dos Estudantes de Medicina. Saúde da população em situação de rua. 2017.
3. Nunes JH. Enciclopédia discursiva da cidade. População em situação de rua. 2023.
4. Instituto de Pesquisa Econômica e Aplicada (Ipea). Texto para discussão 2246. Estimativa da população em situação de rua no Brasil. Brasília, DF: Ipea; 2016.
5. Brasil. Ministério do Desenvolvimento Social e Combate à Fome. Pesquisa Nacional sobre a População em Situação de Rua. Brasília, DF: Ministério da Saúde, 2008.
6. Instituto de Pesquisa Econômica e Aplicada (Ipea). Nota técnica n. 73. Estimativa da população em situação de rua no Brasil (setembro de 2012 a março de 2020). Brasília, DF: Ipea; 2020.

7. Prefeitura da Cidade do Rio de Janeiro. População em situação de rua no Rio de Janeiro. Censo 2020. Rio de Janeiro; 2020.
8. Prefeitura do Rio de Janeiro. População em situação de rua no Rio de Janeiro. 2º Censo 2022. Rio de Janeiro; 2020.
9. Prefeitura de São Paulo. Censo da População em Situação de Rua - 2021. São Paulo; 2021.
10. Prefeitura de São Paulo. Censo de Crianças e Adolescentes em Situação de Rua - 2022. São Paulo; 2022.
11. Instituto Jones dos Santos Neves. População em Situação de Rua da Região Metropolitana da Grande Vitória perfil, vulnerabilidades e potencialidades. Vitória; 2018.
12. Instituto de Pesquisa Econômica e Aplicada (Ipea). Nota técnica n. 103. Estimativa da população em situação de rua no Brasil (2012-2022). Brasília, DF: Ipea; 2023.
13. Teixeira M, et al. (orgs.). Saberes e práticas na atenção primária à saúde: cuidado à população em situação de rua, usuários de álcool, crack e outras drogas. São Paulo: Hucitec; 2015.
14. Brasil. Ministério da Saúde. Manual sobre o cuidado à saúde junto a população em situação de rua. Brasília, DF; 2012.
15. Valle FAAL, Farah BF, Carneiro Jr. N. As vivências na rua que interferem na saúde: perspectiva da população em situação de rua. Saúde Debate. 2020;4(124):182-92.
16. Brasil. Ministério da Saúde. Saúde da população em situação de rua: um direito humano. Brasília, DF; 2014.
17. Prefeitura de São Paulo. Documento norteador dos consultórios na rua. São Paulo; 2016.
18. Oliveira MA, Alcântara LBC. Direito à alimentação da população em situação de rua e a pandemia da covid-19. Ser Social. 2021;23(48):76-93.
19. Mattos ACE, Backes V. Pelas ruas, o ecoar da fome transcende o direito à alimentação. Revista Interdisciplinar dos Direitos Humanos. 2019;7(1):295-317.
20. Duarte MBC, Brisola EMA, Rodrigues AM. População em situação de rua: representações sociais sobre o comer e a comida. Estudos Interdisciplinares em Psicologia. 2021;12(2):57-74.
21. Silva AJD, Campos PRM, Bolsoni LLM. Vulnerabilidade social dos moradores de rua durante a pandemia de covid-19: uma revisão de literatura. Braz J Hea Rev. 2023;6(2):5492-508.
22. Martins NB, Reidel T. População em situação de rua e seu acesso à alimentação: uma desigualdade intensificada pela pandemia de covid-19. Saberes Plurais: Educ Saúde. 2023;7(1):e128169.
23. Pulido CF, et al. "Entender-nos, acompanhar-nos e dar-nos afeto. Crianças em situação de rua: um olhar e uma proposta. In: Barros et al. (orgs.). Atenção à saúde de populações vulneráveis. São Paulo: Manole; 2014.
24. Brasil. Lei n. 8.069, de 13 de julho de 1990. Dispõe sobre o Estatuto da Criança e do Adolescente e dá outras providências.
25. Assis SG, et al. Violência contra crianças e adolescentes: o grande investimento da comunidade acadêmica na década de 90. In: Minayo, et al. Violência sob o olhar da saúde: a infrapolítica da contemporaneidade brasileira. Rio de Janeiro: Fiocruz; 2003.
26. Andrade MEC, Lyra CO, Araújo FR, et al. Influence of federal feeding programs on the anthropometric indicators of nutritional status of adolescents. Rev Nutr. 2022;35:e210046.
27. Medeiros M, et al. A fome para meninos e meninas em situação de rua: além da sensação da "barriga vazia". Rev Bras Cresc Desenv Hum. 2004;14(1):21-7.
28. Silva MEW, et al. In: Ferreira et al. (orgs.). Avaliação nutricional na atenção básica: reflexões sobre práticas e saberes. Rio de Janeiro: Fiocruz; 2018.
29. Costa EMA. Ética nas visitas domiciliares e nas atividades comunitárias. In: Costa EMA (org.). Saúde da família: uma abordagem multidisciplinar. 2.ed. Rio de Janeiro: Rubio; 2009.
30. Santos MSN, Pita COM, Soares SMT, et al. Perfil nutricional de moradores de rua e caracterização da alimentação distribuída em albergues do município de São Paulo. Segurança Alimentar e Nutricional. 2010;17(2):1-13.
31. Lisboa DF, Andrade SC, Cervato-Mancuso AM, et al. Perfil nutricional de indivíduos em situação de rua frequentadores de um centro de convivência da região oeste do município de São Paulo. Revista Iberoamericana de Salud y Ciudadania. 2012;1(2):55-73.
32. American Society for Parenteral and Enteral Nutrition (Aspen). Nutrition-focused physical exam: an illustrated handbook. 2016.
33. Brasil. Ministério da Saúde. Matriz para organização dos cuidados em alimentação e nutrição na atenção primária à saúde. Brasília, DF; 2022.
34. Reis NT, Rodrigues CC. Nutrição clínica: alcoolismo. Rio de Janeiro: Rubio; 2003.
35. Brasil. Ministério da Saúde. Guia alimentar para a população brasileira. 2.ed. Brasília, DF; 2014.

36. Brasil. Ministério da Saúde. Marco de referência da vigilância alimentar e nutricional na atenção básica. Brasília, DF; 2015.
37. Lancetti A. Clínica peripatética. São Paulo: Hucitec; 2008.
38. Mattos RA. A integralidade na prática (ou sobre a prática da integralidade). Cad Saude Publica. 2004;20(5):1411-6.
39. Bagni UV, et al. Diversidade e inclusão na prática do nutricionista. Recife: Conselho Regional de Nutricionistas da 6ª Região; 2021.
40. Brasil. Ministério da Saúde. Portaria n. 122, de 25 de janeiro de 2012. Define as diretrizes de organização e funcionamento das Equipes de Consultório na Rua.

20

Cuidado em nutrição de pessoas privadas de liberdade

Ursula Viana Bagni
Juliana Pereira Passos
Aline Alves Ferreira

Pessoas em conflito com a lei são compreendidas como aquelas que cometem infrações penais, entendidas como qualquer ato ofensivo aos preceitos da moral ou do direito, ou como a transgressão voluntária de regras jurídicas. As infrações cometidas por pessoas adultas (a partir dos 18 anos de idade completos) podem ser classificadas em dois tipos: crimes e contravenções penais. Essas pessoas são responsabilizadas por seus atos mediante cumprimento de pena, conforme estabelecido na Lei de Execução Penal (LEP)[1], na Lei das Contravenções Penais[2] e no Código Penal[3] (Quadro 1).

O crime (também chamado de delito) é a conduta humana que lesa os bens jurídicos mais importantes, como a vida (p. ex., homicídio; aborto), a integridade física (p. ex., lesão corporal), a dignidade sexual (p. ex., estupro), o patrimônio (p. ex., roubo; furto; estelionato), a incolumidade e a ordem pública (p. ex., receptação; tráfico de drogas; porte ilegal de arma de fogo) etc. Por serem infrações penais mais graves, têm penas mais severas, que podem ser cumulativas com multa: reclusão e detenção (que podem chegar até 30 anos).

A contravenção penal é conduta infracional humana de menor potencial ofensivo à sociedade geral, quando comparada ao crime (p. ex., jogos de azar, jogo do bicho, rinha de galo, vias de fato, direção perigosa de veículo, perturbação do sossego alheio, mendicância; importunação ofensiva ao pudor; embriaguez). Por serem infrações penais de menor lesividade, têm penas mais brandas: e prisão simples (que pode chegar até 5 anos).

Todo o itinerário carcerário percorrido por essas pessoas desde o momento da detenção e sua condução para um estabelecimento policial até a finalização do cumprimento da pena em unidade prisional (penitenciária, cadeia pública, delegacias com carceragem, casa de detenção provisória ou similares, casa de albergado, hospital de custódia e tratamento psiquiátrico, colônia agrícola, industrial ou similares) compõe o sistema prisional brasileiro.

Adolescentes de 12 a 18 anos que cometem atos infracionais (termo usado para denominar as condutas análogas ao crime e à contravenção penal cometidas nessa faixa etária) são responsabilizados por seus atos por meio de sanções judiciais denominadas medidas socioeducativas, regulamentadas pelo Sistema Nacional de Atendimento Socioeducativo (Sinase)[4], que prioriza a

QUADRO 1 Infrações penais e formas de responsabilização da pessoa segundo a legislação brasileira

Faixa etária	Tipo de infração	Tipo de decisão judicial	Tipo de regime	Estabelecimento para cumprimento
A partir de 18 anos completos	Crime (ou delito)	Reclusão	Fechado[a]	Unidade de segurança máxima; hospital de custódia e tratamento psiquiátrico
			Semiaberto[b]	Colônia agrícola, industrial ou estabelecimento similar
			Aberto[c]	Casa de albergado ou estabelecimento adequado
		Detenção	Semiaberto	Colônia agrícola, industrial ou estabelecimento similar
			Aberto	Casa de albergado ou estabelecimento adequado
	Contravenção	Prisão simples	Semiaberto	Estabelecimento especial ou seção especial de prisão comum, separada das pessoas em reclusão ou de detenção
			Aberto	Domicílio
		Multa	–	Domicílio
Entre 12-18 anos incompletos	Ato infracional	Execução em meio fechado	Privação de liberdade ou internação[d]	Centro de Socioeducação (Cense)
			Restrição de liberdade ou semiliberdade[e]	Centro de Recursos Integrados de Atendimento ao Adolescente (Criaad).
		Execução em meio aberto	Liberdade assistida (LA)[f]	Domicílio
			Prestação de serviços à comunidade (PSC)[g]	Domicílio
		Execução imediata	Obrigação de reparar o dano à vítima, conforme a decisão judicial	Domicílio
			Advertência	Domicílio

Nota: enquanto aguarda a decisão judicial, a pessoa pode ficar em privação de liberdade (reclusão em regime fechado para adultos, e internação provisória para adolescentes).

[a] A pessoa fica em privação de liberdade na unidade, limitada a visitas da família, dos amigos e do cônjuge.

[b] A pessoa pode trabalhar no período do dia e deve retornar à unidade à noite.

[c] A pessoa pode trabalhar durante a semana e deve retornar à unidade nos fins de semana.

[d] O adolescente fica em privação de liberdade, passando a residir em estabelecimento socioeducacional por um prazo que pode variar de 6 meses a até, no máximo, 3 anos.

[e] O adolescente fica em restrição de liberdade, passando os dias da semana no estabelecimento socioeducacional e os fins de semana em casa com a família. Pode realizar atividades externas de escolarização e profissionalização.

[f] O adolescente passa a ser acompanhado por assistente social no dia a dia, por um período mínimo de 6 meses.

[g] O adolescente realiza tarefas gratuitas junto a entidades assistenciais (programas comunitários ou governamentais, hospitais, escolas e outros estabelecimentos congêneres), com jornada máxima de 8 horas semanais, por um período máximo de 6 meses.

Fonte: Brasil[1-5].

intersetorialidade das ações, valorizando a integração entre os serviços em uma rede de atendimento visando agilizar a proteção e o exercício dos direitos dos adolescentes. Essas medidas têm como objetivo a desaprovação da conduta infracional, a responsabilização do adolescente quanto às consequências lesivas de seus atos e integração social de cidadãos autônomos e solidários por meio da construção de um Plano Individual de Atendimento (PIA) junto aos adolescentes e seus familiares, conforme previsto no Estatuto da Criança e do Adolescente[5] (Quadro 1).

A socioeducação é a estratégia que visa à inserção social dos jovens por meio do desenvolvimento de suas potencialidades como a autonomia, a emancipação e o fortalecimento de princípios éticos da vida social[6,7]. Assim, o ato infracional não deve ser visto como principal foco de atenção da intervenção socioeducativa, desenvolvendo medidas que possam trazer transformações na vida do adolescente, em sua família, buscando resgatar a dignidade e despertando aspectos positivos.

Quem determina a aplicação e faz o acompanhamento da execução da medida socioeducativa é o juiz da vara de infância e juventude. Diferentemente do que ocorre com pessoas acima de 18 anos, para determinar qual medida socioeducativa é a mais adequada para ser cumprida, o juiz leva em consideração o tipo de ato infracional (crime ou contravenção), as circunstâncias em que o fato aconteceu e a participação do adolescente no ato infracional, se há ou não reincidência, e a capacidade do adolescente de se submeter a determinada medida socioeducativa.

A execução das medidas socioeducativas em regime aberto se dá no âmbito do Sistema Único de Assistência Social (Suas), geralmente nos Centros de Referência Especializado da Assistência Social (Creas) ou outras unidades de Assistência Social (Centro de Referência da Assistência Social – Cras, entidades, órgão gestor do Suas). A responsabilidade pela execução é dos estados quando ocorre em meio fechado, dos municípios quando ocorre em meio aberto, e do juiz quando é imediata.

É importante destacar que, embora as pessoas em conflito com a lei estejam sob custódia do Estado, os indivíduos ainda têm garantidos seus direitos civis e sociais. Assim, devem ter garantidos os acessos à assistência à saúde, jurídica, educacional, social, religiosa e de trabalho[1,8].

Este capítulo, centrado nos adultos em reclusão em regime fechado e nos adolescentes internados em estabelecimento socioeducativo, traz um panorama sobre a realidade de vida e a saúde dessas pessoas, destacando como esse cenário contribui para o processo de saúde-doença e impactos no cuidado nutricional. Aponta também como a privação da liberdade afeta a alimentação e a nutrição dessa população, trazendo reflexões sobre os limites e as possibilidades para um cuidado nutricional efetivo nesses contextos de vida.

ADULTOS EM RECLUSÃO EM REGIME FECHADO

O Brasil está há muitos anos entre os 5 países com mais presos no mundo. No final do ano de 2022, sua população carcerária era de 832.295 pessoas, sendo a maioria homens (93,4%), de cor da pele não branca (76,3%), entre 25 e 45 anos de idade (58,2%), com grau de instrução até o ensino fundamental completo (53,6%)[9]. As unidades da federação com maior população prisional estão na região Sudeste: São Paulo (32%), Minas Gerais (10,6%) e Rio de Janeiro (7,4%)[10].

Buscando garantir o acesso das pessoas privadas de liberdade no sistema prisional ao cuidado integral no SUS, foram instituídos o Plano Nacional de Saúde no Sistema Penitenciário[11] e a Política Nacional de Atenção Integral à Saúde das Pessoas Privadas de Liberdade no Sistema Prisional (Pnaisp)[12]. Assim, buscou-se também ampliar as ações do SUS para esse segmento populacional, permitindo que cada unidade básica de saúde prisional fosse considerada ponto de atenção da Rede de Atenção à Saúde. A depender do número de custodiados, os estabelecimentos prisionais devem possuir serviços de saúde com equipe multiprofissional. Os serviços de saúde podem ser constituídos por:

- Equipe de Atenção Primária Prisional (eAPP) com carga horária compartilhada com as equipes de Saúde da Família e Saúde Bucal do território.
- eAPP essencial.
- eAPP ampliada.
- Equipe complementar psicossocial de APP.
- Profissional complementar de saúde bucal da eAPP essencial ou ampliada[13].

Contudo, menos de 70% das pessoas privadas de liberdade estão em unidades prisionais com módulo de saúde[10], resultando em dificuldade de acesso a esse serviço.

A Pnaisp também possibilita ações de promoção da saúde e prevenção de agravos, em todo o itinerário carcerário para o grupo que se encontra em condição de privação de liberdade. Mas também possibilita a garantia do acesso ao atendimento integral à saúde em nível de atenção primária aos profissionais desses serviços penais, familiares e outras pessoas relacionadas ao sistema, como voluntários.

No cárcere, a pessoa é afastada de sua rede de apoio e disposições sociais, ocorrendo uma ruptura com o modo de vida civil. Passa, então, a vivenciar uma nova realidade, em que lhe são impostos o espaço de ocupação, o tipo de vestimenta, a rotina de horários, os grupos de convívio, a alimentação, a coação de repreensões e castigos. Sua convivência passa a ser limitada a um número restrito de pessoas desconhecidas e definidas pelo sistema prisional, com as quais deve dividir um pequeno espaço durante um longo período, com perda da privacidade e da individualidade e, frequentemente, o estabelecimento de uma nova identidade baseada no convívio em cela. Esse processo de exclusão da sociedade gera intenso sofrimento, tanto físico quanto psicossocial, e deixa marcas profundas no indivíduo[14].

Embora a saúde e a alimentação sejam direitos garantidos a toda a população, a realidade de grande parte dos brasileiros privados de liberdade é um pouco diferente. As unidades prisionais no país são marcadas por condições precárias que trazem inúmeros riscos à saúde física e psíquica:

- Insalubridade estrutural (baixa ventilação e renovação de ar, baixa exposição à luz solar, iluminação inadequada, saneamento precário, falta de condições básicas de higiene).
- Espaços inadequados.
- Superlotação das celas.
- Confinamento permanente.
- Sedentarismo.
- Alimentação inadequada.
- Falta de acesso à água potável.
- Exposição frequente a violências (institucional e entre os detentos) e ao uso de drogas.
- Insipiência de atividades laborais, educação e lazer.
- Reduzido acesso a profissionais da saúde no cotidiano[15-17].

A prisão torna-se um ambiente de sobrepenalização, de violação de direitos, e propício ao desenvolvimento e à proliferação de doenças, e faz com que o encarcerado que lá entrou em condição sadia saia com a saúde física e mental fragilizada. Apesar da existência desses dispositivos legais, as iniquidades em saúde no sistema prisional ainda persistem, o que potencializa as vulnerabilidades em saúde nessa população. Observam-se insuficiência de ações educativas para a promoção da saúde e a prevenção das enfermidades, precária assistência à saúde e elevados índices de doenças. Investigações nacionais e internacionais com pessoas privadas de liberdade evidenciam elevada prevalência de agravos transmissíveis (HIV/Aids, sífilis, hepatites, tuberculose, hanseníase e escabiose), hipertensão arterial, diabetes, problemas cardíacos e renais, acidentes vasculares cerebrais, hepatite, depressão e dependência de álcool e drogas[9,15,18,19].

Avaliação da composição corporal

A avaliação do estado nutricional é complexa e desafiadora dentro do ambiente prisional, uma vez que não há nutricionista na equipe mínima ou ampliada de Atenção Primária Prisional[13], e essa não é uma atividade realizada pelos outros profissionais de saúde rotineiramente. Diante do tempo limitado e da reduzida periodicidade do atendimento individual, a avaliação antropométrica e do consumo alimentar não é considerada prioritária pela equipe, que concentra seus esforços nas demandas mais urgentes relacionadas a riscos iminentes à vida, lesões, doenças infecciosas e doenças crônicas não transmissíveis (DCNT).

A escassez de equipamentos antropométricos nas unidades prisionais é outra limitação para a identificação de agravos, que inviabiliza o monitoramento das alterações de composição corporal durante o encarceramento. Assim, o uso de equipamentos de baixo custo e fácil transporte, como as fitas antropométricas, pode ser útil na identificação de riscos para problemas relacionados ao excesso de peso, ao acúmulo de gordura total e na região central do corpo e à redução de massa muscular[20]. Assim, recomenda-se, sempre que possível, medir o perímetro do braço para monitorar as reservas proteico-energéticas, o perímetro da cintura para avaliar a obesidade central, e o perímetro da panturrilha para identificar déficit na massa metabolicamente ativa do corpo[21].

O monitoramento antropométrico periódico é particularmente oportuno nessa população por diversas razões. Em primeiro lugar, os desvios ponderais são muito comuns no sistema carcerário do Brasil e do mundo, e, assim como ocorre entre as pessoas em liberdade, tem causa multifatorial. O baixo peso pode estar relacionado à insegurança alimentar e nutricional, à presença de doenças infecciosas ou DCNT como diabetes e câncer, ou com a dificuldade de alimentação pela presença de deficiência. Ainda que o baixo peso não seja mais uma realidade entre adultos brasileiros[19], deve ser levado em consideração no sistema prisional.

Porém, o excesso de peso é o problema nutricional mais comum no sistema prisional do Brasil e do mundo, afetando mais da metade da população encarcerada em diversos países[22-24]. Evidências nessa direção também foram identificadas no Brasil; evidenciando-se também elevada proporção de obesidade abdominal e DCNT, muito associadas ao excesso de peso, como a hipertensão arterial sistêmica[25,26]. Informar e debater com o detento seu estado nutricional pode favorecer o autocuidado em saúde e prevenir o desenvolvimento e/ou agravamento de problemas de saúde relacionados à obesidade[20].

Outro ponto importante a considerar é que diversos aspectos do confinamento atrapalham a percepção da perda ou do ganho gradativo de peso: ausência de espelhos nas celas; uniformes e roupas largas e com tecidos elásticos, sem zíper ou botão; perda do referencial do que é um corpo eutrófico em decorrência do pouco tempo de interação com pessoas em liberdade[20,27,28].

Nesse contexto, a distorção da imagem corporal é comum, já que os detentos tendem a avaliar se seu peso está "adequado" ou "inadequado" pela comparação de seu corpo com o dos companheiros de encarceramento (que, muitas vezes, têm desvios ponderais). Um dos poucos estudos nessa temática evidencia, no Rio Grande do Norte, que a distorção da imagem corporal afetou 83,3% das mulheres privadas de liberdade, independentemente de seu estado nutricional atual[25].

Muitos detentos, inclusive, apresentam insatisfação corporal, conforme observado por estudo de Barbosa et al.[25], em que 91,6% das mulheres encarceradas desejavam ter um corpo de tamanho diferente do atual. Embora a maioria das mulheres almejasse a perda de peso, mais de 30% delas queria aumentar o tamanho corporal. Nessa mesma população, percebeu-se que esse desejo por um corpo maior que o atual foi expressivo tanto nas mulheres eutróficas (84%) quanto naquelas com obesidade (40%)[27]. Esse interesse pode ser explicado pela sensação de imponência e vigor do corpo gordo dentro de um ambiente hostil como o do cárcere, e pelo senso comum que têm de que a gordura corporal pode se configurar como um elemento protetor contra as violências físicas (p. ex., perfuração por objetos cortantes, traumas e agressões). Isso deixa evidente que a imagem corporal e do referencial de corpo ideal durante a privação de liberdade em regime fechado é muito complexa, indo para além de um corpo socialmente definido como belo pela população geral extramuros[27].

É importante ressaltar que a insatisfação corporal e a distorção da imagem corporal podem prejudicar seu autocuidado e favorecer o desenvolvimento de enfermidades durante a permanência no sistema prisional e, mais adiante, comprometer também o processo de ressocialização ao final do cumprimento da pena, podendo haver prejuízos na qualidade de vida extramuros, na atividade laboral e na reintegração no mercado de trabalho[25,27].

Avaliação do consumo alimentar

A privação da liberdade altera completamente o cotidiano alimentar do indivíduo, uma vez que suas escolhas são limitadas e o indivíduo passa a cumprir regras que lhe são impostas[24], podendo inclusive ocorrer a ingestão inadequada de nutrientes, devido à limitação e à qualidade do alimento ofertado[29].

O profissional deve estar atento à ruptura forçada com as práticas alimentares mantidas em liberdade, à monotonia alimentar e à qualidade precária da alimentação, além da falta de acesso a água potável de muitas unidades prisionais. Esses aspectos favorecem o desenvolvimento de distúrbios nutricionais, que, associados às condições precárias de vida (p. ex., falta de condições básicas de higiene, ventilação e iluminação inadequadas, superlotação das celas, sedentarismo), trazem inúmeros riscos à saúde[14,20].

O fornecimento de refeições pelo sistema prisional no Brasil passou por mudanças ao longo dos anos, e as refeições que antes eram produzidas e servidas por detentos com bom comportamento vêm sendo ofertadas por empresas terceirizadas, mediante contrato público (licitação)[15]. Dependendo dos termos desse contrato, as unidades prisionais podem apresentar diferentes especificidades quanto à estrutura física e dinâmica de funcionamento da unidade de alimentação da unidade prisional; número de refeições oferecidas diariamente; característica das refeições produzidas e do cardápio; gêneros alimentícios que podem ou não ser utilizados; e forma de distribuição pelas empresas terceirizadas (Quadro 2). Todos esses fatores podem impactar a alimentação no sistema prisional e para que se possa planejar as ações em saúde mais adequadas a essa população.

Vale a pena destacar que há décadas vem sendo registrada a má qualidade da alimentação e a insatisfação da população carcerária em unidades prisionais de diferentes localidades do país[15,30]. Essa grande limitação do sistema prisional brasileiro tem sido, inclusive, motivo de revoltas e rebeliões e se relaciona majoritariamente aos mesmos fatores[15]:

- Ausência ou escassez de água limpa para consumo[15,31-34].
- Cardápio monótono e/ou insatisfatório[15,31,33,35-38].
- Quantidade insuficiente de alimentos[15,31-34].
- Baixa oferta de frutas e vegetais frescos[34,37-40].
- Comida com odor fétido[15,32,33,41].
- Má aparência das refeições e/ou sabor desagradável dos alimentos[15,29,31-33,37,42,43].
- Evidências de má qualidade higiênico-sanitária no preparo (p. ex., folhas mal lavadas; presença de objetos e corpos estranhos, como pedaços de plástico, vidro, madeira, cabelos, unhas, baratas, larvas e insetos)[15,29,32,41].

A maioria das unidades prisionais do país fornece apenas três grandes refeições diárias (desjejum, almoço e jantar). Assim, para viabilizar a realização de pequenas refeições é comum que as unidades prisionais permitam que, nos dias de visita semanal, os visitantes levem alimentos e preparações. Um diagnóstico situacional realizado em mulheres em regime fechado para avaliar a dieta ofertada pelo complexo prisional verificou que a instituição fornecia uma média diária de 1.677 kcal diárias (carboidratos: 64,8%; proteínas: 27,9%; lipídios: 7,2%), contendo 167,6 mg de cálcio, 6,8 mg de ferro, 238,7 mcg de vitamina A e 3,1 mg de vitamina C, e era desequilibrada e incompleta nutricionalmente para aquela população. Além disso, era pouco variada e tinha uma quantidade baixíssima (ou inexistente) de verduras e hortaliças, apontando ser de fato necessária uma complementação da dieta com alimentos levados nas visitas semanais para atingir a quantidade diária de micronutrientes[44]. Somente para 11,5% das

QUADRO 2 Principais características da alimentação

Tipo de serviço	Forma de preparo	Forma de distribuição
Terceirização	Preparo por profissionais da empresa terceirizada fora da unidade prisional	Distribuição em caixas térmicas (*hotbox*) para porcionamento na unidade prisional
		Distribuição em marmitas individualizadas
	Preparo por profissionais da empresa terceirizada dentro da unidade prisional	Distribuição em marmitas individualizadas
	Preparo por detentos dentro da unidade prisional	Distribuição em marmitas individualizadas
Autogestão	Preparo por detentos dentro da unidade prisional	Distribuição em marmitas individualizadas

Fonte: elaboração das autoras.

detentas a dieta se baseava no consumo de alimentos não processados, minimamente processados ou ingredientes culinários processados, ocorrendo um elevado consumo de alimentos processados e ultraprocessados no ambiente prisional[39]. Associado ao sedentarismo, que é a grande realidade das pessoas privadas de liberdade (PPL)[14-17,22,44], o balanço energético positivo persistente favorece ainda mais o desenvolvimento de obesidade e DCNT, como diabetes e hipertensão arterial.

Os alimentos levados pelos visitantes, como os doces, biscoitos e outros ultraprocessados, são ansiosamente aguardados para o alívio emocional. Mas, embora muitos detentos reconheçam que esses alimentos favorecem o aumento do peso e o desenvolvimento de DCNT, esses agravos passam a ter menor relevância dentro do cárcere, apontando para proteção à vida e a saúde mental como as questões de saúde mais importantes para PPL. Por isso, para além da avaliação e da adequação nutricional da dieta, é importante considerar o significado que determinados alimentos passam a ter na vida dos detentos. Em meio ao caos do sistema prisional, determinados alimentos passam a ser um refúgio para esses indivíduos, embora muitos saibam que não devem ser consumidos com elevada frequência[20,28,33]. Conforme apontado por Ferreira et al.[20], "um biscoito favorito trazido por um parente pode manter acesa a lembrança e a esperança no mundo fora das grades. Um chocolate pode aliviar os momentos de estresse e depressão na solidão compartilhada das celas".

Saber reconhecer o real valor de determinados alimentos é pautar o encontro entre o detento e o profissional da saúde na integralidade do cuidado, fundamental para o acolhimento e a humanização nas práticas de saúde no contexto da Política Nacional de Atenção Integral à Saúde das Pessoas Privadas de Liberdade no Sistema Prisional[28].

Não há nenhum dispositivo legal que padronize os itens alimentares que podem ser levados pelos visitantes aos presídios dos diferentes Estados brasileiros, havendo significativa diferença quantitativa e qualitativa da exposição dos detentos de todo o país a alimentos provenientes do meio externo. A ausência de nutricionistas no cenário do cárcere colabora com a decisão arbitrária dos gestores quanto aos itens que podem entrar nas unidades prisionais, que muitas vezes desconsideram os possíveis prejuízos para a saúde e a segurança alimentar dos detentos[20]. Sem embasamento científico relacionado à nutrição, as diretrizes tendem a se concentrar primariamente em questões operacionais:

- Limite do número de itens alimentares por pessoa, em face do espaço limitado dentro das celas para armazenamento.
- Restrição de alimentos que demandem refrigeração, pois geralmente não há geladeira para armazenamento.
- Proibição de alimentos que demandem preparo nas celas (lavar, descascar, cozinhar etc.) e uso de utensílios e equipamentos de cozinha (p. ex., faca, abridor de lata, fogão, micro-ondas).
- Proibição de alimentos que fermentem com facilidade e que viabilizem a confecção caseira de bebidas alcoólicas (p. ex., frutas cítricas, como laranja, tangerina, abacaxi, limão, uva).
- Proibição de alimentos que dificultem a camuflagem de drogas e objetos (p. ex., celulares, *chips*, ferramentas, armas etc.), com definição de tipos de alimentos e formas de apresentação e acondicionamento que garantam a fácil inspeção pelos agentes penitenciários (p. ex., bebidas de cores claras e translúcidas, alimentos cortados em pequenos

pedaços, embalagem original lacrada; embalagem entregue pela unidade prisional no dia da visita etc.).

A entrada de alimentos pouco saudáveis no cárcere pode favorecer uma alimentação desequilibrada pode causar o aparecimento ou agravamento de problemas de saúde preexistentes, como diabetes, hipertensão arterial, dislipidemia, problemas cardíacos, além de obesidade. De fato, em estudo realizado no Nordeste brasileiro com a mulheres em regime fechado, verificou-se que grande parte das apenadas mantinha práticas alimentares não saudáveis, com elevado consumo de alimentos industrializados e ricos em carboidratos, monotonia das refeições e baixo consumo de frutas e hortaliças[19,39]. Ao avaliar os alimentos levados pelos visitantes, identificou-se que, caso essas detentas recebessem todos os itens permitidos da lista predefinida pela direção do presídio, teriam acesso semanalmente a uma média diária de 3.797,3 kcal (carboidratos: 57,5%; proteínas: 8,3%; lipídios: 34,1%), com aporte de 1172,3 mg de cálcio, 20,2 mg de ferro, 512,4 mcg de vitamina A e 144,8 mg de vitamina C. Nesse sentido, esse aporte adicional de energia e nutrientes somado ao das refeições fornecidas pelo sistema prisional, favoreceria o consumo excessivo de calorias, principalmente provenientes de gorduras e carboidratos simples[44].

Avaliação de exames laboratoriais

A solicitação de exames laboratoriais no sistema prisional é geralmente restrita, em virtude do custo, da dificuldade logística para coleta e da morosidade dos diferentes trâmites burocráticos necessários. Assim, não tendem a ser realizados de rotina, restringindo-se às situações de diagnóstico e/ou monitoramento de problemas de saúde de maior gravidade.

Estudo desenvolvido no Nordeste do país com mulheres reclusas em regime fechado identificou também elevada prevalência de HDL-c baixo, de não HDL-c elevado e de hipertrigliceridemia isolada[45], similares àquelas observadas em outros estudos internacionais com PPL[46,47]. As autoras verificaram também, em uma coorte dessas mulheres, que, durante o encarceramento, ocorreram importantes alterações bioquímicas que podem favorecer o desenvolvimento e o agravamento de DCNT (elevação na glicemia de jejum, colesterol total, não HDL-c e triglicerídeos)[45], evidenciando a necessidade de intensificar as ações de saúde e promoção da alimentação saudável no ambiente prisional.

Nessa mesma população, não houve aumento nos valores de ureia e creatinina após 3 anos de encarceramento em regime fechado[48]. A anemia apresentou maior variabilidade em relação a sua magnitude em mulheres brasileiras privadas de liberdade, variando de 4,5[49] a 31,7%[18].

Semiologia nutricional

A semiologia é uma das ferramentas mais úteis para avaliar o estado nutricional de PPL, e o exame físico com enfoque na nutrição[50] é uma abordagem que pode ser facilmente adotada nesse contexto para avaliar déficits nutricionais. Para avaliar a presença de desnutrição energético-proteica, recomenda-se avaliar a reserva de massa muscular, verificando se há atrofia na região da musculatura da têmpora, da clavícula, da escápula (trapézios, supraespinhosos, músculos infraespinhosos), da musculatura paravertebral, do quadríceps e da região da panturrilha. A depleção das reservas de gordura fica evidente na região subsorbital, nos braços (na direção do bíceps e tríceps) e tronco (costelas, parte inferior das costas, linha axilar média, crista ilíaca)[50].

Sinais de desidratação são mais evidentes na língua (reforçados quando se solicita que a pessoa produza saliva), nas pernas e nos antebraços e mãos, que podem ser avaliados por meio do teste de turgor da pele. A carência de micronutrientes pode ser percebida por meio das características da pele, unhas e cabelos, da coloração da conjuntiva, esclerótica, e aspecto da língua e mucosa oral[50].

No que se refere à assistência nutricional, o nutricionista ainda não está previsto na equipe mínima ou ampliada de Atenção Primária Prisional[13]. Logo, as orientações relacionadas à alimentação e nutrição devem ser realizadas por diversos profissionais ou pela equipe de saúde da atenção primária da área de abrangência da unidade penal. Apenas em casos muito específicos e pontuais, articula-se o encaminhamento nutricional.

Indiscutivelmente, a alimentação adequada e saudável é uma garantia social e uma ferramenta fundamental para a promoção da saúde das populações. As PPL, tais como outros cidadãos brasileiros, necessitam ter acesso a essas garantias previstas por lei e acesso a serviços de promoção da saúde no âmbito do SUS. Para tanto, podem ser utilizadas ações e estratégias alinhadas ao *Guia alimentar para a população brasileira*, utilizando como elemento norteador da orientação alimentar os protocolos de uso desse guia voltados às pessoas adultas e às pessoas idosas, bem como aqueles direcionados às pessoas com obesidade e hipertensão arterial e diabetes.

Vale lembrar que as ações e orientações de alimentação e nutrição devem ser compatíveis com a realidade material e imaterial da pessoa, tornando essa atividade de promoção da saúde um grande desafio. Além disso, devem respeitar o contexto cultural da região em que está instalado o presídio. Assim, os profissionais precisam se aproximar da realidade da unidade prisional de sua área de abrangência, qualificar-se para uma escuta qualificada e buscar estratégias criativas e efetivas para superar as limitações do sistema prisional na intervenção dos fatores que colocam essas pessoas em risco.

Do mesmo modo que em outras populações em situação de vulnerabilidade, tem-se a redução de danos como ética orientadora do cuidado, entendida como uma possibilidade de "ampliação de vida", por meio de informações adequadas sobre riscos, danos, práticas seguras, saúde, cidadania e direitos, criando melhores condições para que as pessoas tomem suas decisões[51].

Saúde materno-infantil na privação de liberdade

A assistência nutricional à população materno-infantil é muito importante, visando garantir a saúde e boa nutrição da gestante e do bebê e promover e proteger o aleitamento materno exclusivo e continuado. A alimentação adequada e saudável é essencial para a qualidade de vida das gestantes e puérperas, assim como para prevenir desfechos obstétricos desfavoráveis[52]. Após o parto, o aleitamento materno também traz inúmeros benefícios para a saúde. Na mãe, acelera a perda de peso pós-parto, diminui a incidência de câncer de mama, ovários e útero e ajuda na saúde mental e na prevenção do diabetes e das doenças cardiovasculares. Na criança, favorece o desenvolvimento físico, emocional e a inteligência. Além disso, os anticorpos e outras substâncias presentes no leite humano são fatores de proteção para diversos problemas de saúde, como infecções respiratórias, diarreia, alergias, além do risco de desenvolver DCNT na vida adulta como asma, diabetes e obesidade[53].

Um estudo qualitativo desenvolvido por Mariano e Silva (p.4)[54] constatou que amamentar na prisão vai além do biológico, sendo uma experiência permeada por significados singulares e capaz de impactar o rumo da vida e do processo de ressocialização de muitas detentas. Segundo as autoras, "Ao manter o filho consigo no contexto prisional, a mulher vivencia uma possibilidade de reconstrução do seu universo afetivo e social, evoluindo na construção de vínculo com o filho como produto de uma apropriação do cuidado com a criança, da amamentação e de seu papel materno; esse cotidiano 'maternalizado' propicia a recuperação e reafirmação de vínculos com outros significantes e consigo mesma; embora concomitante à construção de apego, essa mulher vive a expectativa de novas rupturas, com o término do prazo de permanência do filho na prisão".

Nessa direção, desde o início da década de 2000, o governo brasileiro tem buscado ampliar o acesso das gestantes e puérperas aos serviços de saúde, por meio do Plano Nacional de Saúde no Sistema Penitenciário[11], da Política Nacional de Atenção às Mulheres em Situação de Privação de Liberdade e Egressas do Sistema Prisional[55], com o apoio de materiais informativos voltados aos profissionais de saúde e às mulheres em privação de liberdade[56,57].

O direito ao aleitamento materno dentro do cárcere é protegido por diversas bases legais:

- Constituição Federal brasileira[8] (art. 5º, inciso L).
- Lei de Execução Penal[1] (art. 83º, § 2º; art. 89).
- Estatuto da Criança e do Adolescente[5] (art. 9º).
- Política Nacional de Atenção às Mulheres em Situação de Privação de Liberdade e Egressas do Sistema Prisional[55] (art. 4º).
- Regras Mínimas para o Tratamento do Preso no Brasil[58] (art 7º, §§ 1º e 2º).
- Regras de Bangkok[59] (Regras 22 e 48).

No caso de detentas que aguardam julgamento, muitos juízes locais autorizam a permanência da mulher em domicílio durante a amamentação, devendo reapresentar-se à Polícia Civil após esse período para continuar a cumprir a prisão preventiva. A substituição temporária da pena por regime aberto em residência particular ou (prisão domiciliar) também está prevista para mulheres responsáveis por crianças na legislação[1,60].

Entretanto, mulheres que são sentenciadas ao regime fechado e/ou que não conseguem essa autorização judicial estão expostas a inúmeros fatores que contribuem para o desmame precoce, e também fazem muitas delas entregarem precocemente a criança aos cuidados de parentes ou de instituições de acolhimento:

- Falta de segurança para a criança no ambiente prisional, que a expõe a múltiplos riscos (p. ex., violência iminente, higiene precária, uso frequente de cigarros, presença de doenças infectocontagiosas etc.).
- Falta de estrutura física para abrigar o bebê na cela e/ou para amamentar na unidade prisional.
- Estresse físico e psíquico da mulher, que afeta os hormônios responsáveis pela produção e ejeção do leite.
- Pouco apoio institucional e baixa oferta de informações sobre o aleitamento materno, suas dificuldades e formas de superação.

Embora o número de mulheres gestantes ou lactantes presas no Brasil venha reduzindo nos últimos anos[61], o número de mulheres em idade reprodutiva no ambiente prisional brasileiro é crescente. Por isso, a luta pela amamentação também precisa ser uma luta pela inclusão para que chegue a todos os espaços onde existam crianças e mães, inclusive dentro das unidades prisionais.

As gestantes que parirem durante a permanência em unidade prisional, ou ingressarem nela sendo lactantes ou mães de crianças que demandem cuidados específicos sem que haja a possibilidade de outro responsável assumi-los, deverão ter assegurada a convivência com seus filhos por um período mínimo até que a criança atinja 1 ano e meio de idade[62,63]. Esse prazo poderá ser estendido, independentemente de a criança estar ou não em aleitamento materno, a partir de análise individual do caso com a participação das equipes interdisciplinares, visando ao melhor interesse da criança. Em hipótese alguma será admitida a interrupção forçada do período de amamentação dos filhos e filhas como forma de aceleração do afastamento entre mãe e criança[62].

A atenção a essas crianças inseridas intramuros no contexto prisional está prevista na Matriz para Organização dos Cuidados em Alimentação e Nutrição na Atenção Primária à Saúde[64] e ancorada na Política Nacional de Atenção Integral à Saúde da Criança (Pnaisc) e na Política Nacional de Atenção às Mulheres em Situação de Privação de Liberdade e Egressas do Sistema Prisional, incluindo disponibilização de local adequado intramuros para mãe e filho, respeito ao período mínimo de amamentação exclusiva e de convivência da mulher com seu filho. Os espaços destinados à convivência mãe-filho diferem bastante entre os Estados da federação, encontrando-se tanto unidades prisionais exclusivamente destinadas a esse fim quanto alas, galerias ou prédios separados em penitenciárias femininas[65].

Embora a manutenção da criança com sua mãe possa ser benéfica para a construção do vínculo entre mãe e filho, assim como para o desenvolvimento físico e psíquico infantil, a literatura revela que a estrutura prisional e as condições desfavoráveis de vida também geram sofrimento mental e corporal nesses menores que vivem com suas mães na prisão[66,67]. Mecanismos disciplinares característicos do penitenciário, como o fechamento institucional, as regulamentações penais, a vigilância constante, a restrição do poder decisório das mães e a separação compulsória dos filhos, geram também tensionamentos e promovem formas peculiares de viver a maternidade pelas mulheres, que se vulnerabilizam e expõem ainda mais seus filhos a sofrimentos psíquicos e morais[65,66].

As unidades prisionais com crianças devem dispor de serviços específicos voltados ao seu desenvolvimento, saúde e nutrição[63]. Contudo, um estudo realizado em diferentes Estados brasileiros revelou as precárias condições de alimentação das crianças vivendo no cárcere:

- Ausência de nutricionista na empresa fornecedora de refeições para planejar o cardápio da criança e orientar o preparo e oferta da alimentação apropriada a sua faixa etária.
- Armazenamento de alimentos e preparo das refeições da criança dentro das celas em condições insalubres.
- Ausência de geladeiras para o acondicionamento adequado dos alimentos da criança.
- Inexistência de planejamento estratégico para a compra de alimentos específicos para a criança, dentre outras[61].

As unidades prisionais com crianças também devem assegurar o acompanhamento de seu crescimento e desenvolvimento pelos serviços de saúde, conforme as diretrizes fixadas pelo Ministério da Saúde. Assim, devem promover a vinculação de pediatra à equipe de Atenção Primária Prisional (caso exista), de modo a viabilizar a assistência e o acompanhamento infantil durante a permanência da criança no cárcere[63]. Na prisão, porém, o cuidado à criança é um grande desafio para o profissional de saúde, devido à falta de estrutura física, à escassez de insumos materiais, ao ambiente de violência e tensão, que influenciam a prestação do cuidado integral. O campo de atuação acaba se concentrando nas orientações para minimizar os efeitos do ambiente sobre a condição de saúde das crianças[66].

Quando não for possível esse acompanhamento por profissional vinculado à unidade prisional, a criança deverá ser acompanhada pela equipe de saúde da atenção primária da área de abrangência da unidade penal, que deve sempre considerar o contexto de vida da criança e da mãe a fim de que as orientações sobre saúde e alimentação sejam adequadas não somente à faixa etária, mas também às possibilidades materiais e imateriais desses sujeitos. A criança no contexto prisional está exposta maiores condições de riscos e vulnerabilidades para um pleno crescimento e desenvolvimento, o que a torna população prioritária para um acompanhamento mais cuidadoso e intensivo por parte da equipe de saúde[66].

Entre os principais cuidados em nutrição à criança no contexto prisional estão a avaliação do crescimento e desenvolvimento e a promoção do aleitamento materno e da alimentação complementar saudável, pois, além dos benefícios já estabelecidos na literatura, contribuem para reduzir a morbimortalidade infantil no cárcere. É importante também a suplementação de ferro e vitamina A, visando evitar a carência desses micronutrientes. A suplementação de vitamina D pode ser orientada, no caso das unidades em que o tempo de exposição à luz solar direta seja muito reduzido.

ADOLESCENTES E JOVENS INTERNADOS NAS UNIDADES SOCIOEDUCATIVAS

Adolescentes e jovens infratores normalmente apresentam um histórico de exclusão social e de vulnerabilidades da família. A exclusão pode acontecer de várias formas, desde as dimensões econômicas, políticas e psicossociais a questões relacionadas ao contexto cultural, ambiental e territorial. Em um cenário de violação sistemática de direitos básicos e desarranjo de núcleos positivos de convivência, têm crescido o risco de exclusão social e a vulnerabilidade dos adolescentes, favorecendo a prática de atos infracionais que colocam em risco a si mesmos e à sociedade na quebra das leis.

A adolescência é um período de constante transformação biopsicossocial, sendo uma das fases mais desafiadoras no desenvolvimento humano, na qual a nutrição desempenha papel importante, já que o estado nutricional influencia no crescimento e desenvolvimento dos adolescentes, sendo um excelente indicador de saúde e qualidade de vida[68]. Nesse contexto, o cometimento de ato infracional pode aumentar os conflitos internos do adolescente. O adolescente em conflito com a lei encontra-se em uma "condição peculiar" de pessoa em desenvolvimento, e o reconhecimento de suas muitas vulnerabilidades fica evidente ao comparar sua realidade de vida com o artigo 227 da Constituição brasileira[8]: "É dever da família, da sociedade e do Estado assegurar à criança e ao adolescente e ao jovem, com absoluta prioridade, o direito à vida, à saúde, à alimentação, à educação, ao lazer, à profissionalização, à cultura, à dignidade, ao respeito, à liberdade e à convivência familiar e comunitária, além de colocá-los a salvo de toda forma de negligência, discriminação, exploração, violência, crueldade e opressão".

No ano de 2021 existiam 13.844 adolescentes em unidades de medida socioeducativa de meio fechado no Brasil, majoritariamente meninos (94,4%) e do Sudeste (51,5%). Desses, 9.672 estavam em internação, também predominando aqueles do sexo masculino (95,8%) e do Sudeste

(56,4%)[69]. Esse perfil permanece desde o início da década de 2000, prevalecendo aqueles de cor da pele não branca, pobres, usuários de drogas, que estão fora da escola e sem inserção no mercado de trabalho formal ou informal[70]. Apresentam histórico de vulnerabilidade social, abandono familiar, aproximação com drogas e tráfico. São de famílias pobres, que sobrevivem com pouca ou nenhuma renda, nas quais a mulher, geralmente a mãe ou avó, é a principal ou única responsável pelo sustento familiar e pelos cuidados com os membros da família, em especial os menores de idade. No caso de adolescentes do sexo feminino, o envolvimento com o ato infracional é por vezes motivado por namorados, companheiros ou amigas, marcado também por um histórico de violência familiar desde a infância.

O número de adolescentes em unidades de medida socioeducativa de meio fechado, que foi crescente desde 1996 (ano em que os dados começaram a ser monitorados), vêm caindo paulatinamente desde 2015, ano do número máximo, de 28.862 jovens, com aceleração dessa queda em todas as unidades do país a partir do ano de 2018. Acredita-se que essa evolução esteja associada à Recomendação n. 62/2020 do Conselho Nacional de Justiça (CNJ), publicada logo após a decretação da pandemia de covid-19 pela Organização Mundial de Saúde (OMS), e ao *Habeas Corpus* coletivo n. 143.988, impetrado pela Defensoria Pública do Espírito Santo, que determinou que as unidades de cumprimento de medida socioeducativa de internação não ultrapassassem a capacidade prevista para cada unidade[69].

É importante destacar que nas unidades de socioeducação podem existir jovens com idade superior a 18 anos, visto que o artigo 2º do Estatuto da Criança e do Adolescente[5] prevê que a medida socioeducativa pode ser aplicada ao maior de 18 anos que praticou ato infracional quando ainda era inimputável, cessando de forma obrigatória quando completar 21 anos.

Segundo Arêas Neto et al.[71], muitas unidades socioeducativas apresentam mais fragilidades do que êxito em seus propósitos, pois desrespeitam direitos humanos básicos e descaracterizam seus propósitos, intensificando processos de exclusão e comprometendo as condições de saúde e desenvolvimento do adolescente. Diversos dispositivos legais vêm sendo criados para enfrentar a precariedade institucional[71], e, embora as condições das unidades socioeducativas sejam muito variáveis ao longo do país, tendem a ser precárias[70,72]. Essa assimetria entre as legislações e normatizações e a realidade das unidades socioeducativas apontam a urgência de investimento em recursos humanos, refinamento das práticas cotidianas e parcerias governamentais interinstitucionais, já que o Estado brasileiro tem o dever constitucional de prover e garantir todas as condições materiais e não materiais de existência aos adolescentes enquanto estiverem sob sua responsabilidade, e de garantir seus direitos[73].

As ações de promoção e cuidado à saúde muitas vezes ocupam plano secundário quando há privação de liberdade, embora sejam ambas essenciais para (re)integrar o adolescente ao contexto social e para promover fatores de proteção e reduzir riscos. As medidas mais comuns são aquelas relacionadas à saúde mental (artísticas, culturais, educativas e esportivas), visando mitigar o sofrimento experimentado e evitar conflitos entre os jovens dentro das unidades[70,71]. Embora consistam em usuários do Sistema Único de Saúde (SUS) assim como qualquer outro adolescente, e seu atendimento à saúde seja um direito constitucional pétreo que não admite discussão ou flexibilização, a realidade nem sempre se coaduna com a legislação e a normatização.

Nesse cenário, as ações em saúde devem ser pautadas na Política Nacional de Atenção Integral à Saúde de Adolescentes e Jovens em Conflito com a Lei em Regime de Internação e Internação Provisória (Pnaisari)[74,75] e pelas Diretrizes Nacionais para a Atenção Integral à Saúde de Adolescentes e Jovens na Promoção, Proteção e Recuperação da Saúde[76]. Porém, conforme apontado por Fernandes et al. (p.125)[73], "A lógica do SUS se choca com as características de instituição total que as unidades socioeducativas de internação e internação provisória ainda apresentam, pelos discursos e práticas usuais dos profissionais e gestores nelas observadas. Por seu turno, a lógica das legislações e normatizações encontra consideráveis dificuldades de ressonância e concretização no cotidiano das unidades socioeducativas. Tais fatores obstaculizam a plena execução de ações sistematizadas, articuladas e integradas visando ao atendimento das necessidades dos adolescentes, em suas diversificadas dimensões de realidade, em cumprimento dos princípios, valores e diretrizes estabelecidas na Constituição Federal de 1988 e nos dispositivos legais, assim como nas normatizações".

Se os adolescentes em geral já sofrem costumeiramente uma condição de parcial invisibilidade do olhar dos profissionais de saúde nos serviços públicos, adolescentes em conflito com a lei e privados de liberdade são ainda mais invisíveis[73]. Nessa direção, os Ministérios da Saúde e da Cidadania publicaram conjuntamente a Nota Técnica n. 42/2021, visando incentivar a ampliação do acesso de adolescentes em atendimento socioeducativo no SUS. No mesmo ano, o Ministério da Saúde publicou um instrutivo para a ampliação e implementação da Pnaisari, tendo como três eixos fundamentais o acompanhamento do crescimento e desenvolvimento; a atenção integral à saúde sexual e saúde reprodutiva; e a atenção integral no uso abusivo de álcool e outras drogas por pessoas jovens[77].

São poucas as publicações que abordem sua saúde no Brasil, e geralmente são desenvolvidas nas regiões Sudeste e Sul, centrando-se na psicologia e saúde pública, havendo escassez quase total de estudos sobre a saúde física dessa população[71].

Embora nessa faixa etária suas condições gerais de saúde costumem ser boas, é comum observar infecções sexualmente transmissíveis (IST), problemas de saúde bucal, doenças de pele, transtornos psiquiátricos, consumo de drogas frequente, infecções respiratórias e até mesmo dependência de substâncias químicas[70-72]. Há registros também de problemas respiratórios, verminoses e doenças diarreicas.

Em relação à alimentação e nutrição, publicações na área são quase inexistentes. Estudo pontual desenvolvido pelo Departamento Geral de Ações Socioeducativas (Degase), órgão do governo responsável por executar as medidas judiciais de privação e restrição de liberdade e promover a socioeducação no Estado do Rio de Janeiro, verificou que nas unidades socioeducativas de internação provisória e de semiliberdade investigadas a magreza chegou a 17,9%, a baixa estatura oscilou de 2,4 a 3,6% e o excesso de peso variou de 17,8 a 23,8%. A maior proporção de sobrepeso e obesidade foi nas unidades de semiliberdade[78,79].

Há um elevado consumo de alimentos ultraprocessados; troca de grandes refeições por *fast-food*, salgadinhos e bebidas açucaradas; ausência de horários para alimentação; excesso de carboidratos; e sedentarismo[78,79]. Nas unidades socioeducativas de internação, há nutricionistas (lotados na unidade ou que fazem visita técnica periodicamente) responsáveis pela supervisão do preparo das refeições produzidas e servidas por empresa terceirizada, inclusive daquelas para os adolescentes em dieta especial, visando garantir as condições higiênico-sanitárias e o cumprimento dos cardápios.

São oferecidas cinco refeições ao dia (desjejum, almoço, lanche, jantar, ceia), tendo como base as recomendações do Programa Nacional de Alimentação Escolar. O cardápio é único para todas as unidades, e elaborado de forma centralizada pelo setor de Nutrição do Degase. Diferentemente do que se observa em unidades prisionais de adultos, em geral não há queixas de em relação à alimentação servida na maioria das unidades socioeducativas de internação. Quando ocorrem, estão mais relacionadas à seletividade alimentar do adolescente e à quantidade de carne servida.

Em relação à assistência nutricional, nem todas as unidades socioeducativas conseguem realizar atendimento individual, em virtude do baixo quantitativo de nutricionistas atuando no sistema socioeducativo brasileiro. Em unidades que contam com nutricionista em seu quadro permanente, como por exemplo no Estado do Rio de Janeiro, o atendimento nutricional dos adolescentes é realizado ao ingressarem no sistema socioeducativo, mediante encaminhamento da equipe técnica (quando há alguma demanda específica) ou por solicitação dos próprios jovens. A reavaliação ocorre anualmente para os eutróficos, e mensalmente para os adolescentes com algum grau de magreza ou excesso de peso. Os nutricionistas também realizam periodicamente atividades educativas de prevenção e promoção da saúde, como oficinas, gincanas, palestras, sala de espera, murais educativos e almoços temáticos.

Nas unidades de internação feminina, há uma grande preocupação com o corpo, sendo predominante a procura pelo atendimento nutricional por causa de ganho ponderal expressivo durante o período de cumprimento da medida socioeducativa. As adolescentes tendem a ser mais impulsivas e prolixas, diferentemente dos meninos, que são mais contidos e breves na hora da consulta com o profissional de saúde. Boa parte das meninas apresenta transtornos de ansiedade, faz uso de psicotrópicos e costuma descontar a ansiedade na comida, transformando o alimento em algo que gera dependência e angústia. Nesses casos o acompanhamento nutricional deve ser integrado à atuação do psicólogo, permitindo melhor investigar e intervir nas dificuldades e expectativas das adolescentes no ambiente de privação de liberdade.

Em unidades com nutricionista, são realizadas atividades de educação nutricional periódicas, com murais temáticos sobre campanhas de saúde, palestras, dinâmicas sobre hábitos alimentares saudáveis, incluindo rodas de conversa, com a oportunidade de proporcionar momentos de fala e escuta, dialogando sobre a teoria e a prática. Ao entender a importância do consumo de alimentos saudáveis, aprendendo a fazer boas escolhas e as associando com a saúde e o bem-estar, a relação das adolescentes com a comida se transforma.

Adicionalmente, nas visitas dos familiares, que ocorrem usualmente nos fins de semana, não há restrição à entrada de nenhum alimento no que se refere a seu teor nutricional. Geralmente as famílias levam alimentos de alta densidade calórica e quantidade de carboidratos, como refrigerantes, biscoitos recheados e bolos, favorecendo a má alimentação. Segundo a Pnaisari, durante todo o processo de socioeducação é necessário orientar os adolescentes sobre hábitos e escolhas saudáveis de vida e incentivá-los a praticá-los em sua rotina, incluindo a alimentação saudável e a atividade física, com ênfase em ações que estimulem suas potencialidades e valorizem suas trajetórias pessoais e seus interesses. Além do monitoramento do crescimento e desenvolvimento e promoção de ações de alimentação adequada e saudável, o eixo norteador das ações deve ser o *Guia alimentar para a população brasileira*, com base no protocolo de uso dessa ferramenta junto à população adolescente.

Pelo desejo de sair dos alojamentos, os adolescentes tendem a se engajar nas ações educativas desenvolvidas nas unidades, principalmente aquelas utilizando metodologias ativas com novos saberes e habilidades aplicáveis em sua realidade no meio externo (p. ex., cultivo de pequenas hortas, fabricação caseira de alimentos, que podem ser possibilidades de venda). E essa pode ser uma ótima janela de oportunidade para ações direcionadas à educação alimentar e nutricional.

Assim, o cuidado nutricional de jovens internados em unidades socioeducativas deve permear sempre o cuidado integral à saúde, respeitando a história pregressa e os contextos psicossociais e ambientais envolvidos.

CONSIDERAÇÕES FINAIS

A PPL é um grande segmento populacional no país, que permanece em amplo crescimento, como fruto também dos inúmeros processos de exclusão social no Brasil. Um dos maiores problemas para a efetivação de políticas públicas que se relacionem com a saúde e a nutrição de PPL é a superação das dificuldades impostas pela própria condição de confinamento, o que inclui dificuldade no acesso a serviços de saúde de forma integral, longitudinal e efetiva. Outro ponto importante diz respeito aos inúmeros preconceitos e discriminação envolvidos com esse segmento.

Apesar das condições mais restritas do cárcere, a assistência nutricional deve ser respeitosa, pautada no acolhimento, na escuta ativa e na humanização do cuidado, com intervenções factíveis no contexto de vida de cada detento.

REFERÊNCIAS

1. Brasil. Lei n. 7.210, de 11 de julho de 1984. Institui a Lei de Execução Penal.
2. Brasil. Decreto-lei n. 3.688, de 3 de outubro de 1941. Lei das Contravenções Penais.
3. Brasil. Decreto-lei n. 2.848, de 7 de dezembro de 1940. Código Penal.
4. Brasil. Lei n. 12.594, de 18 de janeiro de 2012. Institui o Sistema Nacional de Atendimento Socioeducativo (Sinase), regulamenta a execução das medidas socioeducativas destinadas a adolescente que pratique ato infracional; [...].
5. Brasil. Lei n. 8.069, de 13 de julho de 1990. Dispõe sobre o Estatuto da Criança e do Adolescente e dá outras providências.
6. Silva SC. Socioeducação e juventude: reflexões sobre a educação de adolescentes e jovens para a vida em liberdade. Serviço Social em Revista. 2012;14(2)96-118.
7. Bisinoto C, Oliva OB, Arraes J, et al. Socioeducação: origem, significado e implicações para o atendimento socioeducativo. Psicologia em Estudo. 2015;20(4):575-85.
8. Brasil. Presidência da República. Constituição da República Federativa do Brasil de 1988. Brasília; 1988.
9. Brasil. Ministério da Justiça. 13º Ciclo Infopen, 2022.
10. Brasil. Ministério da Justiça e Segurança Pública. Levantamento Nacional de Informações Penitenciárias Atualização – Junho de 2017. Brasília, DF; 2017.
11. Brasil. Ministério da Saúde. Portaria Interministerial n. 1.777, de 9 de setembro de 2003.
12. Brasil. Portaria Interministerial n. 1, de 2 de janeiro de 2014. Institui a Política Nacional de Atenção Integral à Saúde das Pessoas Privadas de Liberdade no Sistema Prisional (PNAISP) no âmbito do Sistema Único de Saúde (SUS).
13. Brasil. Ministério da Saúde. Portaria GM/MS n. 2.298, de 9 de setembro de 2021. Dispõe sobre as normas para a operacionalização da Política Nacional de Atenção Integral à Saúde das Pessoas Privadas de Liberdade no Sistema Prisional (Pnaisp), no âmbito do Sistema Único de Saúde (SUS).
14. Verdi M, Matias MCS, Garcia Júnior CAS (orgs.). Acolhimento e humanização nas práticas de gestão e atenção à saúde de pessoas privadas de liberdade. Curso de Atenção à Saúde das Pessoas Privadas de Liberdade – Modalidade a Distância. Florianópolis: Universidade Federal de Santa Catarina; 2015.
15. Minayo MC, Constantino P (orgs.). Deserdados sociais: condições de vida e saúde dos presos do estado do Rio de Janeiro. Rio de Janeiro: Fiocruz; 2015.

16. Delziovo CR, Oliveira CS, Jesus LO, Coelho EBS (orgs.). Atenção à saúde da mulher privada de liberdade. Curso de Atenção à Saúde das Pessoas Privadas de Liberdade – Modalidade a Distância. Florianópolis: Universidade Federal de Santa Catarina; 2015.
17. Silva ACLG, Nazario NO, Lima DC (orgs.). Atenção à saúde do homem privado de liberdade. Curso de Atenção à Saúde das Pessoas Privadas de Liberdade – Modalidade a Distância. Florianópolis: Universidade Federal de Santa Catarina; 2015.
18. Minayo MCS, Ribeiro AP. Condições de saúde dos presos do estado do Rio de Janeiro, Brasil. Ciência & Saúde Coletiva. 2016;21(7):2031-40.
19. Amorim FMC. Estado nutricional das mulheres apenas em regime fechado do Rio Grande do Norte. Natal: Universidade Federal do Rio Grande do Norte; 2015.
20. Ferreira AA, Barros DC, Bagni UV (org.). Avaliação nutricional na atenção básica: reflexões sobre práticas e saberes. Rio de Janeiro: Fiocruz; 2018.
21. Bagni UV. Vade mecum de avaliação nutricional: equações preditivas, referências para comparação e parâmetros de classificação. Niterói: Observatório Multidimensional de Nutrição Inclusiva; 2023.
22. Argüello-González AJ, García-Zazueta MA. Prevalence of overweight and obesity in a Mexican prison. Rev Esp Sanid Penit. 2020;22(2):58-65.
23. Choudhry K, Armstrong D, Dregan A. Systematic review into obesity and weight gain within male prisons. Obes Res Clin Pract. 2018;12(4):327-35.
24. Afonso CAG. Excesso de peso, ingestão nutricional e atividade física em mulheres de um estabelecimento prisional. Porto: Universidade do Porto; 2012.
25. Barbosa APDI, Lyra CO, Bagni UV. Body image distortion and dissatisfaction in incarcerated women. Rev Nutr. 2019;32:e190022.
26. Silva AZ, Mota RMS, Macena RHM, et al. Prevalence of hypertension and associated factors in female prison correctional officers in a national sample in Brazil. J Occup Health. 2020;62:e12163.
27. Andrade ALCC, Barbosa APDI, Bagni UV. Imagem corporal no cárcere: percepções de mulheres privadas de liberdade. Demetra. 2018;13(2):381-93.
28. Bagni UV, et al. (orgs.). Diversidade e inclusão na prática do nutricionista. Recife: Conselho Regional de Nutricionistas da 6ª Região; 2022.
29. Massarollo MD, Tognon FAB, Bressan DRP, et al. Interfaces da alimentação no sistema prisional: o caso de um centro de detenção e ressocialização do Paraná. Revista Faz Ciência. 2012;14(20):125-51.
30. Trindade CM. Doenças, alimentação e resistência na penitenciária da Bahia, 1861-1865. História, Ciências, Saúde – Manguinhos. 2011;18(4):1073-93.
31. Oliveira LMB. Práticas alimentares e condições de alimentação de mulheres presidiárias em regime fechado. Universidade Federal do Rio Grande do Norte; 2017.
32. Brasil. Câmara dos Deputados. CPI Sistema Carcerário. Brasília, DF; 2009.
33. Sousa LMP, Matos INB, Paiva TRL, et al. Regime da escassez: a alimentação no sistema penitenciário feminino. Ciência & Saúde Coletiva. 2020;25(5):1667-76.
34. Silva GR, Moura PN, Gatti RR, et al. Avaliação qualitativa das preparações do cardápio em uma unidade de alimentação e nutrição de refeições transportadas para penitenciária na região de Curitiba-PR. Hig Aliment. 2014;28(232/233):69-72.
35. Pimentel IS, et al. Percepção de mulheres privadas de liberdade acerca da assistência à saúde no sistema penitenciário. Revista Interdisciplinar. 2015;8(4):108-18.
36. Rudnicki D. Comida e direitos humanos no Presídio Central de Porto Alegre. Revista Direito GV. 2011;7(2):515-38.
37. Veiros MB, Proença R. Avaliação qualitativa das preparações do cardápio em uma unidade de alimentação e nutrição – método AQPC. Rev Nutr em Pauta. 2003;11(62):36-42.
38. Oliveira MCM, Melo DS, Santos JAC, Souza LT. Avaliação qualitativa das preparações do cardápio de uma unidade de alimentação e nutrição industrial de Vitória da Conquista – BA. Higiene Alimentar. 2016;30:256-7.
39. Silva JC. Consumo alimentar de mulheres encarceradas à luz do Guia alimentar para população brasileira. Universidade Federal do Rio Grande do Norte; 2017.
40. Andrade BL. Diagnóstico situacional da população adulta privada de liberdade de Belo Horizonte no ano de 2009. Belo Horizonte: Universidade Federal de Minas Gerais; 2012.
41. Gonçalves BD, Coelho CMS, Vilas Boas CC. Mulheres na prisão: um estudo qualitativo. Curitiba: Appris; 2017.
42. Rudnicki D, Passos GB. A alimentação das presas na penitenciária feminina Madre Pelletier. Tempo da Ciência. 2012;19(37):107-23.
43. Rocha FIF, Lodi M. O perfil socioeconômico e a realidade da execução penal da mulher internada no Presídio Regional de Araxá. Revista Jurídica Uniaraxá. 2013;17(16):91-126.

44. Bagni UV, et al. Valor nutricional da alimentação de mulheres presidiárias em regime fechado de Natal/RN. Relatório Técnico. Natal: Universidade Federal do Rio Grande do Norte; 2016.
45. Bagni UV, Martins YGP, Lima AKS, et al. Evolução temporal de exames bioquímicos em mulheres privadas de liberdade. Demetra. 2020;15:e44290.
46. Voller F, Silvestri C, Martino G, et al. Health conditions of inmates in Italy. BMC Public Health. 2016;16(1):1-10.
47. Vera-Remartínez EJ, Borraz-Fernández JR, Domínguez-Zamorano JA, et al. Prevalence of chronic diseases and risk factors among the Spanish prison population. Revista Española de Sanidad Penitenciaria. 2014;16(1):38-47.
48. Medeiros NO. Avaliação prospectiva de parâmetros bioquímicos em mulheres privadas de liberdade. Natal: Universidade Federal do Rio Grande do Norte; 2018.
49. Lima LCB. Anemia ferropriva em mulheres privadas de liberdade. Natal: Universidade Federal do Rio Grande do Norte; 2019.
50. American Society for Parenteral and Enteral Nutrition (Aspen). Nutrition-focused physical exam: an illustrated handbook. 2016.
51. Lancetti A. Clínica peripatética. São Paulo: Hucitec; 2008.
52. Brasil. Ministério da Saúde. Atenção ao pré-natal de baixo risco. Brasília, DF; 2013.
53. Brasil. Ministério da Saúde. Saúde da criança: aleitamento materno e alimentação complementar. Brasília, DF, 2015 (Cadernos de Atenção Básica, n. 23).
54. Mariano GJS, Silva IA. Significando o amamentar nas prisões. Texto & Contexto - Enfermagem. 2018;27(4).
55. Brasil. Portaria Interministerial MJ e SPM n. 210, de 16 de janeiro de 2014. Institui a Política Nacional de Atenção às Mulheres em Situação de Privação de Liberdade e Egressas do Sistema Prisional, e dá outras providências.
56. Brasil. Ministério da Saúde. Inclusão das mulheres privadas de liberdade na Rede Cegonha. Brasília: Ministério da Saúde; 2014.
57. Brasil. Ministério da Saúde. Aleitamento Materno para Mulheres Privadas de Liberdade. Brasília, DF; 2014.
58. Brasil. Conselho Nacional de Política Criminal e Penitenciária. Resolução CNPCP n. 14, de 11 de novembro de 1994.
59. Conselho Econômico e Social da Organização das Nações Unidas. Resolução 2010/16, de 22 de julho de 2010.
60. Brasil. Lei n. 13.769, de 19 de dezembro de 2018. Altera o Decreto-Lei n. 3.689, de 3 de outubro de 1941 (Código de Processo Penal), as Leis n. 7.210, de 11 de julho de 1984 (Lei de Execução Penal), e 8.072, de 25 de julho de 1990 (Lei dos Crimes Hediondos), para estabelecer a substituição da prisão preventiva por prisão domiciliar da mulher gestante ou que for mãe ou responsável por crianças ou pessoas com deficiência e para disciplinar o regime de cumprimento de pena privativa de liberdade de condenadas na mesma situação.
61. Observatório de Direitos Humanos. Crianças e o cárcere: efeitos do sistema prisional no desenvolvimento da primeira infância. Brasília, DF; 2021.
62. Brasil. Conselho Nacional de Política Criminal e Penitenciária. Resolução CNPCP n. 14, de 11 de novembro de 1994.
63. Brasil. Ministério da Justiça. Departamento Penitenciário Nacional. Diretrizes para a convivência mãe filho/a no sistema prisional. Brasília, DF; 2016.
64. Brasil. Ministério da Saúde. Matriz para organização dos cuidados em alimentação e nutrição na atenção primária à saúde. Brasília, DF; 2022.
65. Diuana V, Corrêa MCDV, Ventura M. Mulheres nas prisões brasileiras: tensões entre a ordem disciplinar punitiva e as prescrições da maternidade. Physis Revista de Saúde Coletiva. 2017;27(3):727-47.
66. Santos DSS, Camargo CL. O cuidado à criança no contexto prisional: percepções dos profissionais de saúde. Saúde Debate. 2022;46(5):221-35.
67. Santos DSS, Camargo CL, Bispo TCF. Atenção à criança no contexto prisional: um olhar das agentes penitenciárias. Braz J Hea Rev. 2021;4(2):4321-32.
68. Sturdevant MS, Spear BA. Adolescent psychosocial development (Pippah Supplement). J Am Diet Assoc. 2002;102(3):S30.
69. Fórum Brasileiro de Segurança Pública. Anuário Brasileiro de Segurança Pública, 2022.
70. Silva ERA, Gueresi S. Adolescentes em conflito com a lei: situação do atendimento institucional no Brasil. Brasília, DF: Ipea; 2003.
71. Arêas Neto NT, Constantino P, Assis SG. Análise bibliográfica da produção em saúde sobre adolescentes cumprindo medidas socioeducativas de privação de liberdade. Physis Revista de Saúde Coletiva. 2017;27(3):511-40.
72. Assis SG, Constantino P. Violência contra crianças e adolescentes: o grande investimento da comunidade acadêmica na década de 90. In: Minayo MCS, Souza ER. Violência sob o olhar da saúde: a infrapolítica

da contemporaneidade brasileira. Rio de Janeiro: Fiocruz; 2003.

73. Fernandes FMB, Ribeiro JM, Moreira MR. A saúde do adolescente privado de liberdade: um olhar sobre políticas, legislações, normatizações e seus efeitos na atuação institucional. Saúde Debate. 2015;39(Especial):120-31.
74. Brasil. Portaria Interministerial n. 1.426, de 14 de julho de 2004. Aprova as diretrizes para a implantação e implementação da atenção à saúde dos adolescentes em conflito com a lei, em regime de internação e internação provisória, e dá outras providências.
75. Brasil. Portaria n. 1.082, de 23 de maio de 2014. Redefine as diretrizes da Política Nacional de Atenção Integral à Saúde de Adolescentes em Conflito com a Lei, em Regime de Internação e Internação Provisória (Pnaisari), incluindo-se o cumprimento de medida socioeducativa em meio aberto e fechado; e estabelece novos critérios e fluxos para adesão e operacionalização da atenção integral à saúde de adolescentes em situação de privação de liberdade, em unidades de internação, de internação provisória e de semiliberdade.
76. Brasil. Ministério da Saúde. Diretrizes nacionais para a atenção integral à saúde de adolescentes e jovens na promoção, proteção e recuperação da saúde. Brasília, DF; 2010.
77. Brasil. Ministério da Saúde. PNAISARI: Política Nacional de Atenção Integral à Saúde de Adolescentes em Conflito com a Lei. Instrutivo para a implantação e implementação da PNAISARI. Brasília, DF; 2021.
78. Passos JP. Perfil nutricional de adolescentes em conflito com a lei de uma unidade de internação provisória na Ilha do Governador – RJ. VI Seminário Estadual Socioeducativo do Departamento Geral de Ações Socioeducativas do Rio de Janeiro. Rio de Janeiro; 2015.
79. Passos JP. Prevalência de sobrepeso e obesidade em adolescentes de uma unidade socioeducativa de semiliberdade em Campos dos Goytacazes, RJ. VI Seminário Estadual Socioeducativo do Departamento Geral de Ações Socioeducativas do Rio de Janeiro. Rio de Janeiro; 2015.

21

Cuidado em nutrição de pessoas em acolhimento institucional

Marcos Felipe Silva de Lima
Ursula Viana Bagni

Durante as diferentes etapas da vida, em particular na infância, adolescência e terceira idade, é notável a necessidade de que instituições assumam o papel de acolher indivíduos que possuem vínculos familiares fragilizados ou rompidos. São conhecidas como instituições de acolhimento e têm por objetivo garantir a proteção integral do acolhido[1,2].

O acolhimento institucional é um dos serviços de Proteção Social Especial de Alta Complexidade do Sistema Único de Assistência Social (Suas), que tem por finalidade garantir a proteção integral (moradia, alimentação, higienização e trabalho) para famílias e indivíduos que se encontram em situação de violação de direitos.

Esses serviços são de responsabilidade dos municípios, e são oferecidos em unidades localizadas na comunidade em áreas residenciais que sejam capazes de fornecer os equipamentos e serviços básicos de saúde, transporte, educação e lazer aos acolhidos. É obrigatório que essas unidades tenham características similares às de uma residência, com estrutura física adequada para atender às necessidades dos usuários (habitabilidade, higiene, salubridade, segurança, acessibilidade e privacidade), bem como um ambiente acolhedor que permita o desenvolvimento de relações mais próximas às de um ambiente familiar. O atendimento deve ser personalizado, realizado em pequenos grupos, e promover o convívio comunitário e a utilização dos equipamentos e serviços disponíveis na comunidade local (p. ex., estabelecimentos de saúde, instituições de ensino)[3].

As instituições de acolhimento podem assumir diferentes modalidades, tais como abrigo institucional, casa-lar, casa de passagem, república ou residência inclusiva (Quadro 1).

Os indivíduos que são acolhidos em instituições dessa natureza são caracterizados por sua situação de vulnerabilidade social, estando mais suscetíveis à insegurança alimentar e nutricional. A alimentação é um direito que consta na Declaração Universal de Direitos Humanos, e é reconhecida pelo Estado brasileiro como direito social[4]. Por essa razão, políticas públicas e sociais devem ser implementadas para garantir a essas pessoas a Segurança Alimentar e Nutricional – SAN (o direito de todos ao acesso regular e permanente a alimentos de qualidade, em quantidade suficiente, sem comprometer o acesso a outras necessidades essenciais) e o

QUADRO 1 Modalidades de acolhimento institucional

Modalidade	Características	Público-alvo					Número máximo de usuários
		0-18 anos[a]	18-21 anos[b]	Adultos e famílias em situação de vulnerabilidade[c]	Idosos[d]	Adolescentes e adultos com deficiência[e]	
Abrigo institucional	Moradia de caráter provisório, enquanto não há o retorno do acolhido para a família e/ou responsáveis. Deve ter proximidade física da família para facilitar as visitas e a manutenção de vínculos com a rede familiar e comunidade onde será reinserido (p. ex., escola, unidade de saúde).	Sim	Não	Sim	Sim	Não	20 crianças e adolescentes/ 50 adultos e idosos
Casa-lar	Moradia de caráter provisório, geralmente indicada quando há perspectivas de períodos de acolhimento de média ou longa duração. Precisa ter pelo menos um educador/cuidador residente (pessoa que mora na unidade e é integralmente responsável pelo cuidado dos acolhidos), visando estimular o desenvolvimento de relações mais próximas do ambiente familiar, promover hábitos e atitudes de autonomia e de interação social com as pessoas da comunidade.	Sim	Não	Não	Sim	Não	10 pessoas
República	Moradia de caráter provisório para pessoas do mesmo sexo, que visa auxiliar no processo de construção de autonomia pessoal (autogestão, autossustentação e independência). Possui tempo de permanência limitado, estabelecido conforme o projeto individual formulado em conjunto com o profissional de referência.	Não	Sim	Sim	Sim	Não	6 pessoas

(continua)

QUADRO 1 Modalidades de acolhimento institucional (*continuação*)

Modalidade	Características	Público-alvo					Número máximo de usuários
		0-18 anos[a]	18-21 anos[b]	Adultos e famílias em situação de vulnerabilidade[c]	Idosos[d]	Adolescentes e adultos com deficiência[e]	
Casa de passagem	Unidade para acolhimento imediato e emergencial. Funciona como "porta de entrada" do acolhimento, onde uma equipe multidisciplinar especializada trabalha 24 horas, em regime de plantão, para lidar com momentos de crise, emergências e situações mais agudas. A equipe analisa a situação e faz os encaminhamentos necessários (abrigamento ou retorno ao convívio familiar), com tempo de permanência curto (no máximo 90 dias).	Sim	Não	Sim	Não	Não	50 pessoas
Residência inclusiva	Moradia adaptada e com tecnologias assistivas, de caráter temporário, que busca favorecer o desenvolvimento de capacidades para a realização de atividades da vida diária e condições para independência e autocuidado, a construção progressiva da autonomia e protagonismo e a inclusão social e comunitária.	Não	Não	Não	Não	Sim	10 pessoas

[a] Em acolhimento por determinação do Poder Judiciário ou por requisição do Conselho Tutelar.
[b] Em situação de vulnerabilidade e risco pessoal e social, com vínculos familiares rompidos ou extremamente fragilizados e que não possuem meios para autossustentação (p. ex., jovens que estão sendo gradualmente desligados dos abrigos por terem completado a maioridade, jovens em estado de abandono).
[c] Adultos e famílias em situação de rua e desabrigo (abandono, migração, ausência de residência, pessoas em trânsito, pessoas sem condições de autossustento), refugiados, em situação de tráfico de pessoas; mulheres em risco de morte ou ameaçadas em razão da violência doméstica e familiar, causadora de lesão, sofrimento físico, sexual, psicológico ou dano moral (acompanhadas ou não de seus filhos).
[d] Em acolhimento por determinação do poder público ou por decisão da família.
[e] Pessoas com alto grau de dependência, cujos vínculos familiares estejam rompidos ou fragilizados e que não dispõem de condições de autossustentação, de retaguarda familiar temporária ou permanente ou que estejam em processo de desligamento de instituições de longa permanência.
Fonte: elaboração dos autores.

Direito Humano à Alimentação e Nutrição Adequadas – Dhana (acesso físico e econômico de todas as pessoas aos alimentos e aos recursos, para garantir esse acesso de modo contínuo)[3].

Nesse contexto, as instituições de acolhimento são importantes equipamentos para a garantia da SAN e Dhana de pessoas em situação de extrema vulnerabilidade, tornando-se essencial cuidado atencioso em relação à alimentação e nutrição nesses locais.

A seguir serão abordadas questões relacionadas ao cuidado em nutrição em instituições de acolhimento para crianças e adolescentes e para idosos, que são as mais amplamente distribuídas no país.

ACOLHIMENTO INSTITUCIONAL DE IDOSOS

A necessidade de cuidados de saúde é a principal causa da institucionalização de idosos, quando nem eles próprios nem suas famílias conseguem fornecê-los[5]. Com o envelhecimento, a capacidade funcional do idoso é afetada. O indivíduo vai perdendo a capacidade de realizar as atividades instrumentais de vida diária (como gerenciar finanças, usar o transporte público, fazer compras, preparar refeições, usar o telefone e outros aparelhos eletrônicos, gerenciar medicamentos e tarefas domésticas) e as atividades básicas de vida diária (como alimentar-se, ir ao banheiro, escolher a própria roupa, arrumar-se e cuidar da higiene pessoal, manter-se continente, vestir-se e tomar banho)[6-8].

A família, muitas vezes, não consegue (ou não quer, em decorrência de laços familiares frágeis) suprir adequadamente as necessidades diárias do cuidado social e de saúde de que o idoso necessita, levando à busca pela institucionalização. Existem também outros motivos que levam um indivíduo idoso à institucionalização, por exemplo, intervenção judicial por causa de maus-tratos e abandono, dificuldades financeiras, ausência de moradia ou morar sozinho[9].

O acolhimento de idosos geralmente ocorre em abrigos institucionais, denominados instituições de longa permanência para idosos (ILPI), que são regulamentados pelo Estatuto da Pessoa Idosa[10] e pela Resolução da Diretoria Colegiada n. 283/2005 da Agência Nacional de Vigilância Sanitária. Essas instituições podem ser públicas, privadas sem fins lucrativos ou privadas com fins lucrativos[10].

A demanda crescente por essas instituições é reflexo da transição demográfica que ocorreu nos últimos 70 anos, com a queda na mortalidade e na fertilidade. Com a melhoria das tecnologias em saúde, houve uma redução significativa na mortalidade por doenças infecciosas, e a redução no número de filhos gerou uma mudança no padrão etário da população, com aumento contínuo da proporção de idosos. As pessoas estão vivendo mais e, consequentemente, estão mais expostas a fatores de risco que predispõem ao surgimento de doenças crônicas não transmissíveis (DCNT), mais comuns em idosos, como hipertensão arterial sistêmica, diabetes melito tipo 2, doenças cardiovasculares e câncer[9].

Além dos problemas de saúde que afetam a população idosa em ILPI, existem problemas específicos relacionados à institucionalização que podem aumentar as perdas funcionais, como o isolamento social, a perda de autonomia e independência e a mudança na rotina. Além disso, a mudança no padrão alimentar imposto pela institucionalização resulta em redução do consumo de alimentos e no baixo nível de atividade física, o que pode agravar o declínio funcional e físico, levando à perda de peso e à desnutrição[11]. Por isso, é essencial monitorar o estado nutricional desses grupos para diagnosticar precocemente possíveis alterações que possam comprometer a saúde dos indivíduos[12,13], e geralmente é comum a presença do profissional nutricionista nessas instituições.

A avaliação nutricional em idosos em ILPI não difere daquela realizada em pessoas não institucionalizadas, devendo-se levar em consideração as características socioeconômicas e psicossociais, aspectos semiológicos, medidas antropométricas, exames bioquímicos e consumo alimentar.

Na anamnese, deve-se sempre investigar se o idoso mantém vínculos familiares e se a família está presente em seu cotidiano, pois aqueles que mantêm laços familiares tendem a ter melhor autoestima e qualidade de vida. O apoio afetivo da família pode contribuir positivamente para o autocuidado do idoso[14].

É importante avaliar também o apoio financeiro do idoso, particularmente nas ILPI sem fins lucrativos. É comum a baixa participação das famílias, e o rastreio da situação de segurança alimentar e nutricional no domicílio de origem pode ser também utilizado como estratégia para reconhecimento do perfil socioeconômico[14]. A Escala Brasileira de Insegurança Alimentar (Ebia)[15] ou o instrumento de Triagem para Risco da Insegurança Alimentar (Tria)[16] podem ser aplicados junto ao responsável legal do idoso, a fim de identificar a situação de segurança alimentar no nível domiciliar.

Vale destacar que as ILPI têm a prerrogativa legal de utilizar 70% dos valores previdenciários ou assistenciais a que o idoso tem direito, por exemplo, pensões e aposentadorias (que nem todos recebem por causa da alta informalidade das relações de trabalho no século XX) e o Benefício de Prestação Continuada (BPC), que tem o valor de um salário-mínimo concedido em 12 parcelas anuais. Logo, nas ILPI com grande quantidade de idosos dependentes apenas do BPC, os cuidados costumam ser mais precários.

Na avaliação semiológica, é fundamental que o nutricionista esteja atento a sinais e sintomas indicativos de problemas nutricionais, já que a desnutrição é um dos fatores de risco mais importantes para desfechos deletérios em saúde e para a mortalidade em idosos. Particularmente naqueles provenientes de domicílios em insegurança alimentar e nutricional, é comum observar magreza e carências específicas de nutrientes. Assim, recomenda-se avaliar a reserva de massa muscular, verificando se há atrofia na região da musculatura da têmpora (geralmente associada à perda da bola gordurosa de Bichart, conhecida como sinal da asa quebrada), da clavícula, da escápula (trapézios, supraespinhosos, músculos infraespinhosos), da musculatura paravertebral, do quadríceps e da região da panturrilha[17].

A desnutrição causada pelo baixo consumo de proteínas pode levar à redução da albumina sérica, causando edema em membros inferiores e região sacral. Para avaliar essa situação, deve-se comprimir a região investigada com o dedo polegar durante 5 segundos e verificar a formação do sinal de cacifo[17]. Na possibilidade de realização de exames bioquímicos, a investigação da albumina sérica pode confirmar o quadro de desnutrição, e o hemograma pode revelar a presença de anemia, que é outro problema nutricional frequente em idosos institucionalizados[18].

O excesso de peso e outros desequilíbrios nutricionais também podem estar presentes. Sinais de resistência à insulina, como a *acanthosis nigricans* (manchas escuras na pele causadas pelo estímulo desse hormônio à produção de melanina), podem apontar para o descontrole na glicemia, sendo geralmente indicada a realização de exames bioquímicos complementares para avaliar o diabetes e morbidades associadas, por exemplo, a glicemia em jejum e exames de perfil lipídico.

Outros problemas comuns nessa população são a constipação intestinal e a desidratação. Para avaliar o nível de hidratação, podem ser usadas técnicas como solicitar ao idoso que produza salivação, verificar o brilho nos olhos e examinar o turgor da pele (pinçamento da pele da mão ou antebraço para observar se demora a voltar a seu estado pré-pinçamento). Para avaliar a função intestinal, pode-se questionar a frequência de evacuação e o aspecto das fezes por meio da Escala de Bristol.

Idosos institucionalizados são mais dependentes do que aqueles que vivem em comunidade, como resultado de suas perdas físicas e funcionais (que muitas vezes são a causa da institucionalização). A perda da capacidade funcional influencia muito no padrão de consumo alimentar, resultando em alteração no estado nutricional. Além disso, a perda de capacidade física dificulta a coleta de medidas corporais para a avaliação antropométrica. Portanto, ao selecionar os métodos para avaliar a composição corporal e o consumo alimentar de idosos institucionalizados, é importante considerar suas particularidades[19,20].

O peso é uma medida de baixo custo e pouco invasiva que produz resultados confiáveis de maneira rápida, por isso, deve ser monitorado periodicamente. A partir dele pode ser calculado o percentual de perda de peso, para identificar a gravidade da perda de peso não intencional em determinados períodos (1 semana, 1 mês, 3 meses ou 6 meses) . Uma perda de peso grave indica a necessidade de maior investigação, e geralmente está associada ao desenvolvimento de desnutrição[21].

O índice de massa corporal (IMC = peso/estatura^2) é um importante indicador de reserva proteico-energética adotado em todas as fases da vida. No entanto, para a classificação de idosos são adotados pontos de corte diferentes dos utilizados para adultos no Brasil, pois são mais sensíveis para identificar déficits nutricionais[22].

Em situações em que não é possível medir o peso e/ou a estatura utilizando a técnica adequada, podem ser utilizadas equações para estimativas do valor aproximado. Recomenda-se o uso de métodos validados para essa população, como as equações propostas por Lima et al.[23] para idosos institucionalizados no Brasil (Quadro 2). A estimativa do peso segundo esse autor é ajustada pelo perímetro do braço para tornar esse modelo mais acurado para essa população, visto que os idosos com baixos valores são os que apresentam maior prevalência de restrição de mobilidade.

É importante também monitorar a reserva muscular e adiposa. Nessa direção, o

QUADRO 2 Equações de estimativa de peso e estatura para idosos brasileiros institucionalizados

Medida corporal	Equação
Estatura (em cm)	58,845 – (S x 2,757) – (I x 0,182) + (AJ x 2,331)
Peso (em kg)	Se PB for ≤ 27 cm: (2,134 x PB) + (0,613 x PP) + (0,646 x AJ) + (0,061 x I) – (0,797 x S) – 50,831
	Se PB for > 27 cm: (1,031 x PB) + (1,424 x PP) + (1,227 x AJ) – (0,102 x I) – (1,826 x S) – 59,226

AJ: altura do joelho em cm; I: idade em anos; PB: perímetro do braço em cm; PP: perímetro da panturrilha em cm; S: sexo (1 para masculino, 2 para feminino).
Fonte: Lima et al.[23].

perímetro da Panturrilha (PP) é uma medida de grande importância na rotina de avaliação nutricional do idoso, já que, isoladamente, permite detectar precocemente a diminuição da massa muscular[24]. Medidas menores que 31 cm são indicativas de redução da massa muscular e estão associadas a maior risco de quedas, diminuição da força muscular e dependência funcional[25]. A medida do músculo adutor do polegar pode complementar a avaliação da reserva muscular nos idosos ao longo do tempo[26], já que esse músculo é sensível às mudanças decorrentes da atrofia pela redução das atividades diárias e à desnutrição, e também às intervenções dietéticas para recuperação nutricional[27-29].

No monitoramento da reserva adiposa ao longo do tempo, pode-se empregar a dobra cutânea tricipital, já que reflete de forma indireta a quantidade de gordura corporal[30]. Essas medidas são de fácil realização e podem ser utilizadas em conjunto com outras medidas antropométricas, fornecendo informações mais precisas e completas sobre o estado nutricional e de saúde do idoso e auxiliando na elaboração de intervenções adequadas e individualizadas.

A alimentação deve ser periodicamente avaliada, pois é essencial para a manutenção do estado nutricional adequado e da capacidade física e funcional. Para tanto, recomenda-se o uso de métodos como a história alimentar ou o diário alimentar, realizado com o próprio idoso ou pelo cuidador, a fim de minimizar o viés de memória e compreender melhor aspectos relevantes da alimentação. Nessa avaliação, deve-se investigar o grau de autonomia para comprar, preparar e consumir as refeições; forma de alimentação (oral, enteral); frequência, tipo, horário e quantidade das refeições; tempo gasto para realizar as refeições; consistência dos alimentos; diversidade da dieta; ingestão hídrica; dificuldades de mastigação e deglutição; presença de intercorrências durante o consumo (engasgos, vômitos), dentre outros.

Nas ILPI, a unidade de alimentação e nutrição é responsável pelo cardápio, com preparações predefinidas que atendam às necessidades de todos os indivíduos da instituição. No entanto, essa característica institucional pode reduzir a autonomia na escolha dos alimentos pelos idosos e dificultar a adoção de estratégias dietéticas individualizadas.

Estudos apontam que mingaus e papas são as principais fontes energéticas, proteicas, glicídicas e de cálcio da dieta. Além disso, quase metade dos idosos consome dieta pastosa e necessita de ajuda para se alimentar[31,32]. Em geral, os idosos institucionalizados têm baixa autonomia para seguir as orientações/prescrições dietéticas de profissionais de saúde externos à ILPI. Portanto, é importante que os profissionais de saúde estejam atentos para adequar a alimentação oferecida na ILPI de acordo com as necessidades nutricionais e clínicas do idoso, visando contribuir positivamente para sua saúde.

ACOLHIMENTO INSTITUCIONAL DE CRIANÇAS E ADOLESCENTES

O acolhimento institucional de crianças e adolescentes é realizado por meio de intervenção judicial ou do Conselho Tutelar. No Brasil, a maior parte desses jovens provém de situações de extrema pobreza e é retirada de sua família por causa de diferentes tipos de maus-tratos, tais como abandono, negligência, violência física, psicológica e sexual, drogadição, entre outros motivos[33].

O Estatuto da Criança e do Adolescente regulamenta o funcionamento das instituições de acolhimento, que devem priorizar a preservação dos laços e o fortalecimento das relações familiares e comunitárias, afastando a família apenas em casos excepcionais em que há risco grave à integridade física e/ou psicológica da criança ou adolescente acolhido[1]. Portanto, é responsabilidade dessas instituições atender às diversas necessidades de cuidado psicológico, social e físico dos jovens, incluindo a garantia do DHAA.

No entanto, frequentemente, o ambiente institucional não oferece condições adequadas para o pleno desenvolvimento das crianças, por diversas razões, como a falta de contato íntimo com a família, o alto número de crianças por cuidador, o que dificulta a estimulação do desenvolvimento, e o alto número de crianças por abrigo, o que resulta em menor qualidade no cuidado e na formação de vínculos afetivos[34].

De acordo com as orientações técnicas para os serviços de acolhimento[3], o número máximo de crianças e adolescentes em um mesmo serviço de acolhimento institucional deve ser de 20 jovens. No entanto, o Levantamento Nacional de Crianças e Adolescentes em Serviços de Acolhimento, realizado em 2011 em 2.624 serviços de acolhimento em todo o Brasil, revelou que apenas 78,2% dessas instituições acolhiam menos de 20 crianças, sendo a região Sudeste a que menos seguia essa norma (75,1%). Instituições que abrigavam de 21 a 40 crianças foram mais comuns nas regiões Sudeste, Sul e Centro-Oeste, enquanto aquelas que abrigavam mais de 40 crianças eram mais frequentes nas regiões Nordeste e Sudeste[35].

O perfil sociodemográfico, de saúde e nutrição de jovens em situação de acolhimento institucional ainda é pouco conhecido, dada a escassez de estudos com essa população, que têm se concentrado nas temáticas voltadas às ciências sociais[36]. Estudos pontuais revelam que crianças e adolescentes brasileiros nessas instituições têm apresentado frequência elevada de baixa estatura[33,37], excesso de peso[33] e risco elevado para problemas cardiometabólicos pelo excesso de adiposidade[38].

É importante destacar que muitos dos problemas nutricionais enfrentados por jovens em acolhimento são decorrentes da insegurança alimentar e nutricional vivenciada em seus domicílios de origem. A baixa estatura é um problema social, causado pela falta de acesso a alimentos capazes de suprir as necessidades nutricionais desse grupo populacional e de permitir o crescimento segundo seu potencial genético. O retardo de crescimento é resultado de exposição longa e contínua a uma alimentação carente em macronutrientes, especialmente proteínas de alto valor biológico[39]. Essas proteínas são encontradas principalmente em alimentos como carne, ovos, leite e derivados, que geralmente são os mais caros da dieta. Portanto, os cardápios das instituições de acolhimento devem oferecer acesso a alimentos de qualidade e adequados às necessidades nutricionais das crianças e adolescentes atendidos, buscando retomar o crescimento e, se possível, reverter o déficit de estatura[37].

Ainda não há evidências sobre como o acolhimento institucional e o tempo de permanência nessas instituições afetam o estado nutricional de crianças e adolescentes, mas é importante que os profissionais levem esses aspectos em consideração ao avaliar os índices antropométricos e o consumo alimentar dessa população. Embora o acolhimento possa proteger contra a insegurança alimentar e outros problemas de saúde física e mental[40], essa vivência pode ter efeitos negativos na vida dos jovens. A separação traumática do ambiente familiar pode levar a mudanças no comportamento alimentar e social, como anorexia, hiperfagia, seletividade alimentar e outros. De acordo com a literatura, o ganho de peso em adolescentes pode ser decorrente do uso da comida como "válvula de escape" para aliviar as privações[41], bem como do uso de medicamentos psicoativos[42].

Adicionalmente, ao contrário de crianças e adolescentes vivendo em família, em que os pais têm um papel fundamental na promoção de um comportamento alimentar saudável em seus filhos[43], jovens em situação de acolhimento dependem dos cuidadores e educadores da instituição para detectar possíveis problemas relacionados à alimentação e nutrição e adotar as medidas necessárias. Esses cuidados, que requerem atenção e vigilância mais intensas no dia a dia, podem ser comprometidos em uma moradia com um grande número de indivíduos que necessitam de cuidados frequentes. Um estudo com crianças institucionalizadas mostrou maior consumo de lipídios (principalmente saturados) e carboidratos totais e simples em comparação com aquelas que vivem em família[44].

A escassez de pesquisas na área torna difícil entender melhor o fenômeno do acolhimento institucional e como ele afeta a alimentação e o estado nutricional das crianças e adolescentes. No entanto, é importante destacar que tanto a falta de nutrientes quanto o consumo alimentar excessivo têm impactos significativos na vida dos jovens em acolhimento. A desnutrição pode prejudicar o desenvolvimento infantil e o crescimento estatural, assim como a anemia, problema muito frequente nas crianças, especialmente as menores de 5 anos. Por isso, deve sempre ser investigada a partir da semiologia nutricional (coloração da pele, região palmar e plantar, conjuntiva e labial, apatia, sonolência, fraqueza etc.) e de exames bioquímicos, quando forem possíveis. Por outro lado, uma alimentação hipercalórica pode predispor a maior risco de surgimento de doenças crônicas na vida adulta.

É importante ressaltar que, em geral, os nutricionistas não fazem parte da equipe das instituições de acolhimento de crianças e adolescentes. Esses profissionais estão geralmente vinculados à rede socioassistencial no âmbito da gestão, sendo responsáveis pela elaboração e monitoramento da execução dos cardápios. Por isso, a monitorização do estado nutricional e as atividades de orientação nutricional tendem a ocorrer de forma mais esporádica, podendo haver prejuízos relacionados à alimentação e nutrição dos jovens em acolhimento. É fundamental, portanto, fortalecer o trabalho intersetorial entre as instituições de acolhimento, a saúde e a assistência social, a fim de potencializar as ações do nutricionista para a promoção da saúde e da segurança alimentar e nutricional nas unidades de acolhimento institucional.

REFERÊNCIAS

1. Brasil. Lei n. 8.069, de 13 de julho de 1990. Dispõe sobre o Estatuto da Criança e do Adolescente e dá outras providências.
2. Brasil. Resolução n. 283, de 26 de setembro de 2005.
3. Brasil. Ministério do Desenvolvimento Social e Combate à Fome. Conselho Nacional dos Direitos e da Criança e do Adolescente. Conselho Nacional de Assistência Social. Orientações técnicas: serviços de acolhimento para crianças e adolescentes. Brasília, DF; 2009.
4. Brasil. Emenda Constitucional n. 64, de 4 de fevereiro de 2010. Altera o art. 6º da Constituição Federal, para introduzir a alimentação como direito social.
5. Camarano AA, et al. Previdência Social no Brasil: Contornos e horizontes. In: Biasoto G et al. (orgs.) Políticas públicas em questão. São Paulo: Fundação do Desenvolvimento Administrativo; 2011.
6. Barros TVP, Santos ADB, Gonzaga JM, et al. Capacidade funcional de idosos institucionalizados: revisão integrativa. ABCS Heal Sci. 2016;41(3).
7. Freitas EI, Clementino MBM, Lima RS. Políticas para crianças e adolescentes e a relevância do profissional de nutrição em abrigos. O Social em Questão. 2016; ano XIX(35):103-28.
8. Chaimowicz F, Greco DB. Dinâmica da institucionalização de idosos em Belo Horizonte, Brasil. Rev Saude Publica. 1999;33(5):454-60.
9. Lini EV, Portella MR, Doring M. Factors associated with the institutionalization of the elderly: a case-control study. Rev Bras Geriatr e Gerontol. 2016;19(6):1004-14.

10. Brasil. Lei federal n. 14.423, de 22 de julho de 2022. Altera a Lei n. 10.741, de 1º de outubro de 2003, para substituir, em toda a Lei, as expressões "idoso" e "idosos" pelas expressões "pessoa idosa" e "pessoas idosas", respectivamente
11. Freitas MAV, Scheicher ME. Qualidade de vida de idosos institucionalizados. Rev Bras Geriatr Gerontol. 2010;13(3):395-401.
12. Acuña K, Cruz T. Avaliação do estado nutricional de adultos e idosos e situação nutricional da população brasileira. Arq Bras Endocrinol Metabol. 2004;48(3):345-61.
13. Tavares EL, Santos DM, Ferreira AA, et al. Avaliação nutricional de idosos: desafios da atualidade. Rev Bras Geriatr Gerontol. 2015;18(3):643-50.
14. Alves-Silva JD, Scorsolini-Comin F, Santos MA. Idosos em instituições de longa permanência: desenvolvimento, condições de vida e saúde. Psicol Reflex Crit. 2013;26(4):820-30.
15. Segall-Corrêa AM, Martin-Leon L. A segurança alimentar no Brasil: proposição e usos da escala brasileira de medida da insegurança alimentar (Ebia) de 2003 a 2009. Segurança Alimentar e Nutricional. 2015;16(2):1-19.
16. Brasil. Ministério da Saúde. Insegurança alimentar na atenção primária à saúde: manual de identificação dos domicílios e organização da rede. Brasília, DF: Ministério da Saúde; 2022.
17. American Society for Parenteral and Enteral Nutrition (Aspen). Nutrition-focused physical exam: an illustrated handbook. 2016.
18. Maciel AP, Paraguassu ALS, Alexandria FG, et al. Avaliação nutricional e de marcadores da reserva proteica de idosos internados na clínica médica de um hospital universitário em Belém, Pará, Brasil. Brasília Med. 2013;50(1):29-38.
19. Sousa KT, Mesquita LAS, Pereira LA, et al. Baixo peso e dependência funcional em idosos institucionalizados de Uberlândia (MG), Brasil. Cien Saude Colet. 2014;19(8):3513-20.
20. Moser AD, Hembecker PK, Nakato AM, et al. Relação entre capacidade funcional, estado nutricional e variáveis sociodemográficas de idosos institucionalizados. Rev Bras Geriatr Gerontol. 2021;24(5).
21. Macedo AV, Rocha MOC. Avaliação e tratamento da perda de peso involuntária e significativa. Rev Med Minas Gerais. 2010;20(1):115-23.
22. Brasil. Ministério da Saúde. Orientações para a coleta e análise de dados antropométricos em serviços de saúde: Norma Técnica do Sistema de Vigilância Alimentar e Nutricional - Sisvan. Brasília, DF; 2011.
23. Lima MFS, Cabral NLA, Oliveira LP, et al. Development and validation of predictive workable weight equations for Brazilian older adult residents in long-term care institutions. PLoS One. 2023;18(1):e0280541.
24. Pagotto V, Santos KF, Malaquias SG, et al. Calf circumference: clinical validation for evaluation of muscle mass in the elderly. Rev Bras Enferm. 2018;71(2):322-8.
25. World Health Organization (WHO). Physical status: the use and interpretation of anthropometr. Geneva: WHO; 1995.
26. Pacheco DA, Dorneles TC, El Kik RM. Association between adductor pollicis muscle thickness and nutritional parameters in hospitalized elderly patients. Brazilian J Heal Rev. 2021;4(2):4949-63.
27. Lameu EB, Gerude MF, Campos AC, et al. The thickness of the adductor pollicis muscle reflects the muscle compartment and may be used as a new anthropometric parameter for nutritional assessment. Curr Opin Clin Nutr Metab Care. 2004;7(3):293-301.
28. Lameu EB, Gerude MF, Corrêa RC, et al. Adductor pollicis muscle: a new anthropometric parameter. Rev Hosp Clin Fac Med Sao Paulo. 2004;59(2):57-62.
29. Gonzalez MC, Duarte RRP, Budziarek MB. Adductor pollicis muscle: reference values of its thickness in a healthy population. Clin Nutr. 2010;29(2):268-71.
30. Menezes TN, Marucci MFN. Avaliação antropométrica de idosos residentes em instituições de longa permanência de Fortaleza-CE. Rev Bras Geriatr e Gerontol. 2010;13(2):235-43.
31. Camargos MCS, Nascimento GWC, Nascimento DIC, et al. Aspectos relacionados à alimentação em instituições de longa permanência para idosos em Minas Gerais. Cad Saúde Coletiva. 2015;23(1):38-43.
32. Liberalino LCP. Padrão alimentar de idosos residentes em instituições de longa permanência. Universidade Federal do Rio Grande do Norte; 2016.
33. Freitas EI. Avaliação das condições nutricionais e sanitárias de serviços de acolhimento para crianças e adolescentes do município de Nova Iguaçu-RJ. Fundação Oswaldo Cruz; 2016.
34. Chaves CMP, Lima FET, Mendonça LBA, et al. Avaliação do crescimento e desenvolvimento de crianças institucionalizadas. Rev Bras Enferm. 2013;66(5):668-74.
35. Assis SG, Farias LOP (orgs.). Levantamento nacional das crianças e adolescentes em serviço de acolhimento. São Paulo: Hucitec; 2013.

36. Fonseca PN. O impacto do acolhimento institucional na vida de adolescentes. Rev Psicopedag. 2017;34(105):285-96.
37. Silveira AC, Costa SCMF, Pinho CPS, et al. Condição nutricional de crianças admitidas em uma instituição de acolhimento. Rev Bras em Promoção da Saúde. 2016;29(1):5-13.
38. Melo TOMS. Estado nutricional de crianças e adolescentes em situação de acolhimento [trabalho de conclusão de curso da Residência Multiprofissional em Atenção Básica / Saúde da Família e Comunidade]. Mossoró: Universidade do Estado do Rio Grande do Norte; 2016.
39. Laurentino GEC, Arruda IKG, Arruda BKG, et al. Nanismo nutricional em escolares no Brasil. Rev Bras Saúde Matern Infant. 2003;3(4):377-85.
40. Guedes CF, Scarcelli IR. Acolhimento institucional na assistência à infância: o cotidiano em questão. Psicol Soc. 2014 26(spe):58-67.
41. Abreu MGB. Evolução de parâmetros antropométricos em crianças e adolescentes com exposição a medicamentos psicoativos: um estudo controlado em abrigados da Secretaria do Trabalho, Cidadania e Assistência Social – STCAS/RS. Universidade Federal do Rio Grande do Sul; 2003.
42. Rodrigues SGMB. Excesso de peso e sua relação com as características psicossociais de crianças institucionalizadas e o uso de medicamentos psicoativos : um desafio para o nutricionista. Universidade Federal do Rio Grande do Sul; 2015.
43. Schalkwijk A, de Vries L, Bot SDM, et al. Perspectives of obese children and their parents on lifestyle behavior change: a qualitative study. Int J Behav Nutr Phys Act. 2015;12(1):102.
44. Garcia A, et al. A. Hábitos alimentares entre crianças institucionalizadas e crianças em "ambiente familiar". Rev SPCNA. 2013;19(1):1.

22

Cuidado em nutrição de pessoas de acampamentos e assentamentos rurais

Ana Eliza Port Lourenço
Larissa Escarce Bento Wollz
Francisco Romão Ferreira

As situações de acampamento e assentamento rural na contemporaneidade remontam a um movimento histórico legítimo dos camponeses em busca por terra e direitos sociais básicos, como educação, alimentação, saúde, trabalho e moradia. São situações de exclusão social decorrentes do impacto do capitalismo neoliberal em países como o Brasil, que apresenta elevada desigualdade social e concentração agrária. A exclusão social se expressa nas dificuldades de participação no mundo do trabalho, na desqualificação social e na falta de acesso a bens, serviços e cidadania[1].

Distintos acampamentos e assentamentos podem implicar diferentes graus de exclusão social, que, conforme aponta Escorel[2], pode ocorrer nas dimensões política, sociofamiliar e humana. Na dimensão política, por exemplo, os grupos acampados e assentados podem apresentar níveis de dificuldade distintos em relação ao exercício do direito e da cidadania. Levando em consideração a dimensão sociofamiliar, cabe ressaltar que em acampamentos e assentamentos é comum existirem famílias, o que pode ser um fator de proteção em comparação a outros grupos socialmente vulneráveis, como populações em situação de rua, que frequentemente tiveram suas relações familiares rompidas. Em alguns acampamentos e assentamentos também é perceptível um maior nível de politização dos sujeitos, incluindo o surgimento de lideranças que atuam na organização das rotinas e na logística do grupo. A presença de organização religiosa é outra característica marcante nos acampamentos e assentamentos, que também tende a estreitar os laços do grupo e reduzir a precariedade da existência.

A exclusão social se reflete nas condições de vida e de Segurança Alimentar e Nutricional (SAN)[3]. Destaca-se que, em 2018, eram 13,5 milhões de brasileiros vivendo abaixo da linha da pobreza, sendo a maioria com cor da pele negra ou parda, residente nas regiões Norte e Nordeste do país ou pertencente a segmentos populacionais mais vulneráveis, caso de pessoas em acampamentos e assentamentos[4]. A recente crise no país reforça esse quadro de precariedade, e a fome retorna à pauta do noticiário e das políticas públicas. Inclui até mesmo cenas de pessoas buscando restos de ossos para consumo alimentar[5], apontando para o aumento exponencial da exclusão e da desigualdade social.

Por impactar nas condições de vida e de SAN, a marginalização social – marcada pela insegurança acerca da terra nos acampamentos e assentamentos – também interfere nas práticas alimentares e de atividade física, que consistem nos principais determinantes diretos do estado nutricional. Nesse sentido, o estado nutricional não inclui apenas uma dimensão biológica, caracterizada pela manifestação sobre o corpo do equilíbrio entre a ingestão alimentar e as necessidades nutricionais.

Adequadas condições de vida, efetividade de políticas públicas, escolarização das crianças dos acampamentos e assentamentos, acesso a serviços de saúde e mínima organização social são alguns aspectos que proporcionam uma possibilidade de proteção para além do corpo biológico. Dessa forma, o estado nutricional envolve ainda uma dimensão social, associada às maneiras pelas quais as manifestações biológicas atuam sobre o corpo inserido na sociedade. Segundo Vasconcelos[6], o estado nutricional pode ser considerado como a síntese orgânica da relação entre seres humanos, alimentos e natureza em uma sociedade. A ausência de equilíbrio nessa relação gera modificações no estado nutricional biológico, trazendo riscos à saúde, seja por déficits nutricionais ou por excesso de adiposidade.

Por essa ótica, os determinantes do estado nutricional de pessoas em acampamentos e assentamentos podem diferir daqueles da população em geral, requerendo condutas próprias para o cuidado nutricional. Por exemplo, atividades rotineiras de avaliação nutricional por meio de exames físicos e laboratoriais, bem como anamnese alimentar, podem requerer cuidados de coleta e interpretação. A avaliação do consumo alimentar e orientações dietéticas também poderão precisar de ajustes, considerando que as famílias podem vivenciar variados graus de insegurança alimentar e fazer uso frequente de restaurantes populares, bancos de alimentos, cozinhas comunitárias e outros equipamentos sociais de SAN.

Estima-se que milhares de pessoas vivam em acampamentos e assentamentos de reforma agrária no Brasil[7], mas pouco se conhece de fato sobre o perfil demográfico e de saúde dessas populações. Por exemplo, pessoas em acampamentos temporários não são incluídas nos censos nacionais ou em estudos deles derivados, porque não possuem endereço permanente. Seria importante conhecer melhor o padrão epidemiológico desses grupos, pois pode implicar particularidades acerca do cuidado nutricional.

Também é necessário que os profissionais responsáveis pelo cuidado nutricional sejam sensíveis ao contexto social das pessoas em acampamentos e assentamentos, e tenham acesso a formação e materiais didáticos adequados, que os orientem no sentido de estender essa sensibilidade para suas práticas profissionais nos serviços de saúde, atendendo aos interesses do Sistema Único de Saúde (SUS) e da sociedade. Com o intuito de gerar um material que favoreça essa formação diferenciada, este capítulo aborda a conceituação dos acampamentos e assentamentos rurais e suas particularidades sociais e epidemiológicas. Também aponta os cuidados e destaca a sensibilidade que os profissionais de saúde devem ter ao se depararem com os diferentes cenários da prática nutricional com indivíduos que vivem nessas situações.

O QUE SÃO ACAMPAMENTOS E ASSENTAMENTOS RURAIS?

A maioria dos acampamentos de que se tem conhecimento no Brasil é de trabalhadores rurais ou de povos de origem cigana[7,8]. A situação de acampamento envolve constante instabilidade existencial, ampla insegurança em relação à terra, precariedade de moradia, dificuldade de acesso aos serviços essenciais e estigmatização pelas camadas médias urbanas mais conservadoras, dentre outros aspectos da marginalização social e da pobreza.

Os acampamentos de trabalhadores rurais são originários de movimentos sociais no campo pela reforma agrária, e se estabelecem nas áreas em que se deseja transformar em assentamento, ou então na beira de estradas, nos arredores de fazendas e em outros locais que possam dar visibilidade ao movimento da luta camponesa pela terra no Brasil. Muitos foram pequenos produtores rurais expulsos do campo pela implementação da monocultura, voltada para a exportação promovida pelo agronegócio. Os acampamentos representam um período de transição, em que os "acampados" se fortalecem enquanto sujeito coletivo, porém ainda não alcançaram o lugar social almejado, o de "assentados"[9,10].

As condições de vida nos acampamentos são extremamente precárias, a começar pela própria fragilidade dos barracos de moradia e consequente exposição às intempéries diversas. Além disso, as pessoas nos acampamentos convivem com o risco de violência física por parte da polícia e dos empregados das fazendas próximas; com o medo de agressões e incêndios propositais enquanto dormem; com a ausência de saneamento; com a falta de acesso a bens e serviços básicos, especialmente de saúde; e com a insegurança alimentar em todas as suas dimensões.

Em estudo de Figueiredo e Pinto[9] realizado em assentamento de reforma agrária em uma região brasileira de latifúndios de cana-de-açúcar, os trabalhadores disseram que a fome e a falta de água eram suas maiores dificuldades na época em que ainda estavam em acampamento. A fala de um desses trabalhadores rurais exemplifica o grau de insegurança alimentar experimentada: "O mais difícil, na época do acampamento, foi a questão da alimentação. [...] chegou um momento que a gente tinha só fubá, fazê sopa de fubá pra se alimentar as famílias, tinha que fazê na cozinha coletiva pra se dividir pra todo mundo... Outra dificuldade muito grande, a questão da água, por devido à gente não ter apoio do município, então cê tinha que pegar água até suja no rio, que ela era água com esgoto, mas tinha que usar... então isso foi muito difícil pra nóis" (p.566).

O nível de insegurança alimentar entre os trabalhadores rurais está relacionado com o acesso à terra e com a possibilidade de cultivar alimentos para o consumo familiar e a geração de renda. O cultivo agroecológico, a existência de um sistema de troca de alimentos e a vinculação a movimentos sociais, como o Movimento dos Trabalhadores Rurais Sem Terra (MST), são aspectos citados na literatura como promotores de SAN e saúde entre famílias rurais[11]. Segundo o MST, existem atualmente no Brasil mais de 120 mil famílias acampadas, vivendo "debaixo da lona preta" do movimento. Essas famílias se organizam coletivamente e, por vezes, vivem na situação de acampamento por anos[7].

A reforma agrária promove SAN conforme favorece a geração de renda no campo, a produção de alimentos, o combate à fome e à pobreza e a interiorização de serviços básicos, como os de saúde. O Estatuto da Terra, lei promulgada em 1964[12], já explicitava a relação entre os seres humanos, o uso da terra e a saúde dos trabalhadores rurais. Segundo essa lei, que ainda se faz atual, o objetivo da reforma agrária é: "estabelecer um sistema de relações entre o homem, a propriedade rural e o uso da terra, capaz de promover a justiça social, o progresso e o bem-estar do trabalhador rural e o desenvolvimento econômico do País" (art. 16)[12].

Nessa ótica, pode-se entender os acampamentos como uma estratégia para fortalecer os trabalhadores rurais, pressionar governos e mobilizar a opinião pública acerca da questão agrária. Os acampamentos albergam pessoas que abandonaram uma posição passiva mediante a experiência de marginalização e vulnerabilidade social, e passaram a atuar coletivamente em um movimento em prol de mudança. Assim, o acampamento contribui para a construção da subjetividade e de uma identidade de grupo, trazendo perspectivas de futuro, ainda que as dificuldades e inseguranças da vida nos acampamentos sejam inúmeras[10].

Já os assentamentos podem ser vistos como uma resposta de intervenção e controle por parte do Estado diante da pressão feita pelos movimentos de reforma agrária. Um assentamento é um conjunto de lotes agrícolas instalados pelo Instituto Nacional de Colonização e Reforma Agrária (Incra) em um imóvel rural. Cada lote é destinado a uma família de trabalhador rural que não tem condições de adquirir um imóvel rural[13]. Os assentamentos ocorrem no âmbito do Programa Nacional de Reforma Agrária (PNRA), respeitando as leis vigentes que preveem a desapropriação de terras improdutivas[14].

Os assentamentos e a condição de assentado são, portanto, diferentes dos acampamentos e da condição de acampado, pois no assentamento a terra encontra-se de certa forma assegurada, e estão previstas áreas para uso comunitário e construção de igrejas, escolas, unidades de saúde, dentre outras estruturas coletivas[13].

Em linhas gerais, atualmente é ainda ampla a falta de infraestrutura e benfeitorias nos assentamentos. Além disso, nos assentamentos surgem outras dificuldades que não existiam nos acampamentos, decorrentes das novas realidades de vida e relações sociais que se estabelecem entre as famílias assentadas, Incra, MST, dentre outros atores sociais[9]. Entretanto, a fixação da terra e a inserção no PNRA fornece uma estabilidade relativamente maior às famílias, o que tende a proporcionar melhores condições de trabalho e saúde[11].

Mesmo após o assentamento, muitas delas continuam ligadas ao movimento em busca de melhores condições de vida nos assentamentos[7]. Conforme dados do Incra, no ano de 2017 existiam 9.374 assentamentos de reforma agrária no Brasil, correspondendo a aproximadamente 972 mil famílias assentadas[13]. Cabe salientar que esse total inclui trabalhadores rurais de diversas localidades, não apenas aqueles vinculados ao MST; e que os assentamentos podem resultar de um acampamento, da aglutinação de vários acampamentos ou ainda ser constituídos de outras maneiras.

Assim, não há uma correspondência numérica exata entre acampamentos e assentamentos. Há na verdade um processo acampamento-assentamento, que envolve não apenas a passagem do tempo, mas uma dinâmica de reorganização social inserida no cenário da reforma agrária no Brasil, que tem relação íntima com a SAN e com o estado nutricional da população brasileira. É pertinente enfatizar que o movimento social pela reforma agrária não tende a promover SAN apenas entre os trabalhadores rurais, mas entre todos da sociedade. A partir do acesso à terra, a agricultura familiar é favorecida em oposição ao agronegócio, a produção alimentar agroecológica é encorajada e alimentos saudáveis e localmente produzidos tornam-se mais acessíveis à população. Ou seja, fortalece-se toda a cadeia envolvida na relação interdependente entre seres humanos, alimentos e ambiente.

Contudo, os trabalhadores rurais em acampamentos e assentamentos frequentemente recebem rótulos sociais preconceituosos, como invasores ou ladrões de terra. Os serviços e profissionais de saúde têm por responsabilidade social contribuir para eliminar esse tipo equivocado de estereótipo, principalmente durante a assistência dessas pessoas. Na verdade, são famílias de trabalhadores rurais, reunidas em busca de direitos, em especial por acesso à terra para que possam produzir alimentos e, logo, promover SAN, contribuindo para colocar comida saudável na mesa de todos na sociedade. Nesse jogo político, as narrativas que estigmatizam as pessoas dos acampamentos e assentamentos fazem parte de uma guerra ideológica. São produzidos discursos que atendem aos interesses dos grandes proprietários e de setores mais conservadores da sociedade, que percebem as camadas mais pobres da população como mão de obra barata a ser explorada, desconsiderando que essas pessoas são cidadãos em luta por seus direitos.

COMO PROMOVER O CUIDADO EM NUTRIÇÃO DE PESSOAS DE ACAMPAMENTOS E ASSENTAMENTOS?

No cuidado nutricional dos trabalhadores rurais em situação de acampamento ou assentamento e suas famílias, é vital que o profissional de saúde esteja familiarizado com a questão agrária no Brasil, para que possa compreender a dimensão dos determinantes sociais em saúde e nutrição relacionados com essa realidade. Deve ter também uma formação política mínima para compreender as questões envolvidas, e perceber que os estigmas e preconceitos do senso comum – que ele próprio pode carregar – são fruto da guerra político-ideológica que marginaliza essas populações. Assim, deve ser sensível aos princípios de equidade e humanização do cuidado defendidos pelo SUS, e se desprender de preconceitos para com a condição da pessoa.

Durante uma entrevista clínica de anamnese nutricional, deve-se procurar saber em que momento da dinâmica acampamento-assentamento a pessoa está, a fim de entender as condições de saúde e nutrição, que tendem a ser mais críticas em fases de acampamento. Ainda que produzam alimentos para consumo familiar, trabalhadores rurais acampados podem também utilizar equipamentos de SAN para ter acesso à alimentação, sendo, assim, importante indagar sobre essa utilização.

Os trabalhadores rurais costumam acampar com suas famílias, até mesmo porque o trabalho agrícola é tradicionalmente uma atividade familiar. Dessa forma, ressalta-se que a demografia dos acampamentos inclui tanto homens e mulheres adultas quanto crianças e jovens.

Entre os principais agravos à saúde associados ao trabalho rural estão as intoxicações decorrentes do uso de agrotóxicos, que podem causar dores de cabeça crônicas, disfunções hepáticas e renais, dentre outros problemas de ordem física ou de saúde mental. As intoxicações acometem não apenas os trabalhadores que atuam nas lavouras, mas todos da família, por causa da exposição pelo ar, solo, água usada para higienização de roupas ou outras tarefas domésticas, reutilização de embalagens dos produtos para brincadeiras de crianças ou outros fins[11]. Assim, é importante que o profissional busque na anamnese conhecer sobre as condições da terra disponível para plantio e sobre as práticas agrícolas utilizadas pelas famílias no acampamento.

Doenças infectoparasitárias, como esquistossomose, leishmaniose e outras com via de transmissão fecal-oral, são mais prevalentes nas áreas rurais que viabilizam o ciclo de vida dos patógenos e carecem de infraestrutura sanitária. Ainda que essas parasitoses tenham baixa frequência na população geral do território, é pertinente estar atento a elas durante a entrevista clínica, pois podem favorecer os déficits nutricionais. Ao realizar um exame físico, o profissional deve levar em consideração que a possível presença de parasitoses intestinais pode causar dilatação abdominal, constipação, vômitos e diarreia e, por conseguinte, influenciar a aferição e a interpretação de medidas antropométricas, especialmente peso e perímetro da cintura.

O trabalho nas lavouras costuma ser extenuante, implicando esgotamento físico. Não havendo aporte energético-proteico adequado na ingestão alimentar, podem existir déficits de peso, condizentes com magreza acentuada. Infecções intestinais também podem favorecer a ocorrência de desnutrição, tanto em adultos quanto em crianças. A prevalência de baixo peso nos adultos brasileiros é pequena e segue declinando em todas as regiões do país[15]. Porém, no caso de trabalhadores rurais, déficits de peso podem ser mais frequentes em decorrência de infecções frequentes, do elevado gasto energético laboral e da falta de acesso à alimentação adequada. Acrescenta-se que a insegurança alimentar está mais prevalente no país nos últimos anos[16], o que pode aumentar a ocorrência de baixo peso, sobretudo nos segmentos populacionais em vulnerabilidade social.

Em especial entre mulheres adultas brasileiras pertencentes a estratos sociais mais baixos, a literatura salienta a presença de obesidade, tanto em áreas rurais quanto urbanas[15]. O acúmulo excessivo de gordura corporal pode ser resultante de períodos prolongados de privação energético-proteica, bem como do consumo de alimentos de baixa qualidade nutricional.

No exame clínico de trabalhadores rurais, é importante levar em consideração que a pele pode apresentar desgastes decorrentes de exposição excessiva à radiação solar, que podem dificultar a avaliação dos sinais de desnutrição. Também se deve considerar a presença de edemas nos membros, petéquias e esquimoses, que geralmente estão presentes na insuficiência venosa relacionada a problemas renais por exposição a agrotóxicos. No caso de exposição frequente a agrotóxicos, cabe solicitar exames bioquímicos marcadores de funções hepáticas e renais.

É pertinente observar a coloração das mucosas, pensando na possível presença de anemia. Cabe também atentar para potenciais alterações na região oral – como estomatite angular e condições de dentição –, que podem influenciar a capacidade de a pessoa se alimentar e estar relacionadas com déficits nutricionais. Problemas de saúde bucal são frequentes, e podem ajudar a entender o consumo alimentar das pessoas em acampamentos e assentamentos.

Na avaliação do consumo alimentar de trabalhadores rurais em acampamentos é importante buscar conhecer o que se planta, o que se come do que é plantado e qual o grau de autonomia das famílias para plantar para consumo próprio. Perguntar sobre a qualidade do solo nos acampamentos e técnicas agrícolas utilizadas também é essencial para entender sobre as possibilidades e limitações da produção alimentar local, e também sobre vias de infecção relacionadas à higiene de alimentos.

O uso de questionários fechados para avaliação do consumo alimentar, como questionários de frequência alimentar e formulários de marcadores da alimentação saudável, não é indicado no caso de famílias em acampamentos. Ainda que a lista de alimentos predeterminada seja validada para a população do território, tende a não condizer com a realidade alimentar nos acampamentos e assentamentos. É preferível usar instrumentos abertos de avaliação do consumo como a história alimentar, com foco prioritário em conhecer as práticas agrícolas e alimentares, bem como as variações sazonais. Para trabalhadores rurais, a relação entre plantação e consumo é inerente ao cotidiano e, assim, precisa ser olhada pelo profissional de saúde com atenção. Além disso, entrevistas abertas que valorizam o cotidiano alimentar e de vida dos trabalhadores rurais podem ajudar o profissional a estabelecer vínculo com a pessoa e, assim, facilitar a compreensão de particularidades sociais e culturais pertinentes ao cuidado nutricional.

Caso a pessoa tenha acesso regular a alimentos, é possível considerar a aplicação de recordatório alimentar de 24 horas. Contudo, é preciso atentar para a variabilidade dos cultivos nos acampamentos e para a sazonalidade, que interfere diretamente na frequência de consumo dos alimentos produzidos, de modo que avaliações pontuais podem levar a uma interpretação equivocada da realidade de alimentação da pessoa.

O consumo excessivo de bebidas alcoólicas em grupos rurais tem sido relatado na literatura, em especial entre adultos e adolescentes do sexo masculino[11], e por isso deve ser investigada durante a avaliação do consumo alimentar desses trabalhadores.

Tendo em vista a possibilidade de infecções, déficits nutricionais antropométricos e insegurança alimentar, é provável que carências de vitaminas e minerais sejam frequentes em pessoas em acampamentos e assentamentos. Marcadores sanguíneos de desnutrição, tais como hemoglobina, hematócrito, proteínas totais e albumina, também podem estar alterados. Também é importante atentar para o volume corpuscular médio para identificação de anemia microcítica ou macrocítica. Assim, é pertinente a solicitação de hemograma, bem como exames coproparasitológicos, sempre que possível.

ORIENTAÇÕES NUTRICIONAIS

Para além de considerar o que foi observado na etapa de avaliação nutricional, as orientações nutricionais para trabalhadores rurais de acampamentos e assentamentos devem considerar as percepções dessas pessoas acerca da alimentação, corpo saudável, corpo belo, higiene pessoal, dentre outras. Tais percepções podem variar nas diferentes culturas[17] e conter especificidades ligadas ao contexto de ruralidade[18,19]. Hábitos alimentares da vida no campo podem ser intensificados como forma de mostrar quem se é e de onde se vem. Por outro lado, hábitos alimentares da cidade podem ser incorporados em busca de aceitação social.

É fundamental que o profissional trabalhe em conjunto com a pessoa, buscando oferecer orientações alimentares acolhedoras, coerentes com a realidade em que ela vive, mas também alinhadas aos *Guias alimentares para a população brasileira* de adultos e de crianças menores de dois anos[20,21].

A prática do cuidado nutricional pode ocorrer em estabelecimentos públicos e privados. Destaca-se especialmente que o cuidado nutricional faz parte da rotina de atendimento nos diferentes espaços do SUS, local de trabalho de milhares de profissionais em todo o país. São esses espaços que assistem pessoas de acampamentos e assentamentos e, portanto, precisam de profissionais preparados para essa tarefa. As especificidades desse público precisam ser levadas em consideração.

É necessário reduzir o nível de despolitização e de incompreensão da realidade social, de maneira a favorecer que os profissionais responsáveis pelo cuidado nutricional percebam a precariedade dessa população como decorrente de um jogo político e de uma estrutura econômica. Destaca-se que os próprios profissionais devem se reconhecer como sujeitos políticos que, ao realizarem adequadamente o cuidado nutricional de pessoas nessas situações, estão ativamente fazendo parte do jogo e contribuindo para a inclusão dessas pessoas na sociedade.

CONSIDERAÇÕES FINAIS

O cuidado nutricional de pessoas de acampamentos e assentamentos requer que os profissionais de saúde tenham um olhar ampliado acerca da questão agrária no Brasil. A compreensão da questão fundiária, da concentração de renda e do acesso à terra, o jogo político, os interesses econômicos dos grandes proprietários rurais e a assimetria de poder desses atores sociais em disputa fazem parte desse cenário.

Na conduta profissional durante o cuidado nutricional de pessoas de acampamentos e assentamentos é necessário estar sensível às realidades em que essas pessoas se inserem; desprender-se de preconceitos e estereótipos sociais discriminatórios; e conhecer as políticas públicas que abarcam essas pessoas para que se possa atendê-las adequadamente conforme os princípios do SUS. Torna-se, então, imprescindível que os profissionais de saúde percebam essas pessoas como sujeitos que estão buscando seus direitos. Não se trata de mera prática assistencialista voltada para os mais pobres, mas de um exercício de cidadania e respeito.

REFERÊNCIAS

1. Lopes JR. "Exclusão social" e controle social: estratégias contemporâneas de redução da sujeiticidade. Psicol Soc. 2006;18(2):13-24.
2. Escorel S. Vidas ao léu: trajetória de exclusão social. Rio de Janeiro: Fiocruz; 1999.
3. Brasil. Lei n. 11.346, de 15 de setembro de 2006. Cria o Sistema Nacional de Segurança Alimentar e Nutricional – Sisan com vistas em assegurar o direito humano à alimentação adequada e dá outras providências.
4. Instituto Brasileiro de Geografia e Estatística (IBGE). Perfil dos municípios brasileiros: 2018. Rio de Janeiro: IBGE; 2019.
5. Folha de S.Paulo. Caminhão de ossos no Rio é disputado por população com fome. 29 de setembro de 2021.
6. Vasconcelos FAG. Avaliação nutricional de coletividades. 4.ed. Florianópolis: UFSC; 2008.
7. Movimento de Trabalhadores Rurais Sem Terra. Quem somos. 2021. Disponível em: https://mst.org.br/quem-somos/#instrumentos. Acesso em: 20 dez. 2023.
8. Brasil. Ministério da Saúde. Associação Internacional Maylê Sara Kalí. Subsídios para o cuidado à saúde do povo cigano. Brasília, DF; 2016.
9. Figueiredo GC, Pinto JMR. Acampamento e assentamento: participação, experiência e vivência em dois momentos da luta pela terra. Psicol Soc. 2014,26(3):562-71.
10. Caldart RS. Pedagogia do Movimento Sem Terra: escola é mais do que escola. Petrópolis: Vozes; 2000.
11. Barros LDV, Teixeira CF. Movimento dos Trabalhadores Rurais Sem Terra e saúde do campo: revisão integrativa do estado da arte. Saúde Debate. 2018;42(2):394-406.
12. Brasil. Lei n. 4.504, de 30 de novembro de 1964. Dispõe sobre o Estatuto da Terra, e dá outras providências.
13. Instituto Nacional para Colonização e Reforma Agrária (Incra). Incra nos Estados – informações gerais sobre os assentamentos da Reforma Agrária. 2021. Disponível em: https://painel.incra.gov.br/sistemas/index.php. Acesso em: 20 dez. 2023.
14. Brasil. Decreto n. 9.311, de 15 de março de 2018. Regulamenta a Lei n. 8.629, de 25 de fevereiro de 1993, e a Lei n. 13.001, de 20 de junho de 2014, para dispor sobre o processo de seleção, permanência e titulação das famílias beneficiárias do Programa Nacional de Reforma Agrária.
15. Instituto Brasileiro de Geografia e Estatística (IBGE). Pesquisa de Orçamento Familiares: 2008-2009. Antropometria e estado nutricional de crianças, adolescentes e adultos no Brasil. Rio de Janeiro: IBGE; 2010.
16. Instituto Brasileiro de Geografia e Estatística (IBGE). Pesquisa de Orçamentos Familiares: 2017-2018: análise da segurança alimentar no Brasil. Rio de Janeiro: IBGE; 2020.
17. Prado S, Amparo-Santos L, Silva LF, et al. (orgs.). Estudos socioculturais em alimentação e saúde: saberes em rede. Rio de Janeiro: EDUERJ; 2016.
18. Lourenço AEP. Plantando, colhendo, vendendo, mas não comendo: práticas alimentares e de trabalho associadas à obesidade em agricultores familiares do Bonfim, Petrópolis, RJ. Rev Bras Saúde Ocup. 2012;37(125):127-42.

19. Wollz LEB. Percepções de infância e juventude no campo. Curitiba: CRV; 2014.
20. Brasil. Ministério da Saúde. Guia alimentar para a população brasileira. 2.ed. Brasília, DF; 2014.
21. Brasil. Ministério da Saúde. Guia alimentar para crianças brasileiras menores de 2 anos. Brasília, DF; 2019.

23

Cuidado em nutrição de pessoas imigrantes, refugiadas e apátridas

Katiana dos Santos Teléfora
Nicole Marie Rousseau Carvajal
Aline Alves Ferreira

O número de pessoas migrantes, refugiadas e apátridas (PMRA) no mundo e no Brasil cresceu consideravelmente nos últimos anos. Com isso, aumentou também a atenção e a necessidade de conhecer melhor a realidade desse grupo, principalmente porque não existem dados sistematizados sobre sua condição de saúde e acesso aos serviços básicos.

Comumente essas pessoas não são consideradas em investigações sobre saúde, alimentação e nutrição no Brasil. Porém, sua situação de vida tem trazido à tona a necessidade de pensar em uma série de complexidades e particularidades em saúde decorrentes de múltiplas situações de vulnerabilidade, que vão desde o deslocamento até a ilegalidade.

Esse é um tema que vem sendo debatido em várias partes do mundo ao longo dos séculos, inclusive no Brasil, que tem suas origens alicerçadas nesse processo. A sociodiversidade que se observa hoje nos brasileiros teve início com a imigração europeia no período de colonização, ampliou-se posteriormente no período de escravização africana e foi se mantendo ao longo do século XX até a atualidade como fruto de outros inúmeros momentos e fluxos imigratórios. Ao longo da história, outros países também se constituíram dessa forma, por exemplo, Estados Unidos, Argentina e Emirados Árabes Unidos.

Antes de partir para a discussão sobre o cuidado nutricional dessa população, é importante compreender melhor quem são essas pessoas. Assim, serão apresentadas a seguir as principais características de PMRA, bem como as políticas públicas de alimentação e nutrição que se relacionam com o cuidado nutricional individual e coletivo dessa população.

PRINCIPAIS CONCEITOS E DISPOSITIVOS LEGAIS

O marco legal das migrações foi regulamentado no Brasil pela Lei n. 6.815, de 19 de agosto de 1980 (conhecida como Estatuto do Estrangeiro), em um contexto político no qual os regimes militares encontravam-se em ascensão. Assim, a visão predominante da época sobre a questão migratória foi permeada pelo soberanismo, colocando o estrangeiro que desejasse se estabelecer no país como uma possível ameaça à segurança nacional.

Em decorrência das mudanças conquistadas pela Constituição de 1988, que reconhece diversos direitos a todos os indivíduos em território nacional, sem qualquer distinção, a Lei n. 6.815/1980 foi sendo cada vez mais questionada, por não representar os avanços instituídos pela nova estrutura constitucional. Ela permaneceu vigente até 2017, ano em que foi sancionada a Lei n. 13.445, de 2017, conhecida como Lei de Migração (Figura 1).

A Lei de Migração é considerada um avanço na política migratória nacional, tendo em vista seu foco na garantia dos direitos dos migrantes e o abandono do enfoque na segurança nacional[1,2]. Ela foi regulamentada pelo Decreto n. 9.199, de 2017, contribuindo para esclarecer conceitos importantes relacionados a essa população, cuja compreensão é necessária para qualificar o debate sobre a realidade de vida e o cuidado pelos profissionais de saúde de quem vive nessa situação (Quadro 1).

Recentemente, tem se debatido muito no Brasil a situação do refugiado, definido pela legislação brasileira como todo indivíduo que: "I – devido a fundados temores de perseguição por motivos de raça, religião, nacionalidade, grupo social ou opiniões políticas encontre-se fora de seu país de nacionalidade e não possa ou não queira acolher-se à proteção de tal país; II – não tendo nacionalidade e estando fora do país onde antes teve sua residência habitual, não possa ou não queira regressar a ele, em função das circunstâncias descritas no inciso anterior; III – devido a grave e generalizada violação de direitos humanos, é obrigado a deixar seu país de nacionalidade para buscar refúgio em outro país" (Estatuto dos Refugiados[5] – art. 1º).

Assim, entende-se que a concessão de refúgio pelo Brasil visa à proteção do indivíduo que teme, que se encontra em risco ou em situação de violação de direitos, não se restringindo a questões de origem política, como ocorre com o asilo político[1]. Dessa forma, os refugiados, diferentemente de outros grupos, são pessoas que procuram a proteção de outro Estado com o objetivo comum de proteger suas vidas e liberdades. Por isso, não compõem um grupo homogêneo, já que se trata de pessoas de diversas culturas, países e condições sociais[6].

Até o final do ano de 2020, havia 57.099 refugiados no Brasil, sendo a maior parte homens (50,3%) adultos jovens entre 25 e 39 anos de idade e de nacionalidades venezuelana (46.412), síria (3.594) e congolesa (1.050). Já as solicitações de refúgio foram realizadas principalmente por venezuelanos (60%), haitianos (23%) e cubanos (5%)[7].

Em âmbito internacional, o Alto-Comissariado das Nações Unidas para Refugiados (Acnur) trabalha desde a década de 1950 para garantir que todas as pessoas tenham

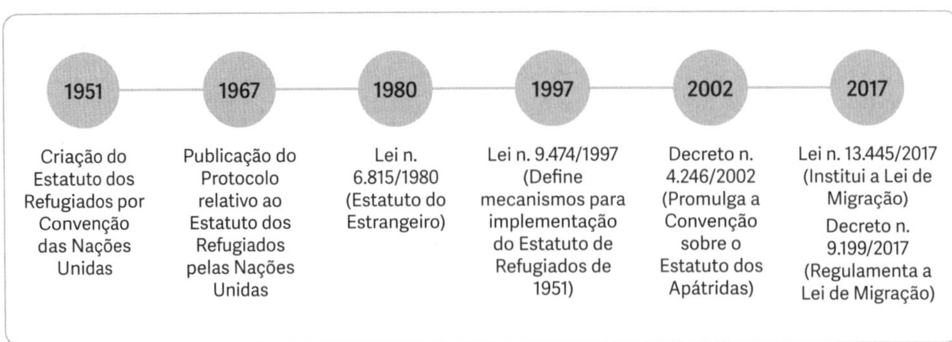

FIGURA 1 Linha do tempo dos dispositivos legais sobre migrações no Brasil.
Fonte: elaboração das autoras.

QUADRO 1 Conceitos fundamentais da Lei de Migração

Migrante	Pessoa que se desloque de país ou região geográfica ao território de outro país ou região geográfica, em que estão incluídos o imigrante, o emigrante e o apátrida.
Imigrante	Pessoa nacional de outro país ou apátrida que trabalhe ou resida e se estabeleça temporária ou definitivamente na República Federativa do Brasil.
Emigrante	Brasileiro que se estabeleça temporária ou definitivamente no exterior.
Visitante	Pessoa nacional de outro país ou apátrida que venha à República Federativa do Brasil para estadas de curta duração, sem pretensão de se estabelecer temporária ou definitivamente no território nacional.
Apátrida	Pessoa que não seja considerada nacional por nenhum Estado, conforme a legislação vigente.
Refugiado	Pessoa que tenha recebido proteção especial do Estado brasileiro, conforme a legislação vigente.
Residente fronteiriço	Pessoa nacional de país limítrofe ou apátrida que conserve sua residência habitual em município fronteiriço de país vizinho ao Brasil.
Visto	Documento que dá a seu portador expectativa de ingresso no território nacional, que pode ser de visita, temporário, diplomático, oficial ou de cortesia.
Acolhida humanitária	Visto temporário concedido ao apátrida ou ao nacional de qualquer país em situação de grave ou iminente instabilidade institucional, de conflito armado, de calamidade de grande proporção, de desastre ambiental ou de grave violação de direitos humanos ou de direito internacional humanitário.
Autorização de residência	Ato que transforma o visto do imigrante, residente fronteiriço ou visitante em autorização de residência no território nacional.
Asilo político	Ato discricionário do Estado concedido como instrumento de proteção à pessoa que se encontre perseguida em um Estado por suas crenças, opiniões e filiação política ou por atos que possam ser considerados delitos políticos.
Repatriação	Medida administrativa de devolução ao país de procedência ou de nacionalidade da pessoa em situação de impedimento de ingresso, identificada no momento da entrada no território nacional.
Deportação	Medida decorrente de procedimento administrativo da qual resulta a retirada compulsória da pessoa que se encontre em situação migratória irregular no território nacional.
Expulsão	Medida administrativa da retirada compulsória do território nacional instaurada por meio de inquérito policial de expulsão, conjugada com impedimento de reingresso por prazo determinado do imigrante ou do visitante.

Fonte: adaptação de Brasil[3,4].

o direito de buscar asilo e encontrar refúgio seguro, bem como encontrar soluções duradouras para seus problemas. No Brasil, o órgão responsável pelas análises das solicitações de refúgio é o Comitê Nacional para Refugiados (Conare), vinculado ao Ministério da Justiça e Segurança Pública. Esse comitê possui representação da sociedade civil e de diversos Ministérios, como os da Saúde, Educação, Economia, Relações Exteriores, Justiça e Segurança Pública, da Polícia Federal e do Acnur[8].

De acordo com a legislação brasileira, o refúgio pode se estender à família da pessoa, e os solicitantes de reconhecimento da condição de refúgio que ainda não foram avaliados pelo Conare e encontram-se em situação migratória regular podem ter acesso à documentação provisória que permite a emissão de CPF e de Carteira de Trabalho, possibilitando a inserção em atividades econômicas[8].

SAÚDE, MIGRAÇÃO E REFÚGIO

Nos últimos anos, têm se observado novas e rápidas tendências nos deslocamentos populacionais, especialmente nos contextos das guerras civis e pandemias. O crescimento desses fluxos migratórios no país traz à tona a discussão acerca da garantia dos direitos sociais básicos, incluindo o acesso à saúde das populações que passam por esse processo.

Se por um lado a migração voluntária pode fornecer meios para a melhoria das condições de vida das pessoas, por outro, pode expor esses indivíduos a diversas situações de vulnerabilidade, tanto durante o deslocamento como no próprio local de chegada[9].

A jornada para o novo país, embora seja diversa, é sempre permeada por muito sofrimento até a chegada ao destino final: estresse constante, passagem por vários locais de trânsito (p. ex., campos de refugiados, residências, esconderijos etc.), atividades físicas extenuantes (p. ex., andar longos percursos a pé; carregar cargas pesadas por longas distâncias), exposição às intempéries das condições climáticas, falta de acesso à alimentação adequada e saudável. No caso específico da pessoa refugiada, destacam-se as situações de temor, risco ou efetiva violação de direitos humanos, o que pode levar a grandes impactos à saúde dessa população.

Ao chegar ao Brasil, a maioria enfrenta situação de abandono, proteção social insuficiente, pouco acesso a cuidados de saúde e insegurança alimentar grave, em decorrência da dificuldade em se inserirem no mercado de trabalho e ter acesso a renda mensal digna para o sustento da família.

As PMRA precisam elaborar sua inserção em uma nova sociedade, tendo que lidar com diversos obstáculos e sofrimentos em seu dia a dia. Sofrem inúmeras discriminações, preconceitos e violência, impactando diretamente na qualidade de vida[10]. Além disso, vivenciam choques de culturas e costumes e enfrentam barreiras de idioma, o que traz ainda mais dificuldades de acesso a direitos básicos. Estudos têm sinalizado também condições precárias de moradia, falta de saneamento básico e baixa inserção no sistema educacional brasileiro.

Vale lembrar ainda que a alimentação é um importante elemento de identidade cultural e desempenha um papel social relevante. Se os alimentos disponíveis forem restritos ou muito distantes da cultura alimentar dessa população, seu aporte de energia e nutrientes pode ficar comprometido. Os problemas alimentares mais frequentes em PMRA são a redução do tamanho das porções de alimentos, a omissão de refeições ao longo do dia ou até mesmo durante um dia inteiro, o baixo consumo de frutas, hortaliças e laticínios e a ingestão pouco frequente de alimentos fontes de proteína.

A anemia é altamente prevalente, e a desnutrição constitui um problema grave, que está entre as principais causas de morte entre migrantes e refugiados[11]. Há também casos graves de desidratação e/ou diarreia. A perda progressiva da massa muscular potencializada pela vida em refúgio traz vários prejuízos para a pessoa, tais como fraqueza generalizada, lentidão e fadiga ao realizar atividades da vida diária, dificuldade no equilíbrio e movimentação, articulações mais instáveis e maior risco de quedas.

Outro ponto de destaque é que, embora a proporção de PMRA idosas seja inferior à de pessoas mais jovens, é comum que vivam situações de maior abandono e menor proteção social. A negação do direito humano à alimentação adequada e saudável traz inúmeros prejuízos nutricionais adicionais nessa faixa etária, já que são pessoas de saúde mais frágil que os indivíduos mais jovens. Desnutrição, carência de micronutrientes e doenças crônicas não transmissíveis que são comuns nessa fase da vida se tornam ainda mais frequentes e de difícil manejo[11]. Infecções respiratórias também são comumente encontradas nesse grupo, decorrentes das condições adversas do período de viagem migratória (p. ex., vento, chuva, umidade, fumaça, poeira em suspensão, transporte insalubre) e das condições de moradia inadequadas no novo país.

Apesar de as PMRA estarem mais expostas aos inúmeros riscos à saúde, a garantia desse direito é de responsabilidade do país que as recebe. Este deve garantir os direitos básicos à vida e à saúde, em todos os níveis de atenção[12]. No Brasil, o acesso à saúde é gratuito e universal, independentemente da condição migratória e documental de imigrantes, refugiados e apátridas, conforme a Lei n. 8.080/90 e a Lei de Migração (Lei n. 13.445/2017). Assim, a integralização desse segmento populacional no SUS deve ser feita de modo continuado, com dignidade, respeito às particularidades e acolhimento.

De acordo com a Acnur, a saúde é uma das 5 principais necessidades prioritárias identificadas por refugiados, e as dificuldades para acessar os serviços decorrentes de barreiras culturais, econômicas ou geográficas são as que mais se destacam.

É importante destacar que o processo de integração da pessoa ao sistema de saúde brasileiro e de ações de cuidado em saúde prestadas aos imigrantes pode gerar tensões junto a esses indivíduos envolvidos e até mesmo no território. Consequentemente, podem conduzir processos mais acentuados de marginalização e agravos em saúde quando as ações em saúde são realizadas sem preparo efetivo para atender às demandas que a interculturalidade envolve.

DIÁLOGOS ENTRE AÇÕES E POLÍTICAS PÚBLICAS EM ALIMENTAÇÃO E NUTRIÇÃO

O processo de imigração e refúgio deve ser considerado sempre à luz dos princípios dos direitos humanos. Por isso, são necessárias políticas públicas que garantam esses direitos, que podem envolver tanto os entes governamentais quanto iniciativas de organizações não governamentais, sociedade civil e organismos internacionais. Atualmente, o maior desafio nessa temática é justamente a organização dos governos para construção de políticas que agreguem esse público, visando ao reconhecimento dessa população em seu território e à realização de ações que não sejam pautadas somente na solidariedade, mas que cuidem dela de forma integral.

Diversos dispositivos legais e políticas públicas no Brasil garantem que sejam planejadas e executadas as ações voltadas às PMRA. A garantia da alimentação é assegurada pela Constituição Federal juntamente com a saúde e a educação. De acordo com Alves e Jaime (p.4332)[13], "os direitos à saúde e à alimentação são inalienáveis e independem de legislação nacional, estadual ou municipal específica, pois tratam de direitos humanos os quais todos possuem, única e exclusivamente, por terem nascido e serem humanos".

Assim, o Direito Humano à Alimentação e Nutrição Adequadas (Dhana) deve ser reconhecido e compreendido, identificando-se as estruturas, atores e elementos envolvidos, baseados em sistemas alimentares locais e globais. Outros direitos humanos fundamentais, tais como a educação, a moradia e a saúde, estão diretamente relacionados à garantia do Dhana. Logo, as PMRA têm o direito de estarem livres da fome, garantindo sua soberania alimentar, não apenas na dimensão alimentação, mas também na interface com a nutrição, independentemente de questões relacionadas ao gênero, raça e etnia.

A Política Nacional de Alimentação e Nutrição (PNAN) e a Política Nacional de Segurança Alimentar e Nutricional (PNSAN) são as principais políticas na área de alimentação e nutrição. Elas apresentam caráter intersetorial e direcionado à promoção da saúde, fazendo interlocuções com o Sistema Único de Saúde (SUS), a Política Nacional de Atenção Básica (PNAB) e a Política Nacional de Promoção da Saúde.

Nenhuma dessas políticas, porém, refere-se a PMRA, mas esse grupo pode e deve acessar o SUS tendo como porta de entrada a atenção primária à saúde, o que representa um avanço na inclusão em saúde desse segmento populacional perante outros países. O Brasil também se destaca pela promoção da saúde e da assistência a não brasileiros, independentemente da legalização no país, principalmente por causa dos princípios organizacionais do SUS e das políticas públicas que norteiam as ações de saúde, alimentação e nutrição.

Para ações efetivas, entretanto, é preciso levar em consideração as dificuldades que as PMRA enfrentam, especialmente no âmbito da legalização, da educação, da inserção no mercado de trabalho e do acesso à moradia. Essas especificidades são frequentemente desconhecidas dos profissionais de saúde nos distintos níveis de atenção e de cuidado. Nessa direção, a cidade de São Paulo foi uma das pioneiras a apresentar uma política específica para não brasileiros: a Política Municipal para a População Imigrante (Lei n. 16.478/2016). Além de garantir ao imigrante direitos humanos e sociais, essa lei incentivou a promoção da saúde, com respeito à diversidade e à interculturalidade.

Como a vulnerabilidade social, as especificidades e as singularidades desse segmento populacional são elementos fundamentais na compreensão e na garantia da alimentação enquanto direito humano[18], pensar em políticas públicas direcionadas a esses grupos que levem em consideração os inúmeros fatores relacionados aos fenômenos migratórios, bem como a velocidade em que os fluxos de migração se modificam, são essenciais no debate e na implementação de políticas públicas.

ABORDAGEM INDIVIDUAL, FAMILIAR E COLETIVA DO CUIDADO NUTRICIONAL DE PMRA

As PMRA são muito vulneráveis às diversas formas de insegurança alimentar e nutricional, especialmente no contexto urbano. Pelas dificuldades na comunicação, problemas documentais, legalização, choques culturais, entre outros, há uma dificuldade maior de acessar a comida. Os entraves envolvem dificuldades sociais, culturais e financeiras, bem como diversas situações de marginalização e preconceito, que também podem influenciar alguns aspectos nutricionais desses indivíduos.

Visando mitigar essas iniquidades, as pessoas em situação de refúgio no território devem ser orientadas sobre seus direitos, e encaminhadas aos Centros de Referência de Assistência Social (CRAS) para inscrição no Cadastro Único (CadÚnico), para que possam ter acesso aos programas governamentais de transferência de renda. Ações intersetoriais de intervenção nutricional, garantia do direito humano à alimentação adequada e saudável e de promoção da saúde articuladas à Vigilância Alimentar e Nutricional (VAN) no território também são essenciais para garantir o acesso aos alimentos e a manutenção de um estado nutricional adequado.

Qualquer movimento migratório, seja por necessidade ou por escolha, provoca também grandes mudanças na dinâmica de vida das pessoas, implicando a reestruturação de diversos componentes que compõem sua identidade. Nesse cenário, a alimentação representa um ponto importante de conexão entre o país de origem e o novo local de moradia e manifesta-se por diversas influências culturais, sendo necessária a utilização de novas configurações e adaptações[14].

É importante que o nutricionista esteja familiarizado com a cultura alimentar dos grupos que compõem a maior quantidade de refugiados de seu território de atuação, a fim de que a assistência nutricional possa ser culturalmente aceitável a esses cidadãos e promover um bom aporte nutricional, bem como servir de ponto de partida para um novo começo dessas pessoas que estão afastadas de seus países. O hábito alimentar deve ser visto para além do mero ato de se nutrir ou ingerir alimentos, representando uma importante manifestação da cultura das pessoas e um elo com seu local de origem e sua família.

A participação de mediadores culturais é essencial nesse contexto, visando à adequação das estratégias aos aspectos culturais e religiosos da população atendida. Por meio deles é possível ultrapassar a barreira linguística; esclarecer aspectos sociais e culturais das pessoas a acolher, não apenas os alimentares, mas também dos próprios estilos de vida; prevenir situações de recusa ou de desconforto no acolhimento resultantes de choques culturais; alertar para problemas de saúde de determinados indivíduos que não o consigam expressar; contribuir para a integração da pessoa com os profissionais e as instituições[11].

É fundamental que, no processo do cuidado nutricional, o profissional de saúde esteja sensível a essas questões e que não realize intervenções fora do contexto do indivíduo, apoiando-o nesse momento de adaptação a uma nova realidade. Particularmente em situações de emergência, a introdução imediata de novos alimentos é desaconselhável, sendo preferível que a ingestão se faça a partir do desejo e aceitação dessas pessoas, com incentivo de alimentos que possam manter o elo desses indivíduos com seu país de origem.

Abordagem individual no cuidado nutricional

As PMRA não apresentam condições biológicas diferenciadas que exijam ajustes nos protocolos de assistência nutricional. Assim como nos demais grupos populacionais, é importante a avaliação do estado nutricional, por meio de antropometria, do consumo alimentar, de exames bioquímicos e de outros parâmetros existentes ou possíveis. A identificação e a compreensão dos componentes sociais, históricos e culturais são essenciais no cuidado nutricional.

Um dos principais pontos de atenção está relacionado às diversas formas de má nutrição[11], cujas manifestações biológicas podem ser produto de todo o processo de vivência da imigração, dado o sofrimento relacionado. Esse ponto também precisa ser levado em consideração na abordagem individual. Outro aspecto importante é a relação da pessoa com a alimentação do país de origem e do novo local de moradia. Em muitos contextos, a manutenção de hábitos alimentares e culturais distintos dos do Brasil e os diversos arranjos alimentares que surgirem em uma tentativa de reproduzir a culinária de origem podem representar um ponto importante para o fortalecimento dos laços identitários das pessoas.

Acolher essa relação com a comida e suas especificidades históricas e culturais é fundamental, inclusive para a criação de vínculo. Ao se falar em comida, automaticamente são acionadas lembranças de pessoas, familiares, comemorações e manifestações culturais que aproximam as pessoas.

O vínculo e o acolhimento são importantes aspectos para a abordagem individual, principalmente considerando o direito dos imigrantes, refugiados e apátridas à igualdade nos atendimentos. Além de promover a maior eficácia das ações de saúde, o vínculo e o acolhimento podem favorecer o acompanhamento longitudinal das PMRA nos pontos de atenção à saúde do SUS.

Conforme mencionado anteriormente, a anamnese é muito importante para a compreensão do processo saúde-doença e para a construção da estratégia de intervenção alimentar e nutricional adaptada à realidade específica de cada PMRA. Entretanto, o cuidado e o respeito na abordagem de pessoas em contextos sociais mais delicados e complexos pode ser um desafio no exercício profissional. Assim, ao sentir que algo sensibilizou a pessoa, é importante acolher esse sentimento e alterar a estratégia, para que o momento de diálogo não promova ansiedade e desconfortos.

No primeiro contato com uma PMRA, o profissional de saúde precisa conhecer o contexto de vida da pessoa e ter um olhar ampliado e cuidadoso no que diz respeito a sua saúde. Para tanto, alguns questionamentos podem ser úteis no diálogo inicial, conforme apresentado no Quadro 2.

Em uma pesquisa realizada pelo Acnur em 2020[15] com pessoas imigrantes, refugiados e apátridas, foi sinalizado que 44% sentem que, de algum modo, suas respectivas necessidades alimentares não estão sendo alcançadas. Reconhecem ainda que a alimentação não atende às expectativas e apresentam diferentes dificuldades financeiras para a aquisição de alimentos. Assim, para além do perfil de consumo alimentar individual, o profissional de saúde deve investigar também o ambiente alimentar em que vivem as PMRA e o acesso financeiro e físico aos alimentos, visando pensar nas estratégias de intervenção ou de substituição de alguns alimentos.

Além dos pontos já destacados, a orientação sobre o plano/estratégia alimentar e mudanças no estilo de vida devem sempre considerar a existência de hábitos, tabus ou restrições sociais e culturais a determinados alimentos, incluindo aspectos religiosos. Esse diálogo deve ser realizado com cautela, pois a migração e o refúgio comumente estão associados a traumas e sofrimento psíquico.

A investigação da história natural da doença ou do histórico individual de doenças na família é semelhante. Assim como a população geral, as PMRA também estão sujeitas às doenças crônicas e a outras enfermidades. Contudo, há de se considerar que o local de moradia e as condições de vida dessas pessoas podem elevar as chances de doenças infectoparasitárias (especialmente em crianças) e aumentar a frequência de morbimortalidade por tuberculose, desnutrição e diarreias, devido à baixa adesão a medidas preventivas e de acesso a hospitais em caso de urgência/emergência[10].

Abordagem familiar e comunitária no cuidado nutricional

A abordagem familiar é realizada quando se consideram as famílias um elemento importante para o processo de cuidado individual das pessoas. As dinâmicas familiares podem influenciar de forma positiva ou negativa nos modos de viver, de cuidar e também de se alimentar. Já a abordagem

QUADRO 2 Questões relevantes para o diálogo no primeiro encontro entre o profissional de saúde e a PMRA

Características individuais	▪ Qual a raça/cor ou grupo étnico? (o profissional deve perguntar e acatar a autodeclaração) ▪ Qual a religião?
Realidade vivenciada no país de origem	▪ Qual o país de origem? (pode-se incluir especificidades da cidade ou região do país de origem) ▪ Em qual contexto a pessoa vivia? ▪ Por qual motivo a pessoa deixou o país de origem? (p. ex., guerras, conflitos armados, perseguição política ou religiosa etc.) ▪ Como o sistema de saúde se organiza no país de origem? É semelhante à organização do SUS brasileiro?
Realidade vivenciada no Brasil	▪ Qual a situação do indivíduo no Brasil? (refugiado, migrante, apátrido, asilado político etc.) ▪ Qual o tempo de permanência no país? (se possível, compreender a questão da legalidade e processo de organização documental daquele indivíduo) ▪ Quais as condições de moradia? (incluir localização geográfica, tempo que reside nesse local, localização geográfica. Em muitos contextos urbanos há bairros ou localidades onde os imigrantes ou refugiados tendem a residir). ▪ Possui familiares, fonte de renda, rede de apoio? ▪ Qual o nível de acesso da pessoa à saúde pública e a outros direitos no Brasil? Caso não tenha acesso, como pode ser ofertado?
Visão do processo saúde-doença	▪ A cultura do país de origem tem um olhar diferente para os processos de saúde e doença? ▪ A quais tipos de ações de prevenção de doenças e atenção à saúde a pessoa está habituada? ▪ É necessário esclarecer a respeito da organização e funcionamento do SUS, ou contextualizar a pessoa a respeito dos diversos tipos de ações em saúde ofertadas no Brasil? ▪ É necessária alguma abordagem diferenciada para o cuidado em saúde?
Alimentação	▪ Quais os hábitos alimentares do país de origem e outras especificidades culturais? Quais dessas práticas tem conseguido realizar? Quais as adaptações realizadas no consumo de determinados alimentos? ▪ Como é a relação com a comida brasileira? ▪ Como é o consumo alimentar no dia a dia?

PMRA: pessoas migrantes, refugiadas e apátridas; SUS: Sistema Único de Saúde.
Fonte: elaboração das autoras.

coletiva considera as pessoas e as comunidades no processo de saúde e doença, com a identificação de suas necessidades e recursos para a superação das dificuldades em conjunto com os serviços de saúde e seus profissionais. Toma como base o acolhimento, o território, a intersetorialidade e a participação social como ferramentas para sua materialização[16].

No processo de cuidado nutricional familiar e comunitário das PMRA, alguns pontos devem ser considerados:

- Arranjo ou dinâmica domiciliar – Com quantas outras pessoas o indivíduo mora? Quem são essas pessoas? Todas são originalmente do seu grupo familiar? Quem é o "chefe do domicílio"?
- Renda domiciliar – Todos os moradores do domicílio possuem renda? Quem são as pessoas responsáveis pela renda? Recebem algum benefício governamental ou de ações voluntárias? Em caso positivo, são benefícios permanentes ou ocasionais?
- Escolaridade – Qual o nível de escolaridade da pessoa e dos indivíduos que convivem com ela no domicílio?
- Dinâmicas relacionadas à alimentação do domicílio – Quem compra os alimentos? Quem define o que comprar? Quem prepara a alimentação? Quais tipos de alimentos são mais consumidos no dia a dia do domicílio? Come-se fora do domicílio?
- Possíveis situações relacionadas à fome ou à falta de alimentos – Existiu algum período do ano em que os moradores não conseguiram se alimentar ou sentiram falta de algum alimento específico? Faltou dinheiro para comprar comida? Há dificuldades atuais no acesso ao alimento?

Cabe ressaltar que há um instrumento amplamente utilizado e validado para ser utilizado em brasileiros, capaz de compreender o fenômeno da insegurança alimentar em diferentes contextos socioculturais: a Escala de Insegurança Alimentar (Ebia). Com a aplicação dessa escala, pode-se compreender os diferentes níveis de insegurança alimentar daquele domicílio, incluindo o nível mais grave, no qual há comprometimento da quantidade de alimentos e da fome[17].

Entretanto, os cenários socioculturalmente e historicamente diversos de imigrantes, refugiados ou apátridas podem gerar uma não compreensão das perguntas ou uma necessidade de articulação mais aprofundada com questões etnográficas. O fenômeno da fome pode ter dimensões culturais mais significativas que esses instrumentos captam, por mais robustos que sejam. Portanto, mais importante que aplicar instrumentos validados é reconhecer e sinalizar as pluralidades e singularidades do contexto familiar nutricional e alimentar daquele imigrante ou refugiado.

Além do domicílio, é importante compreender quais dinâmicas existem dentro da comunidade ou do território em que os imigrantes, refugiados ou apátridas vivem. Alguns caminhos possíveis para reflexão e possíveis questionamentos incluem:

1. Se os usuários participam de algum grupo de atendimento na unidade de saúde ou outro serviço público, por exemplo, em CRAS, alguma unidade credenciada. Saber a possibilidade de uso ou a frequência a outros tipos de equipamentos públicos.
2. Nesses espaços a questão da imigração e refúgio é considerada?
3. É acompanhado por alguma associação que atua com população imigrante ou refugiada, como Cruz Vermelha, Save the Children, Mawon, Cáritas, dentre outras? Integra alguma ação de organismos multilaterais da ONU como Acnur, OIM, Unicef?
4. Tem contato com outras pessoas imigrantes ou refugiados de seu país?
5. Como é o ambiente alimentar do território ou comunidade em que está inserido?

O ambiente alimentar do território ou da comunidade em que as PMRA estão inseridas é importante, pois está muito associado ao acesso e à disponibilidade de determinados tipos de alimentos. Por exemplo, como são os tipos de estabelecimentos que vendem refeições ou alimentos em dado território? Há ofertas de alimentos *in natura* ou mais de ultraprocessados? Como é a dinâmica de funcionamento desses estabelecimentos? O ambiente alimentar em que um imigrante, refugiado ou apátrida vive é multidimensional, incluindo as dimensões físicas, econômicas, políticas e socioculturais. O cuidado nutricional da comunidade ou do território precisa considerar a relação desse ambiente alimentar com as escolhas e acessos aos alimentos.

CONSIDERAÇÕES FINAIS

A atenção e o cuidado nutricional às populações imigrantes, apátridas e em situação de refúgio, no que se refere ao ponto de vista biológico ou fisiológico, não pode se reduzir à questão fisiológica.

A má nutrição pode estar presente, mas, o principal desafio é a garantia da segurança alimentar e nutricional desse segmento populacional e a garantia do Direito Humano à Alimentação e soberania alimentar.

Estruturar o cuidado nutricional desse segmento populacional significa, antes de tudo, ter uma escuta atenta e respeito à diversidade sociocultural. O cuidado à saúde deve ser integral, lembrando sobretudo de que se trata de um grupo que tende a sofrer inúmeros preconceitos, discriminações e marginalizações sociais capazes de afetar direta ou indiretamente a saúde, a alimentação e a nutrição desses grupos.

REFERÊNCIAS

1. Alves IJMA. A necessária ampliação do conceito de refugiado e sua efetiva aplicação em âmbito internacional. Rev Bras de Desenvolvimento. 2020;6(9).
2. Ribeiro de Oliveira AT. A transição na legislação migratória: um estudo empírico para o período 1980-2019. Périplos: Revista de Estudos sobre Migrações. 2020;4(2):36-64.
3. Brasil. Lei n. 13.445, de 24 de maio de 2017. Institui a Lei de Migração. Publicado no Diário Oficial da União, Brasília, 25 maio 2017. Disponível em: http://www.planalto.gov.br/ccivil_03/_ato2015-2018/2017/lei/l13445.htm. Acesso em: 10 dez. 2023.
4. Brasil. Decreto n. 9.199, de 20 de novembro de 2017. Regulamenta a Lei n. 13.445, de 24 de maio de 2017, que institui a Lei de Migração. Publicado no Diário Oficial da União, Brasília, 21 nov. 2017. Disponível em: http://www.planalto.gov.br/ccivil_03/_ato2015-2018/2017/decreto/d9199.htm. Acesso em: 20 dez. 2023.
5. Brasil. Lei n. 9.474, de 22 de julho de 1997. Define mecanismos para a implementação do Estatuto dos Refugiados de 1951, e determina outras providências. Publicado no Diário Oficial da União, Brasília, 22 jul. 1997. Disponível em: http://www.planalto.gov.br/ccivil_03/leis/l9474.htm. Acesso em: 20 dez. 2023.
6. Irigaray HAR, Anderson R, Véllasquez F, et al. Seu lar, meu refúgio: sobre o que ser um refugiado no Brasil. Cad. EBAPE.BR. 2021;19(2):222-33.
7. Alto-Comissariado das Nações Unidas para Refugiados (Acnur). Dados sobre refúgio no Brasil, s/d. Disponível em: https://www.acnur.org/portugues/dados-sobre-refugio/dados-sobre-refugio-no-brasil/ Acesso em: 20 dez. 2023.
8. Silvia GJ, Cavalcanti L, Oliveira T, et al. Refúgio em números. 6.ed. Observatório das Migrações Internacionais; Ministério da Justiça e Segurança Pública / Comitê Nacional para os Refugiados. Brasília, DF: OBMigra; 2021.
9. Martin D, Goldberg A, Silveira C. Imigração, refúgio e saúde: perspectivas de análise sociocultural. Saúde Soc São Paulo. 2018;27(1):26-36.
10. Granada D, Carreno I, Ramos N, et al. Discutir saúde e imigração no contexto atual de intensa mobilidade humana. Interface (Botucatu). 2017;21(61):285-96.
11. Valdiviesso R, Gregório MJ, Sousa SM, et al. Acolhimento de refugiados: alimentação e necessidades nutricionais em situações de emergência. Programa Nacional para a Promoção da Alimentação Saudável. Portugal; 2015.
12. Suphanchaimat R, Kantamaturapoj K, Putthasri W, et al. Challenges in the provision of healthcare services for migrants: a systematic review through providers' lens. BMC Health Serv Res. 2015;15:390.
13. Alves KP, Jaime PC. A Política Nacional de Alimentação e Nutrição e seu diálogo com a Política Nacional de Segurança Alimentar e Nutricional. Ciênc Saúde Coletiva. 2014;19(11):4331-40.

14. Rocha CPV, Rial CS, Hellebrandt L. Alimentação, globalização e interculturalidade alimentar a partir do contexto migratório. Cad Pesq Interd em Ciências Humanas. 2013;14(105):187-99.
15. Alto-Comissariado das Nações Unidas para Refugiados (Acnur). Vozes das pessoas refugiadas no Brasil – Diagnósticos participativos do Acnur 2020. UNHCR/Acnur, 2020. Disponível em: https://www.acnur.org/portugues/wp-content/uploads/2021/06/ACNUR-Relatorio-Vozes-das-Pessoas-Refugiadas--reduzido.pdf. Acesso em: 20 dez. 2023.
16. Franceschini ABC, Sampaio SS, Franceschini TRC. Abordagem comunitária: uma perspectiva para a promoção de saúde universal, integral e equânime. In: Gusso G, Lopes JMC. Tratado de medicina de família e comunidade. Porto Alegre: Artmed; 2012.
17. Sperandio N, Morais DC, Priore SE. Escalas de percepção da insegurança alimentar validadas: a experiência dos países da América Latina e Caribe. Ciênc Saúde Coletiva. 2018;23(2):449-62.
18. Oliveira NRF, Almeida LC. Direitos humanos e as políticas públicas de alimentação e nutrição: o direito à saúde e o Direito Humano à Alimentação Adequada (DHAA). In: Jaime PC. Políticas públicas de alimentação e nutrição. Rio de Janeiro: Atheneu; 2019.

24

Cuidado em nutrição de pessoas em condições de extrema pobreza

Paulo César Pereira de Castro Junior
Eloah Costa de Sant'Anna Ribeiro
Viviane Marinho
Rosana Salles-Costa
Aline Alves Ferreira

Dentre as inúmeras notícias de destaque que o Brasil teve no ano de 2022, uma delas gerou grande impacto nos diferentes meios de comunicação e mídias sociais, não apenas pela crueldade do acontecimento em si, mas pela magnitude. Um estudo revelou que mais de 33 milhões de brasileiros estavam em situação de fome, com aumento de mais de 70% no total de famílias que viviam com apenas uma refeição ao dia, ou em situações extremas: sem nenhuma refeição[1].

A Rede Brasileira de Pesquisa em Soberania e Segurança Alimentar e Nutricional (Rede Penssan) divulgou esse número alarmante a partir dos dois inquéritos nacionais sobre insegurança alimentar no contexto da pandemia da covid-19 no Brasil. Os mais de 25,2 milhões de pessoas que tinham algum nível de insegurança alimentar concentravam-se no Norte e Nordeste do país, tinham como chefes de famílias majoritariamente mulheres e eram da raça/cor preta ou parda[1].

A desigualdade no acesso aos alimentos foi notória. Famílias que tinham menores rendimentos (renda *per capita* de até 1/4 do salário-mínimo) foram um dos grupos mais atingidos pela fome (43%). A falta de acesso à renda se associa às inúmeras condições de violações aos direitos humanos, incluindo o direito a alimentação e nutrição adequadas. É importante destacar que o Brasil viveu, no período compreendido entre os anos de 2016 e 2022, crises políticas e sanitárias, somadas à adoção de modelo político e econômico baseado na austeridade fiscal. Um reflexo desse cenário pode ser observado no baixo investimento do Estado em ações consideradas básicas para a subsistência e outros processos de precarização da vida, conduzindo muitos brasileiros à situação de extrema pobreza e ampliando as desigualdades sociais[1-3].

Além das desigualdades sociais acentuadas pela pandemia de covid-19, a economia brasileira teve uma das piores contratações registradas no Produto Interno Bruto (PIB). Os vários processos de crises políticas e econômicas iniciados em meados dos anos 2010 conduziram o país à recessão e, de algum modo, interromperam a redução da pobreza e ampliaram as disparidades já existentes[3,4].

Assim, devido ao empobrecimento progressivo dos indivíduos, famílias e comunidades e à precarização da vida, muitos vivem sem acesso básico aos meios de subsistência mínimos. São situações de privação e ausência de cumprimento de direitos garantidos por lei que podem atingir qualquer indivíduo. Porém, distintos grupos social e historicamente marginalizados em nossa sociedade, como povos indígenas, quilombolas, pessoas em situação de rua, pessoas privadas de liberdade, pessoas em situação de acampamento, entre várias outras, tendem a ter mais chances de conviver com violações de direitos humanos[3,4].

A reflexão do cuidado nutricional discutido neste capítulo não tratará de subgrupos populacionais em si, mas abordará reflexões sobre a extrema pobreza e sobre a maneira como esse processo de construção do conceito e suas várias reelaborações e dinamismo trazem um caráter complexo a essa discussão. Aponta também para o fato de que o cuidado nutricional, em uma perspectiva inclusiva, deve ser pautado na diminuição dos preconceitos e exclusões já existentes. Cabe ao profissional de saúde atuar na perspectiva da erradicação da pobreza como base fundamental na formação de uma sociedade igualitária e com justiça social.

REFLETINDO SOBRE O QUE SE CHAMA "EXTREMA POBREZA"

Em 1948 foi assinada a Declaração Universal dos Direitos Humanos, a fim de combater atrocidades como aquelas cometidas durante as guerras mundiais, propondo princípios básicos para todos, como universalidade, interdependência e indivisibilidade, igualdade e não discriminação para a realização da justiça[5]. Hannah Arendt declara que "a essência dos direitos humanos é ter o direito a ter direitos", entretanto muitos indivíduos e populações ainda convivem e sobrevivem com uma condição severa de privação de necessidades humanas básicas[6].

A pobreza, segundo a Organização das Nações Unidas (ONU), é definida como "uma condição caracterizada por privação severa das necessidades humanas básicas, incluindo alimentação, água potável, instalações sanitárias, saúde, abrigo, educação e informação. Depende não apenas da renda, mas também do acesso aos serviços sociais". Assim, a situação de pobreza envolve a falta de recursos e de rendimentos que garantam a subsistência[7,8].

As metodologias para avaliação de extrema pobreza se dividem entre aquelas que medem a pobreza monetária e as que consideram a pobreza multidimensional, que incorpora outras dimensões para além daquela estritamente monetária. A pobreza monetária refere-se unicamente à insuficiência de rendimentos das famílias para a provisão de seu bem-estar. Nesse contexto, é considerado pobre aquele que não possui rendimentos suficientes para manutenção de sua subsistência de acordo com algum critério monetário estabelecido. Dessa forma, as pessoas são classificadas quanto à posição financeira nos limites das chamadas "linhas de pobreza", podendo estar abaixo (pobres) ou acima delas (não pobres)[9,10].

A pobreza multidimensional, por sua vez, é definida a partir da restrição do acesso a dimensões consideradas fundamentais para que um indivíduo não seja considerado pobre em determinada sociedade. Para sua mensuração pode ser adotada uma combinação de indicadores monetários (como o acesso ao rendimento do trabalho, aposentadoria e pensão, programas sociais etc.) e não monetários (como o acesso a educação, saúde, saneamento, moradia, tecnologia etc.). A definição desses indicadores, assim como do peso de cada dimensão no resultado obtido, depende da metodologia utilizada e pode envolver – ou não – a adoção de indicadores monetários[3,9,10].

O Banco Mundial definiu três linhas de pobreza, cujos valores dependem dos níveis de renda dos países. A linha de extrema pobreza está fixada atualmente em US$1,90 por dia em termos de poder de paridade de compra (PPC), a preços internacionais de 2011 e ancorada nas estimativas de pobreza dos países mais pobres do mundo[11]. Essa medida vem sendo utilizada para o monitoramento da extrema pobreza dos países a partir do indicador de avaliação da proporção da população vivendo abaixo da linha de pobreza internacional, por sexo, idade, condição perante o trabalho e localização geográfica (urbano/rural) dos Objetivos do Desenvolvimento Sustentável[12]. Quanto maior o nível de renda média dos países, mais alta deve ser a linha de pobreza para que esta mantenha correspondência com o nível de rendimento médio (ou padrão de vida médio) da população. Nesse sentido, o Banco Mundial elaborou estudos com objetivo de definir novas medidas de pobreza, e a partir de 2017 foram adicionadas as linhas de US$3,20 (direcionada a países de renda média-baixa) e de US$5,50 (direcionada a países de renda média-alta, como o Brasil)[3,11].

O Instituto Brasileiro de Geografia e Estatística (IBGE) realiza um monitoramento das condições de vida da população brasileira com base em indicadores sociais. O público-alvo potencial do programa Bolsa Família (pessoas com rendimento abaixo de R$178,00) era de 18,7 milhões de pessoas. Se levarmos em consideração a linha recomendada internacionalmente para o Brasil (US$5,50 PPC), o total de pobres mais que triplica e supera 62 milhões de pessoas no mesmo ano. O Quadro 1 resume as principais linhas de pobreza, todas tendo por base o rendimento domiciliar *per capita*.

Ainda, por meio da Agenda 30, no âmbito do indicador 10.2.1 dos Objetivos de Desenvolvimento Sustentável, os dados do Quadro 1 podem ser monitorados, devido à análise da proporção da população que vive abaixo desse valor, com desagregações para sexo, grupos de idade e pessoas com deficiência[14]. Por essa medida, 51,1 milhões de pessoas estariam na pobreza em 2021, abaixo do quantitativo estabelecido pelo valor de meio salário-mínimo (67,9 milhões), que é mais próximo do valor da linha de US$5,50 PPC. Entretanto, é importante destacar que as definições das linhas de pobreza apresentadas não contemplam as dimensões sociais dos indivíduos e famílias, como nível de escolaridade, sexo, cor autodeclarada, acesso a água potável, saneamento e eletricidade no domicílio, por serem uma avaliação da pobreza monetária[3].

As linhas de pobreza administrativas são aquelas criadas com o objetivo de identificar o público elegível a ser beneficiário de programas sociais. No caso brasileiro, os principais programas são o Benefício de Prestação Continuada e o Programa Bolsa Família. O Cadastro Único (CadÚnico) dos programas sociais também tem grande relevância nesse cenário, pois é o sistema de informação nacional que permite cadastrar as pessoas elegíveis para o recebimento de benefícios sociais segundo cortes de renda familiar[3,9,10].

Conforme apontado por Maluf[15], a pobreza absoluta é estimada relativamente à insuficiência de consumo com respeito às necessidades fundamentais, sendo elas atendidas via despesas monetárias (a renda) ou não monetárias. Cabe aqui mencionar também que as necessidades fundamentais são materializadas pela linha de pobreza, que corresponderia à renda mínima necessária para atendê-las.

Amartya Sen[16] faz uma importante crítica ao uso de indicadores baseados na pobreza absoluta ou, ainda, na pobreza monetária. Para o autor, a pobreza pode ser definida como uma privação das capacidades básicas de um indivíduo e não apenas como uma renda inferior a um patamar preestabelecido. Ele aponta que fatores do território, biológicos e sociais multiplicam

QUADRO 1 Linhas de pobreza monetária e suas respectivas referências/usos, valores nominais mensais *per capita*, e definição das pessoas consideradas pobres – Brasil, 2021

Linhas de pobreza monetária	Referências	Valor nominal mensal *per capita* (R$)	Pessoas consideradas pobres	
			Absoluto (1.000 pessoas)	Relativo (%)
Extrema pobreza				
Bolsa Família	Linha para concessão do benefício básico do programa Bolsa Família	89	10.012	4,7
US$1,90 PPC 2011/dia[a]	Linha do Banco Mundial para países de renda baixa	168	17.858	8,4
1/4 do salário-mínimo	Linha de concessão do BPC	275	28.495	13,4
Pobreza				
Bolsa Família	Linha de elegibilidade ao programa Bolsa Família	178	18.734	8,8
US$3,20 PPC 2011/dia[a]	Linha do Banco Mundial para países de renda média-baixa	283	32.252	15,2
50% da mediana	Medida de pobreza relativa utilizada pela OCDE	405	51.147	24,1
US$ 5,50 PPC 2011/dia[a]	Linha do Banco Mundial para países de renda média-alta	486	62.525	29,4
1/2 salário-mínimo	Cadastro Único do Governo Federal	550	67.937	32

[a] Taxa de conversão da paridade de poder de compra para consumo privado, R$ 1,66 para US$1,00 PPC 2011, valores diários tornados mensais e inflacionados pelo IPCA para anos recentes. Exclusive as pessoas cuja condição no domicílio era de pensionista, empregado doméstico ou parente do empregado doméstico.
Nota: Acumulado de primeiras visitas em 2012 e 2014, e de quintas visitas em 2020 e 2021.
BPC: Benefício de Prestação Continuada; IPCA: Índice Nacional de Preços ao Consumidor Ampliado; OCDE: Organização para a Cooperação e Desenvolvimento Econômico; PPC: paridade de poder de compra.
Fonte: IBGE[3]; Lila et al.[13].

ou reduzem o impacto exercido pela renda sobre cada indivíduo. Ser pobre é ter um nível de rendimento insuficiente para desenvolver determinadas funções básicas, levando em conta as circunstâncias e requisitos sociais circundantes, sem esquecer a interconexão de muitos fatores. Nesse sentido, o autor apresenta a noção de que a pobreza não deve ser identificada com o critério padrão da escassez de renda, mas deve ser interpretada como a privação das chamadas "capacidades básicas".

A relação entre renda e capacidade pode ser afetada por diversos fatores, cujas interações podem fortalecê-los reciprocamente. A idade é um desses fatores, sendo os grupos de pessoas mais jovens e mais idosas os mais vulneráveis socialmente. Ademais, há a diferença de sexos e a expressão nos papéis sociais que representam. Por exemplo, as responsabilidades especiais da maternidade e das práticas habituais que determinam obrigações familiares, a localização residencial e a convivência com a insegurança e a violência em determinadas vizinhanças, o perfil epidemiológico observável por doenças pandêmicas e endêmicas em uma região, além de outros sobre as quais a pessoa pode não ter controle – ou tê-lo apenas de modo relativo[3,17,18].

A fome, a desnutrição, a inserção precária no mercado de trabalho, a baixa renda, a moradia inadequada, a dificuldade de acesso a postos de saúde ou escolas, a inexistência de serviços de infraestrutura urbana e o preconceito de raça e gênero revelam dimensões específicas de vulnerabilidade e pobreza que podem acometer contingentes maiores ou menores da população. Esses contingentes vulneráveis podem se revelar por traços e facetas muito marcantes, como os de desempregados sem acesso a seguro-desemprego, subempregados, trabalhadores volantes, mães solteiras com filhos ou idosos sem recursos e sem assistência, população em situação de rua, pequenos agricultores familiares sem acesso a crédito e assistência técnica, comunidades ribeirinhas, indígenas e quilombolas residentes em localidades[1,3,4,7].

Ressalta-se ainda que algumas desvantagens podem exercer impacto "duplo" sobre a relação entre a privação de renda e a adversidade na conversão de renda em funcionamentos. Aspectos como a baixa mobilidade física, a ocorrência de doenças ou mesmo a idade podem diminuir as oportunidades de obtenção de renda. Adicionalmente, esses impedimentos dificultam a conversão da renda em capacidades básicas, dado que pessoas com incapacidades, doenças mais acentuadas ou idosas podem precisar de mais renda para aquisição de medicamentos, próteses e tecnologias assistivas para as atividades da vida diária (p. ex., comunicação, alimentação), dentre outros produtos específicos. Isso significa que a "pobreza real", entendida nos termos da privação de capacidades, pode ser mais intensa do que parece ser no espaço da renda. Uma preocupação dessa natureza deve ser levada em conta na avaliação de ações públicas para assistir os grupos de maior vulnerabilidade[16].

Apesar das críticas mencionadas, o conceito de pobreza monetária permanece sendo utilizado atualmente na construção de indicadores de pobreza e pobreza extrema, e serve como referência para a construção de políticas públicas para o enfrentamento de cenários de pobreza.

POBREZA E EXTREMA POBREZA NO BRASIL

Segundo dados da Comissão Econômica para América Latina e Caribe (Cepal), aproximadamente 33% da população latino-americana vive hoje em situação de pobreza e 13% vivencia situação de extrema pobreza. Apesar de estar em uma situação mais confortável quando comparado à América Latina, o Brasil apresenta um cenário preocupante em relação à evolução histórica da pobreza e da extrema pobreza (Figura 1). Desde 2020 o país não tem acompanhado a tendência da América Latina na estabilidade do percentual da população que vive nas condições de pobreza e extrema pobreza. Pelo contrário: no Brasil houve um salto de 18 para 24% da população em situação de pobreza e de 5 para 8% em situação de extrema pobreza[19].

A Cepal aponta ainda uma acentuação da pobreza e pobreza extrema nos últimos anos em domicílios brasileiros chefiados por mulheres (Figura 2), por desempregados ou por pessoas em atividades autônomas (Figura 3), por pretos e indígenas (Figura 4). Merecem destaque também as iniquidades da pobreza entre homens e mulheres no

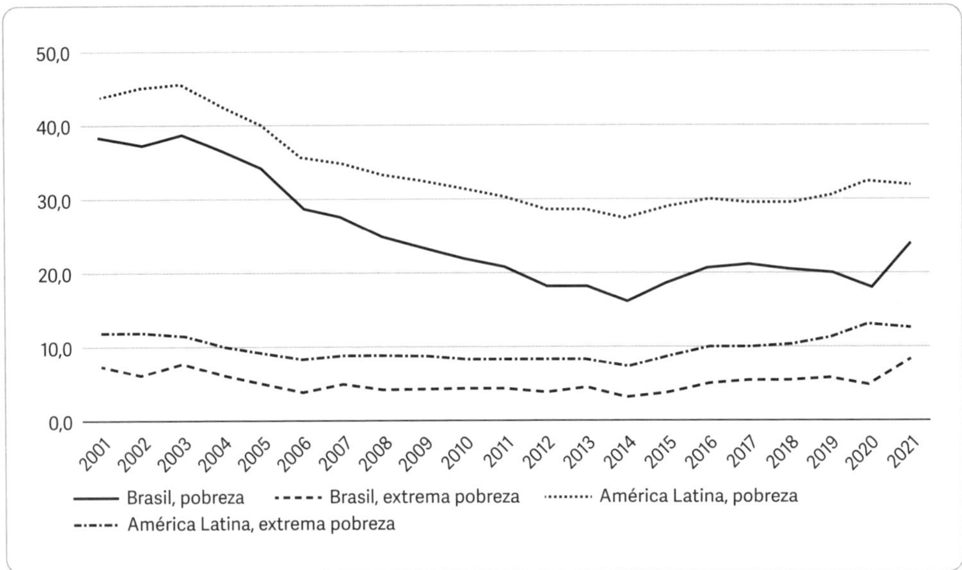

FIGURA 1 População em extrema pobreza e em pobreza segundo o Brasil e a América Latina (2001-2021).

Fonte: Cepalstat[19].

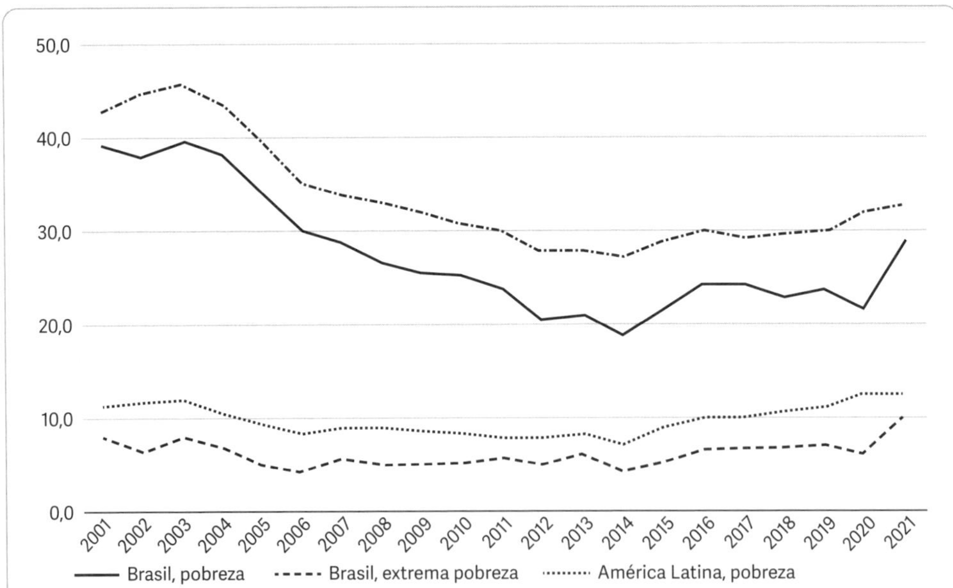

FIGURA 2 População em situação de pobreza extrema e pobreza segundo domicílios chefiados por mulheres no Brasil e na América Latina (2001-2021).

Fonte: Cepalstat[19]. Não foram apresentados os dados de 2010 para o Brasil.

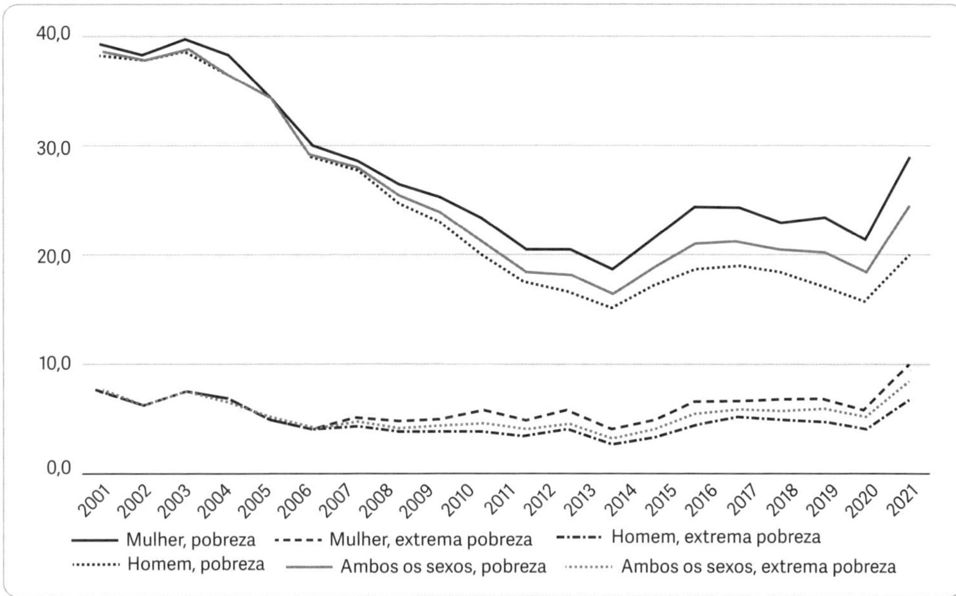

FIGURA 3 População em situação de pobreza extrema e pobreza segundo o sexo do chefe de família no Brasil (2001-2021).

Fonte: Cepalstat[19]. Não foram apresentados os dados de 2010 para o Brasil.

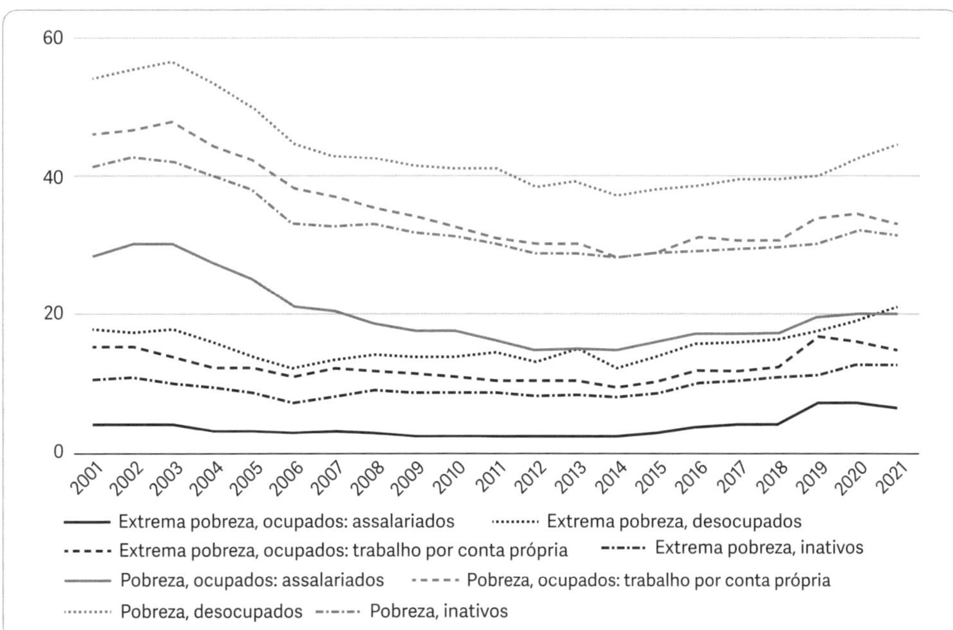

FIGURA 4 População em situação de extrema pobreza e pobreza segundo condição de atividade e área geográfica.

Fonte: Cepalstat[19].

Brasil, identificadas a partir do índice de feminilidade da pobreza (disparidade na incidência da pobreza e da pobreza extrema entre homens e mulheres). Segundo esse índice, um valor superior a 100 indica que a pobreza (pobreza extrema) afeta em maior parte as mulheres do que os homens, e um valor inferior a 100 indica situação contrária. Na série histórica, construída desde 2001, o valor referente ao ano de 2021 foi o maior já visto no Brasil, apontando para uma acentuação da desigualdade de gênero na população em situação de extrema pobreza (Figura 5).

Todas as grandes regiões no Brasil registraram aumento da extrema pobreza no ano de 2021, porém o crescimento foi mais intenso nas regiões Norte e Nordeste. Entre 2020 e 2021, a proporção de extremamente pobres passou de 8,5 para 12,5% na região Norte e de 10,4 para 16,5% no Nordeste, variações superiores àquelas verificadas nas demais regiões brasileiras[3].

A proporção de pobres no país, medida pela linha de US$5,50 por dia, seguiu a mesma tendência da extrema pobreza, com crescimento superior nas regiões Norte e Nordeste. A pobreza nesta última região atingiu 48,7% da população em 2021. Por sua vez, a proporção de pobres na região Sul foi a menor do país em 2021, chegando a 14,2%, cerca de 2 pontos percentuais superior a 2020, acompanhando a trajetória de crescimento nacional. Nas regiões Sudeste e Centro-Oeste a proporção de pobres em 2021 chegou a aproximadamente 1/5 da população (20,6%), com crescimento de cerca de 4 pontos percentuais em relação a 2020[3].

O maior crescimento da extrema pobreza e da pobreza nas regiões Norte e Nordeste ampliou a participação dessas regiões no total de pobres do Brasil em 2021. Na região Nordeste, onde residiam cerca de 27% dos brasileiros entre os anos de 2020 e 2021, houve aumento de 47,4 para 53,2% nas pessoas consideradas extremamente pobres pela linha de US$1,90 e oscilação de 45,5 para 44,8% naquelas consideradas pobres pela linha de US$5,50. O Sudeste, região mais populosa do país em 2021 (42,1% da população brasileira),

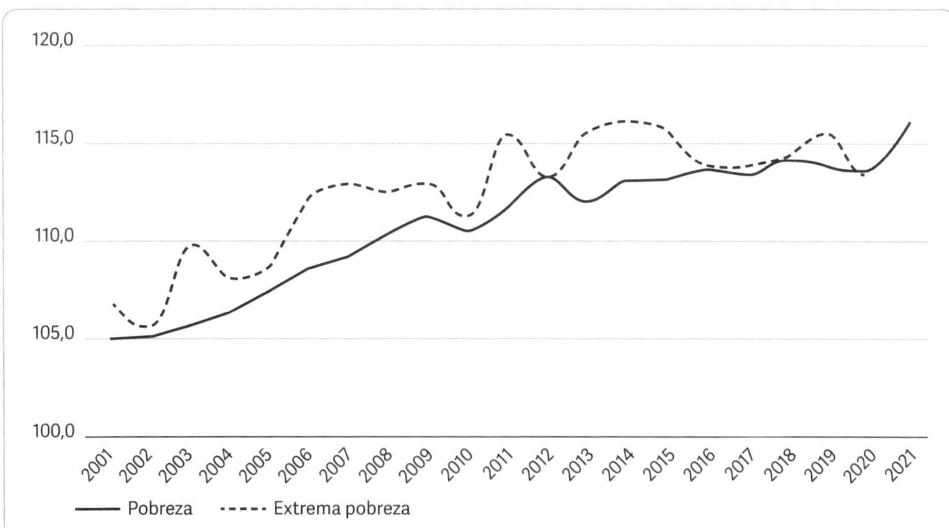

FIGURA 5 Índice de feminilidade da extrema pobreza e pobreza no Brasil.
Fonte: Cepalstat[19].

respondia por 25,5 e 29,5% dos extremamente pobres e pobres do Brasil[3,20].

Para melhor qualificar os dados sobre pobreza monetária, a Pesquisa Nacional por Amostra de Domicílios Contínua (PNAD Contínua) fornece informações sobre o perfil dessa população, o que permite analisar com mais profundidade a incidência da pobreza sobre grupos específicos. As diferenças mais significativas têm sido nas análises por cor ou raça, e pretos ou pardos representavam mais de 70% dos pobres e extremamente pobres. Essas diferenças também se mantiveram em 2021 nas taxas de pobreza (37,7% entre pretos e pardos; 18,6% entre brancos) e extrema pobreza (11% entre pretos e pardos; 5% entre brancos)[3,20].

Entre as mulheres pretas ou pardas esses percentuais de pobres e extremamente pobres foram ainda maiores, chegando a, respectivamente, 11,6 e 39,0%. O arranjo domiciliar formado por mulheres pretas ou pardas responsáveis, sem cônjuge e com presença de filhos menores de 14 anos também foi aquele que concentrou a maior incidência de pobreza: 29,2% dos moradores desses arranjos tinham rendimento domiciliar *per capita* inferior a US$1,90 e 69,5% inferior a US$5,50[3,20].

RELAÇÃO DA POBREZA COM A SEGURANÇA ALIMENTAR E NUTRICIONAL E IMPORTÂNCIA DOS BENEFÍCIOS SOCIAIS

A extrema pobreza tem efeitos imediatos sobre a capacidade das famílias de assegurar uma alimentação adequada e saudável. No Brasil, o crescimento da extrema pobreza e os profundos cortes orçamentários nos programas sociais e de segurança alimentar e nutricional entre os anos 2016 e 2022 criaram o ambiente para o retorno da fome como manifestação viva no atual contexto da realidade brasileira[1,3,21].

É importante destacar que a fome é o avesso do Direito Humano à Alimentação e à Nutrição Adequadas (Dhana), não apenas por representar sua não realização absoluta, mas também por violar o direito de viver livre do medo e da miséria, o princípio da dignidade humana e o direito a um nível de vida suficiente para ter saúde e bem-estar, como assegura a Declaração Universal dos Direitos Humanos[5].

A realização do Dhana decorre de ações públicas diversas, voltadas a diferentes necessidades, e de políticas estruturais que definem as condições necessárias para sua garantia. Uma população urbana possivelmente terá um processo de determinação diferente de uma população rural para acessar uma alimentação adequada e saudável. Aspectos como disponibilidade de recursos financeiros para a aquisição de alimentos, políticas de geração de emprego e renda dignos, regulação dos preços dos alimentos essenciais e políticas de abastecimento que garantam a disponibilidade de alimentos saudáveis e acessíveis em todas as partes da cidade podem ser políticas essenciais para garantia do direito humano nos centros urbanos. Em áreas rurais, rurais, indígenas e povos e comunidades tradicionais, o acesso à terra e a outros recursos naturais (água, sementes etc.) revela-se imprescindível para a realização do direito à alimentação, assim como o apoio à produção e reprodução de seus modos de vida. Nos diferentes contextos, o enfrentamento de questões estruturantes de desigualdades sociais, econômicas, de gênero e raça é central para a garantia desse direito[22].

Cabe destacar que, no Brasil, a criação do Sistema Nacional de Segurança Alimentar e Nutricional (Sisan) teve por objetivo assegurar o Direito Humano à Alimentação Adequada (DHAA), e que se entende Segurança Alimentar e Nutricional a realização do direito de todos ao acesso regular e permanente a alimentos de qualidade, em quantidade suficiente, sem comprometer o acesso a outras necessidades essenciais, tendo como base práticas alimentares promotoras de saúde que respeitem a diversidade cultural e que sejam ambiental, cultural, econômica e socialmente sustentáveis[23].

Os efeitos da política de austeridade no orçamento diretamente associado aos programas de garantia ao DHAA são evidentes no orçamento federal no Brasil. O programa orçamentário de segurança alimentar e nutricional sofreu uma redução de 97% entre os anos de 2014 e 2021, caindo de 5,2 bilhões de reais para 148,5 milhões de reais. Programas de assistência comunitária de fomento à produção dos povos indígenas, tradicionais e agricultores comunitários foram praticamente extintos, e nesse mesmo período o Programa de Aquisição de Alimentos (PAA) teve uma redução de 95%[22].

DESAFIOS NO CUIDADO NUTRICIONAL

Conforme sinalizado anteriormente, o cuidado nutricional de indivíduos e sociedades em extrema pobreza requer reflexões e combate às inúmeras injustiças sociais. Situações de preconceito, marginalização e exclusão pelo estigma da pobreza ocorrem cotidianamente nos diversos níveis de atenção à saúde do Brasil.

Nesse contexto, o conceito de interseccionalidade é fundamental para entender as relações entre a má nutrição e desigualdades sociais e pensar no cuidado nutricional em si. A fome não é um fenômeno social isolado, mas sim uma das muitas consequências das desigualdades estruturais que afetam as pessoas em diferentes níveis a depender de raça, gênero, classe social e acesso a recursos básicos. Por exemplo: mulheres negras e indígenas têm maior probabilidade de viver em situação de pobreza e insegurança alimentar, o que reflete a intersecção das discriminações de gênero e raça. Da mesma forma, pessoas que vivem em áreas rurais, remotas, subúrbios e favelas podem enfrentar barreiras para o acesso a alimentação adequada e saudável, o que evidencia a intersecção de desigualdades regionais e econômicas. A compreensão das interseccionalidades é, portanto, essencial para a formulação de políticas públicas que possam garantir o DHAA e combatam a fome de forma mais efetiva[24].

O conceito de interseccionalidade foi cunhado pela professora de Direito e ativista feminista Kimberlé Crenshaw em 1989. Ela propôs que as formas de opressão, como a discriminação racial, de gênero e de classe social, não operam de maneira isolada, mas se interconectam e se reforçam mutuamente. Segundo a autora, as interseccionalidades se referem às "maneiras pelas quais as relações entre as categorias de gênero, raça, classe e outras dimensões da vida social se entrelaçam, criando múltiplas formas de opressão e privilégio"[25].

A interseccionalidade é, portanto, uma perspectiva teórica e política que busca compreender as experiências e vivências das pessoas que pertencem a múltiplas categorias sociais e que enfrentam formas complexas e entrelaçadas de discriminação e exclusão. Vale destacar que pensadoras negras brasileiras são importantes referências na construção do conceito de interseccionalidade e têm contribuído para sua disseminação e aplicação no país. Essas mulheres têm apontado a importância de considerar as múltiplas formas de opressão que afetam as mulheres negras, incluindo racismo, sexismo, classismo, lesbofobia, transfobia, entre outras. Além disso, têm destacado a importância de valorizar as experiências, saberes e lutas das mulheres negras em todas as suas dimensões. Isso implica reconhecer a diversidade dentro da população negra e garantir a sua representação e participação em espaços de decisão e poder.

Esse conceito pode ser explicado metaforicamente por meio da visão de uma encruzilhada. Segundo essa metáfora, as pessoas vivem em uma encruzilhada, em que diversas estradas se cruzam e se interconectam. Cada estrada representa uma dimensão da identidade, como raça, gênero, classe social, orientação sexual, entre outras, e as pessoas atravessam essas estradas em diferentes direções e momentos.

Para Lélia Gonzalez, a metáfora da encruzilhada ajuda a compreender a complexidade das opressões que afetam as mulheres negras, que são atravessadas por diversas dimensões da identidade. Segundo ela, a interseccionalidade é importante para analisar como essas opressões se sobrepõem e se reforçam mutuamente, criando experiências de opressão múltiplas e interconectadas[26,27]. Carla Akotirene, por sua vez, afirma que a metáfora da encruzilhada representa a multiplicidade das identidades e a necessidade de compreender a interconexão entre elas[28].

Ambas as autoras convergem para a noção de que é por meio da interseccionalidade que se pode compreender a complexidade das opressões que afetam as mulheres negras, visando construir uma análise crítica das estruturas sociais que perpetuam essas desigualdades[29].

Ao refletir sobre o cuidado nutricional, o profissional deve ter em mente que pessoas na condição de extrema pobreza não possuem demandas específicas, exceto se fizerem parte de outros grupos populacionais em situação de vulnerabilidade, por exemplo, as pessoas com deficiência. Porém, alguns pontos norteadores devem ser levados em consideração pelo profissional ao pensar nos distintos elementos que envolvem o cuidado nutricional, conforme apresentado a seguir.

Preconceito em relação à pobreza

Pessoas em condição de extrema pobreza frequentemente enfrentam diversos preconceitos e estigmas atribuídos a sua condição socioeconômica, que muitas vezes envolvem:

- Culpa e responsabilização individual pela própria pobreza: muitas vezes as pessoas são responsabilizadas individualmente por sua própria condição, como se a pobreza fosse uma escolha, falta de mérito ou um fracasso pessoal.
- Falta de educação e qualificação profissional: é comum que as pessoas em situação de extrema pobreza sejam vistas como incapazes ou desinteressadas em se educar e se qualificar profissionalmente.
- Criminalização e marginalização: a pobreza muitas vezes é associada à criminalidade e à marginalidade, o que pode levar à criminalização e ao estigma das pessoas em situação de extrema pobreza.
- Fragilidade e dependência: essas pessoas comumente são vistas como frágeis e dependentes, incapazes de tomar decisões ou de cuidar de si mesmas.
- Discriminação racial e de gênero: a pobreza afeta de forma desproporcional mulheres e pessoas negras, que podem enfrentar preconceitos e estigmas adicionais em função de sua raça e/ou gênero.

Uma vez que preconceitos e estigmas podem levar a diversas formas de discriminação e exclusão social, afetando negativamente a vida e a saúde das pessoas em situação de extrema pobreza, os profissionais de saúde precisam desconstruir esses estereótipos e trabalhar com uma abordagem mais inclusiva e respeitosa junto a essa população.

Integralidade do cuidado e escuta ativa

A integralidade é uma abordagem que se torna cada vez mais necessária na atuação do nutricionista, especialmente em contextos de vulnerabilidade social e extrema pobreza. A integralidade no contexto da atuação do nutricionista significa a compreensão do indivíduo em sua totalidade, incluindo aspectos biológicos, psicológicos, sociais e culturais, bem como a consideração do contexto em que está inserido. Isso implica uma atuação que vai além do simples diagnóstico e tratamento de doenças, considerando também fatores como a qualidade da alimentação, o acesso aos alimentos, as práticas culturais relacionadas à alimentação e outros aspectos que afetam a saúde e o bem-estar do indivíduo[30].

A integralidade é um princípio norteador do Sistema Único de Saúde (SUS) e orientador das práticas em saúde. Rubem Mattos, um dos principais autores no debate da integralidade em saúde, destaca que a comunicação é o caminho para que haja uma integralidade de fato[31]. Nesse sentido, a prática da escuta ativa deve ser um dos meios essenciais na comunicação com pessoas ou grupos em condição de extrema pobreza.

Por meio de uma escuta qualificada e do acolhimento, o profissional de nutrição pode compreender as reais necessidades e demandas das pessoas em situação de extrema pobreza e, a partir daí, planejar intervenções mais adequadas e efetivas. Em muitos contextos a escuta pode ter, inclusive, uma função terapêutica, possibilitando a atenção integral à saúde. Para tanto, o nutricionista deve criar um ambiente acolhedor e seguro para que a pessoa se sinta à vontade para compartilhar suas experiências e dificuldades. É importante demonstrar empatia, atenção e interesse genuíno em ouvir e entender a perspectiva da pessoa. Além disso, é preciso evitar julgamentos, preconceitos ou estereótipos que possam prejudicar a compreensão da situação e necessidades da pessoa. É fundamental lembrar que a escuta ativa é uma habilidade que deve ser desenvolvida continuamente por meio de treinamentos, estudos e reflexões sobre as próprias práticas e atitudes[30].

Muito já se avançou no debate e na construção de ações, programas e políticas pautados na escuta qualificada e ativa e na integralidade do cuidado em saúde e nutrição. Porém, o caminho para reorientar as práticas do profissional de nutrição nas condições de extrema pobreza ainda é longo, principalmente no reconhecimento da relevância dessa prática e na transversalidade que ela impõe.

Ambiente alimentar

O território e a relação das pessoas com ele é uma condição extremamente importante no cuidado nutricional em alguns subgrupos populacionais, por exemplo, os povos e comunidades tradicionais. Porém, também é importante compreender onde vivem as pessoas em condições de extrema pobreza, não apenas pela perspectiva do território e ambiente em si, mas pelas condições físicas e ambientais envolvidas. Por exemplo: existe um teto? Cozinhar é uma possibilidade? Qual a frequência de acesso a determinados alimentos?

O ambiente alimentar é um importante lócus a ser avaliado em contextos de extrema pobreza. Os ambientes alimentares referem-se às condições físicas, econômicas, socioculturais e políticas que moldam o acesso, a disponibilidade, a segurança e as preferências alimentares[32]. Os comportamentos dos consumidores respondem aos ambientes alimentares e são compostos de consciência individual e decisões sobre onde e quais alimentos adquirir, preparar e comer. Nesse sentido, o ambiente alimentar é um fator determinante para o acesso e o consumo alimentar da população, e deve-se compreendê-lo com base em suas várias dimensões e níveis de complexidade, especialmente no que diz respeito a populações em extrema pobreza.

No Brasil, estudos têm apontado para a existência de uma desigualdade territorial na distribuição dos equipamentos que comercializam alimentos, com menor presença desses estabelecimentos em territórios de menor renda. Apontam ainda para uma relação direta entre bairros de maior vulnerabilidade e a presença dos chamados "desertos alimentares", que são áreas geográficas com pouco ou nenhum acesso a estabelecimentos que comercializam alimentos *in natura* e/ou minimamente processados[33,34].

Alguns pontos importantes para observar no ambiente alimentar no local onde vivem os indivíduos ou grupos populacionais são:

- Existe produção de alimentos no território? Em caso positivo, quais alimentos são produzidos e como são produzidos?
- Quais estabelecimentos comercializam alimentos no território? E como eles estão distribuídos pelo território?
- Os estabelecimentos comerciais são acessíveis?
- Os estabelecimentos presentes no território comercializam alimentos adequados e saudáveis?
- Qual o preço dos alimentos?
- Existem estabelecimentos que realizam doações ou comercializam alimentos a baixo custo?
- Qual a cultura alimentar do território?

As questões mencionadas levam o profissional a entender as particularidades do território em que atua, buscando conhecer a realidade socioeconômica, cultural e alimentar da população local. Essa compreensão deve levar em conta não apenas as carências, mas também as potencialidades e as estratégias de resistência dos indivíduos e comunidades.

Com base nesse conhecimento, o nutricionista deve elaborar estratégias e pensar em alternativas que sejam adequadas para a realidade local, levando em consideração não somente as necessidades nutricionais da população, mas também as possibilidades de acesso a alimentos e outros recursos básicos. É importante que as ações sejam planejadas de forma participativa, envolvendo a comunidade, dando voz para as pautas historicamente construídas nos territórios e visibilizando as violações de direitos que forem identificadas nesse processo de mapeamento do território.

Uma importante estratégia para melhorar o ambiente alimentar em territórios de extrema pobreza é a promoção de hortas comunitárias e da agricultura familiar, que podem ser implementadas em espaços públicos ou comunitários, como praças e escolas. Essas ações são importantes não apenas para melhorar o acesso aos alimentos, mas também para estimular a educação alimentar e nutricional, além de promover a autonomia das famílias na produção de alimentos saudáveis e de qualidade.

Outra estratégia relevante é o incentivo à participação comunitária em programas governamentais de segurança alimentar e nutricional, como o Programa Nacional de Alimentação Escolar (PNAE), que fornece alimentação escolar de qualidade para crianças e adolescentes em todo o país. O nutricionista pode contribuir para a implementação e o aperfeiçoamento desses programas, assegurando o acesso a alimentos saudáveis e diversificados.

Além disso, a atuação do nutricionista em territórios de extrema pobreza deve incluir ações que visem à melhoria das condições sanitárias e de infraestrutura dos espaços onde as pessoas vivem e se alimentam, entendendo que essas condições têm relação direta com a SAN desses territórios.

Acesso a benefícios sociais

Programas sociais de acesso à renda e/ou alimentação são fundamentais em condições de extrema pobreza, e podem ser entendidos como parte auxiliar do cuidado nutricional junto a essa população. Os impactos sociais de programas como o Fome Zero no Brasil foram notórios. Por sua vez, políticas de transferência de renda direcionadas às famílias em condição de pobreza e extrema pobreza geraram impactos diretos na qualidade e quantidade de alimentação de muitos brasileiros[35]. Infelizmente, essas políticas e programas foram sucateados, descaracterizados e quase extintos na última gestão federal.

Portanto, compreender quais ações, programas ou políticas o indivíduo assistido conhece ou acessa é importante, pois o profissional de nutrição pode orientar indivíduos e famílias a reivindicarem a exigibilidade do direito humano à alimentação adequada. Nessa direção, algumas estratégias podem ser adotadas pelo profissional de saúde que atua no SUS e no Sistema Único de Assistência Social (Suas), conforme apresentado no Quadro 2.

É importante destacar que os Centros de Referência de Assistência Social (Cras) podem ser considerados espaço de discussão, construção e implementação de práticas direcionadas ao cuidado social de grupos em condição de vulnerabilidade social, assim como um lócus de promoção da autonomia e do empoderamento para o

QUADRO 2 Estratégias para viabilizar a inclusão de pessoas em extrema pobreza em programas sociais de acesso a renda e/ou alimentação

Identificação de vulnerabilidades	O profissional precisa estar atento à realidade socioeconômica dos usuários durante o atendimento e identificar aquelas em situação de pobreza e extrema pobreza que ainda não estão incluídas em programas sociais.
Informação e orientação	É importante informar e orientar as pessoas sobre os programas sociais existentes em âmbito nacional e no território, assim como seus requisitos e suas formas de acesso.
Encaminhamento para o Suas	O nutricionista do SUS pode encaminhar as pessoas para as unidades responsáveis pela gestão dos programas sociais no Suas, como as Secretarias Municipais de Assistência Social ou Cras, para que possam realizar o cadastramento e a solicitação de benefícios.
Articulação multiprofissional e intersetorial	O encaminhamento para o Suas não desresponsabiliza os profissionais de saúde do acompanhamento das pessoas em extrema pobreza, sendo central que o nutricionista se articule com outros profissionais do Suas e do SUS para garantir o acesso das pessoas aos programas sociais e desenvolver ações integradas de cuidado.
Acompanhamento longitudinal	É fundamental o contato frequente com as pessoas para verificar se conseguiram acessar os programas sociais e se estão recebendo os benefícios de forma adequada, além de avaliar a evolução do estado nutricional e promover ações de educação alimentar e nutricional.

Cras: Centro de Referência de Assistência Social; Suas: Sistema Único de Assistência Social; SUS: Sistema Único de Saúde.
Fonte: elaboração dos autores.

controle social. Infelizmente, na maioria das regiões do Brasil os nutricionistas da atenção primária à saúde sabem pouco sobre as ações e potencialidades da rede socioassistencial, o que limita o trabalho intersetorial para mitigar as iniquidades em saúde.

O profissional nutricionista – tanto o que atua no SUS quanto aquele vinculado a serviços socioassistenciais – pode lançar mão de ações de educação alimentar e nutricional, tanto para propor ações no território de atuação quanto para matriciar a equipe, e dessa maneira favorecer mudanças alimentares voluntárias pelas famílias, além de valorizar e fortalecer os hábitos alimentares saudáveis já adotados no contexto familiar, por meio da abordagem sobre os direitos, sobre segurança alimentar e nutricional e sobre as etapas do sistema alimentar (produção, abastecimento e consumo), valorização do consumo de alimentos tradicionais, produção para o autoconsumo (hortas domésticas e comunitárias), entre outros.

Renda

Apesar de a renda ser um dos definidores para enquadrar o indivíduo ou famílias em condição de extrema pobreza, ela deve ser analisada com cautela. Os números brutos em si podem classificar por meio de pontos de corte uma determinada condição de pobreza extrema. Porém, a pobreza extrema também pode ser analisada à luz de uma perspectiva mais ampla e pressupõe gradações.

A pobreza tem caráter subjetivo, variando em conteúdo e intensidade e conforme é vivida e percebida. Portanto, pode ser considerada um conceito relativo, multidimensional e que permite uma pluralidade de situações. Contudo, as várias condições de extrema violação de acesso a direitos humanos e privações tenderam a considerar a pobreza extrema mensurada por variados indicadores de renda e emprego[36].

Assim, por mais que se adote a renda ou outro indicador mensurável, não se deve esquecer que "a pobreza deve ser entendida como a privação da vida que as pessoas realmente podem levar e das liberdades que elas realmente têm"[37]. Deve-se, portanto, refletir que, em muitas situações, indivíduos ou famílias não são "enquadrados" em extrema pobreza, mas vivem em inúmeras condições de privação, afetando diretamente a qualidade de vida e saúde.

Em muitos contextos, a condição do cuidado nutricional visa à redução de danos. Apesar de a redução de danos ser compreendida como uma ação inovadora do SUS, historicamente apresenta maior interface com políticas de saúde mental e ações direcionadas a usuários de álcool e outras drogas. Aqui, porém, é compreendida como um conjunto de estratégias que podem, em um primeiro momento, oferecer alternativas de cuidados na saúde e na alimentação de indivíduos ou grupos populacionais, sem abandonar a promoção de saúde em si. Por exemplo: se um domicílio está em uma condição de insegurança alimentar grave, ou seja, enfrenta a escassez de alimentos com todos os indivíduos residentes, chegando à condição de fome, é preciso pensar em sanar a condição da fome e a ausência de alimentos logo no primeiro momento.

Porém, o que muitos indivíduos, famílias e grupos sociais em contexto de extrema pobreza têm vivenciado para sanar a fome é o consumo de alimentos mais acessíveis economicamente e de menor qualidade nutricional, como os ultraprocessados ricos em gorduras, açúcares e aditivos alimentares. No Brasil, tem sido observada uma queda no preço de alimentos ultraprocessados, enquanto os alimentos *in natura*, minimamente processados e processados paulatinamente encarecem. Estudo recente projeta que a partir do ano de 2026 os alimentos *in natura* e minimamente processados, recomendados como base da alimentação pelo *Guia alimentar para a população brasileira*, devem se tornar mais caros do que alimentos ultraprocessados[38].

De acordo com os dados da Pesquisa de Orçamentos Familiares realizada em 2018, quanto menor o orçamento domiciliar, menor tende a ser o gasto com alimentos. Nesse ano, nos domicílios com rendimento mensal de até 2 salários mínimos, a despesa mensal com alimentação foi a metade da média nacional (R$ 329 × R$ 658). No entanto, mesmo gastando significativamente menos, os domicílios nessa faixa de rendimento comprometem uma parcela significativamente maior de seu orçamento com esse gasto (22%, enquanto a média nacional é de 14%). A mesma pesquisa aponta para um aumento da participação dos ultraprocessados no dia a dia dos brasileiros que possuem menor renda[39].

CONSIDERAÇÕES FINAIS E DESAFIOS FUTUROS

Ações governamentais das diferentes esferas e novos pactos sociais em prol da superação das iniquidades e o cumprimento das diretrizes estabelecidas no SUS, no Suas e no Sisan são fundamentais para o enfrentamento das questões que são consequência da extrema pobreza e da pobreza.

Nesse sentido, o governo brasileiro iniciado em 2023 tem priorizado a retomada do Sisan com construção de uma agenda baseada em três eixos para o enfrentamento da fome e da extrema pobreza:

1. A assistência social.
2. O acesso à renda e ao trabalho.
3. A produção e o consumo de alimentos saudáveis por meio de sistemas alimentares sustentáveis.

O governo tem apontado a retomada de investimentos em ações e programas como Programa Nacional de Fortalecimento da Agricultura Familiar (Pronaf), Programa de Aquisição de Alimentos (PAA), Programa Nacional de Alimentação Escolar (PNAE), Programa de Cisternas, programas específicos para povos e comunidades tradicionais, programas de saúde e nutrição, entre outros. Instituiu também o Conselho Nacional de Segurança Alimentar e Nutricional (Consea), espaço de mobilização e participação social, para pautar a construção de políticas públicas no campo da segurança alimentar e nutricional.

Em âmbito local, a atuação profissional e política do nutricionista em território de vulnerabilidade social e extrema pobreza deve ser pautada por uma visão crítica e comprometida com a promoção da saúde e o combate às desigualdades sociais. Deve adotar uma perspectiva crítica em relação às políticas públicas e sistemas alimentares, identificando e denunciando as estruturas injustas e discriminatórias que perpetuam a fome e a insegurança alimentar nutricional. Além disso, sempre que possível, deve se engajar em atividades de *advocacy* e mobilização social para pressionar por mudanças estruturais que visem ao direito à alimentação adequada e saudável para todos.

As dimensões da interseccionalidade devem ser consideradas na prática de todos os profissionais de saúde atenderem pessoas em situação de extrema pobreza, para melhor compreender a complexidade das desigualdades e injustiças que as afetam, bem como para orientar a construção de intervenções efetivas e sensíveis a suas necessidades. É importante que o nutricionista considere as intersecções entre raça, gênero, classe social, orientação sexual, acesso a recursos básicos, condições de saúde, necessidades especiais, cultura alimentar, entre outros, para promover uma abordagem integral e humanista do cuidado nutricional. Isso implica escutar e valorizar as experiências e saberes das pessoas atendidas, levando em conta suas necessidades e expectativas e trabalhando em parceria com elas.

Por fim, deve-se promover a educação alimentar e nutricional de forma contextualizada e participativa, buscando superar estereótipos e preconceitos e valorizando a diversidade cultural e alimentar das pessoas e comunidades atendidas. Isso implica usar uma linguagem clara e acessível, desenvolver materiais didáticos e metodologias que considerem as especificidades culturais, socioeconômicas e de gênero e incentivar a participação ativa das pessoas atendidas nas atividades propostas.

O nutricionista deve atuar com sensibilidade, respeito e empatia, levando em consideração as especificidades culturais, sociais e econômicas das pessoas em situação de extrema pobreza. Sua prática deve ser pautada pelo respeito à autonomia e à dignidade dessas pessoas e pelo compromisso de promover sua saúde e bem-estar, sem desconsiderar seus conhecimentos prévios e suas histórias de vida.

REFERÊNCIAS

1. Rede Brasileira de Pesquisa em Soberania e Segurança Alimentar e Nutricional – Penssan. Inquérito nacional sobre insegurança alimentar no contexto da pandemia da covid-19 no Brasil: relatório final. São Paulo: Fundação Friedrich Ebert, Rede Penssan; 2022.
2. Rede Brasileira de Pesquisa em Soberania e Segurança Alimentar e Nutricional – Penssan. Inquérito nacional sobre insegurança alimentar no contexto da pandemia da covid-19 no Brasil: relatório final. São Paulo: Fundação Friedrich Ebert, Rede Penssan; 2021.
3. Instituto Brasileiro de Geografia e Estatística (IBGE). Síntese de indicadores sociais: uma análise das condições de vida da população brasileira. Coordenação de População e Indicadores Sociais. Rio de Janeiro: IBGE; 2022.
4. Instituto de Pesquisa Econômica Aplicada (Ipea). Atlas da vulnerabilidade social nas regiões metropolitanas brasileiras. Costa MA, Marguti BO (eds.). Brasília, DF: Ipea; 2015.
5. Organização das Nações Unidas (ONU). Declaração Universal dos Direitos Humanos. Paris, 10 de dezembro de 1948.
6. Arendt H. A condição humana. Fragoso R, trad. Posfácio de Celso Faser. 10.ed. Rio de Janeiro: Forense Universitária; 2007.
7. Frozi DS. Pobreza extrema e insegurança alimentar: uma abordagem sobre o excesso de peso e a presença da fome [tese – doutorado em Nutrição]. Rio de Janeiro: Universidade Federal do Rio de Janeiro; 2010.
8. Organização das Nações Unidas (ONU). Brasil. Como as Nações Unidas apoiam os Objetivos de Desenvolvimento Sustentável no Brasil. 2019.
9. Rocha S. Pobreza no Brasil: afinal, de que se trata? 3.ed. Rio de Janeiro: FGV; 2006.
10. Brasil. Ministério do Desenvolvimento Social e Combate à Fome (MDS). Secretaria de Avaliação e Gestão da Informação (Sagi). Pobreza multidimensional: série histórica de 2001 a 2013 e caracterização dos diferentes perfis. Estudo Técnico n. 18/2014.
11. World Bank. Brazil poverty and equity assessment: looking ahead of two crises. Washington, DC: World Bank; 2022. Disponível em: http://hdl.handle.net/10986/37657. License: CC BY 3.0 IGO.
12. Organização das Nações Unidas. Os objetivos de desenvolvimento sustentável: dos ODM aos ODS. Programa das Nações Unidas para o desenvolvimento (Pnud). Disponível em: http://www.pnud.org.br/ODS.aspx. Acesso em: 20 abr. 2024.
13. Lila MF, et al. Estimação de intervalos de confiança para estimadores de diferenças temporais na Pesquisa Mensal de Emprego. Rio de Janeiro: IBGE; 2007 (Textos para discussão. Diretoria de Pesquisas, n. 22).
14. United Nations. The sustainable development goals report 2020. New York; 2020. Disponível em: https://unstats.un.org/sdgs/ report/2020/.
15. Maluf R. Construção do Sisan, mobilização e participação social. Coleção Fome Zero: uma história brasileira, v.II. Brasília, DF; 2010. p.27-37.
16. Sen A. Desenvolvimento como liberdade. São Paulo: Companhia de Bolso; 1999.
17. Barata RB. Como e por que as desigualdades sociais fazem mal à saúde. Rio de Janeiro: Fiocruz; 2009.
18. Peliano AM. Lições da história: avanços e retrocessos na trajetória das políticas públicas de combate à fome e à pobreza no Brasil. Coleção Fome Zero: uma história brasileira, v.I. Brasília, DF; 2010. p.26-41.
19. CEPAL. Comisión Económica para América Latina y el Caribe 2001-2021 / Sobre la base de encuestas de hogares de los países. Banco de Datos de Encuestas de Hogares. Naciones Unidas. CEPAL; 2023.

Disponível em: https://statistics.cepal.org/portal/cepalstat/dashboard.html?indicator_id=3328&area_id=927&lang=es. Acesso em: 25 abr. 2024.
20. Instituto Brasileiro de Geografia e Estatística (IBGE). Pesquisa Nacional por Amostra de Domicílios Contínua (PNAD Contínua). Rio de Janeiro: IBGE; 2023.
21. Salles-Costa R, Segall-Corrêa AM. Rise and fall of household food security in Brazil, 2004 to 2022. Cadernos de Saúde Publica. 2023;39(1):e00191122.
22. Dhana. Informe Dhana 2021: pandemia, desigualdade e fome. Burity VTA, Nayara Côrtes Rocha NC (orgs.). Brasília, DF: FIAN Brasil; 2021.
23. Brasil. Lei n. 11.346, de 15 de setembro de 2006. Sistema Nacional de Segurança Alimentar e Nutricional – Sisan. Brasília, DF; 2006.
24. Obha. Cadernos Obha. Fundação Oswaldo Cruz, Observatório Brasileiro de Hábitos Alimentares, v.1, n. 3 (ago. 2021). Dados eletrônicos. Brasília, DF: Obha; 2021.
25. Crenhswah K. Demarginalizing the intersection of race and sex: a black feminist critique of antidiscrimination doctrine, feminist theory and antiracist politics. University of Chicago Legal Forum. 1989(1):139-67.
26. Gonzalez L. Racismo e sexismo na cultura brasileira. Revista Ciências Sociais Hoje, Anpocs. 1984:223-44.
27. Gonzalez L. A categoria político-cultural da amefricanidade. Tempo Brasileiro. 1987;92:27-36.
28. Akotirene C. Interseccionalidade. São Paulo: Sueli Carneiro/Pólen; 2019.
29. Lopes JB. Interseccionalidade: conceituações, debates e contribuições das feministas negras brasileiras. Cadernos Pagu. 2018;53:e205301.
30. Alves KPS, et al. Atenção nutricional e a integralidade do cuidado em saúde. In: Jaime PC (org.). Políticas públicas de alimentação e nutrição. Rio de Janeiro: Atheneu; 2019. p.105-11.
31. Pinheiro R, Mattos RA. Os sentidos da integralidade na atenção e no cuidado à saúde. Rio de Janeiro: Uerj, IMS: Abrasco; 2006.
32. HLPE. 2020. Food security and nutrition: building a global narrative towards 2030. A report by the High Level Panel of Experts on Food Security and Nutrition of the Committee on World Food Security, Rome.
33. Novaes TG, Mendes LL, Almeida LFF, et al. Availability of food stores around Brazilian schools. Cien Saude Colet. 2022;27(6):2373-83.
34. Andretti B, Cardoso LO, Honório OS, et al. Ecological study of the association between socioeconomic inequality and food deserts and swamps around schools in Rio de Janeiro, Brazil. BMC Public Health. 2023;23(1):120.
35. Dyngeland C, Oldekop JA, Evans KL. Assessing multidimensional sustainability: Lessons from Brazil's social protection programs. PNAS. 2020;117(34):20511-20519.
36. Yazbek MC. Pobreza no Brasil contemporâneo e formas de seu enfrentamento. Artigos de Serviço Social & Sociologia. 2012;(110).
37. Crespo APA, Gurovitz E. A pobreza como um fenômeno multidimensional. RAE-eletrônica. 2002;1(2).
38. Maia E, Passos CM, Levy RB, et al. What to expect from the price of healthy and unhealthy foods over time? The case from Brazil. Public Health Nutrition. 2020;23(4):579-88.
39. Instituto Brasileiro de Geografia e Estatística (IBGE). Pesquisa de orçamentos familiares 2017-2018: análise da segurança alimentar. Rio de Janeiro: IBGE; 2020.

25
Cuidado em nutrição de pessoas analfabetas

Aline Alves Ferreira
Thaís Lima Dias Borges
Ursula Viana Bagni

Segundo a Política Nacional de Alfabetização (PNA), o termo alfabetização significa "o ensino das habilidades de leitura e de escrita em um sistema alfabético"[1]. Para ser considerada alfabetizada, a pessoa precisa adquirir as habilidades de decodificar (ler) e codificar (escrever) palavras com autonomia, bem como de compreender, utilizar e refletir sobre elas[1,2]. De acordo com Ribeiro e Fonseca[2]: "A capacidade de compreender, utilizar e refletir sobre a informação escrita é vista como um contínuo que abrange desde o conhecimento rudimentar de elementos da linguagem escrita até operações cognitivas complexas que envolvem a integração de informações textuais complexas e dessas com os conhecimentos e visão de mundo aportados pelo leitor".

A proficiência resultante do processo de alfabetização pode variar, considerando o nível de alfabetismo da pessoa[3] (Quadro 1). Estudiosos vêm criando novas "categorias" para classificar o analfabetismo em âmbito populacional, quanto ao tipo de compreensão limitada das pessoas (p. ex., tecnológico, digital, político etc.). Na atualidade, destaca-se o analfabetismo digital, em que a pessoa não reconhece e/ou compreende as ferramentas digitais e tem dificuldade de utilizar mídias como computador, *tablet*, *smartphone*, internet, *e-mail*, aplicativos de mensagens, dentre outros.

NÚMEROS DO ANALFABETISMO NO BRASIL E SUA RELAÇÃO COM A SAÚDE

No Brasil, a taxa de analfabetismo absoluto* teve tendência decrescente desde a década de 1940, passando de 56 para 6,6% em 2019, equivalendo a cerca de 11 milhões de pessoas[4]. No ano de 2022, mesmo após a pandemia de covid-19, a taxa de analfabetismo no Brasil manteve seu declínio, alcançando 5,6%. Observou-se crescimento na proporção de pessoas que concluíram o ensino médio (53,2%) em comparação ao ano de 2016 (46,2%)[5].

As regiões com as maiores taxas foram as Nordeste (11,7%) e Norte (6,4%), e aquelas com menos analfabetos foram o Sudeste (2,9%), o Sul (3,0) e o Centro-Oeste (4%), refletindo as desigualdades sociais entre as regiões brasileiras. O analfabetismo é maior

* Percentual de pessoas com 15 anos ou mais que não sabem ler e escrever pelo menos um bilhete simples, no idioma que conhecem, na população total residente dessa faixa etária, em determinado espaço geográfico, no ano considerado.

entre homens (5,9%) do que em mulheres (5,4%), e nas pessoas pretas ou pardas (7,4%) quando comparadas às brancas (3,4%). O número de pessoas analfabetas está diretamente relacionado à idade: a taxa de analfabetismo entre pessoas idosas (≥ 60 anos) foi de 16%, correspondendo a 5,2 milhões de indivíduos[5].

O analfabetismo funcional, que engloba analfabetos e pessoas com alfabetização rudimentar, apresenta números expressivos no Brasil. Em 2018, cerca de 29% dos bra-

QUADRO 1 Níveis de alfabetismo e proficiência adotados oficialmente no Brasil

Alfabetismo	Classificação segundo a proficiência	Habilidades de leitura e escrita	Habilidades no uso da matemática
Proficiente	Funcionalmente alfabetizado	É capaz de elaborar textos de maior complexidade (mensagem, descrição, exposição ou argumentação) com base em elementos de um contexto dado, e opinar sobre o posicionamento ou estilo do autor do texto.	Interpreta tabelas e gráficos envolvendo mais de 2 variáveis, compreendendo elementos que caracterizam certos modos de representação de informação quantitativa (escolha do intervalo, escala, sistema de medidas ou padrões de comparação), reconhecendo efeitos de sentido (ênfases, distorções, tendências, projeções).
Intermediário		Consegue ler textos de extensão longa, realizando pequenas inferências. Interpreta e elabora síntese de textos narrativos, jornalísticos, científicos. É capaz de confrontar a moral da história com sua própria opinião ou senso comum. Reconhece o efeito de sentido ou estético de escolhas lexicais ou sintáticas, de figuras de linguagem ou sinais de pontuação.	Sabe usar operações matemáticas mais complexas (cálculo de porcentagens e proporções, medidas de área e escalas).
Elementar		Consegue ler textos simples de extensão média, realizando pequenas inferências. Compara ou relaciona informações numéricas e/ou textuais expressas em gráficos ou tabelas simples, envolvendo situações de contexto cotidiano doméstico ou social.	Resolve problemas envolvendo operações básicas com números da ordem do milhar (total de uma compra, troco, valor de prestações sem juros). Reconhece direção e/ou sentido de uma grandeza (valores negativos, valores anteriores ou abaixo daquele tomado como referência).

(continua)

QUADRO 1 Níveis de alfabetismo e proficiência adotados oficialmente no Brasil (*continuação*)

Alfabetismo	Classificação segundo a proficiência	Habilidades de leitura e escrita	Habilidades no uso da matemática
Rudimentar	Analfabeto funcional	Consegue ler e localizar informações em textos muito simples (calendários, tabelas simples, cartazes informativos). Interpreta o que é lido de forma literal.	Consegue ler, escrever e comparar números familiares para identificar o maior/menor valor (preços, cédulas/moedas, horários). Faz operações matemáticas elementares e é capaz de estabelecer relações entre grandezas e unidades de medida para resolver problemas simples do cotidiano.
Analfabeto[a]		Não tem habilidade de leitura e escrita[b]. Não consegue ler palavras e frases simples.	Não tem nenhuma habilidade no uso da matemática[c], porém pode conseguir ler números familiares (ônibus, telefone etc.).

[a] Também chamado de "analfabeto absoluto" ou "iletrado".
[b] Habilidade denominada de "letramento" ou "literacia".
[c] Habilidade referida como "numeramento".
Fonte: adaptação de Ribeiro et al.[2]; Instituto Paulo Montenegro[3].

sileiros com idade entre 15 e 64 anos foram classificados com analfabetismo funcional[3,4]. Sua presença foi maior no Nordeste do país (32%) e entre quem não tinha nenhuma escolaridade (99%) ou estava no ensino fundamental nos anos iniciais (70%) e finais (34%). Porém, foi identificado também entre estudantes do ensino médio (12%) e superior (4%)[3].

Sua detecção é difícil em inquéritos populacionais, já que pode atingir até mesmo pessoas com vários anos de escolaridade. Por isso, seu monitoramento vem sendo feito no país utilizando o Indicador de Analfabetismo Funcional (Inaf), que abarca a complexidade do fenômeno considerando tanto as habilidades cognitivas quanto as práticas sociais nos diversos contextos de vivência dos jovens e adultos[2,3].

O analfabetismo pode comprometer o desenvolvimento pessoal, prejudicar o exercício da cidadania, restringir as perspectivas profissionais e dificultar o acesso a serviços de saúde dos diferentes níveis de atenção, impactando negativamente nas condições de saúde e qualidade de vida do indivíduo[6]. Limita a capacidade do indivíduo de compreender e interpretar informações em saúde que possam auxiliá-lo a tomar decisões que contribuam para seu bem-estar físico e mental. Reduz também a chance de incorporação e multiplicação de hábitos saudáveis no cotidiano e no território onde vive. Frequentemente é acompanhado de sentimentos como vergonha e frustração diante da pouca compreensão sobre autocuidado, prevenção de doenças e estratégias de promoção à saúde[7].

Estudos revelam disparidades em saúde relacionadas à literacia[8]: pessoas analfabetas vivenciam mais internamentos e intercorrências em saúde, dificuldades no manejo do autocuidado e pior qualidade de vida[9]. O analfabetismo também tem sido apresentado como uma condição que diminui a expectativa de vida. Por outro lado, a melhoria das condições de educação está diretamente associada a uma redução geral da mortalidade, tanto na infância quanto em adultos[10]. Diversos estudos relacionam também o analfabetismo com as chances de morte por doenças cardiovasculares[11,12], justamente por serem doenças consideradas crônicas, passíveis de controle e tratamento.

Como a pessoa analfabeta tende a ter menos acesso a serviços de saúde ou a não compreender os processos de cuidado em saúde, o monitoramento das doenças é comprometido. Além disso, não consegue ler e/ou compreender as informações contidas em prescrições médicas e nutricionais; bulas de medicamentos; resultados de exames laboratoriais e de imagens; rótulos de alimentos e suplementos alimentares; materiais de educação em saúde, cadernetas de saúde, dentre outros. Logo, enfrenta dificuldade para aderir a tratamentos médicos e a planos alimentares.

Diversos fatores podem influenciar nessa compreensão do que se lê e escreve: as vivências de mundo, o vocabulário ao qual a pessoa tem acesso e a capacidade de chegar a conclusões a partir da leitura. As condições socioeconômicas e a rede de apoio social são fundamentais para esse processo, e, quanto maior as desigualdades sociais, maiores as chances de ter um indivíduo analfabeto.

Considerando que os determinantes sociais são os principais fatores que influenciam negativamente o nível de literacia dos indivíduos[8], ao buscar soluções para o cuidado em saúde de analfabetos é fundamental um olhar integrativo, que leve em consideração as relações do indivíduo e seu contexto (social, econômico e cultural); entre o profissional e as organizações de saúde; e a tríade indivíduo-família-comunidade[9].

ESTRATÉGIAS PARA O ACOMPANHAMENTO NUTRICIONAL

Embora não enfrentem as mesmas limitações e necessidades de pessoas com deficiência visual ou auditiva, as pessoas analfabetas também precisam de acessibilidade comunicacional no cuidado em saúde. Diante disso, os profissionais devem buscar adaptar suas prescrições e os materiais de educação em saúde, visando a uma assistência mais acessível e assertiva.

É importante frisar que o analfabetismo pode ser a realidade tanto do paciente quanto de seus familiares e rede de apoio, que por vezes assumem o papel de cuidadores. Esse cenário reforça a necessidade de entregar de forma compreensível as informações sobre prevenção e promoção à saúde, autocuidado e/ou tratamento de doenças.

O primeiro grande desafio nessa direção é identificar se a pessoa é analfabeta. A dificuldade na leitura e/ou compreensão das informações durante a consulta geralmente não é relatada pelas pessoas, dado o estigma social do analfabetismo. Assim, o profissional precisa adotar estratégias pouco invasivas e que que evitem constrangimento.

Embora perguntar sobre a escolarização possa ser comum (p. ex., se a pessoa frequentou a escola, qual o número de anos de estudo ou qual o maior grau de escolaridade que alcançou), não é a estratégia mais apropriada para compreender a proficiência da alfabetização, pois até mesmo pessoas com elevada escolarização podem ser analfabetas funcionais. Identificar o analfabetismo absoluto ou funcional de forma conclusiva requer metodologia específica[2,3], que não pode (e nem deve) ser aplicada pelo profissional de saúde durante a consulta. Assim, recomenda-se que o profissional de saúde busque meios alternativos de saber se a pessoa será capaz de saber orientações por escrito.

No momento em que essa informação for necessária, pode-se perguntar de maneira mais genérica se a pessoa tem "alguma dificuldade com a leitura" ou se tem "alguma dificuldade com orientações por escrito". Assim é possível abrir um diálogo sobre o assunto de forma mais efetiva e acolhedora, dando oportunidade para a pessoa explicar suas limitações e possibilidades. Segundo a Política Nacional de Humanização (PNH), o acolhimento é fundamental, pois contribui para a resolutividade dos serviços, a construção e o fortalecimento de vínculo, sendo a escuta ao paciente um elo importante.

Quando o analfabetismo é identificado, o profissional deve agir com naturalidade, e jamais deve culpabilizar a pessoa ou subestimar sua capacidade intelectual. Atentar para essas e outras barreiras atitudinais* contribui para o sentimento de acolhimento[13], proporciona mais autoconfiança e contribui para uma participação mais ativa da pessoa no cuidado em saúde[14].

A linguagem verbal utilizada pelo profissional de saúde deve ser simples e objetiva e permitir a construção de relações de afetividade, confiança e corresponsabilização entre o nutricionista e a pessoa. Sentir vergonha de não compreender a fala ou a escrita do profissional pode gerar ansiedade, desatenção e inibição de esclarecer dúvidas, e assim comprometer tanto o momento da consulta quanto a continuidade do cuidado.

A linguagem escrita deve ser limitada ao mínimo, principalmente nos casos de analfabetismo absoluto. Por meio do diálogo, o profissional de saúde deve buscar com a pessoa as estratégias mais efetivas para adotar nas diferentes etapas do cuidado nutricional, de acordo com as experiências e os saberes adquiridos ao longo do tempo. Conhecer a história de vida, por meio de uma escuta ativa e atenta, pode ajudar no processo.

A seguir são apresentadas alternativas inclusivas que podem ser consideradas pelo nutricionista nas diferentes etapas do acompanhamento nutricional de pessoas analfabetas.

Avaliação e diagnóstico nutricional

Nas etapas de entrevista clínica, interrogatório sintomatológico, exame físico e apreciação de exames laboratoriais não é necessário que a pessoa saiba ler ou escrever.

Entretanto, para a avaliação do consumo alimentar, algumas ferramentas necessitam do letramento e/ou numeramento, como é o caso do registro alimentar (RA) estimado ou pesado e do questionário de frequência alimentar (QFA) autopreenchido. Caso o QFA seja feito por meio de entrevista, pode ser empregado para avaliar o consumo de determinados grupos de alimentos[15]. Caso o profissional deseje avaliar quantitativamente o consumo alimentar, o recordatório de 24 horas (R24h) pode ser adotado em substituição a esses métodos, pois também é conduzido e registrado pelo nutricionista.

É importante destacar, entretanto, que RA, QFA e R24h demandam habilidades cognitivas complexas dos sujeitos, por exemplo:

- Definição do tamanho da porção de um bife como pequeno, médio ou grande.

* Atitudes ou comportamentos que impedem ou prejudicam a participação social da pessoa em igualdade de condições e oportunidades com as demais.

- Estimava da capacidade volumétrica de um copo de formato incomum de um restaurante.
- Indicação da frequência de consumo de diferentes tipos de laticínios nos últimos 6 meses.

O uso de álbuns fotográficos de alimentos pode melhorar a precisão na estimativa das quantidades dos alimentos consumidos, além de facilitar a compreensão dos tamanhos das porções que poderão ser prescritas posteriormente pelo profissional no momento da intervenção nutricional[16,17]. É possível também apresentar réplicas de alimentos em tamanho natural de resina ou outro material e utilizar utensílios de cozinha como medidas caseiras (copos, xícaras, talheres, pratos, dentre outros).

Porém, mesmo com o uso desses materiais de apoio, esses métodos de avaliação do consumo alimentar podem ser inviáveis para algumas pessoas, principalmente nos casos de analfabetismo absoluto, em que as habilidades cognitivas podem ser limitadas para estabelecer relações e fazer extrapolações. Logo, o método mais apropriado para compreender o padrão de alimentação de pessoas analfabetas é a história dietética[15].

Outra opção é adotar o RA fotografado, que pode ser útil para avaliar a qualidade da dieta e facilitar as orientações nas consultas de retorno. Essa técnica é considerada de baixo custo, prática e precisa para avaliação do consumo dietético e de energia, sendo comparada aos registros alimentares pesados e aos estimados por observação direta do prato[18]. As imagens podem ser capturadas por *smartphones, tablets*, câmeras digitais ou outros dispositivos, e apresentadas ao profissional no momento da consulta. Para favorecer a percepção de escala e melhorar a identificação do tamanho das porções, a pessoa deve ser orientada a sempre colocar ao lado da refeição um objeto de tamanho padrão (p. ex., talher, caneta esferográfica, moeda), assim como fotografar com a câmera em um ângulo de aproximadamente 45 graus. A pessoa pode também filmar o porcionamento dos alimentos, permitindo compreender ainda melhor a composição e o porcionamento das refeições.

A avaliação da composição corporal não depende da habilidade de leitura da pessoa, porém é necessário que o profissional tenha cuidado ao explicar os valores observados e suas classificações, por exemplo, o índice de massa corporal (IMC) e o percentual de gordura. Para facilitar o entendimento, poderá apresentar ilustrações simples para melhor apresentar esses conceitos e deixar claro o que significam os resultados.

Colorir com marca-texto ou sublinhar com hidrocor os resultados entregues ao paciente usando as cores do semáforo pode ser uma boa estratégia visual para que a pessoa tenha um panorama geral de sua condição (p. ex., verde para o que está adequado, amarelo para o que precisa de atenção; e vermelho para o que precisa melhorar). Outra possibilidade é colar adesivos ou fazer pequenos desenhos que sinalizem essas interpretações ao lado dos resultados.

Intervenção e monitoramento nutricional

Para selecionar a estratégia mais apropriada para entregar a prescrição dietética e/ou os materiais educativos, é importante que o profissional de saúde investigue várias questões:

- Qual o tipo de analfabetismo da pessoa: absoluto ou funcional?
- Quais são as maiores dificuldades que a pessoa tem para compreender as orientações entregues pelos profissionais de saúde (p. ex., presença de conteúdo escrito; legibilidade da letra; volume de in-

formações; ausência de ilustrações para facilitar a compreensão)?

- Quais estratégias e/ou recursos a pessoa tem adotado no cotidiano para superar as dificuldades para compreender as orientações dos profissionais de saúde (p. ex., tenta memorizar todas as informações; pede para o profissional desenhar ao lado do texto)?
- A pessoa tem rede de apoio que possa auxiliar na leitura de informações indispensáveis caso seja necessário (p. ex., ler rótulos de alimentos para identificar alérgenos)?
- A pessoa tem acesso regular e sabe utilizar *smartphone, tablet* e/ou computador?
- A pessoa tem acesso regular à internet?

Presumir habilidades e possibilidades pode resultar na escolha de abordagens que não condizem com a realidade da pessoa, e consequentemente levar a baixa compreensão das informações sobre saúde e nutrição. Por isso, dialogar com a pessoa é fundamental para que seja protagonista nesse processo, construindo um caminho factível de cuidado em saúde. Algumas possibilidades serão apresentadas a seguir, mas o profissional poderá também utilizar sua capacidade criativa para personalizar ou criar novas formas de compartilhar informações com a pessoa analfabeta.

Os documentos entregues pelo profissional devem ter o mínimo de palavras escritas. As ilustrações podem complementar o conteúdo textual ou substituí-lo quase totalmente, permitindo maior autonomia e empoderamento da pessoa. Porém, não se recomenda o uso exclusivo de ilustrações, isto é, sem qualquer palavra escrita no documento, pois isso pode dificultar a compreensão do plano alimentar por terceiros, caso a pessoa necessite de algum auxílio no dia a dia.

Prescrição dietética

O plano alimentar ilustrado é a melhor estratégia para pessoas com qualquer tipo de analfabetismo[19]. Uma das primeiras publicações brasileiras a orientar essa abordagem foi a de Oliveira et al.[20], que apresenta elementos importantes para facilitar a compreensão e adesão ao plano alimentar:

- Horários das refeições: ilustrados por relógios analógicos, em que o profissional desenha os ponteiros para indicar a hora em que a pessoa deve se alimentar.
- Tipo de refeição: cada uma é representada por uma figura diferente ao lado do relógio analógico, para facilitar sua identificação (pequena ou grande refeição).
- Alimentos a serem consumidos na refeição: indicados por uma figura que representa seu grupo de alimentos.
- Medidas caseiras: representadas por figuras de fácil compreensão, como utensílios de cozinha (copos, colheres, xícaras etc.), porções de tamanho padrão (p. ex., pedaço, fatia, unidade etc.), mão humana (palma, metade do polegar, punho fechado).

O plano alimentar ilustrado pode ser também qualitativo, apontando apenas os tipos de alimentos que irão compor cada refeição[20,21]. O profissional pode personalizar a forma de apresentação do documento, usando imagens, pictogramas, vetores e/ou ícones que facilitem a compreensão da proposta pela pessoa. O semáforo pode ser adotado para indicar alimentos que podem ser consumidos livremente (verde em destaque), com moderação (amarelo em destaque) e em quantidade reduzida (vermelho em destaque)[20].

Alguns pontos relacionados ao plano alimentar ilustrado merecem reflexão. É necessário também explicar calmamente todas as páginas, confirmando se a pessoa compreendeu tudo corretamente. Para isso, o profissional poderá adotar o método "*teach back*" (em inglês, ensinar de volta): deve solicitar que pessoa "ensine de volta" as informações/orientações que recebeu, usando as próprias palavras. Caso identifique algum mal-entendido, explicar novamente utilizando uma abordagem diferente. Depois, pedir que a pessoa volte a ensinar novamente até que seja capaz de descrever as informações corretamente em suas próprias palavras (caso use as mesmas as palavras do profissional de saúde no retorno da informação, pode ser que ainda não tenha entendido bem as orientações)[30].

Caso sua construção do plano alimentar ilustrado seja feita diretamente no computador durante a consulta, é necessário que o profissional tenha um acervo com todas as imagens que poderá necessitar para inserir no formulário. Além disso, precisará de impressora (preferencialmente com tinta colorida) e papel para impressão a sua disposição, o que pode onerar a consulta. É preciso também ter parcimônia em relação ao número de páginas entregues à pessoa, para não dificultar a consulta ao plano alimentar no dia a dia. Outro ponto a ser considerado é o tempo necessário para montagem da prescrição ilustrada[19], que pode ser longo caso o profissional não esteja familiarizado com a metodologia.

Caso a pessoa saiba utilizar *smartphone* ou *tablet* e tenha acesso regular à internet, o nutricionista pode disponibilizar o plano alimentar também por *e-mail* ou aplicativo de mensagem, para facilitar sua manipulação e consulta no dia a dia. Pode também enviar áudios narrando seu conteúdo para facilitar sua compreensão e memorização[19]. O ideal é enviar um áudio para cada refeição, contendo a descrição dos alimentos, as medidas caseiras, bem como as observações pertinentes e as opções de substituição. Assim, a pessoa poderá acessar separadamente e com mais celeridade a refeição desejada, sem a necessidade de seguir uma ordem específica. Inserir uma imagem representativa da refeição antes de cada áudio pode facilitar a busca das informações na tela do aplicativo de mensagens.

Alguns profissionais permitem que, durante o momento da explicação do plano alimentar, a pessoa grave um áudio ou filme o profissional, para que possa consultar posteriormente e tirar dúvidas sempre que necessário. Porém, o nutricionista precisa se sentir à vontade para adotar esse tipo de estratégia e autorizar a pessoa a fazer esses registros para seu uso exclusivamente pessoal[19].

Listas de alimentos

É comum o nutricionista fornecer listas de alimentos no atendimento ambulatorial para facilitar a rotina da pessoa, por exemplo, listas de substituição; listas de alimentos a serem preferidos e/ou evitados conforme o quadro de saúde; listas de compras; listas de lanches rápidos; dentre outras. Esses documentos devem ser ilustrados e apresentar todas as opções necessárias para a pessoa aderir ao plano alimentar de forma segura.

Existem na literatura listas de substituições de alimentos ilustradas quantitativas e qualitativas[20-23], que podem ser adotadas como modelo. Entretanto, recomenda-se que essas e outras listas sejam personalizadas pelo profissional considerando as características de sua clientela (p. ex., faixa etária, estado de saúde, cultura alimentar, ambiente alimentar, disponibilidade financeira, dentre outras).

Ao orientar quantidades, é importante limitar as opções das referências adotadas, para facilitar a compreensão e a adesão no dia a dia. Oliveira et al.[20] adotam apenas dois tipos de talheres para porcionamento: colher de sopa e colher de sobremesa, que podem ser encontrados em todos os lares e estabelecimentos comerciais, facilitando a autonomia da pessoa ao servir suas refeições. Para servir bebidas, adota como referência apenas o copo americano (190 mL cheio até a borda; 150 mL cheio até a marca de saliência no vidro). Caso a pessoa não possua esse tipo de copo em casa, o profissional poderá apresentá-lo à pessoa no consultório e lhe oferecer um copo descartável desse mesmo tamanho para que use como referência no dia a dia.

Outra forma interessante de indicar as porções é usar as mãos como referência[20]. Embora ainda não seja um método validado, apresenta uma quantidade aproximada dos alimentos que é de fácil compreensão, memorização e aplicação no dia a dia. Existem várias sugestões atualmente, mas as referências mais adotadas são a palma da mão aberta, a mão fechada e a metade superior do polegar.

No caso das listas de alimentos a serem preferidos e/ou evitados, o profissional pode inserir as imagens dos produtos disponíveis nos locais de compra geralmente frequentados pela pessoa, para facilitar seu reconhecimento de forma autônoma com base nas embalagens. Idealmente, as marcas devem ser suprimidas (nome com tarja preta ou imagem borrada), ou apresentar mais de uma marca para o mesmo produto, conforme recomendação do código de ética do nutricionista[24]. Para indicar os alimentos que devem ser escolhidos (ou não), o profissional pode inserir imagens, pictogramas, vetores e/ou ícones que facilitem a compreensão[20,25]: mãos com polegares para cima e para baixo; semáforos com as cores verde, amarelo e vermelho em destaque; rostos felizes e tristes; dentre outros.

Caso a pessoa saiba utilizar *smartphone* ou *tablet* e tenha acesso regular à internet, o nutricionista pode disponibilizar essas listas por *e-mail* ou aplicativo de mensagem, para reduzir o volume de material impresso entregue à pessoa e facilitar sua manipulação e consulta no dia a dia[19].

Materiais educativos

Adotar materiais educativos com predominância de elementos visuais é uma estratégia que reconhecidamente facilita a compreensão e a memorização de todas as pessoas, especialmente as analfabetas. Ao diminuir as barreiras de comunicação em saúde, favorece-se o protagonismo e a inclusão dessa população estigmatizada e excluída pela sociedade. Um excelente exemplo é o instrumento imagético para orientação nutricional elaborado por Micali e Garcia[26], em que são apresentadas fotografias.

A elaboração de cartazes, folhetos e outros tipos de impresso também deve ter o mínimo possível de elementos textuais. Ilustrações que representem de forma inequívoca o conteúdo são essenciais para facilitar a compreensão e garantir a autonomia da pessoa. O formato de infográfico pode ser adotado quando o volume de informações for maior.

Os áudios são outra forma interessante de aproximar a pessoa analfabeta de informações de qualidade sobre alimentação e nutrição. Uma audiorreprodução do *Guia alimentar para a população brasileira* foi elaborada pelo projeto Mesa Brasil Sesc – Rio Preto em 2018[27]. Esse audiolivro, que foi produzido para pessoas com deficiência visual, também pode ser adotado como estratégia para promoção da alimentação saudável de pessoas analfabetas[19]. Na atualidade, os *podcasts* têm ganhado grande projeção entre as pessoas que usam *smarthphones*, e podem ser indicados para as pessoas que têm acesso à internet e às plataformas de hospedagem de áudios. Conteúdos sobre alimentação e nutrição podem ser ouvidos no trajeto de ida e volta para o trabalho ou em momentos de lazer.

Vídeos também podem ser úteis para veicular informações e conceitos importantes, de forma mais dinâmica e compreensível, principalmente no caso de informações muito específicas e detalhadas. Por exemplo, orientação de pessoas com dificuldades alimentares sobre o uso correto de espessantes alimentares conforme o grau de disfagia (quantidade de produto e consistência adequada), ou sobre a infusão de dieta enteral e a higienização da sonda no âmbito domiciliar. Os vídeos podem ser gravados pelo próprio profissional ou compartilhados de fontes seguras da internet. Devem ter linguagem de fácil entendimento, narração e legendas, já que a interação desses recursos facilita a compreensão.

Cabe ressaltar que estas últimas estratégias requerem certo domínio de tecnologias, o que pode distanciar ainda mais a pessoa não alfabetizada, já que o analfabetismo digital também é uma realidade, sobretudo entre os idosos[28]. Logo, devem ser utilizadas com parcimônia pelo profissional.

Receitas culinárias

As receitas culinárias partilhadas com as pessoas analfabetas também devem ser ilustradas. Podem ser elaboradas pelo próprio profissional ou pesquisadas na internet. É importante que tanto os ingredientes como suas quantidades estejam ilustrados, bem como o passo a passo de todas as etapas, de modo a facilitar sua execução.

AÇÕES DE EDUCAÇÃO ALIMENTAR E NUTRICIONAL

A educação em saúde e promoção da alimentação adequada e saudável é fundamental na prática do nutricionista, prevista no âmbito da Política Nacional de Promoção da Saúde (PNPS), da Política Nacional de Atenção Básica (PNAB) e da Política Nacional de Alimentação e Nutrição (PNAN), e no marco de referência de Educação Alimentar e Nutricional para as políticas públicas publicado pelo Ministério da Saúde. As estratégias adotadas devem ter como base a educação popular, conforme descrito na Política Nacional de Educação Popular em Saúde no âmbito do Sistema Único de Saúde (PNEPS-SUS).

Diversos tipos de atividades podem ser desenvolvidos para ajudar na compreensão e memorização dos conceitos, que podem ser realizadas tanto no cenário ambulatorial quanto na forma de atividades coletivas (Quadro 2). A escolha deve considerar a faixa etária, condições de saúde, a cultura alimentar, a disponibilidade financeira, dentre outras características do público-alvo.

Bagni e Borges[29] desenvolveram diversas atividades de educação alimentar e nutricional voltadas às pessoas com deficiência visual, mas que podem ser plenamente adotadas para pessoas com analfabetismo. A publicação apresenta várias possibilidades inclusivas que se fundamentam na ludicidade e acessibilidade, e interação por meio do uso de diferentes sentidos do corpo humano. Propõe a execução de atividades coletivas e oficinas culinárias de baixa complexidade e baixo custo para o profissional de saúde, garantindo sua viabilidade de execução nos mais diferentes cenários.

DESAFIOS E PERSPECTIVAS NO CUIDADO

O analfabetismo, muitas vezes silenciado em nossa sociedade, segue presente em um grande contingente populacional no Brasil. O cuidado nutricional pautado na acessibilidade comunicacional, atitudinal e metodológica é um caminho desafiador, mas fundamental para a inclusão social dessas pessoas e para garantir mudanças positivas em sua saúde e qualidade de vida.

O profissional precisa estar sensibilizado e disposto a realizar as adaptações

QUADRO 2 Exemplos de atividades de educação alimentar e nutricional em âmbito individual e coletivo

Tipos de atividade educativa	Exemplos em âmbito coletivo	Exemplos em âmbito individual
Aprendizado por meio da ludicidade	Jogos coletivos, brincadeiras, dinâmicas, encenações, uso de materiais educativos interativos, contação de histórias	Jogos para até 2 jogadores, uso de materiais educativos interativos*
Aprendizado por meio da observação e/ou experimentação	Degustação de alimentos e receitas, oficinas culinárias, visitas guiadas a estabelecimentos que comercializam alimentos	Degustação de alimentos e receitas
Aprendizado por meio da problematização	Rodas de conversa, trabalho em grupos, reflexão sobre filmes, documentários, músicas, comerciais de televisão e outros recursos audiovisuais	Conversa durante a consulta, reflexão sobre filmes, documentários, músicas, comerciais de televisão e outros recursos audiovisuais
Reflexão sobre temas relevantes	Salas de espera, palestras, cursos, murais ou exposições em espaços públicos, cartazes e pôsteres, entrega de impressos	Conversa durante a consulta, indicação de vídeos, sugestão de *podcasts*, recomendação de redes sociais, entrega de impressos

* Réplicas de alimentos, modelos anatômicos, materiais táteis, fantoches, dedoches, bonecos, dentre outros.
Fonte: elaboração das autoras.

necessárias para facilitar a comunicação, sobretudo das prescrições e outros materiais de apoio essenciais para o seguimento das orientações nutricionais. Deve ter, portanto, um olhar acolhedor e humanizado, e uma prática pautada na escuta qualificada e no fortalecimento de vínculos. Esses são pilares essenciais para a longitudinalidade do cuidado em nutrição na população analfabeta.

O profissional deve ter em mente também que em cada encontro será ofertada uma quantidade reduzida de informações e orientações, priorizando o que é mais importante de modo que seja mais fácil para a pessoa memorizar e colocar em prática. O tempo de retorno entre esses encontros também deve ser menor que o adotado para pessoas funcionalmente alfabetizadas, a fim de monitorar o seguimento das orientações e de corrigir os erros identificados em tempo hábil; progredir na oferta de novas instruções, quando a pessoa apresenta boa adesão; e melhorar o vínculo com a pessoa pelo contato mais frequente.

(Re)considerar diferentes saberes e (re)valorizar as diversas formas de aprender, estudar, conhecer, relatar, agir e se expressar deve ser o exercício diário do profissional de saúde que cuida de pessoas analfabetas, a fim de superar sua marginalização nos serviços de saúde e de garantir sua autonomia na tomada de decisões relacionadas à saúde.

REFERÊNCIAS

1. Brasil. Ministério da Educação. Política Nacional de Alfabetização. Brasília, DF: MEC; 2019.
2. Ribeiro MV, Fonseca MC. Matriz de referência para a medição do alfabetismo nos domínios do letramento e do numeramento. Est Aval Educ. 2010;21(45):147-68.
3. Instituto Paulo Montenegro. Ação Educativa. Indicador de Alfabetismo Funcional: Inaf Brasil 2018. Resultados preliminares. Instituto Paulo Montenegro; 2019.

4. Instituto Brasileiro de Geografia e Estatística (IBGE). Ministério da Saúde. Pesquisa Nacional por Amostra de Domicílios Contínua 2019. Educação. Rio de Janeiro: IBGE; 2019.
5. Instituto Brasileiro de Geografia e Estatística (IBGE). Ministério da Saúde. Pesquisa Nacional por Amostra de Domicílios Contínua 2019. Educação. Rio de Janeiro: IBGE; 2022.
6. Morais J. Alfabetizar para a democracia. Porto Alegre: Penso Editora; 2014.
7. Quemelo PRV, Milano D, Bento VF, et al. Literacia em saúde: tradução e validação de instrumento para pesquisa em promoção da saúde no Brasil. Cad Saúde Pública. 2017;33(2):e00179715.
8. Schillinger D. the intersections between social determinants of health, health literacy, and health disparities. Stud Health Technol Inform. 2020;25(269):22-41.
9. Andrade A, Augusto B, Abrunheiro S, Marques SR. Coletânea de comunicações. Literacia em saúde, um desafio emergente. Contributos para a mudança de comportamento. Centro Hospitalar e Universitário de Coimbra, 2020.
10. Marmot M. Health in an unequal world. The Lancet. 2006;368(9552):2081-94.
11. Instituto Brasileiro de Geografia e Estatística(IBGE). Ministério da Saúde. Pesquisa Nacional de Saúde 2013 – Percepção do estado de saúde, estilos de vida e doenças crônicas. Brasil, Grandes Regiões e Unidades de Federação. Rio de Janeiro: IBGE; 2014.
12. Nery Guimarães JM, Chor D, Werneck GL, et al. Association between self-rated health and mortality: 10 years follow-up to the Pró-Saúde cohort study. BMC Public Health. 2012;(12)676:1-15.
13. Mattoso VA, Coelho LR, Rumjanek VM, Azedias RLLG (orgs.). Contribuições para uma UFRJ mais acessível e mais inclusiva: atenção às atitudes e à comunicação. Rio de Janeiro: Ed. dos Autores; 2021. Disponível em: https://acessibilidade.ufrj.br/wp-content/uploads/2021/11/Livro-UFRJ-web.pdf. Acesso em: jun. 2023.
14. Pelisoli C, Sacco AM, Barbosa ET, et al. Acolhimento em saúde: uma revisão sistemática em periódicos brasileiros. Estudos de Psicologia. 2014;31(2):225-35.
15. Fisberg RM, Marchioni DML, Colucci ACA. Avaliação do consumo alimentar e da ingestão de nutrientes na prática clínica. Arq Bras Endocrinol Metab. 2009;53(5):617-24.
16. Crispim SP, et al. Manual fotográfico de quantificação alimentar. Curitiba: Universidade Federal do Paraná; 2017.
17. Crispim SP, et al. Manual fotográfico de quantificação alimentar infantil. Curitiba: Universidade Federal do Paraná; 2018.
18. Food and Agriculture Organization of the United Nations (FAO). Dietary assessment: a resource guide to method selection and application in low resource settings. Rome; 2018.
19. Bueno ON, et al. Estratégias para o processo de cuidado em nutrição de pessoas analfabetas: uma revisão da literatura. Niterói: Universidade Federal Fluminense; 2022.
20. Oliveira SMS, Guimarães DB, Wardi MM, Reis JS. Orientações nutricionais para analfabetos. Instituto de Ensino e Pesquisa Santa Casa BH. Belo Horizonte: Grupo Santa Casa de Belo Horizonte; s/d.
21. Silveira BKS, Rocha DMUP, Almeida AP, et al. Protocolo do cuidado nutricional individualizado no risco cardiometabólico. Viçosa: UFV, DNS; 2019. Disponível em: https://procardio.ufv.br/wp-content/uploads/2021/06/Protocolo.pdf. Acesso em: jun. 2023.
22. Soares NR. A adesão dos portadores de diabetes melito analfabetos ao tratamento alimentar e nutricional: um projeto de Intervenção. Teófilo Otoni: Universidade Federal de Minas Gerais; 2015.
23. Santos DA, et al. Desenvolvimento de material ilustrativo para auxílio na conduta nutricional de pacientes hipertensos e analfabetos. 15º Congresso Nacional de Iniciação Científica. São Paulo; 2015.
24. Conselho Federal de Nutricionistas (CFN). Resolução CFN n. 599, de 25 de fevereiro de 2018. Aprova o Código de Ética e de Conduta do Nutricionista e dá outras providências.
25. Moraes BH, Ghiggino LT, Brito FS, et al. Elaboração de materiais para a promoção da alimentação saudável de pessoas analfabetas na atenção primária à saúde no Município do Rio de Janeiro. Sustinere; 2023 (no prelo).
26. Micali FG, Garcia RWD. Instrumento imagético para orientação nutricional. Ribeirão Preto: Universidade de São Paulo; 2014.
27. Sesc São Paulo. Audiolivro do Guia alimentar para a população brasileira. Disponível em: https://portal.sescsp.org.br/online/artigo/12491_AUDIOLIVRO+DO+GUIA+ALIMENTAR+PARA+A+POPULACAO+BRASILEIRA. Acesso em: 20 dez. 2023.
28. Wanzinack C, Bertola IP, Signorelli MC. Inclusão digital de idosos no litoral paranaense: uma proposta interdisciplinar. Revista Eletrônica Interdisciplinar. 2013;6(1):1-73.

29. Bagni UV, Borges TLD. Saúde no prato: guia educativo para alimentação saudável de pessoas com deficiência visual. Natal: EDUFRN; 2021.

30. Talevski J. Teach back: a systematic review of implementation and impacts. Plos One. 2020; 15(4):e0231350.

PARTE 4

REFLEXÕES SOBRE TEMAS EMERGENTES EM NUTRIÇÃO INCLUSIVA

26
Gordofobia na área da saúde

Pabyle Flauzino
Mab Gomes Boaventura
Erick Cuzziol
Mariana Dimitrov Ulian

É muito comum que, ao nos depararmos com uma expressão, façamos a análise literal do termo. No caso da gordofobia, seria então apenas o medo ou aversão às pessoas gordas?* Trazemos breves considerações históricas, desenhando um caminho de compreensão entre o que entendemos como saudável, normal ou belo até chegarmos ao conceito de gordofobia e suas reverberações na sociedade, nas subjetividades e no cotidiano das pessoas gordas.

A perseguição por uma adequação social a partir do corpo não é uma condição exclusiva dos nossos tempos de *selfies* e *likes*, mas uma trajetória de séculos ao longo da história da humanidade, tendo em comum nessa linha do tempo a busca por um corpo padrão, "ideal", que passa então a ser entendido como o corpo "normal" (a partir do contexto sociocultural vigente). O corpo normal seria aquele que não causa estranheza, o corpo "médio". Na perspectiva social, assim como na racionalidade médica, o normal se estabelece por parâmetros e métricas ideais, sendo os "desvios" da regra vigente considerados equívocos ou enfermidades a serem corrigidas e curadas[1].

Ilustrativamente, no século XVII, os corpos de pessoas negras e gordas eram exibidos em circos como objeto de curiosidade mórbida, delineando então uma pequena pista da associação entre racismo e gordofobia e exemplificando ainda o quanto os corpos gordos são destituídos do caráter de humanidade e próximos do conceito de monstruosidade[1].

A concepção sobre o corpo saudável é, portanto, atravessada por discursos morais, filosóficos e estéticos de cada contexto histórico[2]. O que denominamos corpo saudável se orienta a partir da interação entre as ciências da saúde, os valores morais em curso e as derivações sociais. Em perspectiva: a religião, a medicina e o capitalismo constroem a noção de que o biologicamente adequado é também belo e virtuoso; aos que desviam da norma resta a condenação da leitura tácita como corpos imorais, indesejados e adoecidos[3,4].

* Ao assumir uma linha teórica alinhada com os estudos transdisciplinares do corpo gordo, entendemos que o termo "obesidade" vem sendo usado como marcador de patologização compulsória às pessoas gordas, reforçando, portanto, os estigmas e a gordofobia. Quando circunstancialmente for citado o termo "obesidade", será a partir do diálogo com a literatura referenciada, reproduzindo o termo utilizado pelos autores.

Segundo Goffman[5], essas categorizações baseadas em características depreciativas são essencialmente relacionadas ao corpo, ao caráter ou à etnia e configuram um estigma social. Para Monteiro e Villela[6], é preciso extrapolar o conceito de Goffman, sendo necessário "pensar o estigma como uma espécie de processo social, fundamentalmente ligado ao poder e à dominação". O estigma, portanto, não é apenas uma valoração moral, mas uma forma de controle social que se manifesta em múltiplas formas de violências.

Seguindo o fio de compreensão acima, o olhar violento e excludente sobre o corpo gordo não deve, portanto, ser compreendido de forma isolada, mas em paralelo a outras opressões como o racismo, o machismo, as desigualdades socioeconômicas, a homofobia, o etarismo, o capacitismo, a transfobia, visto que todos esses corpos dissidentes são submetidos a classificações médicas, morais, estéticas e de desempenho como inferiores, adoecidos, repulsivos e incapazes. A normatização médica, ética e social, pautada em um corpo magro, branco, jovem e sem deformidades, constitui uma violência estrutural, cultural e sistêmica denominada gordofobia[7].

O conceito de gordofobia dialoga ainda, profundamente, com o conceito de corpo abjeto desenhado por Judith Butler em 1996, como o corpo portador dos excessos que não desejamos em nós mesmos. Em perspectiva, o corpo gordo se aproxima então de um corpo deficiente, um corpo que não quer ser visto ou performado, por representar decadência e morte[8].

Como resultado, a vivência das pessoas gordas é marcada por invisibilidades, exclusões e constrangimentos. O Quadro 1 apresenta alguns exemplos de como a vida das pessoas gordas é afetada pela gordofobia[9].

As vivências de situações gordofóbicas são citadas, ainda, como preditoras de uma

QUADRO 1 Exemplos de como a vida das pessoas gordas é afetada pela gordofobia

Exclusão do mercado de trabalho	Por serem consideradas menos competentes, são preteridas em cargos em detrimento de pessoas magras; tendem a ocupar cargos em que não são vistas pelo público.
Acessibilidade	Cadeiras e equipamentos em espaços de lazer, esportes e transportes, como ônibus e aviões, academias, praças, cinemas, bares e restaurantes, em geral, são inexistentes para pessoas gordas e quando disponíveis estão em número insuficiente.
Equipamentos de segurança	Cintos, coletes salva-vidas, botes, boias e macas de resgate raramente estão disponíveis em tamanhos grandes ou que comportem peso acima de 100 kg.
Equipamentos de saúde	Escassez de equipamentos diagnósticos como aparelhos para aferir pressão arterial, cabines de tomografia, macas de procedimentos, balanças e agulhas.
Ausência de representatividades	Em filmes e peças publicitárias, personagens gordos sempre estão em associações depreciativas. Escassez e ausência nas expressões da moda e vestimentas.

Fonte: adaptação de Paim[9].

pior qualidade de vida, quadros depressivos e de risco para ideação suicida[10].

Para compreender ainda mais o que é gordofobia, é importante olhar para as múltiplas possibilidades de vivências e combinações de opressões a partir da interseccionalidade, pois, segundo Collins[11], as opressões não devem ser analisadas separadamente, tampouco receber atribuições hierárquicas, mas entendidas a partir das interações entre elas.

Considerando nossas vivências enquanto autores, pesquisadores e profissionais de saúde atravessados pela Nutrição, propomos um convite à leitura interseccional sobre os corpos gordos e as demais opressões, permitindo-nos um olhar sensível, capaz de perceber que a vivência de uma mulher gorda é distinta da vivência de um homem gordo. Uma mulher gorda, negra e periférica tem uma experiência de mundo distinta da vivência de uma mulher gorda, branca e de classe média. São distintas, ainda, as subjetividades de uma pessoa gorda desde a infância, de uma mulher que ganhou peso na fase adulta ou daquela que engordou na gestação. Uma mulher gorda aos 20 anos vivencia o corpo de forma distinta de uma mulher gorda de 60 anos. As questões de uma gorda maior são distintas de uma gorda menor, assim como uma mulher que performa feminilidade cis é distinta de uma pessoa trans ou não binária. Precede, portanto, a necessidade de aprendermos a direcionar o nosso olhar para o plural, não apenas entendendo "a" gordofobia, mas "as" gordofobias.

Para fechar nossas considerações iniciais, trazemos provocações contemporâneas sobre nosso entendimento a respeito do fenômeno de aumento de peso da população mundial e sobre os direcionamentos de cuidado aos corpos gordos.

Em 2019, um dos maiores periódicos científicos do mundo trouxe reflexões sobre como o manejo da terra e dos seus trabalhadores, a inércia política, os arranjos das indústrias farmacêutica e alimentícia e as desigualdades sociais estão inter-relacionadas com as mudanças climáticas, a desnutrição e o fenômeno de aumento de peso da população mundial[12].

Grupos de pesquisadores nacionais e internacionais tensionam e problematizam as classificações hegemônicas sobre a associação compulsória de doença, pautada no índice de massa corporal (IMC). Cada vez mais, estudos sobre o corpo gordo trazem a demanda da reelaboração do cuidado centrado não apenas no peso corporal, e os ativismos gordos trazem a público suas demandas por direitos, acessibilidade e humanização. Assim, compreendendo a dimensão pluridimensional da gordofobia, podemos considerar aceitável que profissionais de saúde ainda pautem suas condutas em terrorismo pedagógico e pânico moral, com o argumento simplista da doença?[13-15] É aceitável que imagens e vídeos de pessoas gordas dançando, afirmando que se percebem como belas e dignas de afeto, sejam chamadas de "romantização" da obesidade? Ou seriam só mais algumas expressões de gordofobia? Daremos sequência trazendo contextualizações da gordofobia na área da saúde e suas consequências para o cuidado das pessoas gordas, apontando caminhos para superar essas questões e apresentando a experiência de um nutricionista gordo.

GORDOFOBIA NA ÁREA DA SAÚDE

Os profissionais de saúde são influenciados pelas normas e representações socioculturais sobre o corpo gordo[16-19]. Assim, a gordofobia também se expressa na área da saúde. Nesta seção, pretendemos lançar luz sobre essa questão e trazer reflexões sobre ela.

No que tange à relação profissional-paciente, as evidências mostram atitudes gordofóbicas de diferentes profissionais de saúde. Por exemplo, sobre a relação entre médicos e pessoas gordas, Pinto e Bosi[20] trazem contribuições importantes. As autoras entrevistaram mulheres gordas atendidas em um Centro de Saúde da Família localizado no Nordeste brasileiro. Uma das participantes relatou que, quando foi diagnosticada com obesidade, o médico disse que ela estava "bichada". Para ela, essa expressão foi dolorosa de ouvir, e ela foi para casa triste. Convidamos o leitor a refletir: como seria ouvir essa devolutiva?

Em outra pesquisa nacional com mulheres gordas, as participantes relataram outras situações discriminatórias de profissionais de saúde[21]. Por exemplo, vivenciaram situações nas quais os profissionais de educação física lhes diziam que não podiam realizar determinado exercício. A negativa era dada sem nem mesmo deixá-las tentar o movimento ou sem uma explicação que pudesse justificar os motivos de tal restrição. Ainda, esses profissionais recomendavam fortemente que elas iniciassem uma dieta. Outros exemplos de gordofobia foram ter consultas médicas negadas a menos que perdessem peso, e comentários discriminatórios de médicos durante as consultas, conforme observado nesta fala: "Eu fui ao endocrinologista e ele falou exatamente assim: 'Você está aqui para emagrecer, não é? Porque com esse corpo não podia ser outra coisa, né?' – aí ele viu que eu estava com a aliança e disse: 'Seu marido ainda está interessado em você ou já desistiu?'"[21].

Outros estudos reforçam a vivência de pessoas gordas sobre receber comentários inapropriados e desrespeitosos de profissionais de saúde[9]. Outras atitudes gordofóbicas são expressas de maneiras mais sutis, por exemplo, com o profissional oferecendo consultas mais curtas, tendo menos interesse em fornecer informações de saúde para a pessoa gorda, julgando-a e colocando seu peso como a causa de todos os seus problemas de saúde[22-24]. Tais atitudes podem não ser diretamente verbalizadas, mas é certo que impactam negativamente no cuidado de saúde da pessoa gorda.

Nesse contexto, não surpreende que estudantes de Nutrição[23,24] e nutricionistas[25,26] corroborem atitudes gordofóbicas. Sobre a gordofobia entre estudantes de Nutrição, a pesquisa estadunidense de Puhl e Heuer[23] e o estudo brasileiro de Obara et al.[24] avaliaram a questão, distribuindo entre os estudantes estudos de caso. Nestes, os pacientes tinham a mesma queixa (intolerância à lactose) e variavam somente em relação ao peso e ao gênero. Em ambos os estudos, os futuros nutricionistas avaliaram negativamente o paciente gordo e focaram nessa característica, dando menos atenção para o quadro de intolerância à lactose. Essa avaliação negativa ficou ainda mais evidente quando o paciente era mulher, sugerindo a influência dos padrões de beleza sobre o corpo feminino[23,24]. No estudo de Obara et al.[24], os estudantes mostraram uma variação na conduta e nas atitudes com o paciente com um peso corporal maior. Por exemplo, apresentaram julgamentos negativos sobre sua alimentação, seu autocuidado e sua disciplina. Também afirmaram que esses pacientes deveriam fazer acompanhamento psicoterapêutico e que precisariam ser mais rígidos e pacientes com eles. Finalmente, declararam que o atendimento dos pacientes gordos gerava incômodo[24].

Acerca de nutricionistas formados e atuantes na área, o estudo de Gaspar et al.[27] traz importantes contribuições ao investigar as percepções de nutricionistas e pessoas leigas sobre obesidade e sobrepeso. A análise revelou que as categorias sobrepeso e obesidade foram percebidas negativamente tanto por pessoas leigas quanto por nutricionistas. Foram frequentemente usados discursos morais, relacionando essas condições com falta de disciplina e falta de controle emocional. Ainda, a gordura corporal foi associada à irracionalidade, colocando as pessoas que pesavam mais em posição de inferioridade social e moral. No caso de pessoas medicamente classificadas com obesidade, essas ideias eram mais discriminatórias e estigmatizantes. Embora causas ambientais, genéticas, hereditárias ou metabólicas tenham sido citadas como fatores causadores da obesidade, os aspectos comportamentais ocuparam um lugar central nos discursos[27].

Vê-se que, de maneira geral, os estudantes e profissionais de saúde percebem as pessoas que pesam mais como doentes, preguiçosas e sem controle e motivação. Além do contexto social que apresentamos anteriormente acerca das construções históricas sobre o peso corporal, Cori et al.[26] sugerem que as atitudes gordofóbicas dos profissionais de saúde podem ter raiz no conhecimento limitado sobre as causas que contribuem para um quadro de obesidade, sugerindo lacunas nas formações em saúde. Ademais, os autores apontam que os profissionais de saúde se sentem pouco capacitados para atender tal público e acreditam que devem ser "exemplos", devendo eles mesmos ter um peso adequado[26]. Um dado preocupante é que as atitudes gordofóbicas acontecem mesmo quando o profissional é especializado no cuidado da obesidade e de transtornos alimentares[24,26]. Esta última especialização, por exemplo, deveria, supostamente, tornar o profissional mais empático e cuidadoso.

Essas informações chamam a atenção para a qualidade do cuidado em saúde que as pessoas gordas estão recebendo de profissionais de saúde, mobilizando-nos a refletir sobre quais são os impactos na saúde dessa população decorrentes deste, muitas vezes, "não cuidado".

Gostaríamos de convidar o leitor para se colocar nas situações de gordofobia relatadas até aqui. Para tanto, vamos imaginar uma personagem fictícia, Amanda, de 34 anos, que é uma mulher gorda e está com uma queixa de dor de cabeça recorrente. Na consulta com o neurologista, antes mesmo de poder apresentar sua queixa, o médico começa a falar sobre seu peso e alega que só poderia ajudá-la quando ela emagrecer, além de afirmar que ela deve se alimentar melhor e se movimentar mais. Essas afirmações são feitas sem que Amanda tenha a oportunidade de contar sobre como é, de fato, sua alimentação e movimentação corporal. Quando Amanda tenta retornar à questão da dor de cabeça recorrente, o médico a interrompe e reforça que a dor "deve passar" quando ela emagrecer. O médico encerra a consulta, que teve duração de 15 minutos, e pede para Amanda retornar quando estiver mais magra. Nessa situação hipotética, é possível perceber que Amanda não teve oportunidade de fazer exames investigativos sobre sua queixa principal de dor de cabeça.

Retornemos agora à devolutiva daquela participante do estudo de Pinto e Bosi[20], que foi classificada como "bichada" pelo médico. Ampliando esses contextos e pensando em queixas de saúde diversas, convidamos o leitor a pensar: você voltaria a buscar cuidados em saúde depois de sofrer recorrentes violências? Imaginamos que não. As evidências científicas corroboram isso, apontando que as constantes violências e invisibilizações sofridas nos serviços de saúde resultam na menor procura por atendimento médico pelas pessoas gordas[9]. Assim, a seguinte indagação se faz necessária: será que os problemas de saúde que são automaticamente atribuídos à condição de obesidade não poderiam estar relacionados ao atendimento precário que essa população recebe nos serviços de saúde, e não ao peso corporal por si só?

Além de atitudes de profissionais da saúde, outra forma de expressão da Gordofobia vem dos ambientes dos locais de cuidado. Isso pode ser exemplificado por meio de mobílias e equipamentos que não acomodam pessoas gordas, como cadeiras com braços, macas estreitas, esfigmomanômetros de tamanho único, aparelhos que não foram projetados para corpos grandes, entre outros exemplos. Brewis et al.[28] propõem que a inevitabilidade da gordofobia reside no fato de que os espaços públicos são fontes contínuas de estímulos ambientais gordofóbicos.

Isso ganha outra dimensão quando falamos da estrutura de locais de assistência à saúde públicos e privados. Recentemente, as manchetes de jornais nacionais documentaram a morte de um jovem, que veio a falecer devido à falta de estrutura hospitalar para acomodar seu corpo[29]. Esse jovem, Vitor de Oliveira, de 25 anos, foi direcionado para um hospital após já ter tido atendimento recusado em outras unidades de saúde. O motivo da recusa foi porque esses locais não contavam com maca adequada para acomodar um corpo do tamanho do de Vitor. No hospital, ele aguardou por mais de 3 horas dentro de uma ambulância por uma maca adequada e, por conta da demora, sofreu três paradas cardíacas e, lamentavelmente, veio a falecer[29]. Além da clara falha estrutural, os profissionais de saúde desses locais pareceram não se mobilizar com a situação do rapaz.

Mais uma vez, convidamos o leitor a pensar sobre a combinação de não ter seu corpo acolhido em espaços de cuidado e estar diante de profissionais de saúde pouco (ou nada) acolhedores. Parece plausível considerar que essa é uma experiência muito estressante. O estresse, por sua vez, também tem consequências no metabolismo e leva a acometimentos de saúde que são atribuídos exclusivamente ao peso maior[30]. Assim, levantamos mais uma indagação: será que, se pessoas gordas que têm acometimentos de saúde não sofressem gordofobia, seu perfil de saúde poderia estar melhor?

Embora pareça claro que essa exposição repetitiva é capaz de fortalecer a gordofobia, Brewis et al.[28] consideram que essa falta de acolhimento relacionado aos espaços públicos ainda não é socialmente considerada uma forma de gordofobia; assim, trata-se de uma questão relevante de saúde pública e de planejamento urbano a ser enfrentada.

NUTRIÇÃO E GORDOFOBIA: PARA ONDE IR?

Ontologia é aquilo que se conhece, e epistemologia é a forma como será conhecido. Para os estudantes de Nutrição, o primeiro (re)encontro com o corpo acontece nas salas frias e com cheiro de formol das aulas de anatomia, em que o corpo objetificado e segmentado nunca mais será visto daquela maneira em sua atuação[31]. Posteriormente, em disciplinas como Avaliação Nutricional, essa visão fragmentada é reforçada. Por exemplo, é comum que os estudantes treinem a realização de medidas em seus pares, expondo seus corpos a marcações na pele e beliscões, sem que discussões sobre o corpo (para além das técnicas) estejam presentes. A aferição de medidas corporais como peso, estatura, circunferências e dobras cutâneas passa a fazer parte da *expertise* e do cotidiano dos estudantes e profissionais de Nutrição. Assim, a formação (bio)lógica reforça a noção do "corpo máquina", que pode ser "danificado", "corrigido" e "otimizado", e o destitui de outros aspectos que também o atravessam, como sexo, identidade de gênero, raça, tamanho, deficiência e outros[32].

Desse modo, tornar-se nutricionista está para além da incorporação de conhecimentos, valores e atitudes diante do processo formativo. Tornar-se nutricionista é corporificado, e a capacidade de "controlar" o corpo passa a ser prova das habilidades e identidade profissional. Para o nutricionista contemporâneo, o controle do corpo está totalmente associado ao gerenciamento da gordura corporal. É comum que alguns nutricionistas utilizem imagens de corpos "antes" e "depois" do processo de emagrecimento como forma de propagar seus trabalhos.

Além da forma mecânica de enxergar o corpo, este passa a ser visto também pelo prisma da saúde. O excesso de gordura corporal para o Ocidente foi construído como patológico e chamado de "obesidade". A "clínica da obesidade" torna-se muito bem estabelecida nos cursos da saúde, especialmente no curso de Nutrição[33]. Para Rail[33], a "clínica da obesidade" é um sistema alicerçado pela lógica foucaultiana de biopoder, em que comportamentos específicos como aversão ao risco, autorresponsabilidade, automonitoramento e autovigilância devem ser exercícios diários do "bom biocidadão".

Desse modo, os profissionais abraçam a missão de coagir e ensinar a pessoas gordas como devem se comportar individualmente para que retornem à "normalidade", destacando-as de seu contexto social e reforçando a patologização sobre todos os corpos gordos. Recomendações sobre a mudança de hábitos alimentares para o emagrecimento são repetidas *ad nauseam* por nutricionistas de todos os níveis de atenção à saúde, ainda que isso não tenha se mostrado efetivo para a mudança do cenário epidemiológico brasileiro[34].

Desse modo, o imperativo da formação (bio)lógica simplifica processos complexos e abre possibilidades para práticas de intervenção, violência e controle como medidas de "saúde". No cenário nacional e internacional, o tratamento predominante para a obesidade ainda se dá a partir da perda de peso, por meio da mudança de comportamento[35,36], delegando ao indivíduo a responsabilidade por seu tratamento, cura e não (re) adoecimento. Em um país cuja metade da população é negra, pobre e gorda[37], manter soluções individuais e apenas (bio)lógicas para a avaliação sobre esses corpos é o retrato da negligência e banalização do sofrimento ao qual essa população está propositalmente submersa. É preciso investigar a saúde dos corpos para além das medidas objetivas e comprovadamente falhas individualmente.

Mais do que o contato com a temática, queremos proporcionar direcionamentos para a construção de um futuro justo para pessoas gordas. A gordofobia na área da saúde poderia estar por um fio se conseguíssemos ser tão críticos ao que está posto quanto somos críticos aos indivíduos. E a formação dos estudantes da área da saúde pode ser um veículo potente para transformar o modo de lidar com o paciente gordo em sua prática cotidiana, resultando em profissionais que serão fonte de apoio e empatia, e não de desânimo, desrespeito, reprovação e frustração.

O discurso dominante sobre peso corporal ainda afirma que a perda de peso é "simples" e "duradoura", ainda que um volume substancial de evidências demonstre que a recuperação do peso perdido é a regra, e não a exceção[38]. Chamamos a atenção para a questão do peso corporal, pois este ainda é imperativo nas condutas de nutrição, apesar das recomendações mais recentes nos dizerem o contrário. O Manual de Atenção às Pessoas com Obesidade no SUS[35] considera que "a perda de peso é apenas um dos elementos e/ou resultados do processo de cuidado das pessoas com obesidade, mas não o único". Reitera ainda que perdas modestas – de 5 a 10% do peso corporal – promovem benefícios significativos para a saúde. Aqui fazemos uma nova reflexão: por que não pensar que essa "melhora" se deve à mudança de hábitos e não ao privilégio de fazê-lo? Por que a variável "gordofobia" não está presente em estudos que avaliam a relação "obesidade" e saúde? Essa análise é importante, pois já existem estudos demonstrando que o aumento da prática de atividade física, a melhora da alimentação e o envolvimento com o sistema de saúde confundem a relação entre perda de peso e saúde[39].

Para a nossa prática, precisamos compreender que pessoas gordas necessitam de assistência e possuem demandas que não se devem exclusivamente ao peso corporal. É preciso superar discursos rasos e simplistas, e incorporar à identidade do profissional de nutrição a responsabilidade para com sujeitos de todos os tamanhos, bem como a luta pela justiça para corpos gordos.

Outro ponto que merece destaque é que nutricionistas gordos constantemente têm suas habilidades questionadas exclusivamente com base no tamanho dos seus próprios corpos. Poderíamos expor aqui dezenas de artigos científicos abordando os desafios de ser um nutricionista gordo, mas preferimos que o leitor se aproxime das vivências, palavras e afeto de um nutricionista gordo, autor deste capítulo, contando sua própria história.

GORDO SEM-VERGONHA: A TRAJETÓRIA PESSOAL DE UM NUTRICIONISTA

Socorro! Se eu tivesse que definir o objetivo da luta antigordofobia em uma única palavra, esta seria com certeza a que melhor o descreveria.

Mas quem sou eu? Sou o Erick Cuzziol, um dos autores deste capítulo. Sou nutricionista, gordo, negro, não binário, responsável pela minha casa e pela minha mãe. Eu nunca quis ser assim – gordo –, e o que mais desejei com todas as minhas forças era ser magro. Quanto mais tentei, mais piorei a situação, e fui levado a acreditar que a culpa foi minha: por "não me esforçar", por "não me importar", por "ser mentiroso". Sentia na pele a falta de empatia, tanto dos profissionais de saúde quanto das pessoas leigas.

Comecei a engordar aos 7 anos de idade. Até então, era magro a ponto de ter muitos ossos e articulações visíveis. Eu era leve e ágil. Mas fui percebendo que, quando me movimentava, eu era visto como um problema. Não pelo peso, mas porque eu me movimentava como uma menina, e precisava estar o tempo inteiro "corrigindo" meus gestos, postura e voz para não ser repreendido.

Para além da fome, passei a comer também por não entender por que sempre levava bronca por "parecer uma menina". E, quando disse à minha mãe que eu realmente era uma menina, não um menino, ela me levou a uma psicóloga. Não me lembro do que ela conversou comigo, e sempre que pergunto à minha mãe o que ela disse a resposta é a mesma: "Ela não falou nada. Disse que era sigilo de paciente. A única coisa que ela falou foi: 'quando coloco brinquedos na sala, ele só escolhe os de menina'". Essa consulta foi na década de 1980, em que a formação dos profissionais de saúde era muito limitada e ainda cheia de preconceitos. Pela sua incapacidade de lidar com a minha questão, fui sufocando esses sentimentos ao longo da infância.

Ao ganhar os primeiros quilos, recebi muitos elogios e apertos na bochecha e no corpo, como sinais de aprovação de que eu estava ficando forte tal qual um menino "deveria ser". Mas o peso não parou de subir, e logo os beliscões delicados se tornaram apalpadas vexatórias e apertões maldosos. Principalmente na rua, quando eu já tinha mais de 10 anos, os meninos apertavam meu peito e riam, dizendo que pareciam "tetinha de mulher". E, toda vez que alguém zombava de mim em relação ao feminino, me doía profundamente: por que o feminino era tão errado?

Durante a adolescência, em quase todo lugar eu era apontado como a "bicha". Na minha rua isso ainda não acontecia, mesmo assim eu não conseguia me relacionar bem com os colegas. Achava que eles estavam me enganando, e que no fundo também não gostavam de mim por eu ser uma "bicha".

Eu sentia que precisava fazer algo para mudar, para me enquadrar, para parecer um menino "normal". Imaginei que emagrecer seria a melhor alternativa para receber menos críticas e reclamações. Fiz minha primeira dieta com 14 anos: uma "dieta" supostamente criada por pesquisadores de uma renomada universidade de São Paulo, mas que na verdade não passava de uma grande enganação. Não funcionou e eu continuei seguindo nas tentativas de emagrecimento. Ficava fraco, com a visão escura, e cheguei até a desmaiar na escola. Não conseguia voltar caminhando da escola, andar de bicicleta ou brincar. Quando fazia esforço, precisava deitar pra me recuperar.

Como não me sentia bem física e emocionalmente, procurei um médico para me ajudar a emagrecer. Além da dieta muito restrita, ele incluiu um medicamento caríssimo. Comecei a tomar, mas não tivemos como manter esse custo elevado em longo prazo, e não obtive nenhum resultado. E fui pulando de estratégia em estratégia: *shakes*, pílulas, consultas vexatórias. Quando dei por mim, já estava na época de pensar na faculdade e pensei: "por que não fazer Nutrição e descobrir finalmente o segredo para emagrecer e ajudar tanta gente como eu?".

Ao ingressar no curso de Nutrição, as piadas passaram a ser outras: "como pode um gordo estudar Nutrição?", "se você não emagrecer, vai conseguir emprego!". Embora o curso tivesse um olhar de empatia para a obesidade, ensinando que essa era uma questão complexa e multifatorial, vivi uma situação muito ruim com uma professora. Ela disse que, se eu estagiasse na clínica vinculada à faculdade, seria vergonhoso para a instituição. Me senti mal e resolvi recorrer à coordenação do curso para me desculpar pela minha aparência, pois não queria prejudicar a faculdade nem atrapalhar o meu estágio. Foi somente então que me alertaram do absurdo desse comentário, e fizeram a docente me pedir perdão.

No estágio curricular, vi também, pela prática da equipe multiprofissional, a visão limitada e desrespeitosa que muitas pessoas têm em relação à obesidade e às pessoas com essa condição. E, após me formar, as piadas foram se tornando algo cada vez mais sério na minha vida. Disfarçadas de "questionamentos", as piadas surgiam em entrevistas de emprego e eu voltava para casa humilhado. Cheguei a ouvir de uma recrutadora: "como você vai explicar para as pessoas que você é nutricionista e obeso?". Como aquela mulher, que era negra, não entendia que a gordofobia é um preconceito tal qual o racismo?

Considerando meus estudos até então sobre a obesidade e a perda de peso, compreendi que minha condição era complexa demais e envolvia desafios que eu me sentia incapaz de enfrentar. Então, desisti. Desisti de procurar emprego, de emagrecer, de acreditar. Caí em depressão, e a compulsão alimentar se tornou ainda mais grave depois que precisei interromper a terapia por causa da progressiva redução na minha renda familiar. No mesmo período vivenciei problemas sérios com meu irmão, e uma grande desilusão amorosa, que me fez tentar tirar a própria vida.

Minha mãe implorou que eu me desse uma chance, e tentasse novos caminhos. Parti então em busca da cirurgia bariátrica. Mas foi um longo e árduo processo, em que sofri muitas violências: valores altíssimos de consultas médicas; desinteresse em realizar minha cirurgia pelos profissionais credenciados pelo próprio plano de saúde; pressão pelos profissionais credenciados para que eu pagasse valores adicionais pela cirurgia; e até a interrupção da consulta quando eu disse que não podia pagar nada além do que estava previsto pelo plano de saúde. Me lembro também de ter passado por muitas humilhações, que contribuíam para o agravamento da minha depressão. Uma vez, estava em uma consulta com a cardiologista, e, quando ela viu que eu estava com 192 quilos, falou quase gritando: "Como alguém se permite chegar a esse ponto? Isso é um verdadeiro absurdo. Você não tem vergonha? Se não emagrecer pelo menos uns 30 quilos até a próxima consulta, me faça um favor: não volte. Porque, do jeito que está, logo você morre... Se *é que você se importa*... Talvez seja até melhor para você".

Depois de um tempo, finalmente encontrei uma boa equipe em outra cidade. Pela primeira vez um endocrinologista me explicou adequadamente o metabolismo do tecido adiposo e de regulação do peso. Ela teve a empatia de mostrar que eu precisava estar atento a inúmeros fatores que me prejudicavam, como a depressão, a compulsão, a organização da alimentação ao longo do dia. E cirurgia bariátrica poderia me ajudar a potencializar os meus esforços na alimentação, e me ajudar a recuperar a saúde física e mental.

Com a cirurgia, emagreci 70 kg e resolvi voltar para a Nutrição, com o desejo de mudar esse cenário de preconceito em relação à pessoa gorda. Me deparei com a expansão do estudo do comportamento alimentar, da luta contra as "dietas", e com o ativismo antigordofobia.

"Antigordo-o-quê"? Eu precisava ler mais sobre isso, pois nunca tinha ouvido esse termo antes. Foi uma libertação: finalmente comecei a encontrar informações que faziam sentido e poderiam me ajudar a lutar pela dignidade humana das pessoas gordas. E, ao me deparar com textos que tinham uma perspectiva reducionista da perda de peso, culpabilizando a pessoa gorda, comecei a refletir: "eu não devo desculpas a ninguém, somente a mim mesmo, por ter me odiado e maltratado por tanto tempo".

Hoje em dia, sou eu quem acompanha minha mãe nos médicos dela, que é uma mulher com osteoporose, artrose, fibromialgia e hipertensão, além de ser gorda. Ela também sofre pela dificuldade de emagrecer, e por vezes saímos do consultório com ela abalada pela pressão dos médicos para o emagrecimento, sem considerar as questões complexas que fazem esse excesso de peso existir. Minha sensação é de impotência. Até porque, mesmo depois da cirurgia, eu também continuo sofrendo preconceito e violações. "Emagreceu 70 quilos, mas ainda está obeso!".

Em 2018 mudei o nome do meu perfil na rede social para @nutricionistagordo. E a curiosidade fez um jornalista me convidar para contar minha história. A reportagem "viralizou" nas redes sociais e milhares de pessoas passaram a me seguir. Comecei então a ser convidado para dar palestras e falar em eventos sobre a antigordofobia.

Fui muito questionado por vários ativistas antigordofobia que liam meus conteúdos, e a falta de acolhimento por colegas que estavam na mesma luta me fez pensar em desistir. Mas os convites continuavam a chegar, e, à medida que ia conhecendo novas pessoas e fazendo amizades e contatos profissionais incríveis, minha vida foi mudando de uma forma que não tinha mais volta. Durante minha jornada já palestrei em lugares muito especiais, inclusive na universidade pública mais renomada de São Paulo.

Como fruto das minhas vivências, atualmente sou conselheiro do Conselho Regional de Nutricionistas da 3ª Região, e atuo no Departamento de voz do paciente da Associação Brasileira para o Estudo da Obesidade e Síndrome Metabólica – Abeso. Integro também um grupo de profissionais de saúde que luta para ajudar pessoas gordas a encontrarem tratamento sem preconceito (@saudesemgordofobia).

Saiba que você também pode ser um aliado na luta pelo cuidado de pessoas gordas com mais humanidade e eficiência. A gordofobia é estrutural, e enquanto sociedade precisamos mudar. Se você leu até aqui, saiba que, do fundo do meu coração, eu te agradeço por me permitir contar tudo o que vivi, para que você se inspire a ser e fazer diferente na vida de tantas pessoas gordas que existem por aí. E espero que você atenda esse meu pedido de "socorro".

Erick Cuzziol

Nota: após a participação neste capítulo, Ericka Cuzziol conseguiu dar início à sua transição.

REFERÊNCIAS

1. Courtine JJ. A história do corpo, as mutações do olhar. 4.ed. Petrópolis: Vozes; 2011.
2. Coelho MTA, Almeida Filho N. Normal-patológico, saúde-doença: revisitando Canguilhem. Physis: Revista de Saúde Coletiva. 1999;9:13-36.
3. Barbosa MR, Matos PM, Costa ME. Um olhar sobre o corpo: o corpo ontem e hoje. Psicol Soc. 2011;23(1):24-34.
4. Carr D, et al. A obesidade é estigmatizante? Peso corporal, discriminação percebida e bem-estar psicológico nos Estados Unidos. Jornal de Saúde e Comportamento Social. 2005;46(3):244-59.
5. Goffman E. Estigma: notas sobre a manipulação da identidade. Lambert M, trad. v.4. 1988.
6. Monteiro S, Villela W (orgs.). Estigma e saúde. Fiocruz; 2013.
7. Jimenez ML. Gordofobia: injustiça epistemológica sobre corpos gordos. Revista Epistemologias do Sul. 2020;4(1):144-61.
8. Butler J. Corpos que importam: os limites discursivos do "sexo". n-1 edições; 2020.
9. Paim MB. Gordofobia faz mal à saúde: relatos de gordofobia nos serviços de saúde e precarização do cuidado em saúde das pessoas gordas [tese]. Universidade Federal de Santa Catarina; 2022.
10. Tomiyama AJ, et al. Como e por que o estigma de peso impulsiona a "epidemia" de obesidade e prejudica a saúde. Medicina BMC. 2018;16(1):1-6.
11. Collins PH, Silva Reis D. O pensamento feminista negro e os estudos da tradução: Entrevista com Patrícia Hill Collins. Revista Ártemis. 2019;27(1):222.
12. Swinburn BA, Kraac VI, Allender S, et al. The global syndemic of obesity, undernutrition, and climate change: The Lancet Commission report. The Lancet. 2019;393(10173):791-846.
13. O'Hara L, Taylor J. What's wrong with the "war on obesity"? A narrative review of the weight-centered health paradigm and development of the 3C framework to build critical competency for a paradigm shift. Sage Open. 2018;8(2).
14. Stoll LC, Egner J. We must do better: ableism and fatphobia in sociology. Sociology Compass. 2021;15(4):e12869.
15. Tylka TL, Annunziato RA, Burgard D, et al. The weight-inclusive versus weight-normative approach to health: evaluating the evidence for prioritizing well-being over weight loss. International Journal of Obesity. 2014; p.983495.
16. Gracia-Arnaiz M. Thou shalt not get fat: medical representations and self-images of obesity in a Mediterranean society. Health. 2013,5(7):1180-9.

17. Gracia-Arnaiz M. Fat bodies and thin bodies: cultural, biomedical and market discourses on obesity. Appetite. 2010;55(2):219-55.
18. Carof S. The social representations of "fat" body: a conflictual issue between caregivers and patients. Anthropol Santé. 2017;14.
19. Flint SW. Addressing weight stigma: a timely call. Lancet Public Health. 2019;4(7):E322.
20. Pinto MS, Bosi MLM. Muito mais do que pe(n)sam: percepções e experiências acerca da obesidade entre usuárias da rede pública de saúde de um município do Nordeste do Brasil. Physis. 2010;20(2):443-57.
21. Ulian MD, Sato PM, Pinto AJ, et al. "It is over there, next to that fat lady": a qualitative study of fat women's own body perceptions and weight-related discriminations. Saúde e Sociedade. 2020;29:e180313.
22. Puhl R, Heuer CA. Obesity stigma: important considerations for public health. American Journal of Public Health. 2010;100(6):1019-28.
23. Puhl R, Heuer CA. The stigma of obesity: a review and update. Obesity. 2009;17(5):941-64.
24. Obara AA, Vivola SRGF, Alvarenga MS. Weight bias in nutritional practice: a study with nutrition students. Caderno de Saúde Pública. 2018;34(8):e00088017.
25. Harvey EL, Summerbell CD, Kirk SFL, Hill AJ. Dietitians' views of overweight and obese people and reported management practices. Journal of Human Nutrition and Dietetics. 2002;15:331-47.
26. Cori GC, Petty MLB, Alvarenga MS. Atitudes de nutricionistas em relação a indivíduos obesos: um estudo exploratório. Ciência e Saúde Coletiva. 2015;20(2):565-76.
27. Gaspar MCMP, Sato PM, Scagliusi FB. Under the "weight" of norms: Social representations of overweight and obesity among Brazilian, French and Spanish dietitians and laywomen. Social Science & Medicine. 2022;298:114861.
28. Brewis A, Trainer S, Han SY, Wutich A. Publically misfitting: extreme weight and the everyday production and reinforcement of felt stigma. Medical Anthropology Quarterly. 2016;31(2): 257-76.
29. Crônicos do Dia a Dia. Gordofobia: discriminação começa na falta de equipamentos para atender pessoas gordas. 20 de janeiro de 2023. Disponível em: https://cdd.org.br/noticia/saude-publica/gordofobia-discriminacao. Acesso em: 20 dez. 2023.
30. Puhl RM, Himmelstein MS, Pearl RL. Weight stigma as a psychosocial contributor to obesity. American Psychologist. 2020;75(2):274-89.
31. Demétrio F, Paiva JB, Fróes AAG, et al. A nutrição clínica ampliada e a humanização da relação nutricionista-paciente: contribuições para reflexão. Revista de Nutrição. 2011;24:743-63.
32. Le Breton D. Antropologia do corpo e modernidade. Petrópolis: Vozes; 2011.
33. Rail G. The birth of the obesity clinic: confessions of the flesh, biopedagogies and physical culture. Sociology of Sport Journal. 2012;29(2):227-53.
34. Brasil. Ministério da Saúde. Vigitel Brasil 2019: vigilância de fatores de risco e proteção para doenças crônicas por inquérito telefônico: estimativas sobre frequência e distribuição sociodemográfica de fatores de risco e proteção para doenças crônicas nas capitais dos 26 estados brasileiros e no Distrito Federal em 2019. Brasília, DF; 2020.
35. Brasil. Ministério da Saúde. Manual de atenção às pessoas com sobrepeso e obesidade no âmbito da atenção primária à saúde (APS) do Sistema Único de Saúde. Brasília, DF; 2022.
36. Sharma AM, Bélanger A, Carson V, et al. Perceptions of barriers to effective obesity management in Canada: results from the Action study. Clin Obes. 2019;9(5):e12329.
37. Instituto Brasileiro de Geografia e Estatística (IBGE). Desigualdades sociais por cor ou raça. Estudos e Pesquisas, Informação Demográfica e Econômica, n. 41. Rio de Janeiro; 2019.
38. Ansari W, Elhag W. Weight regain and insufficient weight loss after bariatric surgery: definitions, prevalence, mechanisms, predictors, prevention and management strategies, and knowledge gaps: a scoping review. Obes Surg. 2021;31(4):1755-66.
39. Tomiyama, et al. Efeitos a longo prazo da dieta: a perda de peso está relacionada à saúde? Social and Personalit, Psychology Compass. 2013;7(12):861-77.

27

Nutrição antirracista: perspectivas e possibilidades

Ana Thereza da Silva Falcão Passos
Andrêa Jacqueline Fortes Ferreira
Indira Ramos Gomes
Gabriela dos Santos Vilasboas
Silvana Oliveira da Silva
Vivian Carla Honorato dos Santos de Carvalho

Este capítulo foi construído a muitas mãos, por meio de estudos e experiências que atravessam e integram as trajetórias de seis mulheres cis, negras e nutricionistas que juntas se desafiaram a compor esses escritos, a partir do Sul Global*.

Organizado em atos (políticos), essa escrita revela o caminhar individual e coletivo destas e de tantas outras pessoas negras que vivenciam a Nutrição em alguma medida. E, ao passo em que os atos acontecem, é possível identificar essas semelhanças e singularidades expressas nas digitais autorais de cada mulher à frente deste texto, configurando-se numa construção em rede.

Estes são reflexos dos pilares que nos constituem integrantes da Rede Ajeum**, uma rede auto-organizada, composta por pessoas negras nutricionistas e estudantes de Nutrição que se posicionam contra o racismo estrutural e todas as formas de opressão que impedem o bem viver da população negra. *Ajeum*, palavra de origem iorubá, significa o ato de comer junto, partilhar o alimento que nos fortalece. Portanto, a Rede Ajeum simboliza a conexão entre a ancestralidade das integrantes e a comensalidade, na perspectiva do direito universal à alimentação adequada.

Sendo assim, te convidamos para uma leitura que se propõe a suscitar questionamentos e sinalizar algumas possibilidades para re(orientação) das formas de pensar-fazer na ciência da nutrição.

ATO I – INTRODUÇÃO: POR QUE PENSAR EM UMA NUTRIÇÃO ANTIRRACISTA?

O racismo e suas manifestações estruturam a nossa sociedade por meio das relações políticas, econômicas, jurídicas e daquelas estabelecidas entre indivíduos e instituições. A forma como o racismo historicamente se configura no Brasil torna seu contexto como regra social, parecendo legado pela tradição, tendo como uma das consequências a diminuição da percepção de seu impacto[1]. Entretanto, o racismo mata, segrega, adoece de diversas formas

* Embora o antirracismo deva contemplar todos os grupos raciais e étnicos historicamente afetados pelo racismo e suas manifestações, este capítulo se concentra, no geral, nos aspectos que atingem a população negra, tendo em vista as (escre)vivências e atuação das autoras.
** Para mais informações sobre a Rede Ajeum, acesse o site www.redeajeum.org.

e cria importantes barreiras de acesso a direitos fundamentais que configuram a dignidade humana, como alimentação, saúde, educação, emprego, renda, lazer e qualidade de vida[2,3].

O racismo é uma forma sistemática de discriminação que tem a raça/etnia como fundamento. Raça é uma construção social, e não biológica, como falsamente disseminado pelos colonizadores e seus descendentes, usada como mecanismo de hierarquização das pessoas e das relações, sendo usada para descrever categorias raciais com base nas características físicas. O termo "etnia" é um construto multidimensional, que tem sido associado a tradições, costumes, crenças, estilos de vida, idiomas, padrões alimentares e valores[1,4]. Apesar de muitas vezes serem utilizadas de forma intercambiável, faz-se necessário compreender essas definições para que possamos avançar nas discussões e garantir a diversidade e visibilidade dos povos. Dessa forma, os conceitos de raça e etnia devem fazer parte do cotidiano da formação dos profissionais de saúde.

Segundo Werneck[5], não há nada de natural nas desigualdades sociais e de saúde, sendo todas essas mazelas decorrentes do racismo, produtos de uma história social estabelecida no genocídio e na escravização de povos, com criação de uma estrutura discriminatória, que permitiu por muitos anos a total ausência de políticas públicas comprometidas com a busca de equidade.

No Brasil foi estabelecida uma cultura aceitável de desvantagens socioeconômicas impostas ao povo negro que vem desde a escravização e que foi mantida após a abolição em 1888, pelo processo de total exclusão e de não acesso a direitos[6].

Em pleno século XXI, o legado das estruturas coloniais ainda persiste na América Latina e em outras partes do mundo, refletindo nas formas contemporâneas de organização social. Quijano[7] apresenta contribuições substanciais para essa discussão ao trabalhar o conceito da colonialidade do poder, no sentido de que a constituição do poder tornou a ideia de raça possível por meio do racismo, e fez deste o princípio organizativo da acumulação de capital e das relações de poder no mundo, beneficiando os colonizadores e seus descendentes em detrimento da população negra e dos povos originários.

Outra contribuição importante foi a de Maldonado-Torres[8], que reflete sobre a colonialidade do ser, referindo-se ao impacto que a colonização teve (e ainda tem) sobre a identidade e a subjetividade das populações colonizadas. Isso envolve a imposição de ideias, valores e normas sobre como as pessoas devem se comportar, pensar e sentir, criando uma hierarquia que marginaliza e subalterniza as diferentes culturas.

Já autores como Nascimento[6] e Mignolo[9] referiram-se à ideia da colonialidade do saber, em que, a partir da geopolítica do conhecimento, o domínio colonial, especialmente europeu e norte-americano, autodefiniu-se como possuidor de uma verdade hegemônica, enquanto outros povos passaram a ser percebidos como destituídos de conhecimento. Nesse contexto, podemos notar o apagamento das múltiplas tradições dos povos originários dos mais diversos territórios (nacionais e no além-mar), que têm sofrido um longo processo de deslegitimação e invisibilização, em especial no Brasil.

Esse processo, inerente às epistemologias abissais do Norte Global, também compreendido como racismo epistêmico[10,11], é uma das formas de silenciamento e dominação racial por meio da assimilação da cultura branca/ocidental (linguagem, religião, sistema político e jurídico, dentre outros). Trata-se de um paradigma universalizante, forjado como verdade única e absoluta, e, portanto, perigosa[12], que é ao mesmo tempo estruturado e estruturante do "sistema-mundo patriarcal/capitalista/colonial/moderno"[13,14]. Essa noção absoluta filosófico-cultural nos apresenta a imagem de que tudo aquilo que difere dos "ideais" do Norte Global, a exemplo do continente africano e suas diásporas, são territórios áridos, que pouco ou nada produzem[15].

Nascimento[6] declara em seus escritos que o sistema educacional brasileiro foi (e continua sendo) usado como aparelhamento de controle de uma estrutura de discriminação cultural, em que o modelo europeu e o norte-americano são mantidos como base do ensino. Esse aparelhamento reflete em todos os níveis de ensino no país, e obviamente afetou diretamente o processo de formação de profissionais nutricionistas. Além disso, as barreiras de acesso à educação no país, reflexo das estruturas alimentadas pelo racismo, tornaram o curso de Nutrição predominantemente constituído por pessoas brancas, sendo isso notável quando é realizada uma busca de imagens do profissional nas redes sociais ou nos bancos de imagens, invisibilizando os 31,4% de pessoas negras profissionais de nutrição[16].

Essa é uma estrutura que fortalece as assimetrias na formulação das políticas públicas, no processo de gestão do cuidado e no fazer em nutrição. Uma estrutura que se atualiza no fomento à subalternidade, na desarticulação da população negra, inclusive com relação às nossas práticas alimentares e comensalidade, como veremos a seguir.

ATO II – TENTÁCULOS: OS PARADIGMAS QUE SUSTENTAM A CIÊNCIA DA NUTRIÇÃO

As perspectivas vigentes na ciência da nutrição seguem enraizadas na colonialidade e refletem o legado histórico e contemporâneo do racismo na conformação deste campo enquanto ciência, incluindo seus conceitos, métricas e instrumentos avaliativos e de elaboração de políticas públicas, esta lógica contribui para o aprofundamento das desigualdades raciais em saúde e na nutrição e perpetua um legado de marginalização de corporeidades, práticas alimentares e do comer centralizadas em uma perspectiva afrodiaspórica e indígena. Aliado a isso, o pensamento cartesiano enraizado na definição do "saudável" e "não saudável" no contexto da nutrição são espelhamentos de uma lógica racista e pautada na branquitude, que (re)cria diariamente ideais de padrões alimentares e corporeidades universais a partir de uma prática de exclusão e marginalização.

Consequentemente, assim como acontece com os demais campos de conhecimento, a formulação de políticas públicas que direcionam as ações no campo da nutrição parte dessa mesma construção, sendo também formas de operacionalização do racismo no cenário nacional. Assim, essas políticas são marcadas pelo caráter universalizante, com exclusão ou limitação de saberes, conhecimentos e práticas ancestrais e tradicionais que marcam a diversidade do povo brasileiro, bem como desconsideram as desigualdades raciais históricas e seus reflexos na nutrição, saúde e contextos de vida da população negra. Porém, esse cenário não é exclusivo do contexto nacional e tem sido evidenciado em outros contextos diaspóricos tanto no Norte Global, incluindo o território estadunidense, como no Sul Global, incluindo os países africanos e da América Latina[17,18].

Ao compreender que a ciência da nutrição é também forjada nesse sistema-mundo[13,14], é digno de nota o especial enfoque e priorização das ciências biológicas e do viés biomédico no processo formativo em detrimento das questões socioculturais que são essencialmente vinculadas às experiências dos sujeitos no mundo[18]. Isso reflete na constituição das ementas dos cursos públicos e privados de Nutrição, que seguem pautadas essencialmente em saberes coloniais e eurocêntricos, seguindo o padrão biomédico dos cursos em saúde, marcados pela marginalização e exclusão de perspectivas e cosmopercepções* afrodiaspóricas e indígenas na formação dos profissionais nutricionistas.

Assim, a nutrição tem reproduzido a visão de mundo disciplinar apresentada pela colonização, que leva em consideração a produção de conhecimento que supervaloriza as ciências naturais, o corpo como objeto de intervenção que pode ser controlado e moldado, a forma de comer disciplinada e direcionada às necessidades orgânicas[20].

O pensar, o pesquisar e o atuar em nutrição têm baseado sua essência na ideia de composição química, valor nutricional, ingestão de nutrientes, estado nutricional da população e no processo saúde/doença, com negligência do cuidado ampliado[18]. Como consequência, a prática profissional acaba tendo como base uma incipiente incorporação de teorias sobre a alimentação, contextos sócio-históricos e culturais produzidos pelos diferentes grupos que compõem o Brasil[20]. Apesar de o conhecimento biomédico contribuir com o avanço do cuidado em saúde, sua abordagem tecnicista e restrita acabou por tornar-se um obstáculo ao reconhecimento da complexidade da condição humana, no que tange ao processo saúde-doença-cuidado[21], a exemplo do cuidado em alimentação e nutrição**.

Essas mesmas concepções moldaram a estética corporal "padrão" e "aceitável" no campo da nutrição. Essa construção é embasada por indicadores e métricas oriundos de estudos e pesquisas predominantemente compostos por pesquisadores e pesquisados brancos e localizados no Norte Global, que são utilizados de forma generalizada, mesmo não sendo representativos da diversidade de povos no sistema mundo[17]. O índice de massa corporal (IMC), amplamente utilizado como ferramenta de avaliação nutricional, é um exemplo dessa universalização de métricas e padrões classificatórios pautados em pesquisas que desconsideram corporeidades outras que não a europeia[22].

Nesse mesmo cenário, surge também um ideal do comer "saudável" que simplifica sua complexidade. O comer, enquanto ato simbólico, político e cultural que reflete a riqueza de um povo e de uma comunidade, precisa ser reorientado a partir de uma perspectiva que respeita e valoriza a diversidade de culturas, modos e práticas de alimentação. É preciso olhar não apenas para a qualidade e quantidade do alimento, mas também para seus modos de produção e sua relação com a terra e os demais ecossistemas[23].

* Para Oyèrónké Oyěwùmí[19], o termo cosmovisão, empregado no Ocidente, resume a percepção de mundo de um sociedade por meio do privilégio de um único sentido – a visão. Em contraponto, tomando como principal referência os povos iorubas, a autora apresenta a categoria cosmopercepção (tradução de wanderson flor do nascimento) enquanto noção que deve ser aplicada para outras sensibilidades não eurocêntricas que podem se utilizar de outros sentidos (inclusive integrados) para além do visual.

** Aqui compreendemos como "cuidado em alimentação e nutrição o processo que resulta da atuação de múltiplos atores, orientados por diferentes valores, lógicas e intenções, entrelaçados por ações voltadas ao atendimento de necessidades relacionadas à alimentação e nutrição. Tais ações, de algum modo, convergem para a promoção da saúde e prevenção de agravos, tendo como princípios orientadores a produção de vida e qualificação da existência. Assim, a produção do cuidado em alimentação e nutrição invariavelmente lida com imanências como a simultaneidade e indivisibilidade do comer no âmago da relação entre o corpo e a comida, abrangendo, provocando e sendo mobilizado por repercussões fisiológicas e fisiopatológicas, ao tempo em que se relaciona com dimensões sociais, culturais e existenciais"[21].

Diversas diretrizes nacionais e internacionais sobre alimentação e nutrição são pautadas em um padrão dietético "mediterrâneo" – baseado em alimentos oriundos de países europeus que circundam o mar Mediterrâneo e que tem sido considerado padrão ouro na elaboração de recomendações dietéticas para uma vida "saudável" – e no tratamento de diversas morbidades associadas à alimentação e nutrição[17,24]. Entretanto, a hipervalorização desse padrão alimentar marginaliza os saberes e práticas alimentares locais, tropicais, indígenas e afrodiaspóricos, em particular no cenário brasileiro, composto por biomas singulares que refletem a diversidade de alimentos e práticas alimentares locais. Aliado a isso, os alimentos que compõem esse padrão ouro, além de não apresentarem alimentos condizentes com a cultura local, são geralmente mais caros, e disponibilizados em grandes centros urbanos e cadeias de comercialização de alimentos – acessíveis apenas para uma parcela da população brasileira, composta por pessoas brancas e de classe média alta[24].

A ciência da nutrição precisa, em seu construto, saber compreender o papel pervasivo do racismo em sua conformação enquanto campo científico, e ampliar suas perspectivas para dar conta da diversidade cultural e de povos que habitam o território brasileiro, entendendo que essas questões embasam as possibilidades de comer e se relacionar em todos os aspectos, tendo um grande papel a desempenhar na qualidade e quantidade de vida[25].

Assim, é necessária a (re)estruturação de uma formação e atuação profissional, que considere a lente da interseccionalidade em suas abordagens, transversalizando os diálogos com outros saberes e campos de estudo, de modo a possibilitar uma formação e uma prática inclusiva e diversa. Isso perpassa diversos caminhos, a exemplo de modificações no arcabouço teórico-prático, nas ementas curriculares, na constituição dos integrantes do corpo docente, nos campos de prática e no fazer em nutrição, bem como nas políticas e ações em todos os níveis de governança.

Aliado a isso, é extremamente relevante o entendimento do contexto social no qual a população negra, os povos originários, os quilombolas e as comunidades tradicionais, entre outros povos que constituem a diversidade brasileira, estão inseridos, bem como a promoção de cuidados em saúde com ações que considerem as singularidades do sujeito, tendo como base o acolhimento, o respeito aos saberes e práticas tradicionais e que compreenda o racismo como determinante estrutural de saúde, que impacta a garantia do direito à alimentação adequada e condiciona sua Segurança Alimentar e Nutricional (SAN).

ATO III – O REFLEXO: DESIGUALDADES RACIAIS EM SAÚDE E NUTRIÇÃO

O processo sócio-histórico descrito anteriormente reflete de forma importante nas possibilidades de viver e existir da população negra, adensando as desigualdades raciais em saúde e nutrição[3]. Segundo dados da Pesquisa Nacional por Amostra de Domicílios Contínua 2021[26], as pessoas negras constituem a maior parcela da população sem acesso a saneamento básico (44,5%), com maior taxa de desocupação (64%) e com menores rendimentos (R$ 1.764 para as pessoas autodeclaradas pretas e R$ 1.814 para as declaradas pardas) em comparação às pessoas brancas (R$ 3.099). Isso demonstra que o racismo presente no processo estrutural do país segue, ainda, vulnerabilizando a população negra, incidindo nos determinantes de saúde.

Estudos no campo das desigualdades raciais em saúde têm apresentado dados reveladores dos efeitos do racismo e suas manifestações, evidências relevantes para a adoção de políticas públicas de reparação e igualdade, e escancarando as lacunas (ainda) presentes no cuidado à saúde da população negra, que ecoam desde o nascimento até a velhice[3,27]. Em pesquisa da Ouvidoria Ativa da Rede Cegonha, Theophilo et al.[28] constataram que as mulheres pretas e pardas têm acesso dificultado ao pré-natal, sendo observado que apenas 64,7% tiveram acesso às preconizadas 7 consultas; contrastando com 71,6% de mulheres brancas que acessaram o serviço. Corroborando esse estudo, Diniz et al.[29] demonstraram que a proporção de mulheres que tiveram seis ou mais consultas foi maior para mulheres brancas (82,3%) comparada com as mulheres pretas (73,2%). Os mesmos padrões de desigualdades raciais são evidenciados quando analisamos as taxas de maternidade adolescente e de acesso ao pré-natal no Brasil no período de 2008 a 2019[30].

Em estudo sobre as desigualdades na incidência de hipertensão arterial sistêmica (HAS) segundo identidades sociais definidas por gênero-raça/cor da pele, em uma coorte com 8.528 pessoas, Silva et al.[31] identificaram variações nas taxas de incidência de HAS entre as categorias interseccionais, sendo de 53,9 entre as mulheres negras e de 30,5 entre mulheres brancas, e de 59,4 entre homens negros e de 50,6 entre homens brancos, evidenciando que mulheres negras e homens negros têm maior risco de desenvolver HAS quando comparados às pessoas brancas (mulheres e homens). O mesmo cenário de desigualdades raciais é evidenciado quando analisamos as doenças crônicas não transmissíveis (DCNT), com concentração de maiores prevalências de doenças cardiovasculares e diabetes melito entre a população negra comparativamente à população branca[32,33].

Trata-se de um contexto que sinaliza a importância de considerar as desigualdades raciais na assistência e atenção em saúde relacionadas às doenças e às condições de vida da população negra, visando à identificação de grupos populacionais mais expostos a agravos à saúde, considerando o legado do racismo e suas manifestações contemporâneas na conformação desse cenário, e permitindo desta feita o diagnóstico e tratamento oportuno à população negra[3]. Aliado a isso, a morbimortalidade aumentada entre a população negra, com base tanto nas enfermidades infectocontagiosas quanto naquelas crônico-degenerativas e nas doenças negligenciadas, reafirma como o racismo coloca a população negra em situações contextuais de maior vulnerabilidade[2,34].

No que diz respeito à insegurança alimentar e nutricional (Isan), as pesquisas nacionais que utilizam a Escala Brasileira de Insegurança Alimentar (Ebia) registram maiores percentuais de insegurança alimentar entre a população negra[35,36]. Estudo realizado no ano de 2019 em Salvador analisou a Isan por raça e gênero e identificou que os domicílios chefiados por mulheres negras apresentaram o maior percentual de Isan (46,8%), seguidos de domicílios chefiados por homens negros (37,8%), mulheres brancas (30,5%) e homens brancos (25,5%)[37]. Esse panorama foi agravado durante a pandemia de covid-19, iniciada em 2020, sendo revelado pela pesquisa da Rede Brasileira de Pesquisa em Soberania e Segurança Alimentar (Rede Penssan) realizada em 2021 que mais da metade da população brasileira vivia em situação de insegurança alimentar (58,7%). Entre a população negra esse percentual chegava a 65%, superior à porcentagem observada entre a população branca (46,8%)[38].

Diversos fatores influenciam o contexto de Isan, desde questões econômicas, atreladas à concentração de desvantagens sócio-históricas advindas do racismo e suas manifestações, que reduzem a possibilidade de acesso a alimentos em quantidade e qualidade suficientes para as famílias sem comprometimento de outras necessidades básicas, até a disponibilidade de acessar a diversidade de alimentos nos territórios de residência[37]. Isso se constitui em uma barreira para a SAN da população negra.

A distribuição desigual de alimentos nos territórios, que vai desde alimentos *in natura* até os ultraprocessados, está entre as manifestações do racismo que adensam as desigualdades raciais no acesso aos alimentos. Isso cria ambientes alimentares desfavoráveis à saúde da população negra, que em sua maioria reside às margens dos centros urbanos, e exposta a desertos alimentares, definidos como "locais onde o acesso a alimentos *in natura* ou minimamente processados é escasso ou impossível", ou a pântanos alimentares, compreendidos como "locais em que predomina a venda de produtos altamente calóricos com poucos nutrientes, como no caso das redes de *fast-food* e lojas de conveniência"[39]. Estudos realizados em São Paulo têm demonstrado como os desertos e pântanos alimentares se concentram em territórios periféricos, de maioria populacional negra[40].

Nesse sentido, a segregação (*apartheid*) alimentar precisa ser discutida como um mecanismo limitador do acesso a alimentos *in natura* e minimamente processados, em particular nos grandes centros urbanos, espaços que atualmente concentram a maioria da população brasileira[41]. Ao limitar o acesso a um direito básico, o *apartheid* alimentar cumpre sua função – a de aprofundamento do fosso das desigualdades raciais no acesso a alimentos, em qualidade e quantidade, via criação de desertos ou pântanos alimentares. Isso potencializa o cenário da fome e da Isan, refletido nos maiores percentuais observados entre a população negra quando comparado à branca, amplamente reportado nas pesquisas realizadas nos últimos anos no contexto nacional e adensadas durante a pandemia da covid-19, conforme citado anteriormente.

A fome em suas múltiplas manifestações expressa uma situação alarmante de violação de direitos. A não garantia do direito humano à alimentação envolve não apenas déficit de renda ou da disponibilidade de alimentos, mas de vários outros fatores, como a falta de acesso à terra, de condições adequadas para plantio e manejo do solo, de condições de saúde ou de habitação, colocando mais uma vez a população negra como a mais acometida.

Diante desse contexto de desigualdades raciais, e por meio da atuação expressiva e das reivindicações constantes do Movimento Negro Unificado, em 2009, a Política Nacional de Saúde Integral da População Negra (PNSIPN) foi aprovada. A política tem o objetivo central de "promover a saúde integral da população negra, priorizando a redução das desigualdades étnico-raciais, o combate ao racismo e à discriminação nas instituições e serviços do SUS", reconhecendo o racismo e as desigualdades étnico-raciais como determinantes sociais das condições de saúde da população negra e traçando estratégias e ações com vistas à promoção da equidade[2].

A baixa adesão à política por parte das gestões nas diferentes esferas de governação fez com que as mobilizações sociais inserissem seus objetivos no Estatuto da Igualdade Racial, publicado em 2010, trazendo uma regulamentação via lei federal à atenção à saúde da população negra, como estratégia de provocar respostas necessárias[42]. Porém, ainda temos um desconhecimento por parte da população e dos profissionais de saúde a respeito dessas conquistas históricas. Essa legislação continua invisibilizada e pouco debatida tanto na graduação quanto nos processos de Educação Permanente em Saúde[43].

Nessa perspectiva, a reflexão aqui realizada busca colocar em evidência a necessidade de a nutrição considerar as questões raciais na análise da realidade atual, tendo como pressuposto que a população negra tem sido historicamente violentada e excluída dos espaços de poder e decisão, e que, apesar de o racismo ser reconhecido como um determinante de saúde, as ações que vêm sendo adotadas não têm sido suficientes para erradicar as desigualdades raciais em saúde e nutrição e garantir equidade e justiça social.

ATO IV – CAMINHOS: ENSAIANDO FUNDAMENTOS PARA A CONSTRUÇÃO DE UMA NUTRIÇÃO ANTIRRACISTA

Apresentamos este ato como um ensaio para a estreia do que poderá ser considerado (em um futuro breve) um conjunto de princípios para uma nutrição antirracista. Portanto, não há neste texto uma intenção "manualesca" sobre esse fazer, muito menos de apresentar postulados sobre tal temática. Por ora, reconhecemos que é necessário arar o caminho, desbravar as matas ainda densas e fazer mergulhos em águas profundas, para a construção dos fundamentos de uma nutrição que se proponha a ser contracolonial* e, portanto, antirracista.

Seguimos rumo a um processo de reconhecimento e retomada dos diferentes valores e práticas, em contraponto ao saber hegemônico, nos processos de saúde/alimentação/nutrição e cuidado. Neste ato serão apresentadas algumas inflexões, inicialmente pensadas em três grandes movimentos que serão destacados ao longo do texto e que deverão, futuramente, ser revisitados, revisados e aprofundados.

Por meio de questionamentos e críticas à dominância dos saberes eurocêntricos na nutrição, deve ser estimulado um processo de contracolonialidade com vistas a valorizar e reconhecer os povos originários do Brasil e afrodiaspóricos como corpos (individuais e coletivos) produtores de ciência, no campo da nutrição. Isso implica conhecer e se debruçar sobre outras formas de ser e estar no mundo, inclusive outras formas de civilização e de organização da sociedade.

São movimentos que se contrapõem ao paradigma universalizante que estrutura o "sistema-mundo patriarcal/capitalista/colonial/moderno"[13,14]. Essa proposta, portanto, busca lançar provocações desde as abordagens contracoloniais, por exemplo, a teoria da fronteira[44], somado ainda às provocações de Ramos[45] para a construção coletiva dos caminhos, no movimento de refazimento: o corpo-encruzilhada. Esse espaço atravessado carrega uma noção de tempo espiral que sinaliza para um movimento de aprendizado a partir dos caminhos já trilhados (*Sankofa***), para o fortalecimento do presente com vistas à construção do futuro.

Podemos então pensar nesse espaço privilegiado do encontro com o outro, das práticas tradicionais de cuidado em saúde para o encantamento de mundos possíveis, do tempo/espaço de (re)potência, onde há a coexistência de diferentes rumos, práticas,

* Noção apresentada por Antônio Bispo dos Santos – o Nêgo Bispo: "... vamos compreender por contracolonização todos os processos de resistência e de luta em defesa dos territórios dos povos contracolonizadores, os símbolos, as significações e os modos de vida praticados nesses territórios"[44].

** Conceito com origem em um provérbio tradicional entre os povos de língua akan da África Ocidental, em Gana, Togo e Costa do Marfim, que pode ser compreendido por "nunca é tarde para voltar e apanhar aquilo que ficou atrás".

manhas e saberes insubordinados. Estamos aqui nos aproximando, portanto, do **movimento de contracolonização do poder, do ser e do saber**.

Como nutricionistas, devemos reconhecer que o racismo e suas manifestações impossibilitaram que muitas pessoas tivessem acesso a oportunidades para manter uma vida saudável e sem fome[46]. A nutrição deve romper com a forma como as relações étnico-raciais estão estabelecidas na formação e atuação profissional e construir um processo de cuidado que não promova a manutenção de espaços de exclusão e violência estabelecidos pelo racismo e, de forma ativa e consciente, buscar propor coletivamente formas de superação dessas estruturas, tendo em vista alcançar a equidade racial e a justiça social.

Abordamos aqui, portanto, a condução adequada de um processo de cuidar que seja socialmente afrorreferenciado e politicamente implicado, com vistas a viabilizar o acesso, integralidade e qualidade na atenção à população negra. Provocamos a construção de uma nutrição que se faça no cotidiano, produzindo vida, e que ocorra de modo potente para todas as pessoas envolvidas, tomando como referência a diversidade de experiências das(os) sujeitas(os) como produtores de conhecimento. Para tanto, reconhecemos que é fundamental **ler o mundo como um pluriverso de existências para o reconhecimento da diversidade epistêmica**.

Rediscutir as bases epistemológicas da nutrição implica, antes de tudo, compreender que a nutrição – que é atravessada pelo racismo, pelo sexismo e outras formas de opressão correlatas –, como campo de prática e área científica, extrapola a noção restrita de saúde e seu *modus operandi*[18]. Nesse sentido, estamos sinalizando a importância da **atuação em nutrição como prática social, o que demanda, portanto, a inserção profunda na realidade para um agir crítico e comprometido radicalmente com sua transformação, diante do enfrentamento das opressões**[47].

Os povos originários e afrodiaspóricos do Brasil, em suas tradições, possuem experiências do viver em comunhão* que se relacionam com a natureza, a espiritualidade e diversificadas práticas sociais, sempre permeadas pelos alimentos e pela alimentação. São saberes-potências para pensarmos a diversidade e a soberania alimentar, bem como a importância de resguardar o meio ambiente e a preservação da própria vida. Isso implica valorizar saberes e tecnologias culturalmente pertinentes, necessários à preservação de legados alimentares, sem estigmatização, além de considerar que a culinária afro-brasileira e outras tradições alimentares afroindígenas, por exemplo, podem ser referenciais para o campo da alimentação e da nutrição.

Ademais, compreendemos que é preciso se implicar na emancipação das comunidades afrodiaspóricas e afroindígenas com vistas à participação ativa na tomada de decisões referente às formas de produção e acesso aos alimentos. Nesse sentido, questionamos: o quanto as cosmopercepções africanas, afrodiaspóricas, afroindígenas, têm a contribuir com o pensar-fazer em nutrição?

Diante do exposto, sinalizamos que há urgência na (re)elaboração dos marcos teórico-práticos na ciência da nutrição, que seja fruto de um investimento coletivo e coerente com a realidade brasileira. Talvez sejam esses os movimentos possíveis para a construção de práticas em nutrição contracoloniais, em

* Bispo dos Santos[44] utiliza o termo "biointeração" para falar da vivência em comunhão prazerosa comum em quilombos, terreiros, povos originários com a natureza, sendo, portanto, o movimento contracolonial ao desenvolvimento sustentável.

um movimento de justiça cognitiva, para o reconhecimento e expansão libertadora da diversidade epistêmica, em um mundo que é pluriversal.

ATO V – *SANKOFA*: REGISTRAR A CAMINHADA PARA PLANEJAR O FUTURO

Novas epistemologias e cosmopercepções se fazem necessárias na construção da ciência da nutrição, visando à garantia da equidade e justiça social. Para tanto, é importante questionar e entender como o racismo e suas manifestações têm permeado a área em todos os seus domínios, desde a concepção (teórico-prática), a pesquisa, as métricas e suas representações.

Gray et al.[48] declararam que o racismo estrutural na academia é destrutivo para a ciência e a sociedade, e que erradicá-lo exige uma transformação fundamental na educação institucional, nas políticas, nas práticas e na alocação de recursos com ações antirracistas sustentadas.

Faz-se necessário o desenvolvimento de uma reestruturação curricular antirracista, tendo os temas de diversidade, equidade e inclusão como eixos na formação e como pautas de atuação. É basilar que conhecimentos sobre o tema sejam fomentados e incorporados à prática profissional e que a população negra seja realmente inserida no contexto da assistência nutricional e do cuidado ampliado em saúde.

Nesse sentido, urge a (re)orientação das perspectivas no campo da ciência da nutrição, para a construção de saberes e fazeres que estejam comprometidos com a formação e a prática em saúde pautada em uma cartografia outra que não seja a geopolítica excludente e que, portanto, signifiquem transformações importantes para a saúde da população afrodiaspórica e dos povos originários do Brasil. Acreditamos ser imperativo o comprometimento de estudantes e profissionais de todas as áreas de atuação da nutrição no combate às desigualdades em saúde e voltado ao bem-viver para todos os povos.

Neste capítulo, ensaiamos caminhos possíveis para a produção de conhecimento e modos de interpretar o mundo, para além do lócus da colonização. Propomos atos, não à toa: este texto é um convite-provocação à (re)orientação ética, política e estética da nutrição, ao reposicionamento de compreensões para reconfiguração das perspectivas epistemológicas, com vistas à justiça social, à garantia da segurança alimentar e nutricional com soberania, em um mundo onde toda vida valha a pena e seja plena.

REFERÊNCIAS

1. Almeida SL. Racismo estrutural. São Paulo: Jandaíra; 2021.
2. Brasil. Ministério da Saúde. Política Nacional de Saúde Integral da População Negra: uma política para o SUS. Brasília, DF; 2017.
3. Lopes F. Para além da barreira dos números: desigualdades raciais e saúde. Cad Saúde Pub. 2005;21:1595-601.
4. Bashir H, et al Making the invisible, visible: race, racism, and health data, lessons from Latin American countries. The Salurbal Project, the Ubuntu Center, and the Pan-Diaspora Project. Drexel University Dornsife School of Public Health, 2023.
5. Werneck J. Racismo institucional e saúde da população negra. Saude Soc. 2016;25(3):535-49.
6. Nascimento A. O genocídio do negro brasileiro: processo de um racismo mascarado. Rio de Janeiro: Paz e Terra; 1978.
7. Quijano A. Colonialidade do poder, eurocentrismo e América Latina. In: Lander E (org.). Colonialidade do saber: eurocentrismo e ciências sociais: perspectivas latino-americanas. Buenos Aires: Consejo Latinoamericano de Ciencias Sociales; 2005.
8. Maldonado-Torres N. Descolonización y el giro des-colonial. Tabula Rasa. 2008;9:61-72.
9. Mignolo W. Histórias locais/projetos globais: colonialidade, saberes subalternos e pensamento liminar. Belo Horizonte: UFMG; 2003.

10. Carneiro AS. A construção do outro como não ser como fundamento do ser [tese – doutorado em Filosofia da Educação. São Paulo: FE/USP; 2005.
11. Maldonado-Torres N. A topologia do ser e a geopolítica do conhecimento. Modernidade, império e colonialidade. Tradução de Inês Martins Ferreira. Revista Crítica de Ciências Sociais. 2008;1(80):71-114.
12. Adichie CN. O perigo de uma história única. São Paulo: Companhia das Letras; 2019.
13. Grosfoguel, R. The implications of subaltern epistemologies for global. 2005.
14. Grosfoguel R. World-system analysis in the context of transmodernity, border thinking and global coloniality. Review. 2006;29(2).
15. Grosfoguel R. Para descolonizar os estudos de economia política e os estudos pós-coloniais: transmodernidade, pensamento de fronteira e colonialidade global. Revista Periferia;2009:1(2).
16. Conselho Federal de Nutricionistas (CFN). Perfil das(os) nutricionistas no Brasil. 2021.
17. Burt KG, Lopez R, Landaverde M, et al. Systemic and institutionalized racism, not achievement gap factors, limit the success of black, indigenous, and people of color in dietetics education and credentialing. Critical Dietetics. 2021;6(1):22-39.
18. Demétrio F, Paiva JB, Fróes AAG, et al. A nutrição clínica ampliada e a humanização da relação nutricionista-paciente: contribuições para reflexão. Rev Nutr. 2011 24(5):743-63.
19. Oyěwùmí O. Visualizing the body: Western theories and African subjects. In: Coetzee PH, et al (eds.). The African philosophy reader. New York: Routledge; 2002.
20. Freitas MCS, Minayo MCF, Fontes GAV. Sobre o campo da alimentação e nutrição na perspectiva das teorias compreensivas. Ciência & Saúde Coletiva. 2011;16(1):31-8.
21. Magalhães LM, Amparo-Santos L. Multiplicidade, heterogeneidade e coordenação: a produção do cuidado em alimentação e nutrição a partir das práticas de apoio matricial. Cad Saúde Pública. 2020;36(7):e00127819.
22. Amparo-Santos L, França SLG, Reis ABC (orgs.). Obesidade(s): diferentes olhares e múltiplas expressões. Salvador: Universidade Federal da Bahia, Universidade Federal do Recôncavo da Bahia, Universidade do Estado da Bahia, Ministério da Saúde; 2020.
23. Amparo-Santos L. O corpo, o comer e a comida: um estudo sobre as práticas corporais alimentares cotidianas a partir da cidade de Salvador. Edufba; 2008.
24. Burt K. The whiteness of the Mediterranean diet: a historical, sociopolitical, and dietary analysis using critical race theory. Critical Dietetics. 2021;5(2):41-52.
25. Lund A, Latortue KY, Rodriguez J. Dietetic training: understanding racial inequity in power and privilege. J Acad Nutr Diet. 2021;121(8):1437-40.
26. Instituto Brasileiro de Geografia e Estatística (IBGE). Diretoria de Pesquisas, Coordenação de População e Indicadores Sociais. Desigualdades sociais por cor ou raça no Brasil. 2.ed. Estudos e Pesquisas – Informação Demográfica e Socioeconômica, n. 48. 2022.
27. Brasil. Ministério da Saúde. População negra: vigilância de risco e proteção para doenças crônicas por inquérito telefônico: estimativas sobre a frequência e distribuição sociodemográfica de fatores de risco e proteção para doenças crônicas nas capitais dos 26 estados brasileiros e no Distrito Federal em 2018. Brasília, DF; 2019.
28. Theophilo RL, Rattner D, Pereira EL. Vulnerabilidade de mulheres negras na atenção ao pré-natal e ao parto no SUS: análise da pesquisa da Ouvidoria Ativa. Ciência & Saúde Coletiva. 2018;23(11):3505-16.
29. Diniz CSG, Batista LE, Kalckman S, et al. Desigualdades sociodemográficas e na assistência à maternidade entre puérperas no Sudeste do Brasil segundo cor da pele: dados do inquérito nacional Nascer no Brasil (2011-2012). Saúde Soc. 2016;25(3):561-72.
30. Goes EF, Ferreira AJF, Meira KC, et al. Desigualdades raciais nas tendências da maternidade adolescente e no acesso ao pré-natal no Brasil, 2008-2019. Research, Society and Development. 2023;12(1):e8312139404.
31. Silva EKP, Barreto SM, Brandt LCC, et al. Gender, race/skin colour and incidence of hypertension in Elsa-Brasil: an intersectional approach. Ethn Health. 2022;13:1-19.
32. Azevedo E, Ribas MTGO. Are we secure? Reflections on indicators for evaluating food and nutritional security. Rev. Nutr. 2016;29(2):241-51.
33. Silva RR, Pereira M, Campello T, et al. Covid-19 pandemic implications for food and nutrition security in Brazil. Ciência & Saúde Coletiva. 2019;25(9):3421-30.
34. Santos ECP. A invisibilidade da leptospirose urbana no cotidiano de uma unidade de APS: a trama da produção de negligência [dissertação]. Salvador: Instituto de Saúde Coletiva; Universidade Federal da Bahia; 2021.
35. Instituto Brasileiro de Geografia e Estatística (IBGE). Pesquisa Nacional por Amostra de Domicílios: segurança alimentar: 2013. Rio de Janeiro; 2014.

36. Instituto Brasileiro de Geografia e Estatística (IBGE). Pesquisa de Orçamentos Familiares: 2017-2018: análise da segurança alimentar no Brasil. Rio de Janeiro; 2020.
37. Silva SO, Santos SMC, Gama CM, et al. A cor e o sexo da fome: análise da insegurança alimentar sob o olhar da interseccionalidade. Cad Saúde Pública. 2022;38(6):e00255621.
38. Rede Penssan. II Inquérito Nacional sobre Insegurança Alimentar no Contexto da Pandemia da Covid-19 no Brasil: II Vigisan: relatório final / Rede Brasileira de Pesquisa em Soberania e Segurança Alimentar – Penssan. São Paulo: Fundação Friedrich Ebert; Rede Penssan, 2022 (Análise; 1).
39. Honório OS. Desertos e pântanos alimentares em uma metrópole brasileira [dissertação]. Belo Horizonte: Universidade Federal de Minas Gerais; 2020.
40. Duran A. Ambiente alimentar urbano em São Paulo, Brasil: avaliação, desigualdades e associação com consumo alimentar. São Paulo: Faculdade de Saúde Pública, Universidade de São Paulo; 2013.
41. Victor A, Silva RCR, Silva NJ, et al. Influence of unhealthy food environment on premature cardiovascular disease mortality in Brazil: an ecological approach. Am J Prev Med. 2023;64(2):285-92.
42. Brasil. Lei n. 12.288, de 20 de julho de 2010. Institui o Estatuto da Igualdade Racial; altera as Leis n. 7.716, de 5 de janeiro de 1989, 9.029, de 13 de abril de 1995, 7.347, de 24 de julho de 1985, e 10.778, de 24 de novembro de 2003.
43. Silva SO, Berenguer AAS, Ricardo TMS, et al. "Na verdade eu nunca participei e nem ouvi falar sobre": a Política Nacional de Saúde Integral da População Negra na perspectiva de gestores e profissionais da saúde. Saúde Soc. 2022;31(4):e210969pt.
44. Santos AB. Colonização, quilombos: modos e significações. Brasília, DF: INCTI - UnB; Editora Ayô; 2019.
45. Ramos JS. O corpo-encruzilhada como saber da experiência. Uberlândia: Universidade Federal de Uberlândia; 2017.
46. Singleton CR, Uy WF, Landry MJ. Strengthening cross-sector collaborations in hunger-relief efforts to address structural racism. J Nutr Educ Behav. 2021;53(2):93-4.
47. Cruz PJSC, Melo Neto JF. Educação popular e nutrição social: considerações teóricas sobre um diálogo possível. Interface (Botucatu). 2014;18(2):1365-76.
48. Gray DM, Jospeh JJ, Glover AR, et al. How academia should respond to racism. Nat Rev Gastroenterol Hepatol. 2020;17:589-90.

28

Alimentação e cuidado em nutrição de pessoas de religiões afro-brasileiras

Camila Senceite Costa

Fé e ciência são conceitos recorrentemente julgados como divergentes pelo ponto de vista ocidental, porém sabe-se que a religiosidade pode interferir na saúde do indivíduo. Nesse cenário, a tríade fé-religião-saúde tem sido um campo de constantes atritos e acordos entre profissionais de saúde e adeptos de várias religiões, como fruto do ensino biologicista centrado na técnica. O atendimento integral e humanizado demanda, contudo, que aspectos espirituais também sejam considerados na compreensão do processo saúde-doença[1].

No Brasil, o estudo das Ciências das Religiões ainda é recente[2], e apresenta muitas singularidades. As pesquisas sobre religiões afro-brasileiras requerem lugar de fala potente, ou seja, que os próprios adeptos discursem sobre as temáticas que cercam suas realidades. A participação de autores e pesquisadores africanos e afrodiaspóricos potencializa ainda mais esse debate, visto que a matriz cultural dessas religiões é africana[3].

No que se refere à saúde, infelizmente as práticas que permeiam as religiões afro-brasileiras sempre foram desvalorizadas. Esse vasto e rico conhecimento, assim como seus representantes, foram historicamente subjugados, desqualificados, desautorizados, perseguidos e invisibilizados na medicina e nas outras áreas da saúde, e não estão inseridos nas pautas da saúde pública[4].

Na área da nutrição, também são escassas as publicações sobre a relação entre as práticas alimentares específicas desses grupos sobre a saúde[5]. Há também desequilíbrio no volume dessas evidências científicas: em levantamentos bibliográficos com o termo "comida", por exemplo, predominam documentos sobre o candomblé e com caráter acadêmico. Acredita-se que isso se deva ao fato de que, nessa religião, toda a sua ritualística tem o alimento como figura indispensável, projetando em seus praticantes determinadas atitudes alimentares (crenças, pensamentos, sentimentos, comportamentos e relacionamento com os alimentos), como é o caso das quizilas. Já para outras religiões afro-brasileiras, por exemplo, a umbanda, quase todas as publicações são provenientes de páginas da internet e de materiais não científicos[6].

Este capítulo, elaborado por uma mulher preta, nutricionista, umbandista e candomblecista de uma casa com influência do candomblé, tem como principal objetivo apresentar questões relevantes sobre alimentação, nutrição e saúde dos adeptos de religião afro-brasileira. Embora a escrita tenha sido um desafio, é um texto extremamente necessário para dar voz àqueles que foram silenciados pelo racismo, pela discriminação e pelo preconceito, que ajuda a mitigar as lacunas existentes entre o mundo acadêmico e as religiões afro-brasileiras. Peço licença e benção aos meus ancestrais: *Àgò... Motumbá, Mukuiu e Kolofé**.

PANORAMA DAS RELIGIÕES AFRO-BRASILEIRAS

A chegada de africanos escravizados ao Brasil fez com que as religiões de diferentes povos africanos se aproximassem e trocassem entre si elementos similares de suas culturas. Ritos de origens diferentes formaram combinações que se dispersaram em solo brasileiro, dando origem às religiões afro-brasileiras. Recebem nomes diferentes dependendo da localização e da forma como seus ritos são realizados: no Nordeste brasileiro há o tambor-de-mina, o xangô pernambucano e o candomblé baiano; nas metrópoles do Rio de Janeiro e São Paulo predominam a umbanda e o candomblé; e na região Sul há o batuque gaúcho[7]. No dia 21 de março celebra-se o Dia Nacional das Tradições de Raízes de Matrizes Africanas e Nações do Candomblé[8].

Entre 2010 e 2019, a população de religião afro-brasileira cresceu expressivamente no Brasil (de 0,3% para 2%), predominando mulheres e pessoas pretas e pardas. Nesse período, verificou-se aumento no número de adeptos jovens, na renda e na escolaridade (Figura 1)[9,10].

Para avançar nas especificidades das religiões afro-brasileiras e nas singularidades de seus adeptos relacionadas à alimentação (entendida nesse contexto como criação histórico-cultural ligada às relações humanas mediadas pela comida) e à nutrição (ciência com foco no estudo dos nutrientes), é importante conhecer alguns de seus fundamentos.

Candomblé

Os africanos escravizados vieram de várias regiões da África com culturas distintas entre si, e originaram no Brasil as chamadas nações de candomblé[11]. O resgate das memórias, cantigas, culinária, cultos e *itãs* (narrativas míticas) desses povos configurou as nações de candomblé Ketu (Iorubá), candomblé Angola (Banto) e candomblé Jeje (Jeje). A nação Ketu é a maior e mais popular[11,12].

O candomblé é uma religião cujo panteão é formado pelos orixás (criados pelo deus supremo Olorum), inquices (criados pelo deus supremo Zambi) e voduns (criados pelo deus supremo Mawu), divindades dos povos Iorubá, Banto e Jeje, respectivamente[7,13]. Cada orixá possui uma representação e comidas específicas que são oferecidas pelos adeptos (Quadro 1), podendo haver variações entre as religiões afro-brasileiras e as regiões do país.

Os princípios do candomblé são pautados nos ensinamentos africanos, que envolvem questões como a interação homem-natureza, o axé (energia vital), a ancestralidade e a tradição. A interação do homem com a natureza significa que ele tem a consciência de que tudo advindo dela é sagrado. O axé, por sua vez, é uma força vital onipresente em seus rituais, cuja obtenção, fixação e compartilhamento visam promover equilíbrio na interação homem-natureza (homem-orixá), estabilizando assim diversos fatores da vida do candomblecista. Já a ancestralidade é a fonte de todo o conhecimento que atravessa

* Àgò é pedido de licença em iorubá. *Motumbá, Mukuiu* e *Kolofé* são pedidos de benção feitos nos terreiros de nação Ketu, nação Angola e nação Jeje, respectivamente.

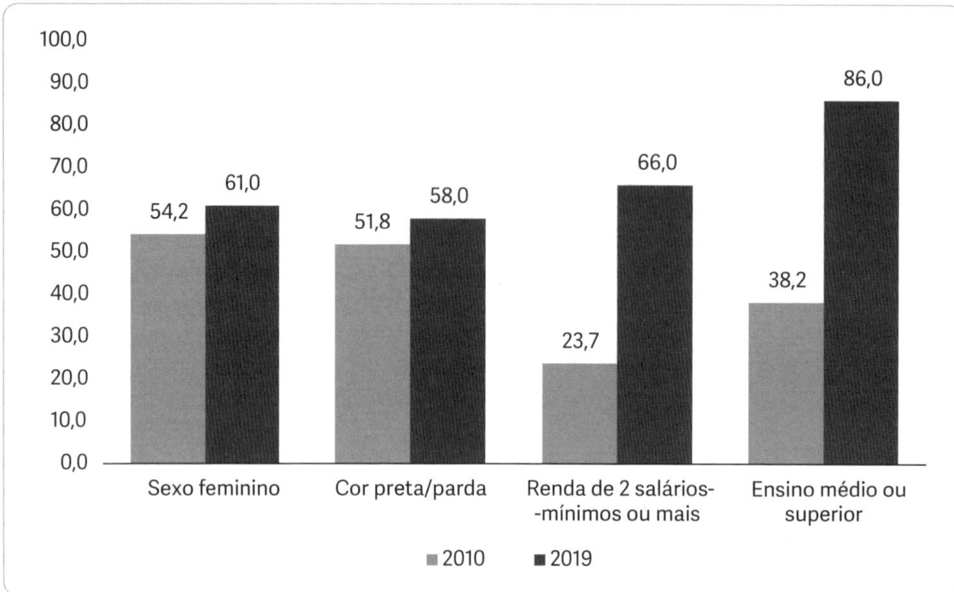

FIGURA 1 Características sociodemográficas de adeptos do candomblé, umbanda e outras religiões de matriz afro-brasileira.

Fonte: adaptação de Pestana[9]; IBGE[10].

gerações e que tem no terreiro (espaço/templo/*ilê* onde ocorrem os rituais de religiões afro-brasileiras), como representante principal, o *babalorixá* ou a *ialorixá* (como são chamados, respectivamente, o pai e a mãe de santo na nação Ketu), que transmitem o conhecimento pouco a pouco a seus filhos de santo, de acordo com o tempo de iniciação e adaptação de cada um deles à rotina do terreiro. A tradição, aliada à ancestralidade (representante do resgate da cultura e da identidade africana), tem a missão de passar à frente os fundamentos do candomblé de forma oral, garantindo assim a sua existência[1].

Todo indivíduo comprometido com a religião do candomblé é denominado filho de santo[14]. Em seus terreiros, a comida (compreendida nessa religião como um elemento com funções nutricionais, mas também culturais e simbólicas) é indispensável nos rituais para gerar, renovar e fortalecer o axé, visto que por meio dela toda uma ancestralidade é alimentada, permitindo a conexão de sua comunidade com o sagrado[17,18]. Para o candomblecista, a comida vai além do nutrir, desempenhando diversas outras funções, como a linguagem. Por não possuir uma doutrina registrada por escrito, todo o seu alicerce sagrado é preservado e transmitido por meio da oralidade, mostrando a seus integrantes que a alimentação ocorre mesmo quando não há consumo alimentar[2,3].

Durante as cerimônias festivas de homenagens aos orixás em que as danças e as cantigas compõem o ambiente sagrado juntamente com as oferendas, as comidas preparadas para o consumo ganham destaque[18-20]. No momento em que todos os participantes (família de santo e comunidade) se reúnem em torno do banquete, concretiza-se o sentido de *ajeum*, e todos, por meio da alimentação, compartilham juntos o axé[19,20]. De origem iorubá, a palavra

QUADRO 1 Exemplos de orixás cultuados no candomblé, suas representações e comidas votivas

Orixá	Representação	Comida votiva
Exu	Orixá mensageiro; dono das encruzilhadas e guardião da porta de entrada das casas	Farinha de mandioca misturada com azeite de dendê
Iansã	Orixá dos ventos, do raio, da tempestade	Acarajé[a]
Iemanjá	Orixá do mar, mãe dos orixás e mãe da humanidade	Adibô[b]
Logun Edé	Orixá da caça e da pesca	Omolocum[c] e Axoxô[d]
Nanã	Orixá da lama, a mais antiga divindade do candomblé	Ebô[e]
Ogum	Orixá do ferro, da metalurgia, da agricultura e da guerra	Feijoada
Obaluaê/Omulu	Orixá da saúde e da doença	Deburu[f]
Ossaim	Orixá das folhas; herborista que cura com as ervas	Acaçá[g]
Oxalá/Oxaguiã/ Oxalufã	Orixá da Criação. Oxaguiã é Oxalá mais novo, e Oxalufã é Oxalá mais velho	Ebô[e] (Oxalá/Oxalufã) Inhame (Oxaguiã)
Oxóssi	Orixá da caça e da fartura	Axoxô[d]
Oxum	Orixá das águas doces, da fertilidade e da beleza	Omolocum[c]
Oxumarê	Orixá do arco-íris	Batata-doce cozida
Xangô	Orixá do trovão e da justiça	Amalá[h]

[a] Bolinho de massa de feijão-fradinho frito no azeite de dendê.
[b] Canjica enfeitada com camarões fritos no azeite de dendê.
[c] Feijão-fradinho cozido e refogado, enfeitado com camarões inteiros e ovos cozidos inteiros sem casca.
[d] Milho vermelho cozido e enfeitado com fatias de coco.
[e] Canjica.
[f] Milho de pipoca estourado em panela com areia da praia e enfeitado com lascas de coco.
[g] Bolinho feito com milho branco.
[h] Prato que leva quiabo, camarão e azeite de dendê.
Fonte: Oliveira e Gonçalves[6]; Prandi[14]; Candomblé no Brasil[15]; Oxumare[16].

ajeum significa "comer juntos" e apresenta o mesmo conceito da palavra "comensalidade". Durante a comensalidade, fica evidente a capacidade da comida de propagar axé, comunhão, inclusão, ensinamentos e tradições (ferramenta comunicativa), de fortalecer a identidade de grupo (ferramenta identitária) e de orientar as práticas que envolvem o consumo alimentar (ferramenta cultural)[2,21]. Nesse contexto, todas as comidas consagradas são consideradas saudáveis[22].

O terreiro (e tudo que o compõe) é alimentado (consagrado) para que o axé seja implantado. Em outras palavras, se tudo precisa de axé, tudo precisa ser alimentado. Os atabaques, a terra, a cabeça, o corpo, entre outros componentes, precisam ser periodicamente alimentados para que os rituais sejam realizados[3]. De forma a complementar essa alimentação sagrada, rezas e cantigas são entoadas em línguas africanas, de acordo com cada nação[23].

Em uma cozinha de orixá, a *iabassê* (cargo feminino) é a responsável pelos preparativos das comidas votivas (comidas dedicadas ao orixá), por cuidar dos sacrifícios e de seus axés (órgãos considerados sagrados do animal). Ela é a guardiã dos segredos culinários de cada orixá, sabendo exatamente quais ingredientes utilizar e quais não utilizar[3]. Em alguns terreiros existem duas cozinhas, uma voltada para o preparo de comidas votivas (cozinha de santo) e outra para o uso cotidiano de comidas não votivas (cozinha geral). Entretanto, em terreiros que possuem apenas uma cozinha, é comum que ela seja sacramentada para o preparo de comidas votivas, por meio de práticas como acender uma vela acompanhada de um copo com água próximo ao fogão[17].

A partir do momento em que se intenciona fazer uma comida votiva, desde a escolha dos ingredientes até sua finalidade, tudo se torna sagrado[24]. A seguir são apresentados exemplos de alguns rituais com alimentos[2,3]:

- Oferenda: representação do vínculo entre o ser humano e as divindades (orixás). É composta por alimentos votivos e realizada com rituais específicos, de acordo com o propósito (festividades, agradecimentos e pedidos).
- *Bori*: ritual que tem como objetivo dar comida à cabeça (ou *ori*, em iorubá), ou seja, estabelecer o equilíbrio e fortalecer energeticamente a cabeça, e consequentemente a vida do candomblecista por meio de oferendas dedicadas ao orixá que o rege (ao orixá que comanda o seu *ori*).
- *Ebó*: ritual de limpeza energética feita por meio de alguns alimentos que são passados pelo corpo.

Quanto aos sacrifícios, na visão candomblecista são essenciais para movimentar o axé que gera vida. É importante destacar que o animal é respeitado e considerado sagrado (fonte de axé), que tudo dele é aproveitado (a carne, por exemplo, é preparada para o consumo), que não há crueldade em seu sacrifício. A prática é permitida e entendida pelo Supremo Tribunal Federal como um direito dos povos de terreiro, e já foi declarado que a constitucionalidade da lei de proteção animal é compatível com a preservação da liberdade religiosa no Brasil[22,25]. Nesse contexto, a defesa dos direitos à comida tradicional se torna pauta indispensável para o combate à intolerância religiosa, respaldada pelo Direito Internacional[22].

No candomblé, de nada adianta suprir a fome do corpo (no sentido fisiológico) se o *ori* estiver com "fome" (no sentido simbólico). Para o candomblecista, não sanar essas fomes gera problemas, e sua religião é sempre pauta durante os atendimentos, principalmente devido às questões que norteiam sua motivação alimentar (causa que impulsiona nossa ação de escolher comer ou não determinado alimento/comida)[3,26]. A saúde e a doença significam, respectivamente, a manutenção ou não do equilíbrio do axé (Figura 2), que depende tanto do indivíduo como do coletivo. Este último, o motivador da consciência coletiva estabelecida no candomblé de que, "quando meu irmão está bem, eu estou também", é a ideia que desperta no indivíduo a sensação de pertencimento dentro de um grupo[1].

O corpo da pessoa que se inicia no candomblé passa a ser a morada do orixá. Assim, esse corpo precisa ser cultuado, cuidado e respeitado, pois é nele que o orixá (energia) se manifesta e distribui o axé durante os rituais. Isto é, para que um corpo esteja saudável, tem que ter axé para que haja equilíbrio. Logo, se o corpo está equilibrado, ele está "fechado" para tudo que for ruim. É a partir desse raciocínio que a expressão "corpo fechado" se torna lógica[1].

Para que ocorra a recuperação da saúde a partir da obtenção do axé, rituais como banho de ervas e *bori*, por exemplo, e em alguns casos até mesmo a feitura (ritual de iniciação do candomblé), são recomendados

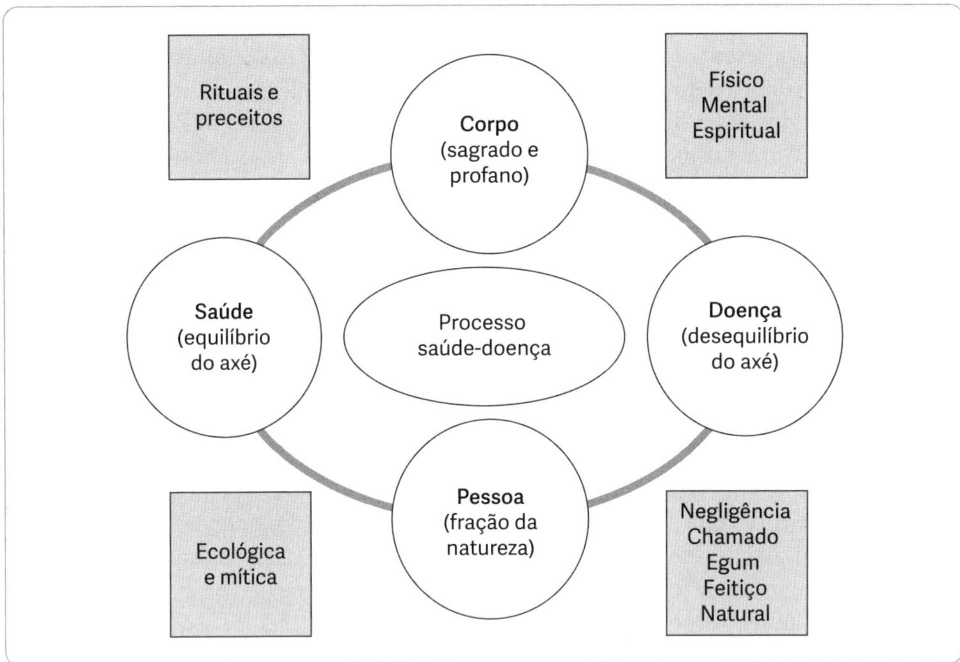

FIGURA 2 O processo de saúde-doença na cosmovisão dos candomblés.
Fonte: Silva[1].

pelos orixás por meio do jogo de búzios (oráculo). Sem esse axé, o corpo e o espírito ficam debilitados[1,26]. Não só o corpo, mas a cabeça (*ori*) também deve ser cultuada, e em primeiro lugar. Ela é um canal de conexão entre o indivíduo e o orixá (*ori*: cabeça; *xá*: divindade) que transmite comandos ao corpo, favorecendo a manifestação. Além disso, é ela que a pessoa entrega ao orixá no momento da iniciação, dando origem à expressão "fazer a cabeça"[1].

No candomblé, quando o corpo adoece, outros aspectos da vida ficam adoecidos também. Mesmo nas situações em que para a medicina tradicional o indivíduo não tem mais chances de sobreviver, os líderes dos terreiros não deixam de realizar seus rituais. Essas práticas de cuidado visam confortar e acolher o indivíduo e sua família[4].

Embora os terreiros de candomblé sempre tenham sido considerados espaços de saúde, essas práticas tradicionais advindas de um conhecimento ancestral sobre a natureza foram totalmente excluídas do sistema de saúde brasileiro quando o país resolveu adotar somente o modelo europeu[21]. Em vez de integrar as práticas de saúde dos terreiros, essa decisão contribuiu para que elas fossem ridicularizadas, marginalizadas e invisibilizadas[3,21]. A junção das práticas tradicionais com métodos oficiais seria uma maneira de estimular o verdadeiro conceito de saúde integral e humanizada, que reconhece e valoriza todas as particularidades da existência do ser humano. Porém, enquanto os candomblecistas reconhecem o valor dos tratamentos existentes no sistema oficial de saúde, por vezes as práticas de saúde dos terreiros são rejeitadas por conta de preconceito e ignorância[27].

As interdições alimentares são proibições (*ewó*) de determinados alimentos com o propósito de preservar o equilíbrio do axé do adepto[28]. São apresentadas e aprendidas pelos adeptos no dia a dia do terreiro, porém recebem maior destaque durante os ritos de passagem. Com o tempo, o adepto vai aprendendo a observar como o seu corpo reage diante dessas interdições[3], que muitas vezes são conhecidas por meio do jogo de búzios[29].

Quando essas interdições são desobedecidas, o corpo físico começa a sinalizar, deixando evidente para o adepto o cuidado que se deve ter com o consumo alimentar, independentemente de estar no terreiro ou não[28]. Assim, comer é tão significativo quanto deixar de comer (interdição), e ambas as situações devem ser consideradas para que o axé seja contínuo no terreiro[21].

Quando as interdições possuem prazos e são implementadas por conta de ritos de passagem, são chamadas de *preceitos*. O adepto passa temporariamente por interferências na alimentação para além do que se come, por exemplo, a necessidade de comer com as mãos e de realizar refeições em esteiras posicionadas no chão. Quando as interdições são mais duradouras, são chamadas de *quizilas*, e entendidas como permanentes pelas pessoas iniciadas no candomblé, isto é, elas as acompanham por toda a vida[28].

Cada nação e cada terreiro (mesmo nos casos de terreiros de uma mesma nação) têm o seu próprio fundamento e suas próprias quizilas[30]. Elas podem ser classificadas em três tipos:

1. **Quizila da nação:** a relação de quizilas é de acordo com o regulamento de cada nação de candomblé.
2. **Quizila da casa:** a relação de quizilas é de acordo com o orixá patrono do terreiro.
3. **Quizila do orixá:** a relação de quizilas é de acordo com o orixá que rege a cabeça do adepto[3], por exemplo, abóbora (para filhos de Iansã); manga espada (para filhos de Ogum); caranguejo (para filhos de Omolu/Obaluaê) e azeite de dendê (para filhos de Oxalá)[31].

Mesmo nos casos em que a quizila é o alimento preferido do adepto, ele deve ser renunciado como sinal de respeito ao seu orixá[30], pois a desobediência faz com que a vida seja acometida por um desequilíbrio que atinge o campo social, econômico e espiritual, além do corpo físico[28]. Podem ocorrer manifestações como alergias, distúrbios gastrintestinais e problemas de pele, mesmo que o alimento ingerido não tenha um componente alergênico ou tóxico[3,28].

Por outro lado, a obediência não parece oferecer maior risco de carências nutricionais, uma vez que não há exclusão absoluta de grupos de alimentos, e que aqueles proibidos podem ser facilmente substituídos por outros permitidos que cumpram a mesma função nutricional[5,30]. De maneira geral, a "comida tradicional" nos terreiros é equilibrada e saudável, composta por grãos, raízes, chás, legumes, cereais e proteínas[22].

Em face da importância multidimensional da comida no cotidiano dos candomblecistas, a Política Nacional de Segurança Alimentar e Nutricional (PNSAN) enfatiza a promoção, universalização e coordenação das ações de Segurança Alimentar e Nutricional (SAN) voltadas aos povos e comunidades tradicionais, incluindo os povos de terreiro[3,21].

As casas de religião afro-brasileira e afroindígena têm um papel crucial na promoção da SAN de suas comunidades, conforme apontado por pesquisa realizada em diferentes regiões do Brasil. Esses locais produzem e/ou distribuem alimentos para adeptos e não adeptos que muitas vezes dependem exclusivamente das comidas produzidas nesses locais (moradores do bairro e pessoas em situação de rua)[22], mesmo quando os líderes que financiam essas iniciativas correm o risco de comprometer suas outras necessidades ao usarem seus recursos pessoais limitados[32]. Essa prática de compartilhamento com os moradores dos arredores dos terreiros que não têm acesso suficiente à comida é entendida como uma forma de promover a prosperidade e a fartura alimentar para todos, sem distinção. Por isso, nos terreiros, a oferta de comida a todos é essencial, e sua falta é considerada inaceitável[22].

A maioria dos terreiros possui cozinhas (85%), e, mesmo na ausência delas, as lideranças garantem a preparação de comida (92,8%). Poucos terreiros realizam autoprodução de alimentos por meio de cultivo (14%) ou criação de animais (14%), e para mais de 1/4 deles, as cestas de alimentos oferecidas pelo Governo Federal são essenciais[32], pois não saber se haverá alimento é uma incerteza constante.

Uma pesquisa realizada na Bahia apontou que em 75% dos terreiros avaliados havia algum grau de insegurança alimentar (IA), 55% destes apresentando IA grave[3]. A substituição de comidas típicas de orixá por comidas "de branco" para o consumo dos convidados nas grandes festividades pode ser considerada outra forma de expressão da IA nos terreiros, já que são menos onerosas do que os pratos típicos da gastronomia de axé, que levam ingredientes mais caros[33].

Vale destacar que a IA no contexto dos terreiros é vista para além da falta de qualidade e quantidade de alimentos: traz para os líderes que carregam a responsabilidade pela vida e equilíbrio espiritual a preocupação sobre como garantir a reprodução e a manutenção do axé para a comunidade[3]. Assim, é importante que a SAN seja assegurada para equilibrar tanto o mundo material quanto o imaterial do indivíduo e garantir o diálogo ancestral, respeitando os limites das proibições alimentares e buscando fortalecer o axé por meio do cumprimento de obrigações, que geralmente dizem respeito ao consumo adequado de determinados alimentos, às oferendas de algumas comidas aos orixás e às diversas outras maneiras conforme a recomendação do jogo de búzios[3,23].

Como o alimento para o povo de axé não tem só o papel de atender às necessidades fisiológicas, mas também de nutrir o espírito, é preciso traçar estratégias que sejam viáveis e compatíveis com as realidades dos terreiros para combater a IA. São necessárias:

- Políticas pautadas no respeito às práticas e à diversidade cultural.
- A disposição de um território para produção adequada dos gêneros utilizados.
- A vigilância sanitária da qualidade nos estabelecimentos de produção dos gêneros utilizados.
- A vigilância da saúde dos integrantes do terreiro e de sua comunidade.
- A divulgação dos produtos qualificados e locais de aquisição.
- A fundação de uma rede de comercialização e troca de gêneros do axé, dentre outros[3].

São urgentes também políticas de incentivo à agricultura e à criação de animais, baseando-se na perspectiva legal da Convenção 169 da Organização Internacional do Trabalho (OIT), de modo a assegurar que os terreiros consigam minimamente produzir o que é consumido e ser identificados como promotores de segurança alimentar[22].

O nutricionista que atua junto aos candomblecistas deve considerar a gama de significados que envolve o alimento/comida e entender o corpo deles como a morada do orixá, tornando-se capaz de oferecer um atendimento que contemple tanto a segurança alimentar e nutricional quanto o verdadeiro conceito de saúde[11]. A comida tradicional como patrimônio imaterial, fundamental para a reprodução dos modos de vida e ética alimentar dos povos de terreiro e seus adeptos, leva a reconhecer o ato de comer como algo sagrado, sustentável e saudável[22].

Umbanda

Essa religião surgiu em solo brasileiro, tendo em sua composição elementos do candomblé, do catolicismo, do espiritismo e das religiões de matriz indígena. Devido à maneira como esses elementos se integram e interagem entre si, atualmente existem diversas vertentes da umbanda, por exemplo, a umbanda traçada, cuja ritualística é fortemente influenciada pelo candomblé[33]. No Brasil, a Lei n. 12.644 de 16 de maio de 2012, oficializou o dia 15 de novembro como o Dia Nacional da Umbanda[34].

A umbanda possui orixás em comum com o candomblé, embora tenha número bem menor de orixás cultuados[6,14]. Os orixás são considerados forças da natureza responsáveis por todo o equilíbrio e harmonia da Terra e do Universo. Cada umbandista (conhecido como médium) tem um orixá de cabeça (ou de frente) que o guia, protege e lhe dá segurança para o desenvolvimento de trabalhos espirituais com a incorporação de entidades (espíritos), por exemplo, os caboclos (espíritos indígenas) e os pretos velhos (espíritos de idosos africanos que foram escravizados)[35].

Nas giras (como são chamadas as sessões na umbanda), a comida se faz presente nas oferendas dedicadas aos orixás e às entidades. De acordo com a entidade manifestada, são oferecidas bebidas e comidas específicas, como refrigerantes e doces aos *erês* (espíritos de crianças) e café e bolo de fubá aos pretos velhos. A comensalidade ocorre quando a entidade partilha de seu alimento com os consulentes e pede que eles comam de boa vontade[5]. Segundo o conceito de umbanda do fundador dessa religião, não há sacrifício de animais[25].

Nas giras de ibejadas (entidades infantis da pureza, da alegria e da doçura), há fartura de doces brancos (p. ex., suspiros, cocadas, maria-mole, manjar), bolos e balas, pirulitos e frutas para alimentar e qualificar essas entidades e seus rituais. Esses alimentos circulam abundantemente entre setembro e outubro nos centros e terreiros[36].

Os médiuns devem seguir certos preceitos (interdições alimentares) para que seus corpos físico e energético estejam equilibrados, de modo a realizar os trabalhos espirituais sem interferências. Nas 24 horas que antecedem a gira, não pode haver consumo de nenhum tipo carne ou de bebida alcoólica. As carnes, principalmente vermelhas, são vistas como alimentos de digestão lenta e grande densidade energética (do ponto de vista espiritual) devido à maior presença de sangue e ao modo como o animal foi tratado desde a criação até o abate. Já a bebida alcoólica é vista como uma substância capaz de desestabilizar o corpo energético do médium[12].

Batuque

Essa religião está mais presente no Rio Grande do Sul, e seus principais orixás são Bará, Ogum, Oiá, Xangô, Odé, Otim, Obá, Ossãnhe, Xapanã, Oxum, Iemanjá e Oxalá. Fazem parte também da instância sobrenatural os eguns (almas dos mortos), considerados extremamente perigosos e capazes de causar problemas aos humanos, inclusive a morte[37].

Os alimentos atuam como mediadores das relações entre o mundo dos homens e o sobrenatural, e podem ser divididos em duas categorias. A primeira é a comida brasileira, ou seja, toda comida que é preparada para fins não rituais. Ingredientes como sal, açúcar, pimenta, vinagre, mel, óleo de cozinha, água, bebidas alcoólicas ou não alcoólicas, vegetais, frutas e ervas compõem a culinária batuqueira[37].

Já a "comida de obrigação" (aquela que o fiel se obriga a oferecer ao orixá para fortalecer a divindade e garantir que ela o proteja) é aquela utilizada em rituais[37]. Os pratos rituais têm importância fundamental, pois delineiam o caráter específico das cerimônias. Tanto o prato "fervido" quanto o arroz com galinha são preparados exclusivamente durante esses períodos e são evitados em outras ocasiões, devido ao fato de serem considerados "comidas de egum". Fora das ocasiões prescritas, batuqueiros mais ortodoxos recusam-se taxativamente a comer risoto de galinha (prato de origem italiana muito popular no Rio Grande do Sul), pois mistura arroz e a carne dessa ave, tal como a comida dos eguns[38]. O ingrediente mais valioso é o sangue dos animais sacrificados nos rituais. São oferecidos em diferentes volumes segundo o grau de iniciação, e captados de diferentes animais, considerando o orixá[38].

A forma de preparo e as características das comidas ritualísticas é mantido em segredo dentro dos templos de batuque. Oferendas alimentares são colocadas para os orixás em ruas, praças, praias e cemitérios pelos adeptos[37].

As restrições alimentares são presentes durante o luto, dependendo do grau religioso do falecido, por exemplo: guarda-se 1 ano para o pai e a mãe de santo e 6 meses para os filhos de santo[39]. Nesse momento, prepara-se "tudo o que a boca come", o que inclui as mais diversas comidas "brasileiras", especialmente aquelas que o morto mais apreciava[38].

Tambor-de-mina

Essa religião assimila elementos do catolicismo em suas manifestações culturais[40], e realiza festas populares da cultura como o bumba-meu-boi, o tambor de crioula e a festa do Divino, oferecendo-as a determinadas entidades: voduns e orixás (africanos), gentis (nobres associados a orixás ou entidades africanas com nomes brasileiros) e caboclos (entidades surgidas nos terreiros brasileiros).

Sua ritualística é discreta e envolve segredos e mistérios pouco compartilhados. As crenças são expressas a partir de transe, dança e comida. A abundância de comida nas festas é um símbolo de prestígio para o terreiro, e a distribuição de alimentos é parte essencial desse ritual religioso, atraindo os participantes. Embora o sacrifício de animais esteja presente, a prática é menor em relação ao candomblé[41].

Xangô de Pernambuco

Essa religião tem uma prática muito aproximada do candomblé da Bahia, em que se cultuam os orixás, divindades de origem sobretudo Iorubá e, a depender da região ou estado do Brasil, sincretizadas com certos santos católicos cultuados na localidade[42].

A fartura das comidas é uma tradição nos terreiros, para evidenciar que a natureza é capaz de prover e de nutrir os homens, assim como os orixás, com seus pratos especiais. Estão muito presentes as comidas de quiabos e dendê, temperos tradicionais africanos, como atá ou ataré (pimenta da costa); os frutos, como castanha e amendoim, obi e orobô; e as favas lelecum e bejerecum; quiabo, inhame, milho, mandioca, feijão; carnes de diferentes animais; e produtos do mar, especialmente o camarão.

O sacrifício de animais está no centro ritualístico de Xangô, considerado "bom para rezar" e "bom para comer". O devoto deve oferecer ao orixá que é o seu dono um presente composto de tudo que pode ser comido e bebido ("tudo que a boca aceita"), peixe, carnes de vários bichos, frutas, bolos e bebidas de toda qualidade, de acordo com as preferências de cada santo[43]. Tal como o candomblé, essa religião também é reconhecida pela luta pela garantia da segurança alimentar e nutricional nas comunidades.

REFLEXÕES SOBRE A ASSISTÊNCIA NUTRICIONAL DE ADEPTOS DE RELIGIÃO AFRO-BRASILEIRA

O preconceito e a intolerância religiosa por parte dos profissionais ainda persistem em relação às pessoas de religião afro-brasileira e são o principal fator de distanciamento dessas pessoas dos serviços de saúde[30].

O Código de Ética e Conduta do Nutricionista reforça em seu artigo 3º o respeito às dimensões culturais e religiosas e à diversidade das práticas alimentares[44]. Assim, os adeptos de religião afro-brasileira precisam ter um atendimento nutricional ajustado às suas necessidades e realidades de vida e aos vários simbolismos que envolvem sua alimentação[30]. O Quadro 2 resgata as principais reflexões a serem consideradas

QUADRO 2 Pontos-chave a serem considerados pelo nutricionista no atendimento de pessoas adeptas de religiões afro-brasileiras

- Aprofundar o estudo da nutrição comportamental, antropologia e sociologia para o desenvolvimento da percepção do alimento além do nutriente, já que para o adepto a comida simboliza axé, resistência, ancestralidade, tradição, identidade, comunicação e conexão com o sagrado.
- Incluir no roteiro da anamnese de todas as pessoas atendidas perguntas sobre religião e cultura, questionando a pessoa sobre como esses aspectos influenciam suas práticas alimentares.
- Reconhecer e respeitar as práticas de saúde dos terreiros como maneiras legítimas de o adepto entender e passar pelo seu processo saúde-doença.
- Conhecer os principais aspectos sobre as práticas de saúde e alimentação adotadas na religião específica do indivíduo para garantir condutas nutricionais mais adequadas e respeitosas, visto que dentro das religiões afro-brasileiras existem muitas variações (tradição, rituais, interdições, língua, dentre outras). Assim, não existe uma única dieta ou padrão alimentar que se aplique a todas essas pessoas.
- Proporcionar uma dieta variada e capaz de oferecer os nutrientes necessários para uma vida saudável sem que o adepto precise renunciar a suas referências pessoais e religiosas, garantindo assim seu bem-estar físico e espiritual.
- Incentivar o consumo de alimentos locais e com significado cultural como maneira de promover uma alimentação saudável, sustentável e, ao mesmo tempo, que respeite a espiritualidade e as tradições alimentares das religiões afro-brasileiras.
- Valorizar a culinária africana, que contribui significativamente para a composição da culinária e do patrimônio imaterial brasileiro (p. ex., o acarajé, prato votivo de Iansã).
- Respeitar os preceitos e as quizilas do adepto: impor o consumo de alimentos considerados proibidos prejudica a adesão à conduta nutricional, uma vez que a desobediência às interdições alimentares é acima de tudo um desrespeito ao orixá e ao sagrado, e traz risco de danos (físicos, emocionais, mentais, sociais e espirituais) ao adepto.
- Elaborar junto à pessoa listas de substituição personalizadas para os alimentos considerados quizilas ou preceitos, ajustadas às necessidades nutricionais.
- Oferecer informações que favoreçam a segurança alimentar dos indivíduos e de seus espaços religiosos.
- Promover, desenvolver e disseminar estudos sobre as religiões afro-brasileiras, combatendo a intolerância religiosa.

Fonte: elaboração da autora.

pelo nutricionista e sugestões para ampliar a efetividade da assistência dietoterápica e das ações de educação alimentar e nutricional.

CONSIDERAÇÕES FINAIS

Infelizmente, o racismo institucional ainda tem limitado a produção acadêmica sobre religiões afro-brasileiras no campo da saúde. Além disso, grande parte dos estudos permanece sendo desenvolvida por autores de origem europeia não adeptos dessas religiões, sendo escassas as investigações acadêmicas conduzidas por pesquisadores com lugar de fala, como africanos, afrodiaspóricos e/ou adeptos de religiões de matriz africana.

Além das lacunas no meio acadêmico, a intolerância religiosa da sociedade (inclusive por parte de outras religiões) faz com que as expressões culturais das religiões afro-brasileiras sejam vistas de forma deturpada, ofensiva e demonizada. A elaboração e a divulgação de assuntos sobre o universo das religiões afro-brasileiras são meios de lutar contra a intolerância religiosa e de valorizar suas contribuições para a cultura brasileira.

Compreender que a esfera espiritual deve ser valorizada no conceito de saúde é o primeiro passo para um atendimento integral e humanizado. Por isso, o debate sobre a relação entre a religiosidade e a saúde é indispensável durante a formação acadêmica e a educação continuada dos profissionais de saúde. É preciso (re)conhecer as práticas de saúde, os cenários que envolvem o alimento, as interdições alimentares e suas motivações e o contexto da SAN dentro da religião, de modo a visar a um cuidado pautado no respeito à diversidade cultural e religiosa e na humanização, possibilitando que o adepto da religião afro-brasileira se sinta seguro para acessar os serviços de saúde.

REFERÊNCIAS

1. Silva MA. Candomblé e SUS: diálogos sobre biossegurança nos terreiros. Rio de Janeiro: Instituto Nacional de Infectologia Evandro Chagas; 2015.
2. Souza ICF, Paradella CL. A gastronomia e o sagrado: o alimento que satisfaz o corpo e o espírito. IdOnline. 2020;14(49):295-319.
3. Ribeiro DA. Concepções e estratégias de segurança alimentar e nutricional entre os terreiros de candomblé de Novos Alagados/BA. Bahia: Universidade Federal da Bahia; 2013.
4. Santos EP. Comunidades religiosas de matrizes africanas e a pandemia do covid-19: relações sociais e resistência na região metropolitana de Belo Horizonte. Farol – Revista de Estudos Organizacionais e Sociedade. 2021;8(21):23.
5. Oliveira TSM. Candomblé: práticas alimentares e possíveis repercussões sobre o estado nutricional de seus adeptos. Santa Cruz/RN: Universidade Federal do Rio Grande do Norte; 2016.
6. Oliveira DC, Gonçalves FS. Comida e o processo de transterritorialização no candomblé, umbanda e quimbanda em Bocaiúva, Minas Gerais, Brasil. Revista GeoNordeste. 2018;29(2):20.
7. Museu Afro Brasil. As religiões afro-brasileiras. Museu Afro Brasil. 2007. Disponível em: http://www.museuafrobrasil.org.br/pesquisa/indice-biografico/manifestacoes-culturais/religioes-afro-brasileiras. Acesso em: 20 dez. 2023.
8. Brasil. Lei n. 14.519, de 5 de janeiro de 2023. Institui o Dia Nacional das Tradições das Raízes de Matrizes Africanas e Nações do Candomblé.
9. Pestana M. As religiões no Brasil. Religião e Poder. 2021. Disponível em: https://religiaoepoder.org.br/artigo/a-influencia-das-religioes-no-brasil/. Acesso em: 20 dez. 2023.
10. Instituto Brasileiro de Geografia e Estatística (IBGE). Censo demográfico: 2010: características gerais da população, religião e pessoas com deficiência. 2010.
11. Santos JMR, Santos SMC. É quizila do santo: vivências e interdições alimentares em um candomblé angola. Revista de Alimentação e Cultura das Américas. 2022;3(1):28-51.
12. Queiroz R. Filho de fé, respeite o preceito! Blog Umbanda EAD. 2017. Disponível em: https://umbandaead.blog.br/2017/09/12/filho-de-fe-respeito-o-preceito/. Acesso em: 20 dez. 2023.

13. Juntos no candomblé. O Candomblé e a Nação Ketu – Angola – Jeje. 2013. Disponível em: http://www.juntosnocandomble.com.br/2013/05/o-candomble-e-a-nacao-ketu-angola-jeje.html. Acesso em: 20 dez. 2023.
14. Prandi R. Religião e sincretismo em Jorge Amado. In: Schwarcz LM, et al. (org.). Caderno de leituras: o universo de Jorge Amado – 139 orientações para o trabalho em sala de aula. São Paulo: Companhia das Letras; 2009.
15. Candomblé no Brasil. Comida dos Orixás. 2020. Disponível em: https://www.candomblenobrasil.com.br/comidas-dos-orixas. Acesso em: 31 jul. 2023.
16. Oxumare D. Orixás. 2023. Disponível em: https://www.doxumare.com/os-orixas. Acesso em: 20 dez. 2023.
17. Alves LC. Onjé: candomblé, cozinha e axé. In: Oliveira MASA, Vanzella E, Brambilla A (orgs.). Alimentação e cultura: Processos sociais: sistemas culinários em contexto de ressignificações, comensalidade, processos discursivos e religiosos. João Pessoa: Editora do CCTA; 2019.
18. Sousa LMB. Banquete dos orixás: um diálogo da nutrição sobre a alimentação ritual em terreiros de candomblé do Recôncavo da Bahia. Bahia: Faculdade Maria Milza; 2019.
19. Barbosa IMP. Entre o ajeum e a "comida afro-indígena": Mãe Neide Oyá d'Oxum e a alimentação na Serra da Barriga, Alagoas. Aracaju: Universidade Federal de Sergipe; 2018.
20. Cuervo MRM, Hamann C, Pizzinato A. Produção, sociabilidade e tecnologia na relação pessoa-alimento. Psicologia Política. 2018;18(42):364-78.
21. Trad LAB, Silva HP, Araújo EM, et al (orgs.). Saúde-doença-cuidado de pessoas negras: expressões do racismo e de resistência. Salvador: EDUFBA; 2021.
22. Miranda APM, Almeida RR. "A galinha da religião de preto" e o reconhecimento de direitos: controvérsias e mobilizações dos povos tradicionais de terreiro em defesa da soberania alimentar e do enfrentamento ao racismo. Religião & Sociedade. 2022;42(2):43-65.
23. Santos JMR. É comida de azeite: algumas dimensões do alimento em um terreiro de candomblé angola. IV Encontro Nacional de Pesquisa em Soberania e Segurança Alimentar e Nutricional. 2019.
24. Barcelos PCAV. Comida de santo: cultura e religiosidade da comida brasileira. Rio de Janeiro: Universidade Federal do Rio de Janeiro; 2019.
25. Cordeiro T. Os sacrifícios de animais nas religiões afro-brasileiras. Superinteressante. 2018. Disponível em: https://super.abril.com.br/sociedade/os-sacrificios-de-animais-nas-religioes-afrobrasileiras/. Acesso em: 8 jan. 2023.
26. Ribeiro DA. Adorcismo, nutrição e saúde nos candomblés da Bahia. Revista de Alimentação e Cultura das Américas. 2022;3(1):52-65.
27. Menezes TVO. O corpo negro sagrado: um estudo sobre a feira de saúde do Ilê Asé Iyá Nassô Oká. Salvador: Universidade Federal da Bahia; 2019.
28. Alvarenga M. "Cozinha também é lugar de magia": alimentação, aprendizado e a cozinha de um terreiro de candomblé. Brasília: Universidade de Brasília; 2017.
29. Souza PR. Religião e comida: como as práticas alimentares no contexto religioso auxiliam na construção do homem. São Paulo: Pontifícia Universidade Católica de São Paulo; 2014.
30. Souza ICF. A presença do sagrado na gastronomia de uma religião de matriz africana. Vitória: Faculdade Unida de Vitória; 2019.
31. O Candomblé. Quizilas – preceitos e rituais (2a parte). 2008. Disponível em: https://ocandomble.com/2008/08/13/quizilas-preceitos-e-rituais-2%-c2%aa-parte/. Acesso em: 20 dez. 2023.
32. Brasil. Ministério do Desenvolvimento Social e Combate à Fome. Alimento: direito sagrado – pesquisa socioeconômica e cultural de povos e comunidades tradicionais de terreiros. Brasília, DF; 2011.
33. Correia BCV, Killinger CL, Hernández JC. A alimentação nas festas de candomblé da região da cidade do Recife já não possui o gosto dos orixás: cozinha de candomblé. Revista de Alimentação e Cultura das Américas. 2022;3(1):5-27.
34. Brasil. Lei n. 12.644, de 16 de maio de 2012. Institui o Dia Nacional da Umbanda.
35. Bergo RS. Quando o santo chama: o terreiro de umbanda como contexto de aprendizagem na prática. Belo Horizonte: Universidade Federal de Minas Gerais; 2011.
36. Freitas MBM. Comida de criança: doces (e) ibejadas da umbanda. Religião e Sociedade. 2022;42(2):67-91.
37. Corrêa NF. "A cozinha é a base da religião": a culinária ritual no batuque do Rio Grande do Sul. Arquivos Brasileiros de Alimentação. 2017;2(1):116-27.
38. Corrêa NF. Olhares antropológicos sobre a alimentação: a cozinha é a base da religião: a culinária ritual no batuque do Rio Grande do Sul. In: Canesqui AM, Garcia RWD (orgs.). Antropologia e nutrição: um diálogo possível. Rio de Janeiro: Fiocruz; 2005.
39. Mattos RA. História e cultura afro-brasileira. 2.ed. São Paulo: Contexto; 2014.

40. Diniz MM. Terreiro de Mina Pedra de Encantaria: uma análise sobre o Tambor de Mina no Maranhão. IX Jornada Internacional de Políticas Públicas. 2019:1-10.
41. Ferretti SF. Comida ritual em festas de Tambor de Mina no Maranhão. Horizonte. 2011;9(21):242-67.
42. Campos ZDP. Comida e comunhão nas religiões afro-brasileiras: um olhar antropológico. Fronteiras. 2020;3(2):461-77.
43. Motta R. O útil, o sagrado e o mais-que-sagrado no Xangô de Pernambuco. Horizontes Antropológicos. 1998;4(8):168-81.
44. Conselho Federal de Nutricionistas (CFN). Resolução CFN n. 599, de 25 de fevereiro de 2018. Aprova o Código de Ética e de Conduta do Nutricionista e dá outras providências.

29

Pessoas com doenças raras: como promover uma nutrição inclusiva?

Ana Luísa Kremer Faller
Aline Alves Ferreira
Patricia de Carvalho Padilha

Quando se fala em diversidade e inclusão, um grupo frequentemente esquecido é o de pessoas com doenças raras (DR). Uma condição clínica é definida como "rara" com base na frequência e incidência de ocorrência em determinada população. No entanto, como essa ocorrência pode variar em função de aspectos socioculturais, ambientais, históricos e geográficos, ainda não há uma definição global, resultando em diferentes definições de DR ao redor do mundo.

No Brasil, as DR são aquelas que afetam até 65 pessoas em cada 100 mil indivíduos, ou seja, 1,3 pessoa para cada 2 mil indivíduos, seguindo a proposta da Organização Mundial de Saúde (OMS). Já nos EUA, considera-se rara a condição que afeta menos de 200 mil indivíduos na população, enquanto na Europa a DR é aquela que afeta menos de 5 a cada 10 mil indivíduos (Figura 1)[1].

Apesar de em termos individuais as DR afetarem um número pequeno de pessoas devido à frequência expressivamente menor do que outras doenças (independentemente da definição adotada), coletivamente o impacto das DR é significativo. Estima-se que 400 milhões de pessoas no mundo – sendo

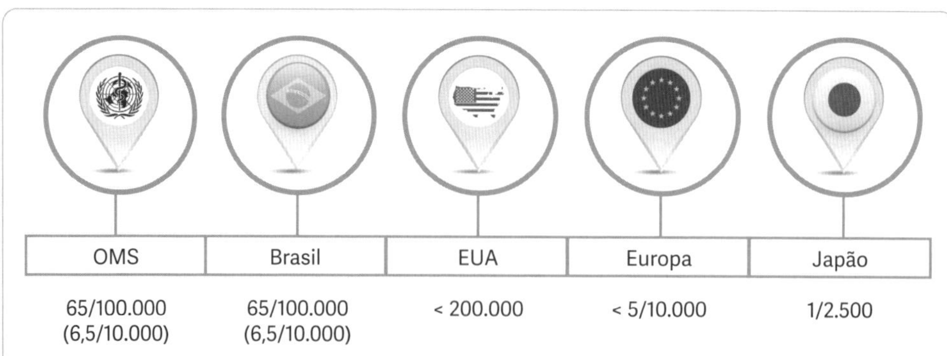

FIGURA 1 Critério para classificação de condição clínica como rara, considerando o número de ocorrências na população.
OMS: Organização Mundial da Saúde.

10 a 13 milhões delas no Brasil – sejam afetadas por alguma das 6 mil a 8 mil DR já definidas pela literatura[2]. Do total de indivíduos afetados mundialmente, estima-se que 50% sejam crianças, impactando de forma direta nos índices de mortalidade infantil e nos aspectos socioeconômicos de seus familiares e cuidadores. O cuidado da pessoa com DR demanda tempo e recursos, por vezes gerando sobrecarga física e emocional, em especial relacionada ao custeio de medicamentos, terapias e cuidados domiciliares[3].

Por serem definidas com base na frequência de ocorrência na população, as DR são bastante heterogêneas, apresentando ampla diversidade de sinais e sintomas entre as condições clínicas como também, por vezes, entre indivíduos com um mesmo diagnóstico. Em muitos casos, as manifestações dessas doenças apresentam grande similaridade com as de doenças comuns, o que, em conjunto com a dificuldade de acesso a exames mais direcionados, atrasa o diagnóstico. A demora para um diagnóstico definitivo e preciso aumenta o sofrimento clínico e psicossocial dos afetados e familiares, que por vezes são submetidos a inúmeros procedimentos e tratamentos inespecíficos ou inadequados. A dificuldade e o atraso no diagnóstico se tornam ainda mais preocupantes considerando que quase 70% das DR têm início na infância, e, se crônicas, progressivas e degenerativas, a adoção de uma intervenção assertiva e precoce pode impactar diretamente na qualidade de vida do indivíduo[3].

O Quadro 1 apresenta exemplos de algumas das doenças consideradas raras no Brasil de acordo com dois eixos de natureza (natureza genética e não genética), estabelecidos pelo Ministério da Saúde para nortear políticas públicas direcionadas.

As características peculiares, as definições complexas e os inúmeros fatores de risco – que podem inclusive ser inatos – trazem desafios sem precedentes para o cuidado dessas populações. Além das dificuldades no diagnóstico, em especial daquelas que requerem testes genéticos específicos, sua abordagem no âmbito da saúde pública, de modo integral, equânime e universal, torna-se ainda mais desafiadora. Nesse sentido, este capítulo não pretende esgotar as definições e problemáticas relacionadas às DR, mas contribuir para a reflexão e discussão da atuação dos profissionais de saúde no cuidado nutricional desse grupo. E o primeiro passo é compreender a evolução do que hoje se chama de DR no Brasil e como se deu sua inserção nas políticas públicas.

HISTÓRICO DAS POLÍTICAS PÚBLICAS NAS DOENÇAS RARAS

Com a melhoria no acesso aos cuidados de saúde depois da criação do Sistema Único de Saúde (SUS), avanços no diagnóstico e melhoria das tecnologias na área da saúde, os defeitos congênitos e doenças genéticas passaram a ser a segunda principal causa de mortalidade infantil no Brasil no início da década de 2000. Consequentemente, isso gerou demandas e necessidades de estratégias específicas de políticas de saúde, principalmente no âmbito da atenção primária à saúde (APS).

Ações governamentais, ainda que dispersas, começaram a ser desenvolvidas nesse período, voltadas aos defeitos congênitos e doenças genéticas no Brasil, por exemplo, a triagem neonatal, a imunização contra rubéola, a fortificação das farinhas com ácido fólico e os programas de tratamento específicos para doenças genéticas, já que são responsáveis por cerca de 80% das DR[5].

Apesar dessas iniciativas, menos de 30% da demanda total de DR foi assistida pelos serviços existentes de genética médica em 2003, fazendo com que a grande maioria dos diagnósticos e tratamento recaísse

QUADRO 1 Classificação das doenças raras no Brasil de acordo com sua natureza

	Definição	Exemplos
Eixo 1 – natureza genética		
Anomalias congênitas ou de manifestação tardia	Alterações estruturais ou funcionais que ocorrem durante a vida intrauterina, detectadas antes, durante ou após o nascimento	Cardiopatias congênitas, anencefalia, espinha bífida; e anomalias cromossômicas, como a síndrome de Down
Deficiência intelectual	Distúrbios (ou transtornos) do neurodesenvolvimento, especificamente os do desenvolvimento intelectual	Síndrome do X frágil Síndrome de Williams Síndrome de Angelman Síndrome de Rett
Erros inatos do metabolismo	Distúrbios de natureza genética que, em geral, correspondem a um defeito em enzima produzido pelo organismo causando interrupção de uma via metabólica	Fenilcetonúria Fibrose cística Amiloidose ATTR hereditária (hATTR) Mucopolissacaridoses
Eixo 2 – natureza não genética		
Infecciosas	São transmitidas por microrganismos (vírus e bactérias, por exemplo) que apresentam sintomas específicos e/ou variados e com prevalência que pode ser diferente de acordo com a região geográfica	Hanseníase Ebola
Inflamatórias	Doenças que têm como característica a inflamação crônica de um órgão ou sistema e que podem gerar um processo altamente invasivo	Amiloidoses Doença de Crohn
Autoimunes	Doenças que envolvem desordem do sistema imunológico, levando ao ataque a qualquer órgão ou sistema do próprio organismo	Esclerose lateral amiotrófica (ELA)
Outras causas	Cânceres raros, como tumor neuroendócrino, ou doenças respiratórias, como fibrose pulmonar idiopática	

Fonte: adaptação de Brasil[4].

sobre os centros especializados de genética médica de hospitais universitários, Serviços de Referência em Doenças Raras (SRDR) ou Serviços de Referência em Triagem Neonatal (SRTN). Esses serviços eram majoritariamente de média e alta complexidade, localizados principalmente nas grandes cidades, e com maior concentração nas regiões Sudeste e Sul do país. O acesso e a implementação de testes genéticos pelo SUS eram um dos maiores entraves para os diagnósticos das DR[5,6].

Nessa mesma década iniciaram-se diversos movimentos na sociedade civil e nas diferentes esferas governamentais do Brasil e ao redor do mundo, e muitos países mantinham agenda semelhante em relação ao diagnóstico precoce de DR. Em 2008, o movimento internacional chamado de *Rare Disease Day* foi amplamente difundido, inclusive no Brasil, sendo importante não apenas para estabelecer mundialmente uma identidade visual e uma data simbólica de conscientização (celebrada no último dia do mês de fevereiro), mas principalmente para dar visibilidade ao tema para os gestores de saúde, agentes públicos e sociedade civil. No ano 2010, o Brasil começou a participar oficialmente desse movimento, com uma caminhada na cidade de São Paulo em prol das DR.

Desde então, articulações de grupos de trabalho compostos por membros do Ministério da Saúde com participação da Sociedade Brasileira de Genética Médica (SBGM) e da sociedade civil, em especial associações ligadas às doenças raras, vêm se mobilizando. Esses grupos de trabalho foram cruciais para dar início ao que culminou na publicação da Política Nacional de Atenção Integral à Pessoa com Doença Rara (PNAIPDR) no início de 2014[5,7].

A PNAIPDR tem como principais objetivos reduzir a mortalidade e a morbimortalidade e promover a melhoria da qualidade de vida das pessoas com DR por meio de ações de promoção, prevenção, detecção precoce, tratamento oportuno e redução de incapacidade e cuidados paliativos. É estruturada em dois eixos a partir da natureza da DR, e apresenta objetivos específicos que visam garantir os direitos e a qualidade de vida dessas pessoas (Quadro 2).

Como estratégia para o cumprimento desses objetivos, a política prevê a estruturação dos serviços de saúde a partir dos componentes da APS, Atenção Especializada e Atenção Domiciliar. Nessa estrutura compete à Atenção Especializada ser um local que conjugue tecnologia para a realização de ações e serviços, apoiando e complementando os serviços da Atenção Básica. Esse atendimento especializado pode ser dado por meio do Serviço de Referência em Doenças Raras (SRDR) ou Serviço de Atenção Especializada em Doenças Raras (SAEDR), cuja principal diferença está na abrangência (número de condições que está habilitado a receber) e na complexidade dos serviços ofertados[2].

QUADRO 2 Objetivos específicos da Política Nacional de Atenção Integral à Pessoa com Doença Rara

I – garantir a universalidade, a integralidade e a equidade das ações e serviços de saúde em relação às pessoas com doenças raras, com consequente redução da morbidade e mortalidade;
II – estabelecer as diretrizes de cuidado às pessoas com doenças raras em todos os níveis de atenção do SUS;
III – proporcionar a atenção integral à saúde das pessoas com doença rara na Rede de Atenção à Saúde (RAS);
IV – ampliar o acesso universal e regulado das pessoas com doenças raras na RAS;
V – garantir às pessoas com doenças raras, em tempo oportuno, acesso aos meios diagnósticos e terapêuticos disponíveis conforme suas necessidades;
VI – qualificar a atenção às pessoas com doenças raras.

Fonte: Brasil[7].

Para que os estabelecimentos de saúde se habilitem como SAEDR, além dos requisitos mínimos previstos (p. ex., ter serviço de apoio diagnóstico), precisam contar com equipe assistencial multidisciplinar, composta por médico geneticista; neurologista; pediatra (quando houver atendimento de crianças); psicólogo; nutricionista (quando houver atendimento de pessoas com erros inatos do metabolismo); assistente social, dentre outros. Desde sua publicação, já foram habilitados 18 Serviços de Atenção Especializada em Doenças Raras no país, embora apenas 10 tenham iniciado efetivamente a assistência até meados de 2020.

Apesar de a PNAIPDR apontar como obrigatória a presença de nutricionista na equipe dos SAEDR que atendam pessoas com erros inatos do metabolismo, vale ressaltar que o cuidado nutricional é fundamental em muitas outras DR, mesmo quando não estão relacionadas a distúrbios metabólicos. Várias delas cursam com crises convulsivas, constipação, refluxo, seletividade alimentar, dentre outras características, nas quais o nutricionista pode atuar e impactar positivamente na qualidade de vida das pessoas.

Uma síntese desses e outros importantes marcos que subsidiam o cuidado em saúde e nutrição de indivíduos com DR no Brasil é apresentada na Figura 2.

DOENÇAS RARAS NO BRASIL: AVANÇOS E DESAFIOS

Conforme já mencionado, a PNAIPDR foi um grande avanço no debate sobre a inclusão das doenças raras no âmbito do SUS, possibilitando financiamentos específicos também para essa linha de cuidado. Assim, desde 2014 há no país uma lei que regulamenta a rede de atendimento, assistência, diagnóstico e tratamento voltada a esse grupo[8]. O avanço e a completude dessa política são inegáveis. Porém, cada um de seus objetivos apresenta desafios específicos, principalmente considerando as diferenças socioeconômicas e regionais do Brasil. Dentre eles, o mais estudado em âmbito nacional e internacional é o que abarca a otimização do diagnóstico.

É importante destacar que, segundo o modelo de cuidados em saúde vigente no SUS, a coordenação do cuidado se dá na APS, inclusive no que se refere às pessoas com DR. Contudo, os agentes comunitários

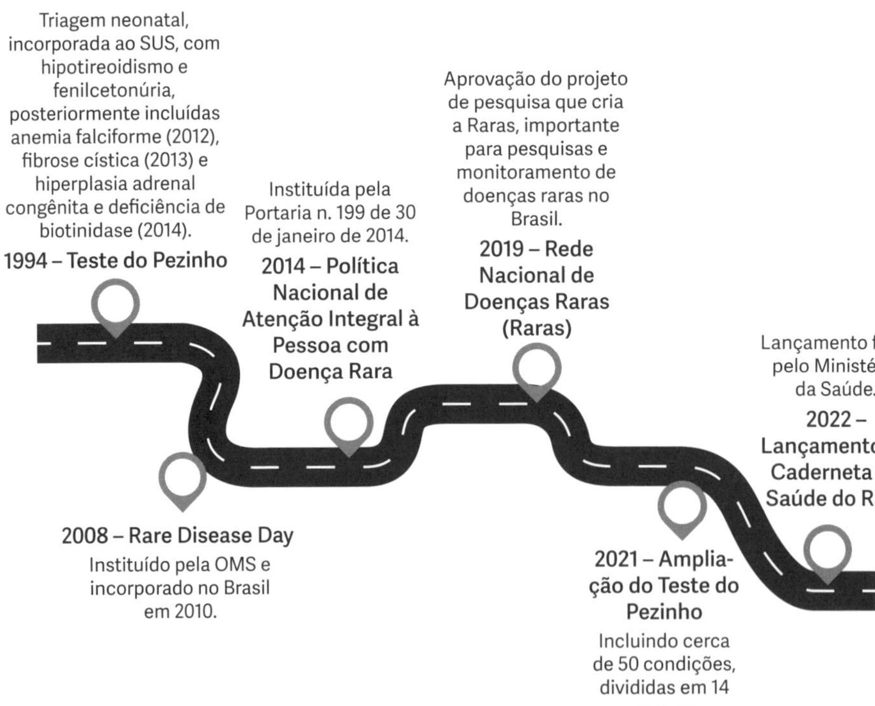

FIGURA 2 Marcos importantes nas políticas e ações para pessoas com doenças raras no Brasil.

de saúde têm uma grande dificuldade de identificar a presença de DR nas microáreas, prejudicando o planejamento da equipe no acompanhamento dessas pessoas. Quando conseguem chegar às unidades de saúde, a equipe multidisciplinar também precisa estar capacitada para identificar quais são suas necessidades[5].

O estabelecimento de uma sistemática de atendimento na APS e encaminhamento para os Centros de Referência de Doenças Raras aumenta as chances de reduzir o tempo e o desgaste emocional do paciente e seus familiares. No entanto, esse encaminhamento até esses Centros de Referência onde se localizam os serviços de genética costuma ser longo. Frequentemente exaustiva, a sequência de etapas que o indivíduo precisa seguir dentro do sistema de saúde desde os primeiros sintomas até o diagnóstico e o encaminhamento para o manejo ou tratamento de sua condição clínica foi denominada "jornada do paciente". As DR de natureza genética são múltiplas, apresentando grande variação nos sinais e sintomas. Assim como a formação e a capacitação dos profissionais da APS acerca dessas doenças é precária, a identificação e o referenciamento aos centros para diagnóstico demoram, em especial quando em cidades do interior do Brasil[3].

Somado a isso, o número de geneticistas no Brasil é insuficiente: aproximadamente 1 por 1,25 milhão de pessoas, enquanto a OMS recomenda que haja 1 geneticista para cada 100 mil habitantes. Com todo esse cenário, o processo de diagnóstico na maioria das vezes é longo e caro, sendo esse um dos grandes desafios no cenário das inúmeras disparidades do Brasil. Dessa forma, a capacitação profissional e a divulgação das doenças raras na APS é fundamental visto que é o local de atendimento inicial de qualquer doença. Essa inclusive é uma das diretrizes explicitada no artigo 7º do PNAIPDR: "educação permanente de profissionais de saúde, por meio de atividades que visem à aquisição e ao aprimoramento de conhecimentos, habilidades e atitudes para a atenção à pessoa com doença rara"[7].

Outro ponto que merece destaque são as desigualdades sociais, principalmente entre as macrorregiões. Vários grupos de DR genéticas estão concentrados em regiões como o Nordeste do país, especialmente no sertão nordestino[9,10]. A região do semiárido do sertão é considerada uma das mais pobres do país em termos financeiros, com inúmeros problemas sociopolíticos e ambientais, oriundos da seca. Com isso, há um risco aumentado de doenças genéticas autossômicas recessivas[9,10].

Historicamente, o Nordeste é uma das regiões mais vulnerabilizadas socialmente no Brasil, com piores indicadores de saúde, alimentação e nutrição, e piores produtos internos brutos (PIB). Além disso, apresenta as piores condições de saneamento básico e inúmeras dificuldades no acesso a serviços de saúde[11]. Portanto, não é coincidência que haja uma concentração na frequência maior de DR nessa macrorregião, como consequência das inúmeras desigualdades em saúde e dos processos de determinantes sociais que estão ligados à saúde e à doença.

No Brasil, os maiores déficits no número de profissionais de saúde por mil habitantes, incluindo médicos, odontólogos, enfermeiros, entre outros, estão em estados do Norte e Nordeste. Igualmente, contemplam as menores proporções de número de leitos e número de consultas médicas[12]. Vale lembrar que há DR não genéticas que podem surgir em consequência de infecções, como é o caso da síndrome de Guillain-Barré, que possui altas incidências no Nordeste. Essa síndrome tem sido associada a casos de dengue, Chikungunya e Zika vírus, que foram (e ainda são) bastante elevados em alguns estados dessa macrorregião.

Apesar dos grandes avanços no diagnóstico, com novas tecnologias e a estruturação das redes de cuidado no SUS, os dados epidemiológicos sobre as DR são escassos e, quando disponíveis, restritos a doenças específicas. As dificuldades de conhecer o perfil das DR no Brasil são inúmeras e vão além da baixa incidência ou das dificuldades no diagnóstico. A população brasileira apresenta diversas iniquidades, incluindo aquelas relacionadas ao acesso aos serviços de saúde, sejam eles de caráter público ou privado. Estima-se que 25% da população tenha algum tipo de cobertura por plano de saúde, porém há uma concentração na região Sudeste do país, onde estão as principais empresas do setor privado[13,14]. Assim, a maioria da população depende exclusivamente da estrutura do SUS, o que reforça a importância da implantação dos objetivos da PNAIPDR, particularmente os objetivos III, IV e V.

Após o diagnóstico, a pessoa com DR depende de terapias e, por vezes, do uso de medicamentos por longo prazo, o que implica aumento da demanda financeira e emocional do indivíduo e de seus familiares ou cuidadores (Quadro 3). Dessa forma, políticas públicas que permitam o acesso ao tratamento pelo SUS são fundamentais para promover assistência integral. A articulação de diversos atores do Ministério da Saúde é fundamental para possibilitar a inclusão de novas tecnologias ou fármacos no SUS, bem como a recomendação, avaliação e aprovação da Comissão Nacional de Incorporação de Tecnologias no SUS (Conitec) e Protocolos Clínicos e Diretrizes Terapêuticas (PCDT)[7].

Considerando esse cenário, a Rare Disease International, uma aliança global de indivíduos com DR e seus familiares, listou 10 áreas prioritárias para orientar governos e outras entidades a fim de melhorar essas lacunas e fragilidades em relação ao acesso e qualidade dos serviços de saúde prestados[3]:

QUADRO 3 Principais desafios e lacunas na "jornada do paciente" com doenças raras

Diagnóstico	▪ Diagnóstico tardio. ▪ Diagnóstico errado. ▪ Múltiplas idas a médicos e serviços de saúde até o diagnóstico correto.
Acesso ao tratamento	▪ Disparidades de acesso e disponibilidade de tratamento entre regiões rurais/urbanas. ▪ Necessidade de deslocamento para tratamento. ▪ Dificuldade de seguir nos encaminhamentos do sistema de saúde. ▪ Falta de tratamentos aprovados.
Qualidade de vida	▪ Alto risco de cursar com baixa qualidade de vida. ▪ Alto risco de desenvolver problemas de saúde mental (paciente e cuidadores). ▪ Sensação de isolamento (paciente e cuidadores).
Segurança financeira	▪ Falta de reembolso para medicamentos, em especial os considerados "órfãos". ▪ Altos gastos com cuidados de saúde em geral.

Fonte: elaboração das autoras.

1. Aceitação cultural e social, equidade e inclusão da pessoa que vive com a DR.
2. Coleta de dados de forma sistemática e padronizada com compartilhamento de informações.
3. Reconhecimento político e conjunto de políticas e orçamento voltadas para DR.
4. Disponibilidade e cobertura para exames e medicamentos para DR a custo acessível.
5. Foco em prevenção e triagem.
6. Difusão do conhecimento, serviços e padrões de tratamento para todas as localidades.

7. Ação coordenada entre os setores do serviço de saúde para manutenção do cuidado ao paciente.
8. Levar em consideração aspectos geográficos e culturais.
9. Suporte e infraestrutura em tecnologia para uso da telemedicina.
10. Empoderamento de pacientes e familiares para autocuidado.

Certamente, mapear o perfil das DR no Brasil constitui ferramenta auxiliar importante para os gestores de saúde no aprimoramento das políticas públicas nacionais, tanto a PNAIPDR quanto aquelas que dialogam transversalmente com ela, por exemplo, a Política Nacional de Atenção Básica (PNAB) e Política Nacional de Alimentação de Nutrição (PNAN). Ações e programas de âmbito nacional, estadual e municipal precisam também ser consideradas. Como a incidência e a frequência de algumas DR variam no país, o fortalecimento de ações direcionadas a demandas mais locais, principalmente na área da alimentação e nutrição, torna-se um eixo fundamental.

POR QUE O CUIDADO NUTRICIONAL DEVE SER DIFERENCIADO EM ALGUMAS DOENÇAS CONSIDERADAS RARAS?

Atualmente existem vários protocolos de tratamento que orientam diversos profissionais de saúde no diagnóstico, tratamento e reabilitação do indivíduo com DR, porém nem sempre o cuidado nutricional faz parte deles. No Brasil, os PCDT são documentos norteadores disponíveis no SUS para auxiliar os profissionais e gestores na tomada de decisão em relação à escolha do tratamento para a pessoa com DR, por exemplo, medicamentos e procedimentos. Alinham-se assim a um dos princípios do PNAIPDR, de incorporar e usar tecnologias voltadas para a promoção, prevenção e cuidado integral na RAS.

Todo PCDT fica disponível para consulta pública pela sociedade, sendo as considerações avaliadas pela Conitec antes de sua publicação no *Diário Oficial da União*. Atualmente estão disponíveis PCDT para 50 DR, como atrofia muscular espinhal 5q tipos 1 e 2 (atrofia muscular espinhal – AME –, deficiência de biotinidase, doença de Crohn, doença de Wilson, epidermólise bolhosa hereditária e adquirida, osteogênese imperfeita, dentre outras).

O cuidado nutricional inclusivo para pessoas com doenças raras requer conhecimento prévio da doença e da história de vida e social do indivíduo. Isso porque a manifestação fenotípica dessa doença pode variar, resultando em diferentes níveis de suporte necessário ou com outras individualidades envolvidas no processo (p. ex., diagnóstico prévio). Além disso, a atenção em saúde para esses grupos requer diálogos com diferentes campos do saber e ações interdisciplinares e transversais, respeitando os direitos sociais humanos.

Em virtude dos inúmeros tipos de doenças raras e suas mais variadas manifestações físicas, fisiológicas e psicossociais, não se pode ter um único cuidado nutricional para todos os indivíduos. Porém, a seguir serão pontuados algumas reflexões, desafios e estratégias que os profissionais da área de saúde e nutrição podem utilizar em distintas etapas do cuidado nutricional, respeitando as singularidades dos indivíduos e das doenças.

Anamnese e sinais clínicos

A entrevista é uma importante ferramenta da semiologia na realização da anamnese. O conjunto de informações de características pessoais, incluindo aspectos socioeconômicos, demográficos, culturais e da história da doença pregressa e na família, permite um panorama mais geral sobre o estilo de vida do indivíduo, da inserção dele no ambiente e possíveis barreiras sociais existentes.

Antecedentes gestacionais, especialmente para crianças e condições de parto, além de questões relacionadas à evolução do desenvolvimento neuropsicomotor e consanguinidade parental, são informações importantes a serem investigadas na anamnese. Compreender se houve exposição a agentes externos físicos, químicos e/ou biológicos também pode ser interessante em algumas condições de DR.

Aspectos psicossociais, demográficos e econômicos também são importantes na anamnese de um indivíduo com DR. Conforme já mencionado, o itinerário terapêutico de indivíduos que têm o diagnóstico de DR pode ser longo e difícil e envolve, na maioria das vezes, a família ou rede de apoio mais próxima. Além do tempo e deslocamentos despendidos ao diagnóstico e ao tratamento de várias DR, muitas doenças são multissistêmicas, necessitando de equipe multiprofissional. Pode existir também a necessidade de uso de medicamentos que não são fabricados em larga escala, pela própria prevalência das doenças, dificultando o acesso ao medicamento e problemas financeiros. Há também crescentes problemas de judicialização da saúde no tratamento desses pacientes, que podem afetar algumas condições psicossociais. Compreender a rede de apoio social existente, aspectos demográficos que podem minimizar ou maximizar a doença e o acesso econômico de cada paciente é fundamental no cuidado nutricional.

Considerando que a anamnese prevê a coleta de informações do indivíduo, vale ressaltar a importância de o nutricionista a conduzir com e para a pessoa com a DR. Apesar de parecer óbvio, algumas doenças raras podem envolver deficiência intelectual e/ou comprometimento da fala, de forma que é comum nas interações sociais os interlocutores direcionarem as perguntas às pessoas que o estejam acompanhando e não a elas diretamente. Outro ponto de atenção na comunicação se dá no cuidado com a não infantilização da fala pelo nutricionista, aspecto comumente relatado por adolescentes e adultos com algumas DR.

Em situações de comprometimento transitório ou permanente da fala, é interessante o nutricionista estar ciente da existência de tecnologias assistivas de comunicação que podem intermediar a anamnese e proporcionar ao indivíduo com a DR autonomia para responder às perguntas que lhe são feitas. Estas podem ser de alta ou baixa tecnologia, ou seja, ocorrer por meio do uso de ferramentas digitais como celular e *tablet*, mas também estão disponíveis em materiais impressos, como livros, cartazes ou outros materiais gráficos impressos. Entre as tecnologias assistivas de comunicação que têm sido bastante utilizadas está a denominada Comunicação Aumentativa e Alternativa (CAA) ou Comunicação Suplementar e Alternativa (CSA), ainda sem definição de terminologia no Brasil.

De acordo com a Associação Brasileira de Nutrição[15], é importante que o nutricionista colete a história nutricional global do indivíduo/paciente/usuário. Há uma série de indicadores dessa chamada história nutricional global, entre eles indicadores familiares, condição socioeconômica, informações sobre saúde mental e oral, entre outros.

Todos esses fatores não devem ser restritos à entrevista, mas investigados ao longo de toda a avaliação nutricional do paciente ou usuário. Isso porque o momento da aplicação de outros métodos e técnicas de avaliação nutricional pode ser útil para compreender melhor a realidade individual. A maior parte das DR apresenta grande variabilidade de manifestações clínicas, que podem ser confundidas com doenças mais usuais. Por exemplo, a baixa estatura pode ser considerada um dos sintomas de mucopolissacaridose nos primeiros anos de vida. Sinais clínicos e sintomas devem ser monitorados e comparados não apenas com padrões de referência, mas individualmente. A comparação do indivíduo com ele mesmo pode sinalizar algumas manifestações de DR captadas na anamnese.

Avaliação antropométrica e da composição corporal

A avaliação antropométrica e outros métodos de avaliação da composição corporal são um dos possíveis caminhos de avaliação e monitoramento no cuidado nutricional de pessoas com DR. Porém, esses procedimentos podem ser desafiadores em algumas DR. As dificuldades podem ser tanto em relação à avaliação das medidas corporais quanto à interpretação dos índices antropométricos, conforme exemplificado no Quadro 4.

Medidas como perímetros e dobras cutâneas podem ser utilizadas de forma complementar. As dobras cutâneas tricipital e subescapular são as mais empregadas na pediatria por serem mais sensíveis na predição do percentual de gordura corporal e capazes de detectar as modificações na composição corporal, avaliando também a distribuição de gordura corporal[16,17].

QUADRO 4 Desafios na avaliação da composição corporal em algumas doenças raras

Doença rara	Desafios enfrentados
Acondroplasia	Síndrome genética que acomete o crescimento dos ossos. As medidas antropométricas geralmente podem ser aferidas de modo tradicional, porém o crescimento da criança não pode ser avaliado pelas curvas de crescimento preconizadas pela OMS, sendo necessário o uso de curvas específicas[16].
Acromegalia	Não há dificuldade na antropometria. Porém, como há produção excessiva do hormônio de crescimento, é necessário cautela ao utilizar e interpretar índices antropométricos que considerem a estatura e o tamanho de segmentos corporais.
Fibrose cística	Não há dificuldade na antropometria. Porém, como afeta as glândulas exócrinas e os sistemas gastrintestinal e respiratório, pode resultar em baixa estatura. São propensos também a infecções pulmonares repetidas e diarreias intensas por problemas pancreáticos, resultando em perda. Tão importante quanto avaliar se a perda de peso foi significativa é avaliar se ela ocorre sistematicamente ou pontualmente.
Mucopolissacaridose	Não há dificuldade na antropometria. Porém, pode resultar em baixa estatura.
Síndrome de Turner	Não há dificuldade na antropometria. Porém, a interpretação de alguns parâmetros precisa de referências específicas.
Síndrome de Down	Não há dificuldade na antropometria. Porém, a interpretação de alguns parâmetros precisa de referências específicas[16].
Síndrome de Rett	Essa doença afeta o desenvolvimento do cérebro, com uma deficiência mental e física grave. Usualmente envolve distúrbios neurológicos, com baixo tônus muscular (hipotonia) e perdas de habilidades cognitivas. Assim, monitorar o crescimento de crianças maiores de 2 anos em posição ortostática pode ser difícil.

OMS: Organização Mundial da Saúde.
Fonte: elaboração das autoras.

Em muitos casos, sugere-se o monitoramento de outras medidas corporais menos utilizados na prática clínica, por exemplo, comprimento da tíbia, perímetro do pescoço, comprimento da ulna e tíbia, dentre outros[16]. Se não for possível realizar comparações com parâmetros ou referências nacionais ou internacionais, a evolução das medidas da pessoa ao longo do tempo considerando as especificidades da doença pode ser o melhor caminho.

Avaliação do consumo alimentar

A avaliação do consumo alimentar ou de marcadores da alimentação, a princípio, não apresenta necessidades diferenciadas em sua aplicabilidade. Com o auxílio de um acompanhante ou cuidador, ou ainda, do responsável pela criança, as perguntas de um recordatório de 24 horas ou de um questionário de frequência alimentar podem ser respondidas sem maiores limitações para pessoas com DR. Porém, mais importante que o emprego de algumas técnicas de avaliação do consumo alimentar é captar condições e situações inerentes à doença rara do indivíduo.

A alimentação, de maneira geral, não deve ser diferente da população em geral em termos de qualidade e diversidade. As orientações do *Guia alimentar para a população brasileira* e do *Guia Alimentar para crianças menores de 2 anos* podem ser adotadas como base, observando a participação, em frequência e quantidade, de alimentos processados e principalmente os ultraprocessados em detrimento do consumo de alimentos *in natura* e minimamente processados. No entanto, questões de acesso a esses alimentos, vulnerabilidade social e econômica, somadas ao gasto elevado por vezes com medicamentos, transporte aos locais de tratamento e outros, resultam em uma baixa qualidade da dieta.

Adicionalmente ao cuidado de identificar as barreiras que estão impedindo o acesso à comida de qualidade pelo paciente e seus familiares, algumas DR necessitam de adaptações específicas em relação à quantidade de um macronutriente a ser consumido ou quanto à restrição a algum grupo alimentar. Esse é um caso comum em pessoas cuja DR cursa com crises convulsivas, como síndrome de Rett, síndrome de Lennox-Gastaut, síndrome de Angelman, entre outras. Em situações de crises convulsivas não controladas com medicamentos, mesmo após associações destes, a dieta cetogênica pode ser indicada pelo médico e prescrita pelo nutricionista, com monitoramento clínico constante e frequente.

Em algumas situações pode ser necessário tratar alterações de consistência, em decorrência de uma hipotonia ou protrusão de língua que dificulte a mastigação e a deglutição. Variações de consistência podem ser particularmente importantes em casos de seletividade alimentar, que, se não identificadas e trabalhadas, podem prejudicar o aporte nutricional. Nesses casos de seletividade, o trabalho da equipe multidisciplinar, médico, nutricionista, fonoaudiólogo e por vezes fisioterapeuta e terapeuta ocupacional. Há ainda algumas DR que impedem a mobilidade plena do paciente e uma prática regular de atividade física podendo ainda favorecer quadros de constipação, sendo o aporte de fibras e o consumo hídrico pontos de atenção, em especial em casos como o da síndrome de Angelman, na qual a ausência de fala é predominante entre os pacientes, dificultando a comunicação aos cuidadores de sinais de sede. A indicação de vias alternativas, como a gastrostomia, pode ser necessária para manutenção do estado nutricional e segurança da alimentação. É importante destacar que a indicação é multidisciplinar e deve ser discutida com a família.

Semiologia nutricional

No contexto das DR e das condições complexas de saúde, a semiologia nutricional é uma ferramenta importante para avaliação de sinais e sintomas relacionados à inadequação do estado nutricional. Os sintomas de deficiências nutricionais podem ou não estar relacionados ao exame físico, sendo decorrentes da falta de um ou de vários nutrientes, além de poder representar causas não nutricionais[18]. Nesse contexto, a semiologia nutricional deve ser avaliada em conjunto com outros dados da avaliação nutricional, como a história clínica, o consumo alimentar, os exames bioquímicos, além da antropometria e da avaliação da composição corporal.

A semiologia nutricional pode contribuir para a identificação das deficiências nutricionais ou piora do quadro. O exame clínico com foco nutricional deve ser feito rotineiramente, e contribui para a prevenção de complicações clínicas, proporcionando melhoria da qualidade de vida. Desse modo, na semiologia o exame físico oferece suporte e acrescenta informações aos achados obtidos pela anamnese clínica[18].

Indicação de suplementos nutricionais

A baixa ingestão de nutrientes, o aumento das necessidades de nutrientes durante a doença ou a redução do apetite, além de má absorção, são situações que necessitam da indicação de suplementos nutricionais, calórico-proteicos e/ou de micronutrientes. Assim, em algumas situações, torna-se necessária, para atender às necessidades específicas do indivíduo, a prescrição de suplementos nutricionais. Contudo, uma alimentação saudável e equilibrada deve ser sempre a prioridade no acompanhamento nutricional, devendo a suplementação nutricional ter um caráter complementar do plano alimentar, e não de substituição[19].

É fundamental que o profissional nutricionista esteja apto a indicar, monitorar e avaliar a prescrição nutricional estabelecida, sempre se baseando em evidências científicas, atento à regulamentação relacionada a essa prática[19]. A avaliação nutricional detalhada irá subsidiar a avaliação sobre a necessidade de suplementos específicos a serem utilizados nessa população. Recomenda-se que as diretrizes de tratamento clínico, quando existentes, sejam seguidas para o manejo da terapia nutricional em nível individual, assim como para o tratamento de sintomatologia específica, como as alterações do trato gastrintestinal e intervenções relacionadas à dietoterapia.

A IMPORTÂNCIA DA EQUIPE MULTIDISCIPLINAR

O cuidado multiprofissional para indivíduos com DR é fundamental. O envolvimento de profissionais de saúde com diferentes *expertises* e habilidades que se complementam é importante não apenas para o diagnóstico da doença, mas para o acompanhamento e monitoramento do indivíduo ao longo da vida. A combinação de cuidados nutricionais, desde a avaliação, o planejamento e a intervenção em si, com a colaboração interdependente de médicos, enfermeiros, psicólogos, assistentes sociais, nutricionistas, entre outros, é o grande diferencial no cuidado nutricional nas DR. Contudo, também é uma das maiores dificuldades, pois há carência de profissionais qualificados ou sensibilizados para atender às demandas das DR, em todos os níveis de atenção à saúde.

No âmbito da Atenção Básica, é prevista nas diretrizes para atenção integral às pessoas com DR no SUS (Portaria GM/MS n. 199, de 30/1/2014). Há um destaque na atuação dessas equipes, respeitando o projeto terapêutico singular (PTS) da família. O indivíduo com DR é acompanhado em seu território, evitando o mínimo de deslocamento, após a definição e o diagnóstico. O PTS é um guia norteador para as equipes de referência que atuarão de modo integral no cuidado nutricional, como os Serviços Especializados e Serviços de Referência de Doenças Raras e outros.

Também na Atenção Básica, o cuidado nutricional pode e deve ser feito no nível domiciliar. As visitas domiciliares com equipes multiprofissionais são um importante mecanismo de atuação das equipes de Estratégia de Saúde da Família. A atenção domiciliar pode ser substitutiva ou complementar a ações já existentes no cuidado nutricional e é considerada um mecanismo de articulação entre profissionais e distintos pontos de atenção à saúde, fundamentais na assistência ao paciente com DR. Cabe destacar que o nutricionista não faz parte das equipes mínimas multiprofissionais no âmbito da Atenção Básica e em alguns contextos do nível de atenção de média complexidade. Em certas doenças, como a de Huntington, na qual muitos indivíduos cursam para um quadro de desnutrição severa, com disfagia, hipermetabolismo e alto gasto energético total, o profissional nutricionista é fundamental na equipe multiprofissional.

A atuação das equipes multiprofissionais pode ser eficaz também no processo de diagnóstico e diminuição da chamada "perda de janela de oportunidades", ou seja, quando um diagnóstico pode ocorrer em um estágio mais inicial e possibilitar uma qualidade de vida melhor. É importante a construção de estratégias conjuntas entre os diversos saberes de profissionais na intervenção e cuidado nutricional de um paciente com DR. A partir da atuação conjunta, os profissionais de diversas áreas também aprendem mais com a doença e desenvolvem habilidades mais rápidas para a resolução de problemas nutricionais, o que garante melhor qualidade de vida para o indivíduo com DR e rede de apoio.

DESAFIOS E CAMINHOS NA PROMOÇÃO DE UMA NUTRIÇÃO INCLUSIVA EM PESSOAS COM DOENÇAS RARAS

A nomenclatura "doenças raras" refere-se às taxas de incidência e prevalência de inúmeras doenças. No entanto, pode acentuar os inúmeros preconceitos e discriminação que muitos indivíduos com DR sofrem, com exclusão social devido à doença, afetando também a saúde mental. O reconhecimento da doença, dar nome a essa doença (e não apenas ser uma "doença rara"), pode ser um caminho inicial no reconhecimento da diversidade e é um importante passo para a inclusão. Do mesmo modo que reconhecer atitudes capacitistas a indivíduos com DR também é um passo fundamental.

A necessidade de mais pesquisas na área é urgente. Porém, reconhecem-se as dificuldades envolvidas para a realização de uma pesquisa, principalmente de âmbito nacional, quer seja pelo financiamento, pelas dificuldades de diagnósticos, acessos e ausência de recursos humanos, dificuldades na realização de ensaios clínicos pela natureza das DR, o que leva a termos volume menor de evidências sobre tratamentos e medicamentos para cada condição. No âmbito econômico, medicamentos para DR, chamados "medicamentos órfãos", não são atrativos para a indústria farmacêutica, pela baixa demanda, que eleva o custo de fabricação. Nesse sentido, parcerias com os governos nacionais para compra destes podem ser a melhor estratégia, mas ainda precisam melhorar em termos de logística de distribuição dos medicamentos.

A IMPORTÂNCIA DAS PESQUISAS CIENTÍFICAS E DAS ORGANIZAÇÕES NÃO GOVERNAMENTAIS

Apesar das diversas dificuldades, incluindo escassez ou ausência de tratamento e vulnerabilidade social do indivíduo e família, grupos de pacientes e suas respectivas redes de apoio têm se organizado e exigido necessidades e demandas de suas realidades específicas, um importante movimento de mobilização social que tem trazido visibilidade ao tema.

Um dos grandes passos nesse contexto foi a criação da Rede Nacional de Doenças Raras (Raras). Trata-se de um projeto multicêntrico financiado pelo Conselho Nacional de Desenvolvimento Científico e Tecnológico e pelo Ministério da Saúde, executado em 40 hospitais universitários que possuem Serviços de Referência em Doenças Raras e Serviços de Referência em Triagem Neonatal, contemplando todas as macrorregiões brasileiras[20]. Além de consolidar uma rede nacional, o estudo prevê coleta de dados (clínicos, epidemiológicos e terapêuticos) que possibilitem traçar um panorama nacional de DR, impactando na diminuição da carga de doença, dos custos e melhoria da qualidade de vida. Mais detalhes podem ser encontrados na página da Raras*.

Outros movimentos e organizações de órgãos governamentais e não governamentais têm sido primordiais para a compreensão do panorama das DR no Brasil e o debate sobre o cuidado nutricional dos indivíduos que têm essas doenças e de suas respectivas redes de apoio. Há, por exemplo, a associação de pacientes "Muitos Somos Raros"†, que organiza diversos conteúdos importantes no debate sobre a DR no Brasil, incluindo as principais notícias, avanços e informações desde o diagnóstico ao tratamento. Essa entidade organiza também as principais políticas públicas e direitos dos cidadãos com DR.

Há ainda a colaboração entre associações, caso da Aliança Rara Rio‡, que conjuga demandas em comum e se articula de forma coletiva com os demais setores da sociedade, e o Instituto Vidas Raras§. Existem diversas associações direcionadas aos vários tipos de DR, e são espaços importantes para atuação de um nutricionista.

Cabe destacar também o avanço dos debates sobre DR nas esferas governamentais, como a criação da Frente Parlamentar Mista de Atenção Integral às Pessoas com Doenças Raras (FPMDR). Essa frente visa reunir parlamentares que legislam mais diretamente sobre o tema, objetivando maior orientação política para as DR, intercâmbio com instituições nacionais e internacionais, melhorias das normas vigentes e auxílio na busca de novos métodos de diagnóstico e tratamento nas DR.

A IMPORTÂNCIA DA ATENÇÃO PRIMÁRIA EM SAÚDE (APS)

A APS pode contribuir em muito no diagnóstico, monitoramento e até mesmo na desospitalização de indivíduos com patologias complexas. Também é bastante útil na condução do itinerário terapêutico, diminuindo o tempo de referenciamento e

* Disponível em: https://raras.org.br/. Acesso em: 20 dez. 2023.

† Disponível em: https://muitossomosraros.com.br/associacoes-de-pacientes/pelo-brasil/. Acesso em: 20 dez. 2023.

‡ Disponível em: https://www.instagram.com/araraliancararario/. Acesso em: 20 dez. 2023.

§ Disponível em: https://vidasraras.org.br/sitewp/. Acesso em: 20 dez. 2023.

melhorando o acesso à saúde. Os agentes comunitários de saúde (ACS), que fazem parte do grupo de profissionais da Estratégia de Saúde da Família (ESF) em alguns territórios de alta vulnerabilidade social, podem ser fundamentais para o monitoramento do cuidado nutricional e o uso de medicamentos.

Do mesmo modo que centros de referência e redes de maior complexidade podem apoiar a APS, qualificando e atualizando profissionais para o cuidado do indivíduo com DR, ações, programas e documentos produzidos no âmbito da APS também podem ser difundidos para DR. A caderneta do Raro, lançada em 2022, é um importante documento para orientar indivíduos com DR e seus familiares, em consonância com a Política Nacional de Atenção Integral às pessoas com Doenças Raras e com o direito ao atendimento nas diferentes redes de serviço do SUS. A caderneta reúne diferentes informações e registros de atendimentos em serviços de saúde, educação e assistência, facilitando o acompanhamento familiar e a interação com a equipe multidisciplinar envolvida.

Essa é mais uma das iniciativas e avanços dentro do SUS. Outro exemplo é a Lei n. 14.154, de 2021, que amplia o número de doenças rastreadas pelo Teste do Pezinho, oferecido à criança pelo SUS. A lei permitiu que o exame de rastreio, fundamental no diagnóstico de algumas DR, englobasse o diagnóstico de 14 doenças, e não mais de 6. Os PCDT também constituem importantes documentos que estabelecem os principais critérios no diagnóstico da DR, juntamente com o tratamento preconizado, medicamentos e demais caminhos sendo seguidos pelos gestores do SUS. Em indivíduos com DR, o principal intuito é clarificar as regras para que se consiga um diagnóstico e atendimento/tratamento o mais rápido possível.

A APS deve ser compreendida também como protagonista do processo de diagnóstico e atenção nutricional nos usuários com DR. Para tanto, é necessário haver capacitação constante, com atualizações sobre as doenças e definição do papel de cada profissional da equipe multidisciplinar mínima, que deve incluir nutricionista.

EXPECTATIVAS PARA O FUTURO

Ao refletirmos sobre uma nutrição inclusiva, raramente incluímos o segmento de pessoas com DR. E, muitas vezes, a justificativa advém do fato de as doenças consideradas raras atingirem um número reduzido de pessoas quando comparadas a outras doenças ou a outras condições ou agravos. Porém, além do número crescente de indivíduos com diagnóstico de DR, precisamos lembrar que a soma de todas essas patologias faz com que haja uma parcela expressiva da população no país com doenças raras.

As dificuldades apresentadas ao longo do capítulo, que incluem desde o diagnóstico até o tratamento, geram inúmeros entraves no acesso e informação sobre o cuidado nutricional. Além disso, há preconceito e discriminação que muitos indivíduos sofrem ao longo da vida, acentuando as desigualdades sociais já existentes. Iniciativas como a "Academia de Pacientes 2030", cujo objetivo é promover educação continuada não formal em saúde pública voltada para DR, com foco nas interfaces entre direitos humanos e cidadania, à luz dos Objetivos do Desenvolvimento Sustentável (ODS), são de extrema importância[21].

O debate acerca das DR e seu cuidado nutricional requer ousadia, investigação em algo novo e desconhecido. E é preciso estar atento constantemente às (novas) práticas de cuidado e aberto às possíveis mudanças e adaptações. Com isso, espera-se que haja uma diminuição dos entraves que não permitem a efetivação dos direitos garantidos por lei de pessoas com DR, especialmente no âmbito do SUS, onde a maioria dos brasileiros tem acesso à saúde.

Somente com um olhar atento, sensível e resiliente a grupos que estão em distintas condições de vulnerabilidade social, como as pessoas com DR, serão produzidos modos de cuidar e novas formas de atuar no âmbito do cuidado nutricional.

REFERÊNCIAS

1. Bax BE. Biomarkers in rare diseases. Int J Mol Sci. 2022;23(9):4582.
2. Félix TM, Fischinger Moura de Souza C, Oliveira JB, et al. Challenges and recommendations to increasing the use of exome sequencing and whole genome sequencing for diagnosing rare diseases in Brazil: an expert perspective. Int J Equity Health. 2023;22(1):11.
3. Adachi T, El-Hattab AW, Jain R, et al. Enhancing equitable access to rare disease diagnosis and treatment around the world: a review of evidence, policies, and challenges. Int J Environ Res Public Health. 2023;20:4732.
4. Brasil. Ministério da Saúde. Diretrizes para atenção integral às pessoas com doenças raras no Sistema Único de Saúde – SUS. Brasília, DF; 2014.
5. Vieira DKR. Pessoas com deficiência e doenças raras: o cuidado na atenção primária. Rio de Janeiro: Fiocruz; 2019.
6. Sociedade Brasileira de Genética Médica e Genômica (SBGM). A Sociedade Brasileira de Genética Médica e o processo de elaboração da Política para Atenção às Pessoas com Doenças Raras no Âmbito do SUS. Disponível em: https://www.sbgm.org.br/conteudo.aspx?id=9. Acesso em: 31 maio 2023.
7. Brasil. Ministério da Saúde. Portaria n. 199, de 30 de janeiro de 2014. Institui a Política Nacional de Atenção Integral às Pessoas com Doenças Raras, aprova as Diretrizes para Atenção Integral às Pessoas com Doenças Raras no âmbito do Sistema Único de Saúde (SUS) e institui incentivos financeiros de custeio.
8. Iriart JAB, Nucci MF, Muniz TP, et al. Da busca pelo diagnóstico às incertezas do tratamento: desafios do cuidado para as doenças genéticas raras no Brasil. Ciênc Saúde Coletiva. 2019;24(10):3637-50.
9. Fioravanti C. Rare diseases receive more attention in Brazil. Lancet. 2014;30;384(9945):736.
10. Cardoso GC, Oliveira MZ, Paixão-Côrtes VR, et al. Clusters of genetic diseases in Brazil. J Community Genet. 2019;10:121-8.
11. Instituto Brasileiro de Geografia e Estatística (IBGE). Pesquisa Nacional de Saneamento Básico 2017: abastecimento de água e esgotamento sanitário. Rio de Janeiro; 2020.
12. Cambota JN, Rocha FF. Determinantes das desigualdades na utilização de serviços de saúde: análise para o Brasil e regiões. Pesquisa e Planejamento Econômico. 2015;45(2).
13. Giugliani R, Vairo FP, Riegel M, et al. Rare disease landscape in Brazil: report of a successful experience in inborn errors of metabolism. Orphanet Journal of Rare Diseases. 2016;11:76.
14. Paim J, Travassos C, Almeida C, et al. The Brazilian health system: history, advances, and challenges. Lancet. 2011;377(9779):1778-97.
15. Fidelix MSP. Manual orientativo: sistematização do cuidado de nutrição. São Paulo: Associação Brasileira de Nutrição; 2014.
16. Bagni UV. Vade mecum de avaliação nutricional: equações preditivas, referências para comparação e parâmetros de classificação. Niterói: Observatório Multidimensional de Nutrição Inclusiva; 2023.
17. Ferreira AA, et al. Avaliação nutricional da criança e do adolescentes. In: Padilha PC, et al. Nutrição aplicada à pediatria. Rio de Janeiro: Rubio; 2022.
18. Bael FLR. Semiologia nutricional pediátrica. In: Duarte ACG. Semiologia nutricional. São Paulo: Atheneu; 2019.
19. Padilha PC, et al. Terapia nutricional enteral. In: Padilha PC, et al. Nutrição clínica aplicada à pediatria. Rio de Janeiro: Rubio; 2022.
20. Alves D, Yamada DB, Bernardi FA, et al. Mapping, infrastructure, and data analysis for the Brazilian Network of Rare Diseases: protocol for the Rarasnet observational cohort study. JMIR Res Protoc. 2021;10(1):e24826.
21. Oliveira CC. Doenças raras: qual a coisa certa a fazer? Informe ENSP. 2022. Disponível em: https://informe.ensp.fiocruz.br/noticias/52809. Acesso em: jun. 2023.

30

Inclusão de pessoas transgênero na gastronomia: do trabalhador ao cliente

Renato Augusto da Silva Monteiro
Afrodite Aurora Barboza Ribeiro

Pensar na diversidade e na inclusão de pessoas LGBTQIAP+ se apresenta uma demanda dos novos tempos. Essas identidades, dissidentes do sistema cis-heteronormativo*, têm se colocado cada vez mais em evidência na sociedade brasileira, inclusive dentro das Unidades de Alimentação e Nutrição (UAN) institucionais e comerciais, apontando para a urgência de discutir o acolhimento a essas outras expressões de gênero e de sexualidade tanto dos trabalhadores quanto dos clientes.

Pesquisas sobre a inclusão de pessoas no ambiente corporativo vêm crescendo na agenda nacional e internacional. Na literatura em Administração, já se observa inclusive a emergência de uma pedagogia trans, com textos que trazem a população trans um grupo "novo" a ser pensado pelas organizações e ambiente de trabalho formal[1]. Isso porque, embora toda a população LGBTQIAP+ tenha dificuldade de acesso ao mercado de trabalho, pessoas transgênero vivenciam uma realidade ainda mais adversa do que aquelas com diversidades relacionadas à orientação afetivo-sexual. Gays, lésbicas e bissexuais, por exemplo, podem ter mais facilidade de performar signos de masculinidades e feminilidades próximas ao que é considerado padrão. Por outro lado, para grande parcela da população trans, sobretudo aqueles que vivem em maior situação de vulnerabilidade social, essa é uma realidade mais distante, como se o corpo falasse, colocando em evidência a dissidência de gênero e dificultando a inclusão.

A ausência de estatísticas e dados oficiais sobre a população trans no Brasil, por si só, já reflete sua situação de invisibilidade, marcada pela violência e vulnerabilidade. Ao lançar luz sobre a empregabilidade, essa realidade é ratificada: embora o trabalho seja um direito social, estima-se que cerca de 90% das travestis e mulheres trans do país tenham como fonte de renda primária

* Considera-se como sistema cis-heteronormativo o conjunto de normas sociais tornadas ao longo do tempo hegemônicas, que se baseiam em um modelo binário de gênero (homem cis ou mulher cis) e em um modelo normativo de sexualidade (heterossexual). Nesse sistema, a cisgeneridade e a heterossexualidade são tidas como únicas formas credíveis de ser e de se relacionar afetivo-sexualmente, o que reduz a multiplicidade de expressões de gênero e de sexualidades existentes na experiência humana.

o trabalho sexual, 6% trabalhem em atividades informais e apenas 4% se encontrem em empregos formais.

Um grande fator associado a essa realidade é a falta de uma cultura escolar atenta à diversidade, que gera dificuldades de acesso e permanência das pessoas trans no sistema educacional brasileiro. Sem formação profissional, as barreiras para ingresso e permanência no mercado de trabalho são maiores para essas pessoas do que para o resto da população[2,3].

Outro aspecto que merece destaque é a violência contra pessoas trans. Entre os anos de 2008 e 2016 o Brasil permaneceu como o país líder em número de assassinatos de pessoas trans, representando 39,6% do total mundial. Porém, as violências contra essa população não são apenas de ordem física, mas se processam também no contexto das relações sociais, afetando a dimensão psicológica. Refletem nas "brincadeiras" desagradáveis, nas perguntas invasivas, na criação de situações constrangedoras, no uso do pronome inadequado ou na menção do "nome morto"*. Tudo isso contribui para que a saúde mental das pessoas trans seja mais fragilizada do que a população geral, com maiores prevalências de depressão, ansiedade e tentativa de suicídio[4].

Diante desse cenário, este capítulo lança luz sobre a inclusão de pessoas trans nas UAN sob a ótica de quem vive essa realidade. Escrito a quatro mãos, baseia-se na experiência de um homem trans que atua na docência universitária em gastronomia e de uma mulher trans que trabalha no setor de atendimento ao cliente de um renomado restaurante brasileiro. Aborda também o atendimento de pessoas trans nos serviços de alimentação, a fim de que possam se sentir bem-vindas, confortáveis, valorizadas e respeitadas.

ATENDIMENTO AO PÚBLICO TRANSGÊNERO NOS SERVIÇOS DE ALIMENTAÇÃO

O atendimento ao cliente nos serviços de alimentação, particularmente no salão de restaurantes comerciais, tange a dimensão da hospitalidade, que remonta a tempos longínquos enquanto signo de civilização, em que se selam relações entre anfitrião e hóspede. Esse encontro entre a equipe de salão (anfitrião) e o cliente (hóspede) tem sido cada vez mais entendido como determinante para que a experiência de consumo seja considerada prazerosa[5].

É importante ter em mente que quem define o gênero das pessoas são elas próprias. Então, supor que se sabe o gênero com o qual a pessoa se identifica pode levar a ações descuidadas, por exemplo, usar pronomes incorretos, chamando a pessoa de "senhor" quando a pessoa, na verdade, se identifica como "senhora". Tratar com delicadeza a questão do uso do pronome é fundamental para o reconhecimento do outro, mostrando que o anfitrião se importa e valoriza quem a pessoa é.

Assim, o primeiro passo para um atendimento adequado é perceber a expressão de gênero das pessoas, por meio das roupas que veste, da *performance* gestual, do corte de cabelo, do uso ou não de adereços, do modo de caminhar, de se portar etc. Em cada sociedade, esses elementos subjetivos configuram as *performances* de gênero desempenhadas pelas pessoas que fazem parte dela, podendo se aproximar mais do universo masculino ou feminino. O uso das

* Nome da pessoa da transição de gênero, conforme registrado ao nascer. Para muitas pessoas trans, o nome morto representa uma fase da vida a qual deseja esquecer. Assim, seu uso é desrespeitoso, fere os direitos de personalidade garantidos no artigo 5º da Constituição brasileira, e pode provocar gatilhos e sofrimento, dependendo da experiência de cada um.

transtecnologias* pode contribuir para a "passabilidade", isto é, para que as pessoas trans desempenhem mais facilmente uma *performance* de gênero que faz com que a sociedade não as identifique como trans, mas as perceba como pessoas cis.

Porém, nem sempre é fácil saber o gênero com o qual a pessoa se identifica. Um exemplo é quando existe um espectro andrógino de gênero, ou seja, a pessoa apresenta características que poderiam ser consideradas tanto femininas quanto masculinas. A primeira consideração a fazer é que muito provavelmente essa deve ser uma pessoa LGBTQIAP+, que pode ser transgênero. Logo, a melhor maneira de se dirigir a ela é evitar tratá-la por pronomes que marcam o gênero, sejam femininos ou masculinos.

Perguntar o nome da pessoa pode trazer uma informação importante para saber como tratá-la, pois se a resposta for um nome considerado masculino ou feminino o pronome de tratamento deve acompanhar. De todo modo, quando há dúvida, deve-se evitar o uso de pronomes pessoais e de tratamento que marcam o gênero, tal como "ele" ou ela", "senhor" ou "senhora", "moço" ou "moça", optando por "você", que na língua portuguesa abriga um lugar de neutralidade de gênero. Outra possibilidade é perguntar à pessoa: "como eu posso chamar você?", ou "como você deseja que eu te chame?".

As pessoas normalmente não se incomodam quando alguém demonstra preocupação em realizar perguntas para melhor atendê-las. Essa prática é percebida de forma positiva, e pode gerar uma atmosfera de acolhimento, desde que seja feita de forma discreta e não invasiva. Certas perguntas só fazem sentido se houver abertura e intimidade para fazê-las; caso contrário, servirão para satisfazer uma curiosidade pessoal em detrimento da privacidade e do respeito ao outro. Assim, jamais se deve perguntar o nome anterior à transição de gênero ("nome morto"): o nome "real" da pessoa deve ser considerado aquele com o qual ela se apresentou, mesmo que seja um nome diferente do que consta nos documentos, já que nem sempre é fácil realizar a retificação do nome nos documentos. Também não devem ser feitos questionamentos sobre a aparência física, sexualidade e o uso de transtecnologias.

A equipe de salão deve estar permanentemente atenta durante o atendimento ao cliente, mas, caso algum erro aconteça, o melhor é corrigi-lo de imediato e pedir desculpas à pessoa. Caso contrário, é como se a pessoa trans visse em vão todo o seu esforço para performar o gênero com o qual se identifica, o que traz sentimentos de impotência, nulidade e incompreensão.

ESTRATÉGIAS PARA A INSERÇÃO E A PERMANÊNCIA DE PESSOAS TRANS EM SERVIÇOS DE ALIMENTAÇÃO

Muito se tem debatido sobre a preocupação das empresas com o *pink money*** (em inglês, dinheiro rosa). É comum a adoção

* Termo que se refere às estratégias adotadas para que as pessoas trans se sintam mais à vontade com seu próprio corpo, contribuindo tanto para o bem-estar físico e psíquico quanto para facilitar a leitura social da pessoa trans como uma pessoa pertencente ao gênero com o qual se identifica. São exemplos de transtecnologias a hormonização (para a mudança de voz e o crescimento de barba e pelos em homens trans, e o desenvolvimento de mamas e redistribuição da gordura corporal em mulheres trans), as cirurgias (p. ex., ajuste das mamas, transgenitalização), os procedimentos estéticos (p. ex., harmonização facial, lipoaspiração), dentre outros.

** Termo que se refere ao dinheiro gasto em produtos e serviços pelo público LGBTQIAP+, isto é, a seu poder de compra e atuação no mercado.

de estratégias publicitárias para associar suas marcas à diversidade e encobrir seu interesse pontual no poder de compra da comunidade LGBTQIAP+ (sobretudo gays e lésbicas). Um grande exemplo é a apropriação dos símbolos dessa comunidade no mês de junho, quando são celebrados o orgulho e a luta por direitos e igualdade[6].

Muitos serviços de alimentação desenvolvem um ativismo pontual e instantâneo, típico da modernidade líquida, sem que de fato haja um envolvimento com ações de inclusão. Assim, não investem na diversidade dentro de sua própria cultura organizacional, por exemplo, deixando de contratar ou de flexibilizar os processos seletivos para a inclusão de pessoas LGBTQIAP+.

Ao buscar outra forma de relação do universo corporativo com a comunidade LGBTQIAP+, Aurora et al.[7] investem na releitura do conceito de economia afetiva do comunicólogo Henry Jenkins, para pensar sua aplicação no contexto da gastronomia no Brasil. A proposta é lançar luz sobre a importância das pessoas nos processos, buscando atuar contra discursos hegemônicos e excludentes.

Assim, de acordo com esses autores (p.33)[7], a economia afetiva aplicada à gastronomia (ou gastronomia afetiva) pode ser definida como: "um processo de conscientização de empreendedores, *chefs* de cozinha, pessoas em cargos de lideranças e equipe de bares, restaurantes e hotéis em prol do respeito ao ser humano nas relações de produção e comercialização de produtos e serviços no setor de Alimentos & Bebidas que desconstrua e reconstrua o sentido do trabalho".

Pensar a gastronomia afetiva é conectar o consumidor com empresas que, de fato, apoiem a causa LGBTQIAP+, e que estejam construindo uma cultura da diversidade. Assim, a trilogia da lógica econômica do afeto leva seus diferentes atores à reflexão:

1. Enquanto consumidor, vou optar por consumir em uma empresa atenta às causas sociais com impacto na sustentabilidade da população LGBTQIAP+.
2. Enquanto profissional LGBTQIAP+, vou preferir trabalhar em uma empresa aberta à diversidade e conectada com meus valores.
3. Enquanto pessoa em cargo de liderança, buscarei colocar em prática ações de inclusão social a fim de mudar as ações internas da empresa, gerar oportunidades, acesso e permanência de pessoas LGBTQIAP+.

Um dos caminhos é promover ações e grupos de trabalho que possam desenvolver processos nos quais a pauta LGBTQIAP+ seja incorporada de forma genuína, e, se possível, que incluam LGBTQIAP+ em um papel protagonista. Pouco adianta admitir trabalhadores trans se a empresa não estiver preparada para lidar com o processo de inclusão, podendo gerar situações de constrangimento e violência.

Vale lembrar que pessoas trans não são iguais; cada pessoa é única e traz consigo uma experiência diferente. Então, deve-se buscar sempre o diálogo para compreender o contexto da vivência de cada pessoa e como lida com a questão do gênero. A seguir serão elencados alguns aspectos importantes que devem ser considerados em todo esse percurso.

Processo seletivo

Considerando o processo de exclusão que marca as trajetórias de vida e de trabalho de pessoas LGBTQIAP+, sobretudo a população trans, o cuidado com a inclusão dessas pessoas deve começar já no processo seletivo.

Rever e/ou flexibilizar, em certa medida, critérios adotados na seleção dos trabalhadores configura-se importante ação em prol dos direitos humanos e da justiça social. Por exemplo: uma pessoa que foi expulsa de casa ainda na adolescência e que não conseguiu completar os estudos dificilmente teria condições de concorrer a uma vaga altamente qualificada, mesmo tendo excelente potencial.

Almeida e Vasconcelos[2] reafirmam as orientações do Conselho de Direitos Humanos da Organização das Nações Unidas (ONU) sobre empresas e direitos humanos elaborados, pautados em três pilares:

1. Proteger.
2. Respeitar.
3. Reparar.

Assim, a inclusão de pessoas trans excluídas do acesso à educação e, consequentemente, do mercado de trabalho é um mecanismo de exercício do compromisso social da empresa para proteção, respeito e reparação de direitos historicamente negados a essa população.

Uso do nome social* e do pronome adequados ao gênero

A equipe das UAN deve estar alinhada com as ações que contribuam para um ambiente de trabalho inclusivo, respeitando o trabalhador por meio do uso correto de seu nome e seus pronomes. Apesar de a retificação dos documentos civis estar sendo cada vez mais rápida, esse é um processo que demanda esforço financeiro e organização, que nem todas as pessoas trans conseguem articular. Assim, o uso do nome social no crachá do colaborador é uma alternativa para que ele ou ela se sinta mais confortável, orientando também aos colegas de trabalho que sejam utilizados o pronome pessoal e de tratamento correspondentes.

Uso do uniforme, banheiro e vestiário

Esses são pontos de constrangimento constante na vida das pessoas trans. Recomenda-se que seja dada a elas a oportunidade de escolher o uniforme, o banheiro e vestiário que se sintam mais confortáveis e seguras para usar.

O uso do banheiro e do vestiário por pessoas trans pode, entretanto, gerar incômodo e conflito entre os trabalhadores. Com medo de sofrer violências, conforme é noticiado de forma recorrente pela mídia, muitas deixam de fazer uso de banheiros fora de casa, o que contribui para o desenvolvimento de problemas urinários.

As pessoas trans com passabilidade costumam ser mais facilmente aceitas pelo simples fato de não serem lidas socialmente como pessoas trans. Entretanto, essa não é a realidade da maioria das pessoas trans, sobretudo em países em desenvolvimento, onde nem todos conseguem usar transtecnologias devido à oferta insuficiente no Sistema Único de Saúde e elevado custo na rede privada. Além disso, nem todas as pessoas trans podem, desejam ou sentem-se seguras para fazer uso delas.

Algumas já se sentem suficientemente confortáveis expressando o gênero com o qual se identificam sem o uso de quaisquer transtecnologias; outras lidam com questões de saúde impeditivas de seu uso. Existem também aquelas que não se sentem seguras economicamente para realizar procedimentos e/ou dar continuidade a tratamentos. Independentemente do motivo, é importante destacar que pessoas trans que não adotam transtecnologias não são “menos”

* Nome com o qual a pessoa se identifica a partir da transição de gênero, adotado enquanto o nome que consta nos documentos civis não é retificado.

trans, e por isso não se deve duvidar de sua identidade de gênero pela ausência de alterações corporais. A proximidade com o padrão cisgênero jamais deve ser o que valida pessoas trans, até porque impõe padrões inatingíveis: corpos trans nunca serão corpos cis.

De fato, a inclusão social de pessoas trans que não possuem passabilidade é ainda mais importante, pois são essas que vivenciam maior exclusão social por serem lidas socialmente como dissidentes de gênero, isto é, por estarem distantes do estereótipo eleito pela sociedade como o padrão de gênero cis. Assim, as equipes devem estar sensibilizadas para manter um ambiente fraterno, no qual todos possam fazer uso do banheiro e vestiário de forma adequada e segura, zelando pelo respeito que se espera de um ambiente profissional.

Perguntas e comentários indevidos

O fato de as pessoas serem trans não dá aos outros o direito de fazer perguntas invasivas, por exemplo, sobre o nome antes da transição de gênero e o uso de transtecnologias. Essas perguntas são extremamente íntimas, e não devem ser feitas quando não há uma relação de amizade ou que configure a construção de relação de confiança.

A equipe deve ser orientada para não fazer comentários que gerem muito incômodo, por exemplo; "nossa, você nem parece trans", "se você não dissesse eu nunca saberia que você é trans!". Embora possam parecer um elogio, podem reforçar a ideia de que o que valida pessoas trans é justamente o potencial de serem lidas como pessoas cis. É importante um olhar renovado sobre o gênero para que não se tome a todo tempo o padrão cis como referência, ressignificando a beleza de outras formas de ser no mundo.

É fundamental também ter cuidado com abordagens invasivas, tanto por parte da equipe de trabalho quanto por clientes. É comum que mulheres trans sofram assédio sexual, por fetiche ou pelo imaginário de que são "garotas de programa" pelo simples fato de serem trans. Situações como essa geram constrangimento e desmotivação, que podem prejudicar a permanência da pessoa trans no emprego[8].

TRANSGARÇONNE: UM CASO DE SUCESSO NA INCLUSÃO DE PESSOAS TRANS NA GASTRONOMIA

O TransGarçonne* é um programa de extensão universitária que tem como objetivo oferecer cursos gratuitos para qualificar pessoas trans para o mercado da gastronomia, e manter um banco de currículos de pessoas trans. Busca também realizar ações de sensibilização nas empresas desse segmento, incluindo publicações com exemplos de iniciativas com o setor público e privado para inclusão social de pessoas trans[9].

Desde sua implantação, o programa viabilizou a inclusão bem-sucedida de inúmeros participantes no mercado de trabalho da gastronomia e da hospitalidade, alcançando reconhecimento na mídia televisiva[10] e impressa[11] de grande destaque nacional. A excelente qualificação dos profissionais egressos do programa também vem sendo apontada nas principais plataformas digitais de avaliação das experiências dos clientes

* O TransGarçonne é um programa de extensão universitária criado em 2019 pelo professor Renato Monteiro, homem trans, do Departamento de Gastronomia do Instituto de Nutrição Josué de Castro da Universidade Federal do Rio de Janeiro. Atualmente o programa contempla também projetos na área de saúde com enfoque em nutrição e qualidade de vida, coordenado pela nutricionista e professora Ana Luísa Kremer Faller, da mesma instituição.

(positivas ou negativas) sobre serviços relacionados à gastronomia, hospitalidade e turismo.

Para exemplificar o impacto de iniciativas como essa na vida de pessoas trans, será apresentado a seguir caso de sucesso de uma mulher trans egressa do TransGarçonne. No relato, os nomes dos estabelecimentos foram suprimidos, e os nomes das pessoas foram expressos por suas iniciais.

Tudo começou quando R.R., uma mulher trans negra, conheceu o TransGarçonne. Durante 16 anos passou por diversas entrevistas de emprego, e, apesar de ter qualificação para vários cargos, não era admitida por ser uma mulher trans. Após passar pelo período de formação em 2019, ela foi admitida em seu primeiro emprego com carteira assinada, por intermédio do TransGarçonne, em um conhecido bar da zona sul do Rio de Janeiro. Foi a ganhadora da terceira temporada de um disputado reality show de coquetelaria brasileiro, sendo a segunda mulher trans brasileira a vencer em um programa desse tipo. Foi também a primeira mulher trans a assinar uma carta de drinques de uma importante rede internacional de hotéis.

No ano de 2021, o sucesso da trajetória de R.R. foi apresentado para todo o país em uma reportagem do jornal matinal da maior emissora de televisão brasileira. A.A., uma mulher trans negra tal qual R.R, assistiu a essa história de superação e se sentiu motivada a procurar o TransGarçonne na tentativa de superar seu ciclo de depressão e exclusão. No momento, atua em um restaurante de alta gastronomia localizado em um bairro nobre da zona sul da cidade do Rio de Janeiro.

O trabalho de ambas vem sendo amplamente elogiado em diferentes plataformas digitais de avaliação das experiências dos clientes.

Cabe destacar que, independentemente do padrão do estabelecimento, pessoas trans sempre estarão sujeitas a viver situações de desconforto. Um exemplo foi relatado por uma cliente atendida por A.A., em que uma das pessoas que estavam em sua mesa a chamou de "moço". Felizmente, em uma plataforma digital, essa cliente reconhece o profissionalismo e cordialidade de A.A., se desculpa pelo ocorrido e reconhece a importância do uso adequado dos pronomes de tratamento:

> "Um dos senhores que estavam comigo cometeu um equívoco ao chamar uma das atendentes de 'moço' e isso me deixou muito triste, pois sei que, mesmo quando existe o desconhecimento a respeito do uso do pronome, basta chamar a pessoa pelo seu nome. [...] Fiz questão de falar com todos na mesa sobre quão errado aquilo foi, para não normalizar a situação. O senhor ficou constrangido, e diante das pessoas da mesa reconheceu que cometeu um erro. Ficou tão desconcertado que não soube pedir desculpas, apesar de eu ter sinalizado a importância disso para ele. E, por isso, quero pedir desculpas em meu nome e de todos ali presentes, além de reforçar minha admiração pela força e atitude resiliente dela, que, mesmo diante do que houve, seguiu nos atendendo com muito profissionalismo e cordialidade".

A fala dessa cliente traz à tona a importância de as pessoas cisgênero refletirem continuamente sobre o impacto de suas atitudes, e atuarem como aliadas na inclusão e na preservação da saúde mental das pessoas trans. Muitas pessoas cisgênero não imaginam quão prejudiciais experiências como essas são para as pessoas trans, já que suas identidades de gênero não são cotidianamente questionadas. Mas a vivência de uma luta quase diária para que a sociedade a respeite e reconheça o gênero com o qual a pessoa se identifica é extremamente desgastante e adoecedor.

O elevado índice de ansiedade e depressão na população trans se deve, em grande parte, a situações como essa, que podem passar despercebidas ou como "pequenos detalhes" sob a perspectiva das pessoas cisgênero, mas que na verdade são pontos fundamentais para a inclusão, já que nome e o pronome de tratamento estão no cerne da identidade de todas as pessoas de uma sociedade. O uso incorreto do nome e dos pronomes pode ser, inclusive, um fator que gere tanto desconforto para a pessoa trans que culmine com a não permanência da pessoa no emprego. Assim, atentar para esse aspecto é um dos pontos de partida para que se estabeleça uma relação de respeito.

Ter acesso à assistência psicológica pode ajudar as pessoas trans a lidar com situações como essa, que demandam equilíbrio emocional. Por outro lado, é preciso reconhecer que pode ser custoso e nem sempre é possível. Assim, é importante que toda a sociedade esteja engajada, mesmo que indiretamente, nesse processo amplo e contínuo de inclusão e valorização das pessoas trans no mercado de trabalho.

A formação de A.A. no TransGarçonne contribuiu para seu equilíbrio emocional e profissionalismo, e tem sido importante para sua manutenção no mercado de trabalho e também a educação dos clientes com quem tem contato, conforme relatado na resposta à cliente que se desculpou na plataforma digital:

> "Meu trabalho é trabalhar em equipe, também é atender o público. Público esse que nem sempre vai olhar e entender ao certo quem eu sou, ou o que eu estou fazendo aqui no restaurante. Já que eu sou uma pessoa normal, porém não comum nestes espaços. Tenho plena consciência disso e fiquei feliz de saber que de certa forma meu trabalho está trazendo um impacto, uma reflexão. Estar em contato com o público me humaniza muito e me traz muito aprendizado. A mensagem que eu quero passar para as pessoas de um modo geral é que sou apta para estar no local onde eu trabalho e fico feliz que tenha gostado do meu atendimento. Foi um enorme prazer atendê-la".

Esse breve relato simboliza como as pequenas mudanças no cotidiano podem fazer a diferença na trajetória de vida das pessoas, o que, ao longo do tempo, move as estruturas sociais. Conforme apontado por Paulo Freire[12], "ninguém educa ninguém, como tampouco ninguém educa a si mesmo: os homens se educam em comunhão, mediatizados pelo mundo".

REFERÊNCIAS

1. Paniza MDR, Moresco MC. A margem da gestão da diversidade? Travestis, transexuais e o mundo do trabalho. RAE – Revista de Administração de Empresas / FGV. 2022;62(3):1-20.
2. Almeida CB, Vasconcellos VA. Transexuais: transpondo barreiras no mercado de trabalho em São Paulo? Revista Direito / FGV. 2018;14(2):302-33.
3. Benevides B (org.). Assassinatos e violências contra travestis e transexuais brasileiras em 2021. Brasília: Distrito Drag, Antra; 2022. Disponível em: dossieantra2022-web.pdf (wordpress.com). Acesso em: 8 jun. 2023.
4. Silva MR. Saúde mental e sindemia entre trans avaliadas para o uso de profilaxia pré-exposição ao HIV [dissertação]. Instituto Nacional de Infectologia Evandro Chagas. Fundação Oswaldo Cruz; 2020.

5. Crotti MSR, Morett SLA. A hospitalidade e a influência do atendimento na percepção de satisfação dos hóspedes em hotéis de luxo no Brasil. Revista Turismo, Visão e Ação. 2019;21(3):309-35.
6. Oliveira ASF, Machado M. Mais do que dinheiro: pink money e a circulação de sentidos na comunidade LGBT+. Signos do Consumo. 2021;13(1):20-31.
7. Aurora A, et al. A economia afetiva na gastronomia. In: Cruz BPAC, Monteiro R (orgs.). TransGarçonne: extensão universitária e inclusão social na gastronomia. Curitiba: Editora CRV; 2022.
8. Paniza MDR, Ichikawa EY, Cassandre MP. Einar ou Lili? Os desafios de uma transexual no mercado formal de trabalho. GVCasos – Revista Brasileira de Casos de Ensino em Administração. 2018;8(1):1-10.
9. Cruz BPA, Monteiro R (orgs.). TransGarçonne: extensão universitária e inclusão social na Gastronomia. Curitiba: Editora CRV; 2022.
10. Coutinho L. UFRJ oferece curso gratuito de gastronomia para pessoas transgênero. Alunos recebem formação profissional e ganham a esperança de inclusão no mercado de trabalho formal. Bom Dia Rio. 31 de outubro de 2019. Disponível em: https://globoplay.globo.com/v/10126063/?utm_source=-whatsapp&utm_medium=share-bar. Acesso em: 5 jun. 2023.
11. Vanini E. Transformação à mesa: conheça o TransGarçonne, projeto de extensão do curso de Gastronomia da UFRJ que promove capacitação de empregos para pessoas trans em restaurantes. Sociedade. Revista Ela. O Globo. 27 de agosto de 2021.
12. Freire P. Pedagogia do oprimido. 17.ed. Rio de Janeiro: Paz e Terra; 1987.

31

Reflexões sobre a formação profissional do nutricionista para o cuidado em nutrição inclusivo: um relato de experiência

Célia Márcia Medeiros de Morais
Ingrid Wilza Leal Bezerra

A formação em Nutrição exige um olhar constante e atencioso para as mais diversas abordagens que favoreçam e fortaleçam a atuação profissional em favor do individual e do coletivo; e pensar o ensino da graduação em Nutrição para os desafios em constante movimento de renovação. Nessa perspectiva, este capítulo apresenta uma reflexão sobre o tema tomando como pano de fundo a realidade do curso de graduação em Nutrição do Centro de Ciências da Saúde da Universidade Federal do Rio Grande do Norte, renovada pelo novo projeto pedagógico, que traz consigo o pensar e o fazer inclusivo, buscando ao mesmo tempo possibilitar, oportunizar e realizar a inclusão nos mais diversos âmbitos em que o profissional nutricionista possa estar/atuar.

MARCOS CONCEITUAIS

Formar para tomar o cuidado como ação basilar nos processos de vida e trabalho é marco conceitual do Projeto Pedagógico do Curso (PPC) de Nutrição da Universidade Federal do Rio Grande do Norte (UFRN)[1,2], premissa primorosa, sob o ponto de vista de constructo educacional. Reveste-se de maior relevância ao ser analisado em conjunto com os demais marcos teóricos do PPC, particularmente pelo compromisso com a formação para a (inter)conexão sujeito-mundo, para a tomada da reflexividade como ideia-ação e para com a construção da justiça social. Teoricamente, uma janela para o horizonte da inclusão educacional e para o cuidado nutricional humanizado[3], princípios fundamentais do Código de Ética e Conduta do Nutricionista[4], publicado pelo Conselho Federal de Nutricionistas (CFN), pois se relaciona com o sentido precípuo de **respeito à vida, à singularidade e pluralidade, às dimensões culturais e religiosas, de gênero, de classe social, raça e etnia, à liberdade e diversidade, das práticas alimentares, de forma dialógica, sem discriminação de qualquer natureza em suas relações profissionais. Uma atenção nutricional**, "além do significado biológico da alimentação e considerando as dimensões ambiental, cultural, econômica, política, psicoafetiva, social e simbólica".

Ao nos permitir reflexões sobre a formação para o cuidado nutricional inclusivo, precisamos buscar, em paralelo, fundamentos sobre a inclusão educacional, cientes de que, processualmente, é necessária a incorporação de outras formas do fazer, modificações em conteúdo e metodologias, abordagens e estratégias para superar barreiras e obstáculos[5], cenários distintos e complexos[6].

Mas o que se configura "inclusivo" quando se trata do interesse do cuidado nutricional? As próprias necessidades fisiopatológicas específicas, contempladas em protocolos de assistência dietoterápica? A atenção às pessoas com necessidades específicas? Pessoas com deficiência (física, intelectual, auditiva, visual, surdo-cegueira, e múltipla), pessoas com síndromes clínicas tipificadas (p. ex., transtorno do espectro autista - TEA), pessoas com mobilidade reduzida etc.? A atenção às pessoas em vulnerabilidade social?

Diante desses questionamentos, outras provocações nos inquietam. Como formar em Nutrição, para assisti-las, pelo princípio da equidade? A regulamentação sobre a educação especial abriu possibilidades para tanto? As diretrizes curriculares preveem essas competências e habilidades? As recomendações para formar em Saúde Coletiva tratam da temática? Além dos princípios estabelecidos pelo Código de Conduta e Ética Profissional, quais outros referenciais podem nos subsidiar? O marco de referência de educação alimentar e nutricional para as políticas públicas? As normativas sobre atribuições profissionais refletem esse intento? Os Encontros Nacionais de Formação Profissional (ENFP), promovidos pelo CFN, têm pautado essa preocupação? As recomendações dos ENFP impactam sobre os projetos pedagógicos? Qual o papel exercido pelos atores principais - docentes e discentes - em dado cenário de construção de um PPC? Os objetos de estudo (pesquisa) e de ação comunitária (extensão) influenciam nas decisões relacionadas aos conteúdos definidos no PPC? De que forma um dado PPC de Nutrição contempla essas necessidades? Conseguimos identificá-las em um ementário de componentes curriculares de determinada estrutura curricular? E sob a perspectiva atitudinal, como formar para a reflexão-ação em prol do cuidado nutricional inclusivo?

Talvez não tenhamos todas as respostas, mas buscamos construir um caminho crítico-reflexivo, pautado na ciência e na ética, nas bases filosóficas, antropológicas, técnicas, conceituais e metodológicas que norteiam a formação em nutrição, e compartilhamos nossas experiências no que toca ao pensar/ofertar um curso comprometido em desconstruir (pre)conceitos e barreiras, desenhar caminhos possíveis e construir laços e pontes que nos conduzam a uma prática onde o cuidado integral, humanizado e compreensivo valorize o outro (e a nós mesmos/as) no conjunto de suas (e nossas) necessidades, valorizando a dignidade humana e o respeito à vida e a suas pluralidades como premissa basilar para o alcance da justiça social.

BASES LEGAIS SOBRE A INCLUSÃO EDUCACIONAL NA CONSTRUÇÃO DO PPC

Os pressupostos legais relacionados às exigências regulamentares para fins de avaliação do ensino superior[7] são fatores motivadores e determinantes dos conteúdos de um PPC.

Sob o ponto de vista da educação inclusiva, relacionam-se diversos marcos legais que norteiam essas definições, tais como: as Diretrizes Curriculares Nacionais para Educação das Relações étnico-raciais e para o Ensino de História e Cultura Afro-brasileira e Indígena[8]; a exigência da inclusão de Libras como disciplina curricular nos cursos de educação superior[9], e a regulamentação sobre condições de acesso para pessoas com deficiência e/ou mobilidade reduzida[10].

A Política Nacional de Educação Especial na Perspectiva da Educação Inclusiva[11] prevê, entre outras ações, recursos relacionados à orientação e mobilidade, atividades de vida autônoma, de comunicação alternativa, programas de diferenciação curricular, adequação e produção de materiais didáticos e pedagógicos, utilização de recursos ópticos e não ópticos, tecnologia assistiva, dentre outros.

Em nosso lócus de trabalho, na UFRN, empreendem-se esforços no sentido de construir e fortalecer uma cultura inclusiva, objetivando o apoio e a permanência discente, desde o início da década de 2000[12]. Assumem-se como princípios relacionados à Política de Inclusão e Acessibilidade para as Pessoas com Necessidades Específicas (Piapne)[9]:

> I – o respeito e a valorização das singularidades e das diversidades;
> II – a dignidade da pessoa humana;
> III – a educação e o trabalho como direitos sociais fundamentais;
> IV – a capacidade que todos têm de aprender;
> V – a singularidade no processo de aprendizagem de cada pessoa;
> VI – a inclusão social como responsabilidade de todos.

Entre as diretrizes, a Piapne faz alusão especial aos projetos pedagógicos, como se observa nos incisos relacionados a seguir:

> IV – estimular *ações para a inserção de conteúdos temáticos e/ou componentes curriculares referentes à inclusão e acessibilidade nas diretrizes curriculares dos cursos da Educação Superior, Educação Profissional, Tecnológica e Escola de Aplicação e nos programas de capacitação* para gestores e servidores;
> VI – fomentar o desenvolvimento de projetos de ensino, pesquisa e extensão que tratem de inovações metodológicas, tecnológicas, práticas e produtos visando à melhoria da qualidade de vida e inclusão social no âmbito pessoal, acadêmico e laboral das pessoas com necessidades específicas.

A carta de serviços do Laboratório de Habilidades da UFRN contempla: digitalização de textos, descrição de imagens; conversão de materiais em formatos acessíveis (fonte ampliada, braille, áudio); empréstimo e treinamento de tecnologias assistivas; Repositório de Informação Acessível (RIA); revisão de textos em braille; consultoria em acessibilidade; revisão e impressão braille; entre outros.

Entretanto, em nosso entorno ainda parece distante a chamada acessibilidade atitudinal[9], ou seja, a ausência de barreiras impostas por preconceitos, estigmas, estereótipos e discriminações, por parte das pessoas que não apresentam deficiências – como estas pensam e, principalmente, agem diante das necessidades específicas de pessoas com deficiência. Essas barreiras atitudinais ocorrem, muitas vezes, de maneira inconsciente, pois parece de difícil reconhecimento por parte de quem as pratica[13].

DIRETRIZES E DIRECIONAMENTOS – TEÓRICOS, POLÍTICOS, INSTITUCIONAIS – PARA OS CONTEÚDOS RELACIONADOS À NUTRIÇÃO INCLUSIVA NO PPC

As DCN do curso de graduação em Nutrição[14] representam a referência primeira para a construção do PPC. As DCN do curso de Nutrição foram instituídas no ano de 2001 e definem o perfil profissional, as habilidades e competências gerais e específicas e os conteúdos essenciais para a formação do nutricionista. Atualmente, as novas DCN encontram-se em vias de publicação, já aprovadas pelo Conselho Nacional de Saúde, que consideram – igualmente às anteriores – a atuação pautada nos princípios éticos e bioéticos e a investigação e aplicação de conhecimentos com visão holística do ser humano, o que se subentende abranger, necessariamente – e por extensão –, a nutrição inclusiva.

No consenso sobre habilidades e competências do nutricionista no âmbito da saúde coletiva[15], propõe-se "contribuir com as diversas frentes de reflexão sobre as potencialidades, estratégias e desafios para os cursos de graduação e educação continuada e permanente do nutricionista". As competências de um nutricionista em saúde coletiva foram definidas como: "o conhecimento, as habilidades, os atributos pessoais e os "modos de pensar" (metacognição) necessários para executar, eficazmente, um determinado papel e/ou tarefa".

Considerando os diversos eixos temáticos, constatam-se, indiretamente, a intenção do cuidado nutricional inclusivo, como nos recortes a seguir:

A. Nutrição humana (avaliação nutricional, necessidades nutricionais no curso da vida, guias alimentares):
   - Compreender e utilizar o conhecimento sobre as necessidades dietéticas e nutricionais nas diferentes fases do curso da vida e grupos populacionais considerando características tais como gênero, faixa etária e estado de saúde para avaliar, analisar e implementar ações de nutrição em saúde coletiva.
   - Identificar e interpretar fatores biológicos, socioeconômico-culturais, étnicos, comportamentais e ambientais que determinam a alimentação, o estado de saúde e nutricional de indivíduos e populações.
   - Contextualizar e aplicar as recomendações dos guias alimentares segundo características do contexto biológico, socioeconômico, étnico, comportamental e ambiental de grupos populacionais específicos.
   - Identificar, comparar e utilizar métodos, adequados ao contexto da prática, para avaliação do crescimento e desenvolvimento, com o enfoque no curso da vida, visando à redução de riscos acumuláveis e com ênfase em populações mais vulneráveis.

B. Gestão e coordenação de programas, projetos e ações, gestão pública:
   - Subsidiar tecnicamente denúncias de violações ao DHAA, promovendo sua exigibilidade e o fortalecimento da garantia da SAN em grupos, comunidades e populações.

C. Atenção nutricional (de indivíduos e coletividades, ação nos níveis familiar e comunitário):
   - Identificar, comparar e aplicar princípios e processos na prática de nutrição em saúde coletiva, a partir da técnica de escuta e aconselhamento, para o desenvolvimento e a autonomia da comunidade
   - Atuar de forma humanizada nos processos de trabalho e em todas as esferas que envolvem a atenção.

D. Promoção da saúde e educação alimentar e nutricional (comportamento e cultura alimentar, culinária, estratégias, recursos e ações):
   - Interpretar e adequar informações técnicas referentes à alimentação e nutrição ao contexto sociocultural dos grupos e comunidades.
   - Identificar, analisar e valorizar a cultura alimentar de indivíduos, grupos e populações dos diversos segmentos étnicos/sociais e integrá-la às práticas de PAAS e de EAN.

- Construir conhecimento e práticas sobre alimentação saudável, em linguagem adequada e compreensível, de maneira dialogada, a diferentes públicos (idade, gênero) e em diferentes contextos (socioeconômicos e culturais).
- Identificar, comparar, desenvolver e utilizar materiais informativos e educativos que apoiem as ações de EAN, contextualizados à realidade sociocultural e econômica, dos grupos/comunidades e populações.
- Usar a mídia, as tecnologias da informação e as redes sociais para divulgar informações e mobilizar grupos, comunidades e populações.

E. Ética e prática profissional (trabalho em equipe, ética, conflito de interesses, relação público-privado, postura profissional):
   - Atuar segundo os princípios éticos da atividade profissional e da ação pública visando à saúde, à cidadania e à qualidade de vida dos sujeitos e comunidades.
   - Priorizar a promoção da equidade em todas as ações de alimentação e nutrição em saúde coletiva.

O Marco de referência de educação alimentar e nutricional para as políticas públicas[16], ao demarcar que "a comunicação ultrapassa os limites da transmissão de informações e a forma verbal", reconhece a complexidade dos contextos diversos e pauta estratégias de mobilização e comunicação, que servem de apoio às iniciativas da nutrição inclusiva, tais como:

- Escuta ativa e próxima.
- Reconhecimento das diferentes formas de saberes e de práticas.
- Construção partilhada de saberes, de práticas e de soluções.
- Comunicação realizada para atender às necessidades dos indivíduos e grupos.
- Formação de vínculo entre os diferentes sujeitos que integram o processo.
- Busca de soluções contextualizadas.

A lei que regulamenta a profissão do nutricionista[17] e a regulamentação do CFN sobre as áreas de atuação do nutricionista e respectivas atribuições[18] são instrumentos-base para a construção do PPC. Nesse sentido, a Resolução CFN n. 600/2018[18] faz duas menções de interesse da nutrição inclusiva quando trata, em geral, dos critérios de vulnerabilidade e inclusão social; e das atribuições do nutricionista da Atenção Integral à Saúde das Pessoas Privadas de Liberdade no Sistema Prisional (Pnaisp) no âmbito do Sistema Único de Saúde (SUS).

Os ENFP, promovidos pelo CFN, fornecem subsídios para as discussões metodológicas e de conteúdo dos PPC em desenvolvimento. O PPC de Nutrição UFRN, contagiado pelas discussões do III ENFP[19], elege como temas transversais à formação de nutricionistas:

- O Direito Humano à Alimentação Adequada (DHAA) e a interconexão com a Segurança Alimentar e Nutricional (SAN) e Soberania Alimentar (SA).
- A promoção da saúde e educação alimentar e nutricional.
- A ética e a bioética na formação e no exercício profissional.

O relatório do IV ENFP[20], publicado após a aprovação e o início da implementação do novo PPC, fortaleceu o direcionamento dado ao nosso projeto, reforçando demandas e recomendações para o percurso formacional que já contemplamos.

Apesar de não explícito, de estar nas entrelinhas – e por ilação –, nos diversos contextos do cuidado alimentar e nutricional, certamente é possível criar situações favoráveis à inclusão, no sentido do desenvolvimento de uma autoidentidade positiva, sem apagar as diferenças, mas que valide e valorize as individualidades[21].

Percorrer retrospectivamente os caminhos de construção coletiva do PPC de Nutrição da UFRN ilumina cenários e memórias que nos possibilitam o reconhecimento de pessoas que, por meio de suas ideias e práticas, provocaram reflexões e ações favoráveis à nutrição inclusiva:

- No campo das ciências humanas e sociais, a professora Vera Lucia Xavier Pinto, de Educação Alimentar e Nutricional, nutricionista com formação *stricto sensu* em Ciências Sociais e Educação, se fez presente no PPC como mentora dos marcos conceituais e filosóficos do PPC e na reflexão pertinente sob as perspectivas das teorias compreensivas[22].
- A necessidade de contemplar as diferentes técnicas, procedimentos e padrões de referências para pessoas com características específicas justificou o conteúdo programático nos componentes de "avaliação nutricional", expresso nas ementas respectivas, inseridas no PPC.
- As relações étnico-raciais estão abordadas, transversalmente, em conteúdos de componentes obrigatórios da Estrutura Curricular 05, tais como "técnica dietética" e "aspectos socioantropológicos da alimentação" e "educação alimentar e nutricional", além do componente optativo "introdução à gastronomia".
- Na Dietética aplicada aos diferentes estágios de vida, onívoro ou vegana, sã ou enferma, colocou-se como imperativo no ementário a atenção aos princípios éticos e de postura profissional, sob o ponto de vista do acolhimento e da humanização, corresponsabilização e autonomia individual.
- Especialmente relacionado aos interesses de extensão e pesquisa docente, destaca-se o componente curricular optativo "Nutrição Inclusiva", criado de forma pioneira no Brasil pela professora Ursula Viana Bagni, expresso na ementa:

> "Processo de cuidado em nutrição de populações vulneráveis (pessoas com deficiência, povos e comunidades tradicionais, transexuais, analfabetos, pessoas privadas de liberdade, pessoas em situação de rua, dentre outros). Procedimentos e estratégias para a avaliação do estado nutricional e o planejamento dietético. Estratégias inclusivas para o desenvolvimento de ações de educação alimentar e nutricional e promoção da alimentação saudável. Postura profissional quanto à ética no processo de assistência nutricional de grupos e populações vulneráveis, incluindo a importância do acolhimento e humanização".

- Atendendo a expectativas discentes no tocante às práticas integrativas e complementares em saúde, tem-se o componente optativo "Plantas medicinais e fitoterapia aplicada à nutrição", presente no PPC.
- A oferta de Língua Brasileira de Sinais (Libras) não ocorre somente por atender às exigências legais, mas pelo significado de inclusão que essa representa no contexto social.

Há muito o que refletir sobre como desenvolver atitudes profissionais, tendo em vista a justiça social[23]. Mesmo sendo um tema transversal ao PPC, a temática sobre ética e bioética na formação e no exercício profissional ocorre em alguns componentes como objeto precípuo de estudo e reflexão, tais como nos componentes "processos de trabalho em nutrição", "ética da alimentação", "bioética e cidadania", "educação alimentar e nutricional" e "estágios".

Ao pensar a nutrição inclusiva na prática clínica, além dos recursos próprios da dietética e avaliação nutricional, surgem desafios relacionados ao respeito e acolhimento, muitas vezes associados aos estigmas e preconceitos relacionados à profissão.

Estudos sobre situações de sofrimento nas relações sociais de estudantes de Nutrição e nutricionistas em relação ao seu próprio corpo[22,24-26] ou em relação aos clientes e pessoas com obesidade[27,28], devem ser temas de reflexão além dos limites de componentes curriculares como "antropologia do corpo", "psicologia para nutrição" e "dietoterapia".

Mesmo caracterizando problema de saúde pública, estudos têm demonstrado dificuldades na assistência integral de indivíduos com sobrepeso e obesidade, relacionadas não somente à fragilidade da organização dos processos de trabalho em equipe, mas à própria motivação e desafio do cuidado integral, justificando a necessidade do incremento da qualificação profissional[29].

A fome e a obesidade são tratadas como questões morais no componente "Ética da Alimentação"[30] e discutidas sob o prisma das obrigações públicas (poder do Estado) e responsabilidades individuais, enquanto conflito de interesses.

Na área de saúde coletiva, a atenção aos grupos de pessoas em vulnerabilidade social[31], tais como pessoas em situação de rua e pessoas sob proteção do Estado, especialmente aquelas institucionalizadas, são temas complexos e desafiadores na formação do nutricionista.

Na área de gestão em alimentação coletiva, é necessário o desenvolvimento de pesquisa-ação para favorecer as condições factuais de alimentação de pessoas com deficiência intelectual[31], visual[32] e com mobilidade reduzida[33].

É crescente a importância da atenção especial às intolerâncias e alergias alimentares no ambiente escolar[31]. Soma-se a preocupação com a seletividade alimentar própria de condições particulares, como as relacionadas ao espectro de autismo[34].

Enfim, cenários diversos e complexos, que exigem procedimentos atitudinais, além de competências e habilidades técnicas sensíveis, desenvolvidas com empatia e criatividade, capazes de mobilizar diferentes tipos de saberes, pois configuram cenários de incertezas e incompletude do conhecimento, que requerem reflexão e ação[35,36].

O PPC de Nutrição da UFRN trata da essencialidade da formação para o desenvolvimento de atitudes favoráveis à inclusão na nutrição:

- Atuar profissionalmente a partir de uma perspectiva autorreflexiva, autônoma e cidadã.
- Defender a promoção e a transformação social como princípios básicos da atuação profissional.
- Elevar os padrões da prática profissional por meio da coesão e da participação social.
- Agir com autenticidade, empatia e compreensão, valorizando o desenvolvimento humano.
- Comprometer-se com a aprendizagem constante, em nível profissional e pessoal, na perspectiva da educação permanente, em caráter pessoal e coletivo.
- Considerar as emoções e afetividades elementos de aprendizagem e reconstrução constantes.
- Disponibilizar-se para considerar novas ideias, fundando espaços e tempos para circulação de novas perspectivas.
- Defender a liberdade de expressão individual e coletiva, enaltecendo a pluralidade e a diversidade de pensamento.

- Atuar na defesa da diversidade cultural, visando ao reconhecimento dos diversos povos e culturas.
- Responsabilizar-se pelas decisões tomadas, sejam as de caráter individual ou coletivo.

Noutras palavras, o desenho do percurso formacional denota o comprometimento do curso com a integridade/integralidade da formação profissional. Alinhando o pensamento coletivo do curso às palavras de Morin[6], acreditamos que "o conhecimento pertinente deve enfrentar a complexidade". Buscamos, portanto e sobretudo, uma formação que se constitui por meio de reflexões amparadas nos referenciais da antropoética e da complexidade, formando para o bem pensar "o texto e o contexto, o ser e o seu meio ambiente, o local e o global, o multidimensional", pois indivíduo/sociedade/espécie se sustentam, se apoiam, se nutrem[6].

Este capítulo evidenciou um relato bem-sucedido sobre a perspectiva da inclusão na UFRN. Praticar a nutrição inclusiva em todas as suas dimensões é desafio premente do nutricionista. Investir em uma proposta de formação/transformação que transcenda o profissional é o desafio nosso.

Ser inclusivo extrapola as fronteiras do formar, exigindo, permanentemente, um desfazer-se/refazer-se que só por meio do conhecimento enlaça o pensar, o propor e o agir. Persistentemente.

REFERÊNCIAS

1. Universidade Federal do Rio Grande do Norte. Projeto Pedagógico do Curso de Nutrição da UFRN; 2009.
2. Universidade Federal do Rio Grande do Norte. Projeto Pedagógico do Curso de Nutrição da UFRN; 2019.
3. Demétrio F, Paiva JB, Fróes AAG, et al. A nutrição clínica ampliada e a humanização da relação nutricionista-paciente: contribuições para reflexão. Rev Nutr. 2011;24(5):743-63.
4. Conselho Federal de Nutricionistas (CFN). Resolução n. 599, de 25 de fevereiro de 2018. Aprova o Código de Ética e de Conduta do Nutricionista e dá outras providências.
5. Universidade Federal do Rio Grande do Norte. Resolução n. 026/2019-Consuni, de 11 de dezembro de 2019.
6. Morin E. Os sete saberes necessários à educação do futuro. São Paulo: Cortez; 2003.
7. Instituto Nacional de Estudos e Pesquisas Educacionais Anísio Teixeira (Inep). Instrumento de avaliação de cursos de graduação presencial e a distância – Reconhecimento. Renovação de Reconhecimento. Sistema Nacional de Avaliação da Educação Superior – Sinaes. Diretoria de Avaliação da Educação Superior – DAES. Brasília, DF; 2017.
8. Conselho Nacional de Educação. Resolução n. 1, de 17 de junho 2004. Institui Diretrizes Curriculares Nacionais para a Educação das Relações Étnico-raciais e para o Ensino de História e Cultura Afro-Brasileira e Africana.
9. Brasil. Decreto n. 5.626, de 22 de dezembro de 2005. Regulamenta a Lei n. 10.436, de 24 de abril de 2002, que dispõe sobre a Língua Brasileira de Sinais – Libras, e o art. 18 da Lei n. 10.098, de 19 de dezembro de 2000.
10. Brasil. Decreto n. 5.296, de 2 de dezembro de 2004. Regulamenta as Leis nos 10.048, de 8 de novembro de 2000, que dá prioridade de atendimento às pessoas que especifica, e 10.098, de 19 de dezembro de 2000, que estabelece normas gerais e critérios básicos para a promoção da acessibilidade das pessoas portadoras de deficiência ou com mobilidade reduzida, e dá outras providências.
11. Brasil. Ministério da Educação, Secretaria de Educação Especial. Política Nacional de Educação Especial na Perspectiva da Educação Inclusiva. Brasília, DF; 2008.
12. Melo FRLV. Inclusão no ensino superior: docência e necessidades educacionais especiais. Natal: EDUFRN; 2013.
13. Ponte AS, Silva LC. A acessibilidade atitudinal e a percepção das pessoas com e sem deficiência. Cad Ter Ocup. 2015;23(2):261-71.
14. Brasil. Ministério da Educação. Resolução CNE/CES n. 5, de 7 de novembro de 2001. Institui Diretrizes Curriculares Nacionais do Curso de Graduação em Nutrição.
15. Recine E. Consenso sobre habilidades e competências do nutricionista no âmbito da saúde coletiva.

Brasília, DF: Observatório de Políticas de Segurança e Nutrição; 2013.

16. Brasil. Ministério do Desenvolvimento Social e Combate à Fome. Marco de referência de educação alimentar e nutricional para as políticas públicas. Brasília, DF; 2012.
17. Brasil. Lei n. 8.234, de 17 de setembro de 1991. Regulamenta a profissão de Nutricionista e determina outras providências.
18. Conselho Federal de Nutricionistas (CFN). Resolução n. 600, de 25 de fevereiro de 2018. Dispõe sobre a definição das áreas de atuação do nutricionista e suas atribuições, indica parâmetros numéricos mínimos de referência, por área de atuação, para a efetividade dos serviços prestados à sociedade e dá outras providências.
19. Conselho Federal de Nutricionistas (CFN). Relatório do III Encontro Nacional de Formação Profissional. Brasília, DF; 2017.
20. Conselho Federal de Nutricionistas. IV Encontro Nacional de Formação Profissional: ressignificação das Diretrizes Curriculares Nacionais (DCN): consolidação e inovações necessárias à formação de qualidade do nutricionista (Relatório Final). Brasília, DF; 2020.
21. Stainback S, Stainback W. Inclusão: um guia para educadores. Porto Alegre: Arte Médicas Sul; 1999.
22. Freitas MCS, Minayo MCS, Fontes GAV. Sobre o campo da alimentação e nutrição na perspectiva das teorias compreensivas. Ciênc Saúde Coletiva. 2011;16(1):31-8.
23. Pinto VLX. Pesquisa qualitativa, justiça social e promoção da alimentação saudável nas escolas: seis graus de aproximação. Natal: EDUFRN; 2015.
24. Araújo KL, Pena PGL, Freitas MCS, et al. Estigma do nutricionista com obesidade no mundo do trabalho. Rev Nutr. 2015;28(6):569-79.
25. Araújo KL, Pena PGL, Freitas MCS. Sofrimento e preconceito: trajetórias percorridas por nutricionistas obesas em busca do emagrecimento. Ciênc Saúde Coletiva. 2015;20(9):2787-96.
26. Castro-Vianez PS, Brandão ER. Desafios éticos, metodológicos e pessoais/profissionais do fazer etnográfico em um serviço público de saúde para atendimento aos transtornos alimentares na cidade do Rio de Janeiro. Saúde Soc. 2015;24(1):259-72.
27. Obara AA, Vivolo SRGF, Alvarenga MS. Preconceito relacionado ao peso na conduta nutricional: um estudo com estudantes de nutrição. Cad Saúde Pública. 2018;34(8):e00088017.
28. Cori GC, Petty MLB, Alvarenga MS. Atitudes de nutricionistas em relação a indivíduos obesos: um estudo exploratório. Ciênc Saúde Coletiva. 2015;20(2):565-76.
29. Moura ALSP, Recine E. Nutritionists and the comprehensive care of overweight individuals in primary care. Rev Nutr. 2019;32:e190008.
30. Bezerra MS, Jacob MCM, Ferreira MAF, et al. Insegurança alimentar e nutricional no Brasil e sua correlação com indicadores de vulnerabilidade. Ciênc Saúde Coletiva. 2020;25(10):3833-46.
31. Rosa MSF, Pavão SMO, Marquezan LIP. Alimentação para alunos com necessidade de alimentação especial como preceito educacional inclusivo. Revista Online de Política e Gestão Educacional. 2019;23(3):656-64.
32. Borges TLD, Lima MFS, Lima SCVC, et al. Development and validation of protocols for photographed food record by visually impaired people. Public Health Nutrition. 2021:24(5):903-13.
33. Veiguela DR, Álvarez AA, Loureda RA, et al. Explorando las actividades diarias y la participación social: un estudio en personas con una condición de salud del aparato locomotor. Cad Bras Ter Ocup. 2018;26(3):513-26.
34. Lázaro CP, Siquara GM, Pondé MP. Escala de Avaliação do Comportamento Alimentar no transtorno do espectro autista: estudo de validação. J Bras Psiquiatr. 2019;68(4):191-9.
35. Chon DA. Educando o profissional reflexivo: um novo design para o ensino e a aprendizagem. Porto Alegre: Artes Médicas Sul; 2000.
36. Perrenoud P. A prática reflexiva e o ofício do professor: profissionalização e razão pedagógica In: Perrenoud P. Saber refletir sobre a própria prática: objetivo central da formação de professores. Porto Alegre: Artmed; 2002.

Índice remissivo